기억하고 싶은 조선의 참 의원
유이태

기억하고 싶은

조선의 참 의원

유이태

1652-1715

유철호 지음

펴내면서

 필자가 한의학 박사과정에 있던 2014년 11월 11일에 여론기관 '윈스리서치'에 의뢰하여 『동의보감』의 편찬자 '허준의 스승은 누구인가?'를 주제로 여론조사를 실시한 바 있습니다. 이 설문에 대해 허준의 스승을 알고 있는 대한민국 국민의 81%가 유의태(柳義泰)라고 답하였습니다. 이와 같은 답에 대해 정말 말문이 막힐 지경입니다.
 유의태는 드라마와 소설에서 만들어 낸 허구의 인물이지만 대중들은 유의태를 허준의 스승으로 잘못 알고 있습니다. 우리는 드라마와 소설의 힘이 대중들에게 엄청난 영향을 미치는지 짐작할 수 있습니다.
 유의태가 대한민국 국민들에게 알려진 계기는 1975년 이은성의 한의학 드라마 <집념>, 1990년 『소설 동의보감』 그리고 1999년 최완규가 이은성의 『소설 동의보감』을 재구성하여 집필한 드라마 <허준> 때문입니다. 드라마와 소설은 그동안 대한민국 국민들에게 소외되었던 한의학에 대한 깊은 관심을 끌기에 충분하였습니다.
 드라마 <집념>이 종영되고 41년, 『소설 동의보감』이 간행되고 26년, 드라마 <허준>이 종영되고 16년이 지났습니다. 드라마와 소설에서는 유의태를 허준의 스승이며 살신성인의 명의(名醫)로 묘사하고 있습니다. 하지만 유의태란 인물은 전혀 실존 인물이 아닌 소설 속의 가상인물입니다.
 픽션이 가미된 소설과 드라마라고 해도 역사적 사실을 왜곡하면서까지 이런 극을 방영해야 하는 걸까요? 자라나는 청소년들에게 잘못된 역사관을 심어줄까 매우 두렵습니다.

유의태라는 이름이 문헌에 기록된 해는 지금부터 51년 전(前) 1965년입니다. 1965년에 처음 문헌에 나타났음에도 불구하고 소설과 드라마에서 유의태를 1500년대 후반의 사람이며 허준의 스승으로 묘사하고 있습니다.

허준의 나이 29세 이전까지 그의 생애를 알 수 있는 문헌은 찾을 수 없습니다. 어떤 근거로 유의태를 허준의 스승으로 단정했는지 그 연유를 알 수 없습니다.

그렇다면 소설과 드라마에 등장한 이와 같은 허구의 인물 유의태를 언제, 누가, 어디서, 어떻게 허준의 스승으로 만들어 냈을까요?

유의태(柳義泰)와 허준이 문헌에 나타난 해를 표로 비교하여 보았습니다.

이름	유의태(柳義泰)	허준(許浚)
기록된 연도	1965년	1568년
문헌	인물한국사	미암일기
기록자	경희대 한방병원장 노정우	이조참판 미암 유희춘

위 표에서 보듯이 유의태가 허준의 스승이라고 처음으로 밝힌 학자는 경희대학교 한방병원장을 지낸 노정우 박사입니다. 그는 1965년 박우사의 요청으로 허준을 연구하였습니다. 그는 『양천허씨족보』에서 허준의 조모가 진주출신 유(柳)씨라는 것을 알게 되었고 진주에 거주하는 한의학자 허(許)모로부터 산청의 신의(神醫) 유이태라는 이름을 듣게 됩니다. 노정우 박사는 허모로부터 전해들은 유이태를 고증하지 않은 채 진주 근처에 살고 있는 진주유씨라고 생각했습니다. 그리고 『인물한국사-박우사』의 「허준 약전」에 '진주 유(柳)씨', 의로울 '의(義)', 클 '태(泰)', 즉 유의태(柳義泰)라는 이름을 만들어 허준의 스승으로 발표하는 우를 범하고 말았던 것입니다. 이런 잘못된 발표 내용은 드라마와 소설의 근거가 되어 사실을 왜곡하는 빌미가 되었습니다.

소설가 이은성이 1975년에 집필한 드라마 <집념> 역시 노정우가 검증하지 않고 발표한 「허준 약전」에 근거했습니다. 이은성은 1984년 11월 11일부터 부산일보에서 발행하는 일요건강에 '소설 동의보감'을 연재했습니다. 이것이 인기를 얻기 시작하자 창작과비평사에서는 '소설 동의보감'을 묶어 1990년 『소설동의보감』을 간행되어 밀리언셀러가 되었습니다.

이어 1999년에는 드라마 작가 최완규가 이은성의 「소설 동의보감」을 바탕으로 「허준」이라는 허준 일대기 드라마를 만들었습니다. 이 드라마는 문화방송을 방영을 통해 63.7%라는 공전의 히트를 칩니다.

이처럼 사실과 다르게 왜곡된 <드라마>와 『소설』의 영향으로 '유의태'는 산청군을 대표하는 의학인물이 되었습니다. 유의태는 산청군을 빛낸 인물일 뿐만 아니라 산청군의 문화콘텐츠를 만들기에 충분한 가치가 있는 의인(醫人)이 되었습니다. 그러자 산청군청은 소설에만 존재하는 허구의 인물 유의태에 대한 역사적 조명과 고증을 거치지 않은 채 그의 발자취를 지어내기 시작하였습니다.

산청의 향토사학자는 유의태의 출생지와 출생년도를 지어냈습니다. 산청군청은 실존한 적 없는 그를 산청을 대표하는 인물로 선정하여 산청 한의학박물관에 유의태 영정까지 만들어 전시하기에 이릅니다. 더욱 기막힌 것은 산청군청의 홈페이지에 유의태를 산청을 빛낸 인물로 선정한 후 국유지에 유의태의 가묘, 묘비, 동상, 기념비를 건립 것은 물론 유의태약수터를 만들어 관광안내도에 표기하였습니다. 더욱 황당한 것은 이 모든 일이 유이태라는 실존인물을 '유의태'로 잘못 인식한 해프닝의 결과라는 것을 인지한 이후에 일어난 일이라는 것입니다.

우면산 아래의 서실에서 곰곰이 생각하여 보니 전국시대(戰國時代) 위(魏)나라의 삼인성호(三人成虎)라는 고사성어가 생각납니다. "세 사람이 호랑이라고 말하면 없던 호랑이도 만들어 진다."는 뜻입니다. 진실이 묻히고 거짓이 판치는 세상이라 해도 역사적 사실을 왜곡해서는 안 되는 것 입니다. 이런 잘못을 지금 바로 잡지 않으면 영원히 바로 잡을 수 없을 것이라는 생각에서 이 글을 씁니다.

논쟁의 가운데 서있는 한글 유의태와 류의태 그리고 한자 이름 柳義泰라는 인물은 어디에 기록되어 있을까요?

여러 문헌을 보면 유의태를 한자로는 柳義泰, 한글로는 유의태 또는 류의태로 표기하고 있습니다. 한글 유의태는 1981년『한국구비문학대계』,『경남 지방의 민담』,『영남 구전자료집2』,『한국구전설화집1』,『한국구전설화집14』등 설화집에 기록되어 있습니다. 한자 柳義泰는 1965년『인물한국사』, 1990년『소설 동의보감』, 2000년『선비의 고장 산청의 명소와 이야기』에 기록되어 있습니다. 한글 류의태는 2009년 산청군청에서 발행한 3종류의 문헌『산청의 한의학 전통과 한의약 문화연구』,『지리산 산청 약초와 민간요법 기행』,『동의보감·산청 허준과 류의태 이야기』와 산청한방단지 내의 류의태 가묘『묘갈문』에 기록되어 있습니다.

그러나 『한국구비문학대계』, 『경남 지방의 민담』, 『영남 구전자료집2』, 『한국구전설화집1』, 『한국구전설화집14』 등의 설화집에 채록되어 있는 유의태를 제외하면 다른 상기의 문헌들에 기록되어 있는 柳義泰, 유의태 또는 류의태는 모두 동일 인물입니다.

　필자는 이 책을 집필하면서 정확성을 증명하기 위해 유의태・류의태・柳義泰와 비슷한 이름으로 산청에서 의술을 펼친 유이태 등 두 인물들 모두 조명하였습니다. 연구를 해 본 결과 허준의 스승으로 알려진 柳義泰 실제로 숙종의 어의와 『마진편』을 저술한 유이태의 이름을 차용한 것으로 조사되었습니다.

　그러면 홍역전문의서 『마진편』의 저자 유이태 선생은 어떤 인물일까요? 그는 서부경남에서 오랫동안 향반(鄕班)의 지위를 누리던 가문의 후손으로 남녀노소를 막론하고 귀천(貴賤)・친소(親疎)・민관(民官)・빈부(貧富)를 구분하지 않았고 오직 헐벗고 병마(病魔)에 고통 받는 사람들을 치료하기 위하여 일생동안 인술(仁術)로서 박애정신을 펼친 분으로 조사되었습니다.

　사람의 생명(生命)은 어떤 값진 것과도 바꿀 수 없습니다. 한의학과 서양의학이 가는 길은 사람의 생명을 구하는 것입니다. 의업(醫業)에 종사하는 모든 분들이 위민(爲民)・애민(愛民)의 인술(仁術)로 박애정신을 펼친 유이태 의원의 의학사상을 이어받았으면 하는 마음이 간절합니다.

　유이태 선생님은 가고 없지만 남긴 문헌이 있어 지내온 행적을 엿볼 수 있습니다. 입에서 입으로 전해오다가 어느 순간에 사람들의 기억 속에서 사라질 수 있었던 행적을 『유고』・『효행장』・『정영장』・『저서』 등의 소중한 문헌으로 남겨주셨습니다.

　필자는 2015년 경희대학교 대학원에서 『유이태 생애와 마진편 연구』로 박사학위를 받았습니다. 지도해 주신 경희대학교 한의과대학 김남일 학장님, 유원준, 차웅석, 안상우, 홍세영, 방성혜 교수님께 감사 말씀드립니다. 제자에게 항상 격려해 주시는 초등학교 3학년 담임선생님 민상식 은사님과 모르는 내용을 질문하면 항상 친절히 답변해 준 양보 이창호 후배께 깊은 감사의 말씀드립니다.

　빨치산에 납치되어 유명을 달리하신 남편과 생이별을 한 후 24살의 젊은 나이에 혼자서 두 아들을 키우신 89세의 어머님, 조상을 섬겨야 하며 선영을 위하여 많은 일을 하셨고 효를 몸소 실천하셨으며 마을회관 건립에 재산을 희사하신 조부님(유우윤), "남자는 책을 남겨야 한다."고 말씀하신 외조부님(강덕기)과 외손자를 애지중지 돌보신 외조모님(송경애), 가문의 재실 건립을 주도하셨고 조상을 섬겨야 한다고 항상 말씀하시는 진주의 작은할아버님(유선모)께 깊은 감사 인사드립니다.

동생을 위하여 항상 모든 것을 양보하여 주시고 2014년 1월 14일 일생을 마감하신 형님(유태호), 외가를 방문할 때마다 생질인 필자에게 많은 용돈을 주셨던 큰외숙부님(강원권), 막내 외숙부님(강득권), 함양의 큰이모부님(홍진민) 내외분께 이 글을 빌려 감사 인사드립니다. 돌아가시는 날까지 맏사위인 필자를 격려해주신 장모님(유매자)께 감사 인사드립니다. 원고정리를 해준 윤교숙 팀장과 교정을 도와준 조카 홍석준, 타이핑과 사진을 스캔하여 준 김연지, 교정을 보아준 홍원배와 이훈에게 고맙다는 인사드립니다. 또한, 이 책 출판에 많은 도움을 준 고종사촌 여동생 민세경에게 고맙다는 말을 전합니다.

휴일이면 유이태 선생님 발자취를 조사하기 위하여 지방을 방문하는 필자에게 "가문에 남들로부터 존경받는 훌륭한 선대가 있다는 것에 대해 후손들이 긍지를 가져야 하며 그 뜻을 이어받아 나아가야 한다."라고 격려해 준 아내 한정옥, 부모의 마음을 헤아려 잘 자라준 아들 정우와 딸 현선이, 그리고 바쁜 시간과 임신 상태에서도 원고 교정을 도와준 며느리 노나영 변호사에게 이 책을 출판함으로 고마움을 전합니다.

2016년 8월 31일

유이태 선생님 301주년에

서초동 우면산 아래에서 유 철 호

목 차

▶ 펴내면서 …………………………………………………………… 5

一. 조선의 명의 유이태(劉以泰·劉爾泰)의 삶의 궤적

Ⅰ. 유이태(劉以泰·劉爾泰)는 누구인가? · 6
  1. 일대기 ………………………………………………………… 18
    1) 유이태가 걸었던 길 ………………………………………… 19
    2) 나라의 부름을 받다 ………………………………………… 86
    3) 나라에서 관직을 제수(除授)하고 상(賞)을 내리다 ……… 116
    4) 어떤 길로 한양에 다녀왔을까? …………………………… 121
    5) 의술활동하며 방문하였던 곳은 어디일까? ……………… 128
    6) 유이태의 지인(知人) ………………………………………… 130
  2. 가 계 ………………………………………………………… 134
    1) 친가(親家) …………………………………………………… 134
    2) 외가(外家) …………………………………………………… 141
    3) 처가(妻家) …………………………………………………… 142

Ⅱ. 유이태의 삶의 실천 방법 · 143
  1. 학 문 ………………………………………………………… 143
    1) 유학(儒學) …………………………………………………… 145
    2) 의학(醫學) …………………………………………………… 148
    3) 학맥도 ………………………………………………………… 161
    4) 학문(學文) 전수(傳授) ……………………………………… 162
  2. 5도(五道)정신 ……………………………………………… 170
    1) 정도(正道) …………………………………………………… 170
    2) 효도(孝道) …………………………………………………… 173

    3) 의도(懿道) ·· 176
    4) 의도(醫道) ·· 179
    5) 수도(壽道) ·· 185
  3. 수기(修己) ·· 186
  4. 유이태 어록(語錄) ··· 188

III. 유이태가 남긴 흔적 · 190

  1. 저 서 ·· 190
  2. 유 품 ·· 212
  3. 사우 문집 ··· 221
  4. 유적지 ·· 224
  5. 설화 및 민속노래 ·· 262

IV. 인술을 펼친 심의(心醫) 유이태 · 266

二. 허준의 스승으로 알려진 柳義泰는 누구인가?

I. 柳義泰와 허준은 언제 문헌에 나타났을까? · 274

  1. 유의태가 문헌에 나타난 때는 언제일까? ································· 274
  2. 허준이 문헌에 나타난 때는 언제일까? ···································· 276
  3. 설화 속의 유의태와 허준의 스승 柳義泰는
     어떤 현대 문헌에 나타났을까? ··· 283

II. 柳義泰는 『진주유씨족보』에 등재되어 있을까? · 287

  1. 1762년 간행된 『진주유씨족보』 ·· 287
  2. 1804년, 1845년, 1918년, 1983년 간행된 『진주유씨족보』 ··············· 289
  3. 2005년에 간행된 『진주유씨족보』 ·· 290

III. 산청군청에서는 어떻게 유의태를 실존인물로 만들었을까? · 291

  1. 드라마 〈집념〉과 『소설 동의보감』으로 산청이 널리 알려졌다 ················ 291
  2. 한의학을 관광 테마로 결정하였다 ·· 293
  3. 산청군청의 한방단지 상징인물을 선정되다 ···························· 294
  4. 柳義泰가 산청에 실존하였다는 논리는 무엇인가? ······················ 295

    5. 『선비의 고장 산청의 명소와 이야기』 간행 ················· 301
    6. 실존인물 柳義泰의 완성 ···································· 303

Ⅳ. 진주류씨는 柳義泰를 어떻게 족보에 등재하였는가? · 322
    1. 진주류씨 류근모 문의 ······································ 322
    2. 진주류씨 족보전문가 류보형 ································ 324

Ⅴ. 유철호가 밝힌 柳義泰의 진실은 무엇일까? · 325
    1. 노정우가 밝힌 柳義泰의 진실 ································ 327
    2. 허준은 어떻게 내의원 의관이 되었을까? ···················· 330
    3. 이은성은 柳義泰를 어떻게 묘사하고 있나? ·················· 331
    4. 최완규는 柳義泰를 어떻게 말하였을까? ······················ 334
    5. 『선비의 고장 산청의 명소와 이야기』에 등장하는 柳義泰 ······ 336
    6. 柳義泰는 진주유씨일까? ···································· 339
    7. 산청군청이 실존했다고 주장하는 柳義泰는 누구인가? ········ 348
    8. 柳義泰는 각종 문헌에 등재되어 있을까? ···················· 404
    9. 유의태(류의태)는 유이태에서 파생된 이름이다 ················ 414
    10. 유이태와 柳義泰에 대한 산청군청의 지원 ···················· 415
    11. 언론에서 말하는 柳義泰 ···································· 417
    12. 역사적 인물 유이태와 허구의 인물 유의태 ···················· 419
    13. 유의태(류의태, 柳義泰)의 가묘, 묘비문, 동상, 기념비,
        약수터 이름 변경 요구 ···································· 426

Ⅵ. 柳義泰의 진실 · 427

맺으면서 · 439

부   록 · 473

▶ 참고문헌 ·· 501
▶ 찾아보기 ·· 517

조선의 명의
유이태(劉以泰·劉爾泰)의
삶의 궤적

一.
조선의 명의 유이태(劉以泰·劉爾泰)의 삶의 궤적

I. 유이태(劉以泰·劉爾泰)는 누구인가?

　역사학은 선사시대로부터 현대에 이르기까지 정치·경제·사회·문화 등 인간 활동에 관한 다양한 조사와 연구를 수행하는 작업이다. 과거의 사료들을 객관적으로 검토와 평가한 뒤에 검증함으로서 역사적 진실을 규명하여 그 관련성을 추구해야 한다. 대중들에게 아무리 깊은 감동을 주는 내용이라도 역사적 사실에 기반(基盤)을 두지 않으면 후손들에게 커다란 피해를 주게 된다. 따라서 역사학은 엄정한 객관성이 유지되어야 하는 과학적인 학문이다. 그리고 역사는 과거의 일이 아니고 바로 오늘의 일이다.

　단재 신채호 선생께서도 "영토를 잃은 민족은 재생할 수 있어도 역사를 잊은 민족은 재생할 수 없다."라고 말했다. 1940년 5월 14일 윈스턴 처칠은 "역사를 잊은 민족에게 미래가 없다."라고 말하였다. 두 어록(語錄)이 우리에게 시사하는 바는 매우 크다. 역사를 왜곡하거나 잊지 말라는 뜻이다. 역사는 우리의 과거이며 현재의 지침이고 미래의 길잡이이다. 현재를 살고 있는 우리는 미래를 위해 역사를 깊이 인식하고 올바른 역사를 후손들에게 전해야 한다는 사명감을 가져야 한다.

또한, 역사란 진실성에 근거해야 한다는 메시지를 담고 있다. 그럼에도 불구하고 노정우는 유의태라는 인물에 대해 역사적 검증도 하지 않은 상태에서 진주의 허(許)모라는 한의학자로부터 전화로 전해들은 유이태라는 이름을 유의태라는 임의의 이름으로 바꾸어 『인물한국사』의 「허준 약전」에 허준의 스승으로 발표했다. 작가 이은성은 이 내용을 바탕으로 소설과 드라마를 창작하여 발표하였다.

드라마 방영은 대중들에게 엄청난 파급효과를 가져왔다. 드라마에 허준의 스승으로 묘사된 유의태가 허준의 스승이라면 옛 문헌에 반드시 기록되어 있어야 한다. 그러나 조선의 역사를 기록한 『조선왕조실록』, 『승정원일기』와 고문헌 등에 柳義泰라는 이름은 찾을 수 없다. 柳義泰는 허준의 스승도 아니며 실존인물도 아닌데 우리는 그를 허준의 스승으로 알고 있다. 반면 유의태와 산청에서 의술 활동을 하였던 비슷한 이름의 유이태와 그의 행적은 조선 왕실 문헌과 여러 고문헌에 기록되어 있다.

유이태가 의술을 펼쳤던 산청군의 산청군청에서 유이태라는 이름 대신 柳義泰를 산청의 의학인물로 선정하여 묘소, 동상과 기념비를 건립하는 성역화를 하였다. 또한 2009년 산청군청에서 발행한 문헌에 근거하여 역사적 인물 유이태의 사적과 설화들을 유의태의 사적과 설화들로 바꾸었다.

한 학자의 잘못된 검증으로 가공인물인 유의태가 실제가 되고 역사적 업적을 남긴 실존 인물 유이태는 시골의 평범한 의원으로 전락해 역사의 기억 속에서 사라지게 되었다.

왜 이러한 지경에 이르게 되었을까? 서울, 경기, 충청, 전라 등의 사람들은 '이'와 '의'를 정확하게 발음한다. 그러나 경상도 사람들은 흔히 '이'와 '의'를 구분하여 발음하지 못한다. 즉, '의사'를 '이사'로 발음하기도 하며 '유이태'를 '유의태'로 정확하게 구분하지 않고 발음하기도 한다. 한 학자의 연구과정에서 전화를 통하여 자료를 수집할 때 경상도 발음의 모호함 때문에 '유이태'가 '유의태'로 기록되었을 가능성이 커 보인다.

1999년부터 현재에 이르기까지 유이태와 柳義泰의 이름과 실존의 논쟁이 해결되지 않고 있다. 이름과 실존 논쟁의 중심에 서있는 유이태는 어떤 인물일까? 그는 옛날부터 청나라 황제를 치료한 전설적인 명의로 경상도에 널리 알려져 있었다.

 사람들의 입에 오르내려 온 유이태는 어느 가문에서 태어나 어떤 학문을 공부하였고 어떤 정신을 펼쳤으며 무엇을 실천하였는지, 그리고 자신의 몸과 마음을 어떻게 수양하였고, 어떤 어록과 어떤 유품들을 남겼으며, 어떤 모습으로 설화와 민속노래에 전해오고 있는지 등을 문헌에 기록된 자료를 토대로 그의 생애를 조명해 보기로 하자.

1. 일대기

　필자가 여론 조사를 통하여 알아본 바에 따르면 대한민국 대다수의 국민들은 드라마 <허준>과 『소설 동의보감』의 영향으로 柳義泰를 『동의보감』의 편찬자인 허준의 스승이고 살신성인의 명의인 실존인물로 알고 있다.

　또 다른 인물로서 산음의 전설적인 명의로 알려진 유이태는 "천거에 의하여 청나라 황제를 치료하였으며, 치료한 공로로 황제가 제수한 높은 관직을 고사하고 조선으로 돌아와 백성을 치료하였다."라고 『산청군지』, 『산청향교지』, 『조선환여승람 산청군』, 『거창유씨족보』 등에 기록되어 있다.

　유이태는 조선인 홍역 전문치료서인 『마진편』과 그의 치료 경험을 적은 경험방 의서들을 남겼고 침술과 부인병 치료에도 뛰어난 의원으로 우리나라 『백과사전』에 기록되어 있다.

　다른 한편으로는 유이태는 역사적 업적보다는 많은 설화를 남긴 인물로서 『한국민족문화대백과』를 비롯하여 『두산백과』와 『국어국문학자료사전』에 '유이태탕'1)과 '순산비방'2) 등 많은 의료설화가 기록되어 있다.

　이에 우리에게 허준의 스승으로 잘못 알려진 유의태가 아닌 『마진편』을 편찬하고 위민 · 애민의 인술을 펼친 유이태에 대하여 고증된 사료를 통하여 알아보기로 하자.

　이제부터 1652년으로 돌아가 여러 설화속의 명의가 아닌 고증된 문헌에 기록되어 있는 역사적 인물 유이태의 발자취를 따라 가보자.

---

1) 유이태가 어느 곳을 지나갈 때 어떤 사람이 담장 밑에서 약을 달이는데 약봉지에 '유이태탕'이라고 쓰여 있었다. 까닭을 물었다. 아버지의 병을 고치려면 유이태를 만나야 되는데 유이태를 찾을 길이 없어 이렇게 하였다는 것이다. 이에 유이태는 그 집안의 병을 고쳐 주었다.

2) 유이태가 장기를 두고 있는데 이방의 부인이 난산이라며 처방을 물었다. 유이태는 종이에 글 석 자를 써서 주며 산모에게 달여 먹이도록 하였다. 이방의 부인은 그것을 먹고 순산하였는데 그 종이에는 본 관사또의 성명이 쓰여 있었다는 것이다. 이방은 관속이기에 사또가 뱃속에 들어가면 그 자식이 나오지 않을 수 없다는 것이다. 다른 예화로 유이태는 난산하는 부인에게 문고리를 달여 먹이게 하였는데 순산을 하였다. 그런데 다른 부인이 난산 시 문고리를 달여 먹자 더욱 고생이 심하였다. 유이태에게 묻자 아침에는 대문을 열 때라서 문고리가 순산을 시키지만 저녁에는 문을 닫을 때이므로 오히려 순산에 방해가 된다는 것이다.

1) 유이태가 걸었던 길

(1) 『거창유씨족보』 속의 유이태

유이태의 성(姓)은 묘금도 유(劉)씨이고 본관(本貫)은 거창이다. 그는 두 개의 한자(漢字) 이름을 쓰고 있는데 하나는 유이태(劉以泰)이고 다른 하나는 유이태(劉爾泰)이다. 유이태 가문의 『거창유씨족보』와 『묘갈문』, 『외가 족보』와 『처가 족보』, 『조선왕조실록』, 『승정원일기』, 『의약동참선생안』, 사우들의 문집, 그가 살았고 의술활동을 펼쳤던 지역에서 발행한 『산청군지』와 『산청향교지』, 태어났다고 전해지는 거창의 『거창군지』 그리고 일제강점기에 발행된 문헌 『조선환여승람』에서는 '써 이(以)'의 劉以泰로 기록되어 있다.

유이태가 의술활동을 펼치면서 저술한 의서들에는 '너 이(爾)'의 劉爾泰로 기록되어 있다. 劉爾泰로 기록되어 있는 문헌을 읽은 몇몇 학자들은 劉以泰와 劉爾泰는 다른 사람이라고 주장하기도 하였으나 이는 사실이 아니고 동일인물이다.

유이태의 자는 백원(伯源)이고 호는 신연당(新淵堂)·원학산인(猿鶴山人)·인서(麟西)로 알려져 있다. 『거창유씨족보』에는 호를 신연당으로 기록하고 있다. 신연당은 유이태가 일생동안 살면서 의술활동을 펼쳤던 생초면 신연 마을의 지명을 따서 지은 호(號)이다. 가문, 사우들과 향리 사람들은 모두 '신연당'이라고 불렀다. 유이태의 저서에는 두 개의 호가 있다. 하나는 '원학산인'이고 다른 하나는 '인서'라고 기록되어 있다. '원학산인'은 그가 태어났다고 전해지는 거창 위천(渭川)의 지명으로 홍역전문치료서 『마진편(痲疹篇)』에 기록되어 있다. '인서'는 그의 경험방 의서 『인서문견록(麟西聞見錄)』과 『실험단방(實驗單方)』에 기록되어 있다.

유이태는 묘금도 유씨(劉氏) 종가가 있는 거창유씨의 본향(本鄕) 거창군 위천면 사마리에서 태어났다고 전해지고 있다.3) 부친은 통정대부 호군을

---

3) "공은 숙조 어느 해로 위천 사마리에 태어나서." 『거창유씨족보』 1권. 1990. 288p.

지낸 유윤기4)이고 모친은 경상좌수사를 지낸 강양(합천)이씨 이의립5)의 손녀이며 봉상시 판관을 지낸 이광훈6)의 딸이다.

유이태의 출생년도는 『거창유씨족보』에 기록되어 있지 않다. 또한, 묘금도유씨 족보인 『대동보-1973년 간행』와 유이태의 가문에 전해오는 가첩(家牒)과 가전(家傳)에도 출생년도는 기록되어 있지 않으나 1715년(乙未年) 2월 27일에 세상을 떠난 것으로 『거창유씨족보』에 기록되어 있다.

출생년도를 알 수 없었던 유이태가 태어난 해를 가늠할 수 있는 실마리가 있었다. 이것은 『유이태유고』에 기록된 참봉 정중원7)이 지은 「만시(輓詩)」이다. 유이태가 청년기에 거창 위천에서 임시로 거주하였을 때 늘 학문과 의학을 함께 토론했던 참봉 정중원은 "유이태가 64세에 일생을 마감하였다."라고 말했다.

有數窮八八, 胡不能期頥

"운수가 64세에 다하였으니 어찌 백세에 이르지 못했는가?" 《참봉 정중원》

참봉 정중원이 밝힌 내용을 근거로 유이태가 태어난 해에 대해 살펴보면 다음과 같다. 거창유씨 가문에서 발행한 모든 『거창유씨족보』에는 유이태가 1715년에 세상을 떠났다고 기록하고 있다. 정중원은 64세에 유이태가 세상을 떠났다고 말하고 있다. 1715년에서 64세를 빼면 1651년이 된다. 그

필자의 견해는 다르다. 태어난 곳은 산청군 생초면 신연이고 자라기는 위천으로 추정한다. 그 이유는 『유이태유고』에 기록된 권희가 쓴 글에서 찾을 수 있다. 권희는 "渭陽僑寓 恒忉首邱之深戀, 위양(渭陽)에 임시로 살며 고향을 깊이 그리워하는 마음이 항상 절실하였네."라고 밝혔다. 위양은 위천이다. "유이태는 위천에 임시로 거주하면서 고향을 그리워하였다."라고 하였다. 고향은 그가 태어난 곳을 말한다. 그러나 필자는 족보를 근거로 유이태의 출생지를 거창으로 보는 것은 맞지 않다고 생각한다.

4) 유윤기(劉潤祺). 자 여응(與膺). 통정대부 호군(護軍).
5) 이의립(李義立, 1562-1642). 자 직보. 본관 강양. 산음 출신. 조선 중기의 무신. 아버지 증형조참판 이난춘. 어머니 박영준의 딸. 1594년(선조 27) 무과 급제. 1622년 전라도우후 1623 인조반정으로 중앙 무관직. 이원익·홍서봉·구인후 시중. 1627년(인조 5) 부장(部將)으로 승진. 1628년 유효립·정심 모반사건 해결. 영사원종공신 1등 책록. 첨지중추부사. 1636년 병자호란 때 한성방어. 1637년 초계군수. 가선대부 경상좌도수군절도사. 병조판서 추증.
6) 이광훈(李光勳, 1613-1688). 자 자익. 호 동와(聾窩). 조산대부 봉상시 판관.
7) 정중원(鄭重元, 1659-1734). 자 선장. 사숙. 호 천천옹. 본관 초계정씨. 고조 진사 정유명. 증조 이조참판 정온. 조부 공조정랑 정창시. 부 충주목사 정기수. 숙종 정사 갑술 진사. 광릉참봉·동몽교관·세자부솔·소수서원장.

러나 한국 사람은 아이가 태어나면 한 살이 된다. 1651년은 우리 나이로 65세가 된다. 64세가 되려면 1652년이 되어야 한다. 따라서 1652년이 유이태의 출생년도가 된다. 유이태는 1652년 어느 날에 태어났다고 추정해 볼 수 있다.

『거창유씨족보』에 "유이태는 학문이 깊고 의학이 고명(高名)하여 명성이 저절로 알려졌으며, 추천을 받아 청나라 황제의 병을 치료하여 그 공로로 황제가 관직을 제수하였다. 그는 황제가 주는 관직을 고사하고 향리로 돌아와 부모에게 극진한 효도를 다했으니 사우들이 그의 효행을 적은 장계를 올렸다."라고 기록되어 있다.

정중원의 글

자는 백원이고 호는 신연당이다. 재질이 비범하고 의학에 매우 밝았으나 마음으로 항상 보잘 것 없다고 여겼지만 그 명성이 저절로 세상에 떨쳤다. 천거(薦擧)되어 청나라 조정에 들어가 천자의 병을 치료하니 특별히 금자광록대부 이부상서의 벼슬이 제수했으나 고사하여 받지 않고 조선으로 돌아왔다. 또 효행이 순수하고 지극하여 마을 사람들이 장계를 올리기도 하였다. 을미년 2월 27일 졸하였다. 묘는 산청군 서쪽 모음 명주동 술좌이다. 『거창유씨족보』

字伯源 號新淵堂 才質超凡 醫學極明 心常爲賤 而名自鳴世 薦入皇朝 以治天子之病 而特授金紫光錄大夫吏部尙書 固辭不受 歸本國 且以孝行純至 有鄕道狀 乙未二月二十七日卒 墓山清郡西毛音名珠洞戌坐 『居昌劉氏族譜』

一. 조선의 명의 유이태(劉以泰·劉爾泰)의 삶의 궤적

(2) 거창군 위천에서 산음현 생림으로 옮겨가다

조선시대 남자들은 처가살이를 하는 것이 보편화된 관례였다. 유이태의 아버지 유윤기[8]도 처가가 있는 산청군 생초면 신연으로 이사 왔으나 안음 향교를 출입하였다. 유이태는 부모를 따라 외가가 있는 생초면 신연으로 이주하기 이전의 어린 시절에는 거창 위천에서 자랐던 것으로 보인다.

> 公之髫齡 長于渭陽 공은 어린 시절에 위양(渭陽 : 거창 위천)에서 자랐다. ≪노세흠≫

그의 나이 10세 전후에 어머니 강양이씨가 돌아가시자 신연 마을 뒤편의 안처동 묘소에서 3년 동안 시묘살이를 하였다. 민두삼[9] 등 99명이 연명하여 쓴 예조에 올리는 장계인 『유이태효행장』에는 유이태 나이 10여 세에 모친이 세상을 떠났다고 기록되어 있다.

> 曾在十餘歲 喪其慈母 晝夜哀慟 三年祭儀 固執禮節 不食菜果 不離廬所
>
> 일찍이 10여세에 어머니 상을 당하자 주야로 애통해 하면서 3년간의 제사 의례에 예절을 굳게 지켰으며 나물과 과실도 먹지 않고 여막(廬幕)을 떠나지 않았다. ≪민두삼 외 99인≫

이언경이 경상도 감사에게 올리는 『정영장』에도 유이태 나이 10세에 모친 강양이씨가 산음현 생림에 두 아들 이태와 이식을 남겨두고 세상을 떠났다고 기록하고 있다.

> 年才十歲 奄遭內艱 葬祭之儀 執喪之節 無異老成人
>
> 나이 겨우 열 살에 어머니의 상(喪)을 당하여서는 장례의 의례와 상주의 예절이 노숙한 성인과 다름이 없었습니다. 『정영장』. ≪이언경≫

---

8) 유윤기는 차남이다.
9) 민두삼(閔斗參, 1657-1740). 자 汝克, 여흥민씨. 산청 금서 금석. 후손 없다. 부 仁聲(1628-?. 通政大夫. 처부 朴以復(1602-1667, 司宰監 參奉)『여흥민씨 족보 1권』. 1988. 176p.

유이태의 모친 강양이씨 묘소는 세상을 떠났을 당시에는 신연 마을 뒷산 안처동 친정 조부 이의립10) 묘소 앞에 안장되어 있었던 것으로 『거창유씨 족보』에 기록되어 있다. 그러나 2010년 진주·거창간 새로운 3번국도 4차선 도로가 새롭게 건설되면서 유이태의 모친 묘소가 남편 유윤기와 장남 유이태가 잠들고 있는 생초면 갈전리 산35-1번지에 이전되어 안장되었다.

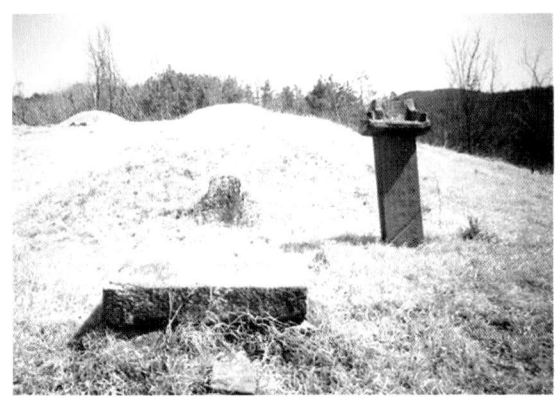

모친 강양이씨 안치동 묘소(1985년)

---

10) 각주 5 참조

(3) 의학에 입문하다

유이태가 어린 시절에 어느 서당에서 누구로부터 어떤 학문을 사숙(私淑) 받았는지는 알 수가 없다. 그러나 거창군 위천면에서 채록된 '유이태설화'에는 유이태가 위천면 어나리 서당을 다닌 것으로 나타난다. 설화의 내용은 유이태가 어나리 서당을 다녔는데 서당을 가는 중간의 척수대 바위에서 여우처녀와 사랑을 나눈 이야기이다.

〈명의 유이태(名醫 劉以泰)〉

조선 숙종 때 유이태라는 의원이 있었다. 왕조실록에 따르면 숙종 36년(1710)에 왕이 병이 들어 전국의 명의를 불러 진료케 한 일이 있었는데, 그 때 유이태는 불려가다가 전주에 이르러 병을 핑계로 집으로 돌라와 버렸으므로 조정에서 물의가 일어났다. 그는 위천면 서마리(위천중학교 자리)에서 출생한 안음 사람이다. 그가 수승대 어귀(어나리)에 있는 서당에서 글공부를 할 때의 일이다. 밤늦게까지 공부를 하고 있었으며 밤마다 예쁜 아가씨가 나타나서 유혹을 하였다. 그럴 때 마다 그는 마음을 굳게 다지어 공부에 더욱 전념하던 어느 날 밝은 밤 이었다. 이상하게 마음이 허전하여 수승대에 올라 달을 보고 있는데, 또 그 미녀 아가씨가 나타나 단 한 번만 입맞춤이라도 하여 달라고 애원을 하는지라, 마지못해 입맞춤을 하였다. 야릇한 황홀감과 달콤함을 느끼고 신비로운 향기에 도취되어 있는데, 그녀의 혀끝에서 감미로운 구슬이 굴러 들어와 형용하기 어려운 쾌감에 젖을 때면 구슬은 다시 그녀의 입으로 빨려 들어갔다. 이렇게 두 사람의 입으로 구슬이 오감을 거듭하는 긴 애무 끝에 그녀는 작별을 고하고 사라졌다. 이 같은 일이 날마다 계속 되어 유이태는 밤이면 그녀를 그리워하게 되었다. 이러한 밤이 수십일 계속되는 동안에 유이태의 안색은 점점 창백하여지고 몸은 야위어 갔다. 이상하게 생각한 서당 훈장은 그에게 사연을 물으니 자신의 쇠약을 근심하던 그는 그 사유를 순순히 고백했다. 고백을 들은 훈장은 깊이 생각한 끝에 "그 구슬이 너의 입에 굴러들 때 삼켜라"하고 말하였다. 그날 밤에도 예외 없이 두 남녀의 밀회는 계속되고 있었다. 문득 스승의 말씀이 떠올라 몇 번인가 굴러들어온 구슬을 눈을 딱 감고 꿀꺽 삼켰다. 그리 하였더니 웬 일인지 그렇게도 아름다웠던 그 아가씨는 비명을 지르면서 순식간에 한 마리의 흰 여우가 되어 달아나는 것이 아닌가. 훈장에게 그 사실을 알리니, 뒷간에서 일을 보고 그 구슬을 찾아와 소중히 간직하라고 하였다. 『거창군 위천면지』

거창군 위천면의 설화를 통하여 유이태가 어린 시절 위천에 있는 수승대의 어나리 서당에서 학문을 배웠다는 실마리를 찾을 수 있다.

유이태의 가문을 살펴보자. 유이태의 조부 유유도11)는 한학자로 인조 때의 척화신(斥和臣)12) 동계 정온(1569-1632)13)으로부터 학문을 배웠다.

公資稟純美 操守介潔 自幼辭行 己有若成人 不爲戲慢 常對書冊 人皆稱說 及長遊桐溪鄭先生之門受業焉.〈通政大夫孝子離灘劉公墓碣行蹟〉行堤川郡守鄭岐壽撰

공(유유도)은 천부적인 자질이 깨끗하고 아름다우며 조신(操身)14)하고 정갈15)하였다. 어릴 적 행동이 이미 성인과 같아 장난치거나 게으르지 않았으며 항상 책을 마주하니 사람들이 모두 칭찬하였다. 자라서는 동계 정온 선생의 문하에 유학하여 수업을 받았다.〈통정대부 효자 이탄 유공묘갈 행적〉행 제천군수 정기수16) 찬

유이태가 어디에서 누구로부터 글을 배웠을까? 유이태의 할아버지 유유도는 남명 조식의 문하 학문을 계승하여 상당한 학문의 경지에 오른 인물이다. 어린 손자 유이태는 서당을 다니기 전까지 위천에서 할아버지로부터 유학을 배운 것으로 추정된다.

餘力學文 家庭詩書　　일하고 난 나머지 시간에는 글을 배웠고,
　　　　　　　　　　 집안에서 시서(詩書)를 배웠네. ≪권희≫

유학(儒學)을 배우던 유이태가 유학 공부를 접고 다른 학문으로 전환한 계기가 있었다. 그는 어린 시절에 거창 위천에 살면서 병을 앓게 되었다. 이때 자신의 병을 고치기 위하여 유학을 접고 의학을 공부하였다.

---

11) 유유도(劉有道, 1600-1683). 자 자견. 호 離灘. 孝行純至. 증직 첨지. 自朝家有復戶典 登東國輿地勝覽 寒岡 鄭逑와 桐溪 鄭蘊의 제자. 『거창유씨족보』 1권. 1990. 22-23p.
12) 병자호란 때에 청나라와의 화친을 극력 배척하던 관리. 홍익한·윤집·오달제가 유명하다.
13) 정온(鄭蘊, 1569-1641). 자 휘원. 호 동계·고고자. 본관 초계. 시호 문간 조선 중기의 문신. 증조 별제 옥견. 조부 증좌승지 숙. 아버지 진사 유명. 어머니 장사랑 강근우(姜謹友) 딸. 정인홍 제자. 광해군 2년 1610년 진사 문과 급제. 대사간·대제학·이조참판. 병자호란 때 척화 주장. 저서 『덕변록』, 『동계집』.
14) 조신(操身) : 몸가짐을 조심함.
15) 정갈 : 깨끗하고 깔끔하다.
16) 정기수(鄭岐壽, 1622-1701). 자 종구(宗耈). 통훈대부 제천군수. 부 공조정랑 정창시. 조부 이조참판 동계 정온. 증조 진사 정유명.

노세흠은 "유이태가 어린 시절에 위천에서 자라면서 병을 앓게 되자 혼자서 의서를 공부하여 그 치료법을 알게 되어 오랫동안 앓아오던 자신의 고질병을 고쳤다."라고 말하고 있다.

公之髫齡 長于渭陽 早抱沉痾 症情非細 披覽醫書 以求治方 而仍得宿疾之差

공은 어린 시절에 위양(渭陽)17)에서 자랐는데 일찍이 심한 아증(痾症)18)을 앓아 증세가 미미하지 않았다. 의서를 펼쳐보고 치료법을 얻으니 이내 고질병에 차도가 있게 되었다. ≪노세흠≫

박계량19)도 "유이태가 어린 시절에 병을 앓은 후 의술공부를 하였고, 자식의 도리를 다하기 위하여 의학을 공부하였기에 의술을 업(業)으로 삼는 의원들과는 엄연히 다르다."라고 말하였다.

夙抱微痾 因涉扁門 此實爲人子不可不知之道 豈混於世人全事刀圭之類乎. 朴季亮

일찍이 작은 우환을 겪은 후로 편문(扁門)20)에 이르렀으니 이는 실로 사람의 자식으로 알지 않으면 안되는 도리였을 뿐이니 어찌 세상의 도규(刀圭)21)에만 전념하는 무리와 뒤섞일 수 있겠는가? ≪박계량≫

그러나 권만적(權萬積)은 "유이태가 입신양명의 뜻을 접고 의학에 뜻을 두어 사람의 병을 고치는 의사가 되었다."라고 말하면서도 "유이태를 전문적인 병을 고치는 의원으로 보지 말라."라고 유이태를 평(評)하였다.

莫以扁兪看此老　편작과 유부22)로만 이 노인을 보지 말게나,
志乖醫國試醫人　나라를 고치겠다는 뜻 접고 사람을 고쳤네. ≪權萬績≫

---

17) 거창군 위천면.
18) 오래 동안 가지고 있는 병. 숙병(宿病)과 같은 말.
19) 박계량(朴季亮, 1686-1727). 자 여명. 부 수제(1657-1707). 조부 상규(1621-1683, 자 빈향. 호 경천. 생원). 증조 이혁(1602-1663. 자 계회. 호 성건재. 생원). 처부 안동권씨 증승지 권대찬.
20) 편작의 문하. 여기서는 의학을 말한다.
21) 의술을 말한다.
22) 유부(兪跗). 연대 미상. 중국 황제(黃帝) 때의 명의(名醫)로 인체를 칼로 절개하여 치료한 한의학에서의 첫 외과의사로 전설상의 명의.

참봉 정중원은 유이태를 중국 북송의 범중엄(范仲淹)23)에 비유하였다. 범중엄은 북송시기 정치가이며 문학가로 빈천한 집안에 태어나 재상에 오른 입지전적인 인물이지만 어린 시절에는 아프고 불행한 사람을 구하는 것이 소원이었다고 한다. 그가 어느 사당 앞을 지나가는데 "사람들이 이 사당에서 소원을 빌면 모두 이루어진다"라고 말했다. 그래서 범중엄은 발을 멈추고 "저는 훌륭한 재상되기를 원치 않고 훌륭한 의사가 되기를 원합니다(不願爲良相, 願爲良醫)."라고 하였다.

"유이태 또한 유학의 길을 닦아 입신양명하려고 하였지만 어린 시절에는 병약하였던 모양이다. 그래서 그는 범중엄처럼 아픈 사람의 병을 고치는 의사가 되려고 뼈를 깎는 노력을 기울였다. 심지어 자신의 팔을 부러트려 가면서 의술을 길을 닦아 3년 만에 의술을 통달하였다. 유이태의 의술은 외부의 스승으로부터 배운 것이 아니라 스스로 터득한 것이며 경험을 귀중하게 여겼다."라고 정중원은 유이태가 의학에 입문한 과정에 대해 설명하였다.

昔聞范希文	옛날에 듣기를 범희문(범중엄)이
求壽於靈祠	신성한 사당에서 기도하였다.
若不做宰相	만일 재상(宰相)이 되지 못한다면
願且爲醫師	의사(醫師)가 되기를 바랐다네.
固知仁人心	진실로 사람의 마음을 사랑할 줄 알고
濟物思普思	만물을 구제할 마음을 먹었다네.
劉公字伯源	유공(劉公)의 자는 백원(伯源)이니
賦性淳而慈	타고난 성품이 온순하고 자상하였다.
少緣羔疢在	어릴 때 우환(憂患 : 병)을 겪은 후
折臂悟成醫	자신의 팔을 부러트려 가면서 의술을 길을 닦았다네.
寶書抱一部	보서 1권을 품에 안고
晝閱宵有思	낮에는 읽고 밤에는 거듭 생각했네.
三年術乃通	3년 만에 의술이 통하여
然窺軒岐	어느덧 헌원24)과 기백25)을 엿보았네.

---
23) 범중엄(范仲淹, 989-1052). 자 희문(希文). 중국 북송의 정치가·학자. 인종 때 참지정사(參知政事). 개혁하여야 할 정치상의 10개조 상소. 반대파 때문에 실패. 『범문정공집』 24권.
24) 헌원 : 황제(黃帝)의 다른 이름이다.

契驗貴心得	경험하여 마음으로 깨우치는 것을 귀하게 여겼고
傳受非外資	전수받은 것은 외부로부터 배운 것이 아니었네. ≪참봉 정중원≫

유이태의 가문에도 유이태가 유학(儒學)에서 의학(醫學)으로 방향을 전환하였다는 설화가 전해 내려오고 있다.

〈산신령과 보서〉

구연자 : 劉又潤(경남 산청군 생초면 월곡리 624번지). 채록일 : 1963년 1월.

新淵堂 유이태는 어렸을 때부터 총명하였고 효행이 깊었다고 한다. 화창한 어느 봄날 新淵堂(소년 유이태) 할아버지께서 책을 읽다가 뒷동산으로 바람을 쏘이러 올라갔다. 바람이 불어오지 않은 양지 바른 장소에 앉아 있는데 갑자기 졸음이 와서 자신도 모르게 쓰러져 잠이 들었다. 新淵堂 할아버지 꿈속에 하얀 백발의 노인이 나타나서 고서 한권을 보여 주면서, "너는 하늘이 내려준 사람이다. 너의 성품이 어질고 효성이 지극하여 많은 사람에게 도움을 줄 것이다. 그러나 부귀영화, 재물이나, 공명심을 탐하지 마라. 이 책을 너에게 줄테니 이 책을 공부하여 부귀영화, 재물을 탐하지 말고, 병에 걸려 있거나, 병 증세를 적어서 오는 자들의 신분이 높고 낮음과 친한 사람, 모르는 사람, 남자 여자, 늙은 사람이나 젊은 사람, 관리나 민간인 관계없이 모든 인명을 구하는데 정성으로 힘쓰라. 그러면 너는 먼 훗날까지 알려질 것이다."라는 말을 듣고 갑자기 잠에서 깨어났다. 꿈속에 백발의 노인이 전한 이야기가 생각나서 주위를 돌아보니 머리맡에 꿈속에 백발의 노인이 보여준 두터운 고서 한권이 놓여 있었다. 신기하게 생각하면서 고서를 가지고 집에 돌아와 혼자서 그 고서를 책을 읽어 보니 지금까지 공부한 책들인 『춘추』, 『대학』, 『사서삼경』, 『논어』, 『공자』, 『맹자』, 『사기』 등 것과는 전혀 다른 의술에 관한 내용들이었다. 새로운 내용에 재미를 붙여 수년 동안 집에서 쉬지 않고 이 책을 읽고 공부하니 병에 관한 것은 모르는 것이 없게 되었다. 新淵堂 할아버지께서 말하는 모든 것은 약이 되었고, 지어주는 것은 모두가 약이 되었다. 新淵堂 할아버지께서 가는 곳 마다 수많은 환자들이 모여 들었고, 新淵堂 할아버지가 지어준 약을 먹은 환자 들은 모두다 병을 고쳤다. 전국으로 명성이 나게 되었고, 중국에까지 알려져 청나라의 요청으로 청을 방문하여 청나라 황제의 병을 고치게 되었다. 황제가 주는 관직과 선물도 사양하고 단지 석물(石物)만 받은 후 고향 산청으로 돌아왔다. 新淵堂 할아버지께서는 자신의 당대에는 재물도 모으지 못했고 부귀영화도 누리지 못했고 청빈하게 살았다.

---

25) 기백 : 전설 속 상고(上古) 시대의 의사. 또 기천사(岐天師)라고도 일컫는다. 황제(黃帝)가 기백 등과 의약(醫藥)을 토론하여 의약을 만들었다고 전해 내려오며, 『황제내경』 속의 많은 중요한 논술들은 대부분 황제가 묻고 기백이 대답하는 형식으로 쓰여 있다.

(4) 효도(孝道)를 실천하다

유이태는 조부로부터 한학을 배우면서 『곡례(曲禮)』를 읽었다. 그는 『곡례』에서 "부모에게 효도하려면 반드시 의학을 알아야 한다(事親者不可不知醫)."라는 구절을 읽고 이 말을 마음에 깊이 새겼다. 그는 의술은 효도로부터 시작되어야만 올바른 의술을 펼칠 수 있게됨을 깨달았다. 그리고 그는 부모님께 극진한 효도를 실천하였다.

余嘗讀曲禮諸篇至 事親者不可不知醫 掩卷而歎慨然有志於此者.
내가 일찍이 곡례의 여러 글을 읽다가 어버이를 섬기는 사람은 의학을 모르면 안된다고 하는 말에 이르러 책을 덮고 탄식하면서 개연히 여기에 뜻을 두었다.
유이태『마진편』. 서문

유이태의 외가는 강양이씨 가문이다. 외증조부 이의립은 경상좌수사를 지냈다. 이의립의 『묘갈문』에 따르면 외조부 이광훈은 양원일26)의 딸과 결혼하여 외동딸을 두었다. 그 외동딸이 유이태의 모친이다. 유이태의 외조모는 유이태 모친이 어릴 적에 세상을 떠났다고 전한다.

강양이씨 가문에 유이태 모친의 묘소와 관련하여 가슴 아픈 이야기가 전해 내려오고 있다. 유이태의 모친 강양이씨의 친정 모친은 남원양씨27)로서 어린 딸을 두고 세상을 떠났다. 강양이씨의 조부 이의립은 어린 나이에 모친을 잃은 손녀딸을 불쌍하게 여기며 항상 애지중지하였는데 이의립이 "손녀딸이 죽으면 내 무덤 아래 묘소를 만들어 주라."라고 하였다는 이야기가 전해지고 있다. 그러한 이유로 유이태의 모친 묘소는 친정 조부 이의립의 묘소 아래 안장되어 있다.

유이태의 나이 10여 세에 어머니 강양이씨가 산청군 생초면 신연에서 큰아들 이태와 둘째 아들 이식을 이 세상에 두고 젊은 나이에 눈을 감았다. 유이태는 어린 나이였음에도 불구하고 밤낮으로 모친이 세상을 떠난 것을

---

26) 남원양씨.
27) 부친 남원양씨 양원일(梁元一).

애통해 하였다. 3년 동안 나물과 과일까지도 먹지 않았다. 신연마을 안처동 어머니의 묘소 옆에 여막(廬幕)을 짓고 3년간 시묘(侍墓)살이를 하면서 묘소를 떠나지 않았다. "유이태의 시묘살이는 나이 많은 선비나 학식 있는 학자들도 이보다 더하지는 못할 정도였다."라고 기록하고 있다. 그래서 민두삼 등 99명의 산음 선비와 많은 사람들이 유이태의 효행을 다음과 같이 칭송하고 있다.

曾在十餘歲 喪其慈母 晝夜哀慟 三年祭儀 固執禮節 不食菜果 不離廬所 雖老士宿儒 亦無加矣 鄕里之人 無不歎服 而稱其天性之孝.『유이태효행장』

일찍이 10여세에 어머니 상을 당하자 주야로 애통해 하면서 3년간의 제사 의례에 예절을 굳게 지켰으며, 나물과 과실까지도 먹지 않고 여막을 떠나지 않았으니 나이든 선비나 학식 있는 유자(儒者)라도 이보다 더하지는 못할 정도였다. 향리 사람들이 탄복하지 아니한 사람이 없었으며 그의 타고난 효심을 칭송하였다.『유이태효행장』

1664년 12월 18일 유이태의 나이 13세 때에 증조할머니 문화유씨[28]가 세상을 떠났다. 이때 나이 어린 유이태는 할아버지, 백부[29], 아버지, 숙부[30], 4촌 형제[31]들과 함께 거창 위천에서 증조할머니 장례를 지냈다.

1683년(계해년) 11월 23일 유이태의 나이 31세 때에 조부 유유도가 역병[32]에 걸리자 아버지 유윤기가 탕약을 시중했다. 아버지는 아들인 유이태가 역병에 전염될까 걱정되어 집으로 오지 못하도록 말렸다. 그러나 유이태는 조부의 병을 치료하기 위해 집으로 달려갔다. 유이태가 집에 도착하기 전에 불행하게도 조부가 세상을 떠났다. 이때 유이태는 거창군 위천면 사마리에서 부친과 함께 조부의 빈소를 지켰다.

1684년 3월 30일 나이 32세인 유이태는 부친, 백부, 두분 숙부, 4촌 형제들과 함께 안음현의 북쪽 40리 황산(黃山)[33] 계좌(癸坐) 선영 정향(丁向)의

---

[28] 부(父) 충의위 유세홍(柳世泓).
[29] 유윤희(劉潤禧). 자 여형. 선교랑.
[30] 유윤사. 유운운.
[31] 유이연. 통정대부 절충장군 용양위부호군. 유이순.
[32] 악성 유행병.
[33] 거창군 위천면 황산을 말한다.

언덕에 조부를 영원히 모셨다.

1684년 7월 초종(初終)34)이 지났을 때 아버지 유윤기가 조부와 같은 역병에 걸렸다. 이때 유이태는 아버지 곁에서 정성스럽게 탕약을 드시게 하고 "아버지를 대신하여 자신이 아프게 해달라고 천지신명께 기도해 아버지의 병을 낫게 했다."고 『유이태효행장』에 전하고 있다.

> 去癸亥 其祖有道 奄得疫疾 其父潤祺 在側侍湯 而憫其以泰之干犯也 請觸于鄉里 親舊最切者 使之挽執 故不敢入 及其祖不幸 捐身之時 奔入喪側 纔過初終 而其父又得其疾 以泰侍湯愈謹 祝天禱神 請以身代 故其父得全其疾 而以泰則不染其疾病 非以泰至誠之孝 何其感神 至於此哉 『유이태효행장』

> 지난 계해년(1683)에 그의 할아버지 유도(有道)가 갑자기 역질에 걸렸다. 아버지 윤기가 곁에서 탕약을 시중하였는데 이태가 병에 걸릴까 염려하여 절친한 향리의 친구에게 부탁하여 곁에 오지 못하도록 만류해 달라고 하였기 때문에 집에 들어가지 못하였다. 조부가 불행히 세상을 떠나자 분주히 달려가 상을 모시었다. 겨우 초종이 지났을 때 아버지가 또 그 병에 걸리자 이태가 곁에서 더욱 정성으로 탕약을 시중하였고 천지신명께 기도하여 자기가 대신하게 해달라고 청하여 아버지도 완전히 병이 나았고, 이태 또한, 병에 전염되지 않았으니 이태의 지극한 효성이 아니었다면 어떻게 신명을 감동시킬 수 있었겠는가. 『유이태효행장』

유이태의 나이 37세 되던 1688년에 외조부 봉상시 판관 이광훈이 세상을 떠났다. 외가 옆에서 살고 있던 유이태는 자신을 애지중지 돌보아 주었던 외조부의 장례를 극진히 모셨다.

1697년 유이태의 나이 46세 되던 때에 집안에 도둑이 들어와 아버지를 칼로 찔렀다. 그 당시 집에 있지 않고 다른 지역을 방문하여 의술을 펴고 있던 유이태는 그 소식을 듣고 긴급히 달려왔다. 집에 도착한 유이태는 밤낮으로 눈물을 흘리며 불효자를 자처했다. 그 뒤 유이태는 병세가 심해진 아버지의 상처에서 고름을 빨아내고 여러 종류의 약을 써서 아버지의 병을 고쳤다. 유이태의 극진한 효성과 치료 덕분에 아버지 유윤기는 천수(天壽)를 누렸다. 유이태는 그만큼 효자로 칭송되었다고 기록으로 전해지고 있다.

---

34) 초상(初喪) 난 뒤부터 졸곡(卒哭)까지 장례를 지내고 3개월을 말한다.

今去丁丑 大賊突入家中 其父不幸逢刃 以泰其時適出他所 未及還來 路聞其奇 驚慟氣色 晝夜泣涕 自處不孝 所傷極重 多方試藥 吮其濃汁 快蘇其疾 永保天年而終 此亦以泰有 始有終之孝也『유이태효행장』

지난 정축년(1697)에 큰 도적들이 집안에 쳐들어와 아버지가 불행히도 칼에 맞았는데 이태가 그때 타지에 나가 돌아오지 않았을 때였다. 도중에 그 소식을 듣고 놀라고 기가 막혀 주야로 눈물을 흘리며 불효자로 자처하였다. (아버지의) 상처가 위중하였으니 여러 가지로 약을 써보고 고름을 빨아내어 신속하게 병을 낫게 하여 천수를 누릴 수 있게 되었다. 이 또한 이태의 극진한 효성 때문이었다. 『유이태효행장』

1707년 그의 나이 56세 되던 때에 아우 이식이 역병에 걸렸다. 그는 무서운 역병을 피하지 않고 정성을 다하여 아우를 병구완하였으나 병세가 깊어졌다. 차가운 겨울 날씨임에도 불구하고 유이태는 목욕 재개한 후 아우 이식을 살려 달라고 천지신명께 기도를 하는 등 돈독한 우애를 나누었다. 그러나 불행하게도 아우 이식은 세상을 떠나고 말았다.

去丁亥 其弟以湜 奄得染疾 而友愛至篤 不憚救病 服藥多方 及其難救之境 時丁凍月 沐浴禱神 而竟至不救 然染氣終不犯於以泰 此亦友愛至篤 感神之致也 噫 爲親救疫而疫不犯焉 爲弟救染而染不犯焉 玆豈非以泰感天感神之致.『유이태효행장』

지난 정해년(1707)에 아우 이식이 역병(疫病 : 전염병)에 걸렸는데 우애가 지극히 돈독하여 병구완하는 것을 꺼리지 않았다. 여러 가지 약을 먹였으나 구하기 어려운 지경에 이르렀는데 이때가 매우 추운 겨울인데도 목욕재계하고 신께 기도하였다. 끝내 구하지는 못하였으나 염병의 기운이 이태를 범하지는 못하였다. 이 또한 돈독한 우애가 신을 감동시켰기 때문이다. 오호라, 아버지를 위하여 역병을 구완하였으나 역병이 범하지 않았고 아우를 위하여 염병을 구완하였으니 역병이 범하지 못한 것이다. 이 어찌 이태가 천지신명을 지극히 감동시킨 소치가 아니겠는가.『유이태효행장』

앞에서 언급했듯이 유이태의 어머니는 유이태 10세 전후에 세상을 떠났다. 아버지 유윤기는 합천이씨 이이귀의 딸을 새로운 배우자로 맞이하였다. 유이태는 계모 합천이씨를 친어머니처럼 섬겼고 배다른 동생 이호와 세 명의 여동생들을 동복(同腹) 형제처럼 깊은 우애를 나누었다. 이를 볼 때 유이태는 오륜(五倫)의 법도에 조금도 벗어나지 않는 효행과 우애가 깊은 인물이었음을 알 수 있다.

> 事其繼母 如其生母 待其異母弟 無異同母弟 故人無間於其父母昆弟也.『유이태효행장』
>
> 계모 섬기기를 생모와 같이 하였고 배다른 형제들도 친형제들과 다를 바 없이 대하였기 때문에 다른 사람들이 부모형제 사이를 이간질할 수 없었다.『유이태효행장』

외가에는 경상좌수사를 지낸 외증조부 이의립과 봉상시판관을 지냈던 외조부 이광훈이 읽었던 많은 책들을 소장하고 있었다. 유이태도 외가에서 소장하고 있던 의서들을 읽은 것으로 보인다. 외증조부 이의립도 "효행이 깊었다."고 기록으로 전해지고 있다. 그는 무과에 급제되었음에도 불구하고 부모를 봉양하기 위하여 출사를 미루었다. 그리고 부모의 상(喪)을 당하였을 때 손수 염습(殮襲)35)과 입관을 하였고 무덤을 만들었다.

> 공(公)은 천성이 지극히 효성스러웠다. 가난하여 봉양할 수 없음을 늘 한탄하였으며 한추위 · 한더위에도 반드시 몸소 고기를 잡고 사냥하여 맛있는 음식을 드렸다. 어머니 정부인(貞夫人)이 묵은 병이 오래 끌고 낫지 않는데 공(公)이 친히 탕제를 달이고 옷을 벗지 않고 똥을 맛보고 울부짖으며 하늘에 빈 것이 거의 다섯 달이 넘었으나 처음부터 끝까지 하루 같았다. 갑진년(甲辰年 1604년 선조 37년)에 부모의 상(喪)을 연달아 당하였는데 힘 드는 일을 애써 하며 예(禮)를 다하여 염습과 입관에서부터 무덤을 만들어 묻는 일에 이르기까지 다 몸소 제구(祭具)를 장만하여 회(灰)를 굽고 흙을 져다 나르느라 손이 터지고 다리에 피가 맺혔으나 반드시 유감이 없도록 하고야 말았다. 「이의립(李義立) 묘갈문」.『국조인물고』. 글 《송징은》36)

친가 · 외가 모두 효행과 우애가 깊은 것을 보고 자란 유이태는 항상 웃는 얼굴로 부모님의 마음을 편하게 하였다. 그는 항상 부모님의 거처를 여름에는 시원하게, 겨울엔 따뜻하게 하며, 저녁엔 잠자리를 정해드리고 새벽에는 문안을 드리는 등 극진한 효행을 실천하였다.

---

35) 염습(殮襲) : 시신을 씻긴 뒤 수의를 갈아입히고 염포로 묶는 일.
36) 송징은(宋徵殷, 1652-17200. 자 질부(質夫), 호 약헌(約軒), 본관 여산(礪山). 조선 후기의 문신 · 학자. 대사성, 개성유수, 호조참판.『약헌집』,『국조명신언행록』,『역대사론』.

(5) 배우자를 맞이하다

산음현 생림촌에 살고 있던 유이태는 결혼 적령기를 맞이하였다. 이때 유이태는 거창군 위천면 황산에 오랫동안 대대로 살아 왔던 창녕조씨 가문으로 장가를 가서 사위가 되었다. 그는 성현도 찰방(察訪)37)을 지낸 조익휘38)의 딸을 배우자로 맞이하여 신혼 초기에는 처가집 근처에서 살았다.

그가 거창군 위천에 임시로 거주했다는 기록이 전해지고 있으며 "고향 생림를 그리워하였다."라고 권희39)는 말하였다.

渭陽僑寓 恒忉首邱之深戀 ≪권희≫

위양(渭陽)에 임시로 살며 고향40)을 깊이 그리워하는 마음이 항상 절실하였네. ≪권희≫

위의 내용으로 보아 현재 거창 위천(渭川)은 또 다른 이름으로 위양(渭陽)이라고 불렸음을 알 수 있다. 우리나라의 옛 지명은 풍수지리와 연관성이 깊다. 현장에 가보지 않더라도 마을 앞으로 냇물이 흐름을 알 수 있는 실마리가 있다. 바로 '양(陽)'이란 말이다. 지명에 '양(陽)'이 붙는 조건은 마을이 강물보다 북쪽에 있거나 산보다 남쪽에 있을 때이다. 반면 마을이 강물보다 남쪽에 있거나 산보다 북쪽에 있으면 '음(陰)'이란 단어를 붙인다.

'위양'은 원래 중국 섬서성(陝西省) 함양(咸陽)의 남쪽으로 흐르는 강으로 진나라 강공(康公)이 '위양'의 물가에서 외삼촌을 보내며 아쉬워하던 역사적인 장소이다. 중국 최초의 시가집 『시경』에서는 다음과 같이 노래하고 있다.

我送舅氏 내가 외삼촌을 보낼 때
曰至渭阳 서산의 석양이 위양을 비추네.

---

37) 찰방 : 조선 시대에 각 도의 역참 일을 맡아보던 종육품 외직(外職). 문관의 벼슬.
38) 조익휘(曺益暉, 1616-1669). 자 자문. 봉직랑 성현도 찰방.
39) 권희(權熙, 1664-1729). 자 명숙(明叔).
40) 산음현 생림촌 신연마을.

이후에 "위양지정(渭陽之情)"이라는 고사가 생겨났다. 위양은 누군가를 그리워하는 장소가 되었다. 권희 또한 '위양'이라는 지명을 통해 유이태가 고향 생초를 간절히 그리워하고 있음을 표현하였다.

(6) 원근(遠近)에 의술활동을 펼치다

의술이 점차 깊어지자 유이태는 가족과 친척들의 병을 고쳐주었다. 가족들의 병을 고치자 마을 사람들이 찾아와 병을 치료하여 주기를 청하였다. 마을 사람들의 병들을 잘 고치자 다른 지역의 많은 사람들이 유이태의 집을 찾아왔었다. 그리고 점점 넓은 지역으로 나아가서 사람들의 병을 치료하게 되었다. 이에 유이태의 명성은 산청뿐만 아니라 전국으로 널리 알려지게 되었다.

始從閭裏試	처음엔 비로소 마을에서 시험하게 되었고
遂見西方知	마침내 사방으로 알려지게 되었네.
	(전국으로 널리 알려지게 되었네)
(중략)	
有集倉公門	창공(倉公)41)의 문 앞에 운집하는
病人多何其	환자가 어찌 그렇게 많았던가?
入則衍其宇	들어서면 집안에 사람이 넘쳐나고
出也馬塵迫	나서면 말이 먼지를 일으키며 달려왔네. ≪참봉 정중원≫

의술이 전국에 널리 알려지면서 원근의 여러 지역에서 유이태를 찾았다. 혈기 왕성한 유이태는 여러 지역을 방문하여 의술활동을 편 것으로 보인다.

1673년 경북 인동(仁同)에 있는 손씨라는 관리가 유이태의 방문을 요청한 것으로 보인다. 1673년 8월 나이의 22세 유이태는 기복인(忌服人)42)인 상태에서 경북 인동에 손씨(孫氏)라는 관리를 만나고 산음으로 돌아왔다.

1673년 9월 19일 유이태는 손씨라는 관리에게 요대(腰帶)를 늦게 보낸 것에 대한 사죄로 석류 20개를 보낸다는 내용의 편지를 보내기도 했다. 이로 보건대 유이태는 젊은 나이에 경상좌도를 비롯하여 경상우도까지 적극적으로 의술활동을 펼쳤던 것으로 추정된다.

---

41) 창공(倉公). 서한 시대의 명의. 제나라 임치[臨菑 : 산동성(山東省)] 사람. 공손광(公孫光)·공승양경(公乘陽慶) 등에게 의학을 배웠고 의술이 높았으며 맥법(脈法)의 운용을 중시하였고 병을 치료할 때마다 침과 약물을 아울러 같이 써서 좋은 치료 효과를 보았다.
42) 기복인 : 가까운 친척의 상을 당한 사람.

(7) 나라에서 조부(유유도)에게 복호를 내렸다

유이태의 조부 유유도는 효자로 널리 알려져 있었다. 1680년 유이태의 나이 29세 때에 80세인 조부 유유도에게 나라에서 정3품의 통정대부 품계와 증직 지중추부사 관직과 복호43)를 내렸을 때에 유이태와 아버지, 백부, 숙부 그리고 거창 위천에 살고 있던 거창유씨 종친들 모두가 함께 기뻐하였다.

유유도는 타고난 자질이 깨끗하고 아름다우며 몸가짐을 조심하였고 정갈하였다. 그의 어릴 적 행동은 장난치거나 게으르지 않았고 성인과 같이 항상 책을 읽으니 사람들이 모두 그를 칭찬하였다. 그는 동계 정온의 교육을 받았다.

유유도의 나이 13세이었던 1613년 그의 부친 유의갑(劉義甲)이 세상을 떠났다. 그는 안색이 흙빛이 되었고 곡(哭)을 너무도 슬프게 하였다. 거친 밥을 먹었고 서당에서 교육을 받을 때가 아니면 한 발자국도 빈청을 떠나지 않고 3년 상(喪)을 마쳤다.

어머니를 섬김에 있어서는 기쁜 낯빛으로 즐겁게 해드렸다. 어머니가 하고자 하는 것을 미리 헤아려 뜻을 받들었다. 아침저녁으로 맛난 음식을 올리면서도 항상 계속 바치지 못할까 염려하였다. 모친이 편치 않은 기색이 있으면 먹어도 맛을 느끼지 못하였고 옷을 입음에 허리띠를 풀지 않았으며 얼굴에 기쁜 빛을 띠지 않았다. 밤새도록 잠자리에 들지 못하고 앉아서 아침을 맞이하였다.

그의 나이 63세(1663년)에는 당시 추위가 한창이라 어머니께서 물러나서 쉬라고 하자 창밖 차가운 데에서 약을 달이며 한 달여 흐느끼기를 하였다. 어머니가 세상을 떠난 때가 무더위가 기승(氣勝)을 부릴 시절이라 잠시 묘소에 오르는 것을 중단할 것을 장남 유윤희와 차남 유윤기를 비롯한 네 아들과 유이태를 비롯한 여러 손자들이 간곡히 청하였다. 그러나 "한번 숨 쉴 기력이 남아 있는데 어찌 근력이 모자란다 하여 중지할 수 있겠는가?"라고

---

43) 복호(復戶) : 조선 시대에 충신·효자·군인 등 특정한 대상자에게 부역이나 조세를 면제하여 주던 일.

하며 끝내 중지하지 않았다. 상복을 잠시도 벗지 않은 채 삼년상을 마쳤으며 상(喪)을 마친 후에도 초하루와 보름에 성묘하는 예(禮)를 그만두지 않았다고 한다.

유유도는 정성과 공경을 다하였으며 정밀함과 청결함을 귀하게 여겼다. 몸가짐에 있어서는 침묵하여 말수가 적었다. 늘 생각에 잠긴 듯 얼굴과 몸을 단정히 하고 무엇을 우러러 바라보았다. 가슴 속에 한 점의 티끌도 두지 않았으며 하루 종일 단정히 좌정한 채 경전을 들춰보거나 시(詩)를 읊었다. 음식은 절도에 맞게 하였고 행동은 편안하고 말은 반드시 신중하였다.

나이가 80이 넘어서도 나태하고 게으른 기색과 그릇되고 편향된 행동을 보이지 않았다. 사치스러운 것을 좋아하지 않아 가난하면서도 편안하게 여겼다. 궁핍하게 살면서도 부끄럽게 여기지 않았다. 사소한 것이라도 다른 사람에게서 구하지 않았으며 분수 밖의 일은 마음에 두지도 않았다. 자손들에게 훈계하기를 "학문에만 힘쓰는 것 보다는 불의에 빠지는 것"을 깊게 염려하였다. 일반 사람들이 지켜야할 일에 벗어나거나 이치에 어긋나는 말을 하면 엄한 말로 자녀들을 꾸짖었다. 자녀들이 비록 하찮은 물건이라도 남에게 구하거나 남에게 받으면 얼굴을 찌푸리고 기뻐하지 않으면서 말씀하시기를 "너희들은 어찌 이와 같으냐? 나로 하여금 다시는 이 같은 일을 보지 않도록 하는 것이 옳을 것이다"라고 하였다.

향리에 거처함에도 웃어른을 공경하고 친구들과 우애가 깊었다. 시속(時俗)과 잘 지내되 휩쓸리지 않았고 몸과 마음을 더럽히지 않았다. 필요 없는 말을 강요하지 않았고 남들이 '너네들'이라고 하는 말을 치욕으로 여겼다. 친구가 상을 당하여 부음을 들으면 몸소 돌보며 정(情)과 예(禮)를 다하였다. 다른 이의 장단점을 논하거나 흉허물을 말하는 사람이 있으면 귀는 들리지 않고 입은 말하지 못하는 것과 같이 하였다. 사람을 대하거나 사물을 접할 때에도 몸가짐을 조심하였고 경박하지 않아 원망하는 사람들이 없었다.

(8) 기근에 굶주리고 있던 사람들을 구하다

유이태의 나이 34, 35세이었던 을병년(1685-1686)에 산청에는 커다란 흉년이 들어 굶주림에 사람들이 죽어가고 있었다. 이때 유이태는 경상좌우도의 사우(師友)들에게 백여 석의 쌀을 빌려와 의창(義倉)44)을 실시하여 굶주림으로 허덕이는 많은 사람들을 구하였다.

1686년 봄 유이태가 잠시 외출했을 때 그의 처 창령조씨가 연경답45) 수 두락을 유이태 몰래 사들였다. 집으로 돌아온 유이태는 쌀이 없어진 것을 알게 되었다. 이때 유이태가 부인에게 어떤 연유로 농토를 사들였는지를 물었더니 처(妻)인 창령조씨가 말하기를 "지극히 가난한 선비의 집이므로 이 논을 사서 장차 연명해 갈 자본으로 삼으려 한 것이니 안 된다고 하지 마세요."라고 하였다. 이때 유이태가 말하기를 "이렇게 기근이 든 때에 전토(田土)를 사들이고 친척들이 굶주리는 것을 가만히 서서 보기만 한다면 이게 차마 할 노릇이오?"라고 말하고는 전토의 값을 돌려받아 궁핍한 친족들에게 쌀을 나누어주었다. 유이태는 자신이 가진 것도 남에게 나누어 주는 의도(懿道)를 실천하였으며 항상 가난한 사람들을 도와주었던 의(義)로운 일을 하였던 인물이었다.

> 曾在乙丙 慘其諸族之飢餓 告急於左右道 富饒親舊處 則幾至百餘石之穀 故以泰量其窮乏 出而救活 適出他所 其妻曹氏 㦖其無也 買其連耕畓數斗 則以泰還家問其故 其妻云 至貧儒家 買此畓 將爲連命之資 未爲不可云爾 則以泰曰 當此飢歲 買田土 而立視族人之飢 是可忍乎 是可忍乎 還推其價 分給於窮乏諸族 故遠近見聞 無不悅服 玆豈非末世之所罕見也. 『유이태효행장』

일찍이 을병년 간의 참혹한 기근 때에 친척들의 굶주림을 안타까이 여기어 좌우도의 부유한 친구들에게 급히 알리어 거의 백 여석의 곡식을 구하였다. 이태가 궁핍한 정도를 헤아려 곡식을 내어 구활하고 다른 곳에도 보내었다. 마침 출타하자 처 조씨는 그가 없을 때를 틈타 연경답(連耕畓) 수 두락을 사들였는데 이태가 집에 돌아와 그 연고를 물었다. 처가 말하기를 "지극히 가난한 선비의 집이므로 이 논을 사서 장차

---

44) 의창(義倉) : 곡식을 저장하여 두었다가 흉년이나 비상 때에 가난한 백성들에게 대여하던 기관.
45) 연경답 : 집 근처의 논을 말한다.

연명해 갈 자본으로 삼으려 한 것이니 안 된다고 하지 마세요."라고 하였다. 이태가 말하기를 "이렇게 기근이 든 때에 전토(田土)를 사들이고 족인들이 굶주리는 것을 서서 보기만 한다면 이게 차마 할 노릇이오?"라고 하고는 전토의 값을 돌려받아 궁핍한 친족들에게 나누어주었다. 그런 고로 주위에서 보고 들은 이들이 기뻐하고 탄복하지 않은 이가 없었으니 어찌 말세에 드물게 보기 드문 일이 아니겠는가.『유이태 효행장』

恤人貧困 寧慳一己之私有 濟物陰德 當應積善之餘慶 而夫何善不食效㦲. ≪권희≫

다른 이의 빈곤함을 불쌍히 여겼으니 어찌 자신이 가진 것을 아꼈겠는가?
다른 이에게 음덕을 베풀었으니 마땅히 선을 쌓은 것에 상응하는 경사가 있어야 하였는데, 어찌 그런 선으로도 효험을 누리지 못하였는가? ≪권희≫

생초에 거주하는 박수곤은 "유이태가 의창(義倉)을 주관하여 굶주림에 허덕이는 사람들을 살렸다." "유이태가 여러 지역에 덕을 펴니 멀고도 가까운 곳의 사우들과 여러 고을의 군수와 현감들이 유이태의 의(義)로운 행동보다는 마음으로 펴는 덕에 감동을 받았다."라고 말하였다.

而公又推是心 辦義倉以餘波於親懿 闢仁里以餘光於鄉隣 而德種于世 春萬彙之枯悴 則遠邇士友 曁大小官長 夫孰不山仰其行義 而衾服其心德乎 ≪박수곤≫

공(公)은 또한 이 마음을 미루어 의창(義倉)을 주관하여 친척에게 미치게 하고 인리(仁里)46)의 벽을 열어 고향의 이웃들에게 빛을 주었네. 덕(德)을 세상 곳곳의 메마르고 초췌해진 곳에 널리 펴니, 멀고 가까운 곳의 사우(士友)들과 크고 작은 고을의 수령들이 누구인들 그의 의(義)로운 행동을 보다는 그가 마음으로 펴는 덕에 감복하지 않을 수 있겠는가? ≪박수곤≫

---

46) 풍속(風俗)이 아름다운 마을을 말한다.

(9) 홍역 퇴치에 나서고 『마진편』을 저술하다

조선에서 가장 두려워하였던 무서운 전염병들이 있었다. 하나는 두창이고 다른 하나는 홍역이었다. 『동의보감』에는 두창의 치료 처방은 기록되어 있으나 홍역을 치료하는 처방들은 기록되어 있지 않다.

조선이 개국할 무렵에는 전염병 두창(痘瘡·천연두)과 홍역이 없었다. 두창이 처음 나타났을 때 그 명칭을 몰라 역질이라고 불렀다. 이는 성질이 나쁘고 포악하였기 때문에 붙여진 명칭이다. 마진이 발생했을 때 증상이 역질과 같았으나 색깔이 붉어 홍역이라고 불렀으며 역질보다 독하다고 말하여 독역이라고 부르기도 하였다.

이처럼 조선 후기에 발생한 홍역은 그 당시 신종 전염병이었다. 조선시대의 홍역은 2015년 우리나라의 국민들 모두에게 공포를 주었던 중동 호흡기병 '메르스'와 같은 무서운 전염병이었다. 마을에 홍역이 발생하면 외부인의 출입이 통제되는가 하면 사람들이 다른 지역으로 피난을 가기도 했다. 집안에 홍역이 발생하면 모든 가족이 죽기도 하였다. 홍역은 특히 어린 아이들에게 치명적인 병이었다.

『성호사설』[47]과 『마과회통』에 기록되어 있는 우리나라의 홍역 발생 연보를 보면 1613년 홍역이 처음 발생하였다. 그 뒤 한 번 있었다.[48] 1668년(현종 10년 무신년) 홍역이 발생하였고 12년 후 1680년(숙종 6년 경신년), 12년 후 1692년(숙종 18년 임신년), 14년 후 1706년(숙종 32년 병술년), 12년 후 1718년(숙종 44년 무술년), 11년 후 1729년(영조 29년 기유년), 23년 후 1752년(영조 29년 임신년), 23년 후 1775년(영조 52년 을미년), 12년 후 1787년(정조 11년 병오년)에 홍역이 크게 유행하였다. 정조(正祖) 때는 나라에서 직접 나서서 홍역 치료서를 배포하기도 하였다.[49]

---

47) 성호사설(星湖僿說). 실학파 개척자 유형원(柳馨遠, 1622년-1673년)의 사상을 계승한 이익(李瀷, 1681년-1763년)이 지었다. 30권 30책으로 이루어진 필사본. 정치·경제·사회·문화·지리·풍속·사상·역사·서학 등의 백과사전 전서.(한국 자전의 역사.)
48) 『성호사설』과 『마과회통』에 홍역 발생연도가 기록되어 있지 않다.
49) "충청도의 의방(醫方)은 그 총론이 사용에 융통성이 있는 법이 아니므로 서울과 지방에 반포한다는 것은 가볍게 논할 수 없습니다. 그리고 경상도 의원이 논한 것은 그 증세를 논하고 약을 쓰는 것이

1680년(숙종 6년, 경신년) 유이태의 나이 29세 때에 홍역이 전국적으로 창궐하였다. 홍역으로 수많은 사람들이 죽어가는 것을 보았다. 홍역으로 수많은 사람들이 죽어가는 것을 보게 된 혈기 왕성한 유이태는 홍역 퇴치에 적극적으로 나섰다. 이때 홍역을 치료한 많은 경험을 바탕으로 홍역 치료법에 대한 많은 연구를 한 것으로 보인다.

1680년 전국적으로 발생한 대홍역이 사라진 후 12년이 지난 1692년(임신년) 유이태의 나이 41세 때 또 다시 전국적으로 홍역이 발생하였다. 1680년 홍역 치료 경험을 바탕으로 유이태는 1692년(임신년)에 경상도와 전라도 일대를 돌아다니며 적극적으로 홍역 치료에 나섰다.

유이태는 열증(熱症)인 홍역에 걸린 산청의 어느 절의 스님들에게 샘물을 마시게 하여 살렸다. 또한, 홍역 변증(變症)에 걸린 14살 처녀를 치료한 내용이 그의 저서 『마진편』에 기록되어 있다. 1692년(임신년) 대홍역에 유이태는 홍역에 걸린 수많은 사람들을 구하였다.

山淸縣 有一刹 壬申冬闍梨患疹 皆飮井水渴 渴則復飮 而無一人見敗者 蓋疹屬陽 而熱多也. 『마진편』

산청현에 사찰 하나가 있었는데 임신년 겨울에 스님들이 마진을 앓게 되었다. 그들은 모두 샘물이 마를 때까지 마셨고 갈증이 나면 또 마셨는데 실패한 사람이 한 명도 없었다. 이것은 대체로 마진은 양에 속하여 열이 많기 때문이다. 『마진편』 통치

1692년 지나가면서 홍역이 진정되었다. 당시에 홍역으로 수많은 사람들이 죽어가는 것을 지켜본 유이태는 의원으로서 많은 사람들을 구할 수 있는 홍역 치료 방법을 기록한 의서를 저술할 결심을 한 것으로 보인다.

1696년(병술년) 그의 나이 45세 때 유이태는 1680년과 1692년 홍역을 치료한 경험을 바탕으로 홍역 전문치료서인 『마진편』를 저술하였다. 유이태의

전적으로 고방(古方)인 『두과휘편』과 『마진치법』을 위주로 하여 가감한 것인데 허실(虛實)을 분별하고 시종을 지적하였으며 잡증(雜症)에 있어서는 상당히 자상하였습니다. 비록 신기한 처방은 아니지만 족히 통행할 수 있는 활용하는 법이 되겠습니다. 서울에는 이것을 중복하여 반포할 것이 없고 여러 도의 치성한 곳에 지금 반포하면 유익하면 하였지 해는 없을 것입니다. 즉시 양의사로 하여금 한문과 언문을 섞어 번역하여 팔도에 내려 보내소서. 하니, 그대로 따랐다. 『정조실록』 권21. 1786년 5월 28일.

『마진편』은 조선인이 저술한 최초의 홍역전문치료 의서이다. 유이태의 『마진편』 저술로 조선은 홍역치료에 새로운 전기를 맞이하였다. 그리고 산음은 조선의 홍역 전문치료서를 저술한 홍역 치료의 발상지(發祥地)가 되었다.

　1706년 겨울 홍역이 전국적으로 또다시 발생하였다. 유이태는 1680년과 1692년에 홍역을 치료한 경험과 1696년 그가 저술한 『마진편』을 바탕으로 적극적으로 홍역 치료에 나섰고 많은 사람들의 생명을 구하였다.

(10) 가난한 사람들을 위하여 경험방 『인서문견록』을 저술하다

유이태는 언제나 힘없고 가진 것 없는 백성들을 먼저 생각하였으며 진심으로 그들을 보살폈던 인물이다. 그는 일생동안 의술을 펼쳐오면서 수많은 환자들을 치료한 임상의이었다.

1709년 8월 그는 자신이 경험한 수많은 치료 사례들, 국내외 여러 의원들이 처방한 사례들 그리고 전해들은 내용을 바탕으로 경험방『인서문견록』을 저술하였다. 이 책은 의업을 전문으로 하는 의원들을 대상으로 집필한 의서가 아니고 가난하여 의원을 찾아가기 어려운 일반 백성들을 대상으로 그들이 살아가는데 도움이 되도록 하기 위하여 저술한 의서이다.

『인서문견록』 서문에는 저술 연도를 숫자로 기록하지 않고 고간지 "도유적분약 중추지월(屠維赤奮若 仲秋之月)"로 기록하고 있다. 도유(屠維)는 기(己)이고 적분약(赤奮若)은 축(丑)이다. 따라서 유이태는 기축년(1709) 가을에 경험방『인서문견록』을 저술하였다.

서문에는 유이태의 의학사상이 담겨 있는 시(詩) 한편이 수록되어 있다.

余無功利及於人(여무공리급어인)　내가 사람들에게 베푼 공(혜택)이 없었으니
以是傳之萬病春(이시전지만병춘)　이로서 전하여 만병의 치료에 전한다.
手錄年年成一冊(수록년년성일책)　해마다 내가 손수 기록하여 하나의 책을
　　　　　　　　　　　　　　　만들었으니
後來觀者補相新(후래관자보상신)　훗날 이 책을 보는 사람들이 덧보태어
　　　　　　　　　　　　　　　이 책을 새롭게 하길 바란다.

豈獨爲子孫計(기독위자손계)　　이 책을 지은 것이 어찌 내 자손들만을 위한
　　　　　　　　　　　　　　계책이 었겠는가?
猶且濟衆人心(유차제중인심)　　오히려 많은 사람들을 구제하려는 마음이라네.
盖無病都無用(개무병도무용)　　무릇 세상에 병이 없으면 역시 이 책 또한
　　　　　　　　　　　　　　쓸모가 없을 것이니
願■閣長不尋(원■각장불심)　　서재에 감추어 두고서 영원히 찾지 않기를
　　　　　　　　　　　　　　바란다.　　유이태『인서문견록』

용이태는 용이태의 이웃 양청을 나아가 중리를 "숭불(崇佛)을 증거(證據)할 따라 권리를 이 있음 좋아하여 대접이 있다고 원하였다."라고 말씀였다.

申申懇懇	나가서 용이 살기를 원이기로 용청원하대 《용정공용》
入朝而奉孝	들어가서 조정에 사신이 되었다고
孝入必忠貞	효자가 아래 그렇게 많으리까
有事至公門	공정(公正)이 곧 용에 공정하는
還歸反本家	아침에 집에 사신으로 돌아가지 민왔다.
孝從閨門起	자손의 마음에서 사신하다가
傳答非天意	장수남이 얻는 이라하다 매우 것이 아니었네.
薪饕萬石眞	장용이여 마음으로 개우정을 가운지 앉겼다.
三十稱百福	용의 일·기50)를 통운 수 있었다.
重閻慈有器	3년 맘에 이용을 통용하여
護葦雨一節	이는 들등의 용이터 가들 생각하여
排輔惟於蠶	이어 부자(慈佛)를 한 절을 통히 얻고
少積墓於在	자신이 받들 부도리라 그러나 차지이 그러용 통에 의용이
	아들 것이 사람 정성용 가고 전수 측

이라 말씀였다.

용이태가 탑돌이 있용경에 갈지에 대접지 공통 정치였다. "용이테의 이용은 인력으로 정성들인 것이 아니라 사실도 숭부할 것이다."라고 그가 활 「실지」

그 이용 많이지 정성지로 정으로 정력 정지지 않은 사람들이 용이태를 찾아 오고 했다고 한다. 이 가정을 들은 마음의 사람들이 동용 사사 그에 하고 싶고 도저히 이사가 아닌답된 3년 맘에 이용이 통용지의 자산이 용이 용어 가 용 지대이는 시가 되어 그러 보인 지내 용(塔寶)을 완성하였다. 그러나 그는 있다지는 말지

(11) 이용돌 담이 생각지다

50) 음가(唸·惜): 음원사에 가계. 아이 이다를 공용다.

名祖繼母四寸娚
擊賊捕盜匪魁捕捉   명조계모(名祖繼母 : 王大妃)의 사촌 동생 임창군 이필(李㴐)과
                      양단(兩單). 이들이 사당(思堂)51) 등 따라 운명치 세째 아들이

자신의 병을 구실 삼아 유이태는 이동의 김이(箕伊)등을 개령하고 나서
경상감사가 임진왕이(立春)이 왔던 공명 후 이약하여 임금에이 검계
이동 운동을 하였다.

임금으로 조정의 사대부들에 과거에 나가서 급제하는 나라에 경영하는
것이 주목할 예겼다. 그러나 유이태는 나라에 경영하고자 하는
사대부들을 덮고 병이 들어가는 사람들을 지료하는 일이 자신의 임생
일을 자임하였다.

임금이(肅宗)54) 유이태를 "유이태는 명성은 중외에 떨이 퍼졌이나
왕라죽(種業籐)52)을 비숫하지 못한다."라고 평하였다. 그는 "조정의 사대부들 가
에 나가서 급제하는 나라를 임생동안이 간호 마음이 해야 할 일
이지만 유이태는 경영하고자 하는 사대부들을 덮고 사람의 병을 치
료하는 일이 자신의 과업이다."라고 말하였다.

奉欽懿御醫羅人   나라가 부름을 받아 이 있는 누지를 말이 떨치다
奉迷羅園醫能人   나라가 가고 간 속 많은 사람을 고침고 《유중인》

《중정원기》에 따르면 "유이태는 숙종의 병에 이름이 그 이들이 영
호단적이기자 치세 대행에기 정건강한 주기 지세 명당한 얼었지 한
다. 우의정등 지세 이이(이익)과 유이정도 《중정원기》에 있어서
"유이태가 양명한 조선의 명의"라고 말하고 있다.

─────

51) 사당(思堂) : 행재소 지방에서 나라에 바쳐단 등에(眞物).
52) 왕라족(種業籐, 1652-?), 자 회지, 호 이암, 부 경영(1612-?), 자 사수, 호 고, 추시 도의(1580-1648, 爾岳).
53) 각주 22번을이 참고하여 주시오.
54) 이이(李㴐秦), 1658-1722), 조선 19대 임금, 자 자만, 조선 제기 기움, 예낙, 시호 이
  를 임금이 6대 이르며, 청이 양 등기 이십, 아버지 대리왕 이었지, 어머니 이자왕후 김명성의 딸
  송 6에 왕이 되기 왕위 등이, 1686년 간당 등을, 수입당 등이, 환군주민중, 이조판서, 영의
  장 사기 《지임》 《임이도봉시이》 《조십제문집》 《장조왕동집》 시호 경시.

I. 조선의 문인(文人)들이 읊은 개성 — 47

『승정원일기』, 숙종 40년(1714년) 6월 20일.
卽向日, 纘以秦, 有名於諸道, 雖閭‧閻間, 故居下雖藥同參云.

이이명이 "송도에는 풍악과 음악에서 유명한 이들이 장차로 대개 이용장이었으며 들 이용장입니다."라고 말하였다.

『승정원일기』, 영조 1(1725년) 윤달 5월 28일.
纘落曰, 纘以秦, 爲諸名藝也.

인지원이 "유이대는 영남의 음인입니다."라고 말하였다.

도정 이명열[55]은 "유이대가 이용장과 짝을 찾을 장안원이 고그히" 것인데, 왕유 숙종[56](肅宗)께 이글을 올리자 정이 높아 기뻐하시며, "옛 사람들이 그림과 같다."고 말하였다. 당시 추국에 나가기 전에 기이함이 가득 넘쳐 있었다. 먼저 이 유이대가 이용을 짝은 장안원이 들을 수 있었다.

時立圖屛來	이 때 둘이 묵운에서 들은[다가] 정안원을 둘렀다.
韓韶北國蘿	이용을 파 도중 지음이 볼 수(知書)이 이고(海山)이었다.
宮名一雉	곳곳 양양한 등 사내을 통하니
贈君今逝水	얼굴과 옷가 지금 새상에 다시 짱어 동창았다.
雞人等好話	유사람들이 다른 이 들히
看當圖陽貼	곳 마주 치는이 가득하고 말하네 《경치 이응물》

화룡 조세걸[57]은 송무 정안원의 광경사들 가지던 인물이다. 정운은 1715년 유이대가 세상을 떠났을 때 당시대를 애도하는 내용의 조세대를 맹어 있고 당사 옷다리에 정이 되어있다. 그는 옷사리와 고고 지내왔을 수 있다.

55) 이명열(李明悅, 1694-1716). 령조 죽분 공, 아사가 도정(都正)이 이조판서 이시미, 아버지는 중제 이 자광리, 정조지어 시, 5남(분자, 음제), 중이, 음이, 바이 翻水 光成), 주위 4남은 중지원대사 이 동일, 동네 공조환산 이용일, 공 조정원과이 이영상, 고 충정 참조 종 이영원과 그의 화자본 5남의 이 도운 이르, 5남의 당근공 이영하, 6제지 각분을 둔다 이울 7제도 서울대왕(1530-1559), 황녀 23세에 세상을 떠나고 부흥 없다. 공 수 수종에 수처등에 읽음.

56) 각조 25명음 창고할이 주세요.

57) 조제걸(曹世杰, 1658-1717). 자 인수, 호 패주, 만선 좋다. 조선 중기의 중인 초상화, 동국 의 당한이고 조제된다. 아버지 이강성 조사는 무관, 어마니 해리어 유신, 좋게 22세가되을 때 국어 조건도 지체로 좋은 아들 이지정을 삼 시계, 장안 당한이용장사, 육자, 이그럼 조반 고정 이, 상화이고는 모두 전쟁양조지, 1707년 한 시다. 종의 등기하고 잘 그린 사람이로서,

이들은 "곧 인용이의 영양가 높은 먹거리로 고양이들에게 덤킨 원리진 것이다."라고 말한다.58) 이야기 끝에 이현은 "고양이 인효의 정상(情狀)이다." 라고 평을 달았다. 이야기 중간에 등장하는 장공장(張公藝)59) 도 그렇게 이처럼, 58)이 지적한 동물우화에 나오는 등 영향을 준 "중국 이현의 영이가 주례기(朱禮記) 를 짤 것이 비유되었다. 분명, 이현은 곧 고양이 이야기를 통해서 인(仁)60)을 말하고자 했음이 분명하였다.

一首貓鳴恣意食   窗밥 먹이로 큰 인용이란 것 잘 수 있었으나,
群兒雜鬧爭攀裾   몸에 모든 옷을 끌며 사람들에게 드나든다.
行街串巷誇中烹   해원당 공공장 등 미리를 장식에서 휘동리고
佛語苟送及衆狐   이용을 주근계(朱瑾繼)를 테어여 사람들에게 인용을 베풀인다.

《창공 조테로》

58) 장흥견(張興堅), "고이온아", 사람이 "곧 오구마자 쫓은 자녀들이 신장한 이동에 정상하지 아니 있다." 그 런 사람이 지나가면 감대하지 아니 그런데, 어르신은 가르쳐진 장한 사람들이 재미들을 가지이고, 중국 돈국에 교육을 짜지 이루린다. 운전 들을 대며 이어른이 유물들을 하고 있어 크다가자 장짜이 없이 눈으로 곤궁에 쪽 그릇고, 포도에이닌 몰린다. 밤이 가지가 대장 고양이 있고, 그러프로 감이 아페 말이 봄이 있으기?
59) 장공장(張公藝, 150-219), 자 중장. 공국 장기 궁인. 중국 역사상 보기 드문 이임. 통일적 구성지(齊州淸) 刑 등원(東阿鎭), "장공장자촌."
60) 주단계(朱丹漣, 1281-1358), 원말 조리중(元代醫) 의학 중의 한 사람. 하나의 대이 이임. 대수에(大塚秋) 등 중 한 사학이 대부 학정을 주관으 이일(醫學) 등 제정, 자시 가지의 가중목사 과동술에(格物餘談) 이 인용된 국 긴 간지이언(1347), "고단원잡."

(12) 나라의 부름을 받다

조선의 사대부 가문의 후예들은 어릴 때부터 열심히 학문을 연마한 후 과거에 급제하여 입신양명의 길을 걷거나 입신양명의 뜻을 접고 의학에 입문한 후 의원이 되어 병마(病魔)에 고통 받고 있는 백성들을 구제하는 길을 택하기도 하였다.

유이태는 과거에 급제해 목민관이 되어 나라를 경영하겠다는 뜻과 의과에 합격하여 내의원의 어의가 되겠다는 뜻을 접었다. 그리고 그는 향리에서 오직 병마에 고통 받는 일반 백성들과 일생동안 생사고락을 같이하며 그들에게 인술을 펼쳤다. 명의로 널리 알려진 유이태는 숙종 재임 기간에 나라로부터 두 번의 의약(議藥)61)에 동참(同參)하였다.

1709년 11월 임금 숙종에게 두통(頭痛)과 창(瘡)이 발생하여 치료가 되지 않자 나라에서 의약을 실시하였다. 이때 동참한 유의(儒醫)는 유천군 도정 이정과 학생(學生) 이공윤이었다.

『승정원일기』 숙종 35년(1709년) 11월 10일.
○ 今日藥房入診時, 儒川都正瀞, 學生李公胤, 付軍職, 竝同參議藥事, 榻前定奪。

도정 유천군 이정과 학생 이공윤을 軍職에 붙여 議藥에 동참하게 하라고 탑전(榻前)에서 정탈(定奪)하라.

얼마간의 시간이 지났음에도 불구하고 숙종의 환후가 낫지 않았다. 1710(숙종 36년) 1월 21일 조정에서는 전국의 유명한 의원들을 대궐로 불러들이는 두 번째의 의약동참을 실시하였다. 이때 유이태의 나이는 59세였다. 당시에 거론된 의원들은 산음현의 유이태, 아산현감 신우정과 안동의 선비 박태초 등 모두 세 명의 의원이었다.

『승정원일기』 1710년 1월 21일.
李頤命曰, (중략) "山陰縣居劉以泰, 牙山縣監愼禹定, 安東士人朴泰初, 醫術竝皆精詳, 而愼禹定·朴泰初, 則曾前亦以議藥, 入參藥院, 雖不可使之入診, 而速令上來, 以爲議

---

61) 내의원 의원뿐만 아니라 전국의 유명한 의원들이 대궐로 방문하여 임금의 병을 치료하는 것.

藥時, 論症商確之地, 何如?" (중략) "上曰, 依爲之"

이이명 "(중략) 산음현에 사는 유이태, 아산현감 신우정, 안동 선비 박태초 등은 의술이 모두 정미로운데 신우정과 박태초는 일찍이 앞서 의약을 위해 약방 일에 참여한 적이 있습니다. 비록 들어와 함께 진료하지는 못한다 하더라도 조속히 올라오게 하여 의약할 때에 증상을 논의하고 확정하게 한다면 어떻겠습니까?"라고 하였다. (중략) 임금께서 "그렇게 하라."고 하시었다.

『승정원일기』 1710년 1월 말에 나라의 부름을 받은 유이태는 산음에서 한양으로 향하게 되었다. 『승정원일기』 1710년 2월 11일에 따르면 그가 대궐에 도착할 무렵에 내의원 어의들의 치료로 숙종의 병세가 호전되었다. 도제조 이이명은 임금에게 평산현감 신우정, 유이태와 박태초가 대궐에 도착했으나 외방의(外方醫) 두 사람을 돌려보내는 것을 임금에게 물어보았다. 이때에 임금은 그들을 "돌려보내라."라고 말하였다.

『승정원일기』 1710년 2월 11일.
(頤命曰, (중략), 平山縣監愼禹定, 外方醫劉以泰·朴泰初等, 來到城中, 而上候日漸差勝, 今無議藥之問, 竝爲下送, 何如? 上曰, 依爲之.)

이이명이 아뢰었다. (중략) 평산현감 신우정과 외방 의원 유이태 박태초 등이 도성에 도착했지만 주상(임금)의 환후가 날로 점차 차도(差度)가 있어 금번에 의약(議藥)을 물을 필요가 없으니 두 사람 모두 아래로 내려 보내심이 어떠하십니까?" 임금께서 "그렇게 하라."라고 하시었다.

이때 조정으로부터 집으로 돌아가라는 명을 받은 유이태는 산음으로 그리고 박태초는 안동으로 돌아간 것으로 보인다. 1710년 1월 임금 환후가 발생했을 때 유이태는 의약에 동참하지 않았다. 그러나 유이태는 한양에서 예전부터 알고 지냈던 여러 고관들을 만났으며 환자들을 치료한 것으로 추정된다.

유이태의 '낙상벽상토'('낙반비배토') 설화가 여러 설화집에 채록되어 있다. 이 설화 내용은 유이태가 청나라 황제의 종기를 치료한 내용이다. 아마도 유이태가 한양에서 임금의 종기를 치료하러 떠난 것을 후세인들의 입을 통하여 청나라 황제를 치료한 것으로 전해진 것으로 보인다.

낙상벽상토(낙반비벽토)

청나라 황제가 중병을 앓게 되어 병을 고칠 수 없어서 조선에 유명한 명의를 찾는다는 것이다. 조선의 임금님은 천하의 명의로 소문난 산청의 유이태 의원에게 긴급으로 연락하여 중국 황제의 병을 고치는 명령을 하였다. 그래서 유이태 의원은 황제를 치료하기 위하여 청나라로 가게 된 것이다. 불편하였던 그 당시의 교통 사정으로 겨우 몇 달 만에 청나라에 도착하여 보니 우기(雨期)가 시작되었다. 황제의 병을 진맥하여 보니 천문창이라고 하는 등창이었다. 이 병은 남등창여발치(男背瘡女髮痴)라고 하여 당시의 의술로서는 좀처럼 고치기 어려운 부스럼의 일종이었다. 더구나 청나라 안의 이름 있는 명의는 거의 불러서 오랫동안 시들었던 병이라 난처하였다. 진맥을 마치고 객관에 나와서 깊이 생각해 보았으나 머리만 점점 무거워 질 뿐 별다른 방법은 생각나지 않았다. 그럭저럭 하룻밤을 지새고 아침 밥상을 대하여 첫술을 드는데 이상하게도 밥숟가락이 뒤집혀 상 밑으로 밥이 쏟아져 버렸다. 그렇지 않아도 쓴 입맛에 이렇게 되니 식욕이 날리가 없었다. 그냥 밥상을 밀쳐 두고 깊이 생각에 잠기게 되었다. 문득 머리에 떠오르는 착상 한 가지가 있어 쏟아진 밥풀을 거두고 남은 밥을 모두 합쳐서 객관의 벽에 대고 문대어 발랐다. 그리고 매일 조금씩 남은 밥덩어리를 벽에 으깨어 붙였었다. 벽에 붙어있는 때와 함께 밥풀은 혼합이 된 것이다. 그러고는 차일피일 시일을 보내고 있었는데 크게 기대를 걸고 초청한 조선의 명의가 별다른 처방도 없이 시일만 보내고 있으니 황제의 독촉은 성화같았다. 뿐만 아니라 측근에서는 무능한 의원이라 하여 논란이 분분하였다. 황제의 병을 고치지 못하면 죽이겠다. 등…, 온갖 소리가 나왔다. 이럭저럭 한달을 거의 지내고 나니 더 이상 지체할 필요도 없게 되었다. 그때 유이태 의원은 객관의 벽에 발라 두었던 밥풀에 피어 있는 곰팡이를 긁어서 모아 깨끗하게 가루를 만들었다. 이튿날 그 곰팡이 가루를 갖고 궁궐에 들어가서 황제의 헐어진 환부에 가루를 넣어 주었다. 다시 하룻밤을 자고 들어가 보니 그렇게 오래된 부스럼이 물기가 가셔지고 차도가 있었던 것이다. 이와 같이 수일 동안을 계속함에 따라 환부는 아물어 들어 남은 한 달이 다 되기도 전에 등창은 완치기 된 것이다. 이로써 고종은 말할 것도 없고 청나라의 온 조정이 천하제일 명의라고 떠들썩하게 유이태 의원을 받들게 되었다.

그리하여 두 달의 기간이 다 되어 고국으로 돌아갈 것을 말하니 청나라 황제는 '만만치하'를 아끼지 않으면서 생명의 은인인 유이태 의원을 평생 동안 곁에 두고 싶어 했다. 그러나 유이태 의원은 "부모, 처자식이 기다리고 있는 고국으로 돌아가야 한다."고 이야기 하였다. 황제도 하는 수 없이 귀국을 허락을 하였고, 그 대신 "소원 한 가지를 들어 주겠다."고 하였다. 이에 유이태 의원은 "아무 것도 말할 것이 없다."고 하니 황제가 자기의 뜻을 사양하지 말고 한 가지만 말하라고 간청하므로 어쩔 수 없이 소원을 말하였는데 "옛 부터 가산이 넉넉지 못하여 선대의 산소에 석물(石物)을 갖추지 못하였으므로 이 염원이 있을 뿐입니다."라고 하였다. 그러자 청나라 황제가 말하되 "조상을 추모하는 정신이 갸륵하다."고 말하면서 "그 소원을 이루어 줄 것이니 염려 말고 돌아가라."고 하여 후하게 환송을 받고 무사히 귀국하였다.

이런 일이 있는 후로 '낙반비벽토'의 이야기는 산청, 거창, 함양, 진주, 하동, 남원 등에 널리 구전되고 있으며 '낙반비벽토'의 약효에 대해서도 여러 가지 화제가 되고 있다. 우기의 시절에 벽에다 밥풀을 발랐으니 벽에 곰팡이가 슬었을 것이고 그 곰팡이는 지금의 페니실린과 같이 항균제의 역할을 하였기 때문에 종기에 효과가 있었지 않았겠느냐? 하는 이야기가 있다. 그러면 페니실린보다 몇 세기 앞선 발견이 아닌가 생각되며 유이태의 깊은 의술에 놀라움을 금할 수 없게 한다.

(13) 산음의 선비들이 유이태의 의행(懿行)과 효행(孝行)을 알리는 장계를 올리다

앞에서 살펴본 바와 같이 유이태는 효행과 선행을 하였다. 1712년 7월 초3일 산음에 거주하던 선비 민두삼, 이초연, 오이격 등 99인은 유이태의 남들에게 모범이 되는 행적들을 기록하여 예조에 올리는 『장계』를 산음현감에게 올렸다.

이 『장계』에는 유이태가 10여 세에 모친 강양이씨가 세상을 떠났을 때 3년간 시묘살이를 하였던 효행, 조부·부친·계모에 대한 지극한 효행, 형제간의 우애, 그리고 을병년(1685-1686)에 흉년이 들어서 굶주림에 있던 사람들을 구한 의행(懿行)62)이 기록되어 있다.

이때 『장계』를 받은 산음현감은 "유이태가 어버이를 섬기고 효성을 다하는 정성과 형제간의 우애를 돈독하게 하는 의리는 지극히 가상한 일이라 들었다. 산음현에서 의논이 모두 모아졌지만 산음현에서 임의로 처리할 수 없는 일로 상고하여 시행할 일"이라고 답변하였다. 산음현감이 수결(手決)63)한 『유이태효행장』이 그의 가문에 전해져 내려오고 있다.

> 題曰 劉以泰事親至孝之誠 友愛敦睦之義 聞來極爲嘉尙是乎 鄕中公議 又發於此際是乎 乃自本縣不可任意擅便 相考施行事. 『유이태효행장』
>
> 제사(題辭)64)에 말한다. 유이태의 어버이를 섬기고 효성을 다하는 정성과 형제간의 우애를 돈독하게 하는 의리는 지극히 가상한 일이라 들었다. 향중의 공의(公議)도 또한 모두 모아졌으나 본 현에서 임의로 처리할 수 없는 일로 상고 시행할 일. 『유이태효행장』

---

62) 굶주림에 처해 있는 사람들을 도와주는 아름다운 행동을 의미한다.
63) 수결(手決) : 예전에 자기의 성명이나 직함 아래에 도장 대신에 자필로 글자를 직접 쓰던 일.
64) 제사(題辭) : 관부에서 백성의 소장 또는 원서(願書)에 대하여 적절한 처리를 내리던 글.

(14) 나라에서 유이태를 또 다시 불러 어의(御醫)로 임명하다

1710년 1월 나라의 부름을 받고 대궐을 방문하였던 유이태는 2월 말경에 고향 생림으로 돌아와 의술을 펴고 있었다.

1713년(숙종 39년, 계사년) 11월 유이태의 나이 62세 때에 임금(숙종)의 환후가 발생하였다. 당시 53세였던 숙종(1661-1720)은 잠을 이루지 못하였고 음식을 들지 못했으며 한기(寒氣)와 열기(熱氣)가 있고 몸에는 종기(腫氣)와 부종(浮腫)65)이 있는 병에 걸렸다.

내의원 어의들이 숙종의 환후를 치료하기 위하여 최선을 다했으나 낫지 못했다. 같은 해 12월에 유이태는 나라로부터 두 번째의 부름을 받게 된다.

참봉 정중원, 정천, 진사 유래, 찰방 이세일 등 여러 사우들이 1713년(숙종 39년, 계사년)에 유이태가 나라의 부름을 받아 의약에 동참하여 숙종의 환후를 치료한 내용들을 적은 글들이 『유이태유고』에 수록되어 있다.

自是一布衣	일개 포의(布衣 : 벼슬 없는 선비)로서
業廣極殿屎	맡은 바를 넓혀 궁궐에 이르었네.66)
況見甯君軀	더구나 임금(숙종)의 병 고쳐
實效獻芹癥	어리석으나마 미비한 공헌 했네. ≪참봉 정중원≫
吾君之承王命	그대가 왕명(王命 : 의약동참)을 받들고
赴京師也	한양에 갔다. ≪鄭梴≫
醫訣探玄奧	의결(醫訣)67)은 심오함을 나라에서 찾았고
儒衣近紫宮	유의(儒衣)68)를 입고 대궐에 나아갔네. ≪진사 柳倈≫
趁詔天門袪聖瘨	조정의 명을 받고 달려가 임근의 병을 고쳤네. ≪찰방 이세일≫

『숙종실록』숙종 39년(1713) 12월 16일에 따르면 유이태는 나라의 명(命)을 받고 전주까지 도착하였으나 병을 핑계로 전주에서 한양으로 가지 않고

---

65) 부종(浮腫) : 몸이 붓는 증상. 심장병이나 콩팥병 또는 몸의 어느 한 부분의 혈액 순환 장애로 생긴다.
66) 의술로 명성을 떨쳐 궁궐에까지 알려졌다.
67) 의술의 비결.
68) 선비의 옷. 즉 벼슬을 하지 않은 선비라는 뜻이다.

고향 산음으로 되돌아간 것으로 기록되어 있다.

『숙종실록』 숙종 39년(1713) 12월 16일.
己丑/憲府論: "嶺南醫人劉以泰, 自內局催促, 而行到全州, 稱病不進, 終乃還家, 偃蹇圖便, 合置重典. 請拿問嚴懲處之. 道臣所當催促上送, 而頉報內局, 任其徑還, 請從重推考." 從之.

사헌부(司憲府)에서 논핵하기를 "영남의 의인(醫人) 유이태(劉以泰)는 내국(內局)에서 재촉하여 전주에 이르렀는데 병을 핑계대어 나아가지 않다가 끝내는 집으로 돌아가 거드름을 피우면서 편하기를 도모했으니 엄중한 벌에 처해야 마땅합니다. 청컨대 나문(拿問)[69]하여 엄중히 조사하여 처리하소서. 관찰사는 마땅히 재촉해 올려 보냈어야 하는데도 내국(內局: 내의원)에 탈보(頉報: 잘못의 원인이 특별한 사정이나 사고에 있음을 말하여 상관에게 책임의 면제를 청함)하고는 그가 곧바로 돌아가도록 맡겨두었으니 청컨대 종중추고(從重推考 벼슬아치의 죄과를 무겁고 가벼움에 따라 엄중하게 캐물어서 밝힘)하소서."하니 그대로 따랐다.
『숙종실록』

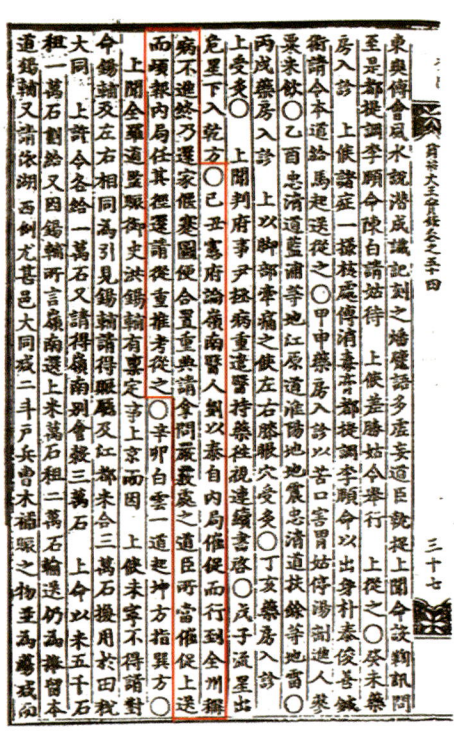

숙종실록 원문

몇몇 학자들은 의약동참에 관련한 논문들을 발표하면서 유이태가 병을 핑계로 한양을 방문하지 않고 고향 산음으로 돌아갔다고 보았다. 그들은 『숙종실록』 39년(1713년) 12월 16일과 『승정원일기』 숙종(1713년) 39년 12월 16일 이후의 기록을 동시에 읽어야 했다. 그러나 『숙종실록』 39년 12월 16

---

69) 죄인을 잡아다가 심문 하는 것.

일 기록만을 읽은 학자들은 사실과 다르게 학계에 발표하였다.

숙종 39년(1713년) 12월 16일 『승정원일기』에는 『숙종실록』에 기록되어 있는 의약동참과 당시 상황을 보다 상세하게 기록하고 있다.

『승정원일기』 숙종 39년(1713년) 12월 16일.
(新啓, 藥院, 頃以嶺南醫人劉以泰, 議藥同參事, 使之上來, 而以泰行到全州, 稱病不進, 自內局累度催促, 而視之尋常, 略不動念. 設令有病, 惟當寸寸前進, 而及到中路, 終乃還家, 當此聖候, 閱月未寧, 臣民憂遑之日, 渠雖遐方無識之人, 苟有一分嚴畏之心, 則慢蹇圖便, 安敢若是? 事之痛駭, 莫此爲甚. 論以王法, 合置重典, 請劉以泰, 令攸司拿問嚴覈處之. 劉以泰, 行到全州營下, 托以有病, 偃臥不起, 道臣所當催督上送, 而只據其呈狀, 頉報內局, 拖引時月, 任其慢蹇, 終至於徑歸其家, 事體道理, 豈容如是? 不可無警責之道, 請當該監司, 從重推考.

"신계(新啓 : 죄상을 임금에게 아뢰는 문서)하였다. 약원(내의원)이 지난번 영남의 의인 유이태(劉以泰)를 의약(議藥)에 동참하는 것으로 그를 올라오게 하였습니다. 그러나 유이태가 출발하여 전주에 이르러 병을 핑계로 올라오지 않자 내국(내의원)에서 여러 차례 재촉하였지만 보통의 예와 비교하면 보면 대략 마음이 움직이지 않을 듯합니다. 설령 병이 있더라도 응당 조금씩 나아왔어야 할 것인데 중도에 이르렀다가 끝내 집으로 돌아갔습니다. 이제 성후(聖候 : 임금의 상태)가 한 달이 넘도록 편치 않으심에 신하와 백성들이 근심하고 허둥거리는 때에 그가 비록 먼 시골의 아는 것이 없는 사람일지라도 실로 조금은 경외(敬畏 : 공경하고 두려워하는 마음)하는 마음이 있었을 것이니 거만하게 편안함을 도모함이 어찌 이와 같겠습니까? 사태의 애통하고 놀라움이 이처럼 심함이 없습니다. 왕법(王法)으로 논하면 중전(重典 : 법률)에 합치하니 청컨대 유이태를 해당 관청으로 하여 잡아다가 엄핵(嚴覈 : 엄중히 추궁하고 조사)하여 처리하십시오. 유이태가 올라오다 전주감영에 이르러 병이 있다고 핑계를 대고 누워 일어나지 않았으면 도신(관찰사)이 응당 재촉하여 올려 보냈어야 함에도 단지 그 정상에 의거하여 내국에 탈면(頉免 : 책임 면제)을 보고하고 시일을 끌며 그 게으름을 멋대로 하다가 끝내 속히 그 집으로 돌아가는 지경에 이르렀으니 사체(事體 : 사리와 체면)와 도리가 어찌 이와 같음을 용납하겠습니까? 경책(警責 : 정신 차리도록 꾸짖음)하는 방법이 없을 수 없으니 청컨대 당해 전라감사를 중히 추고하십시오."

참봉 정중원이 말하고 있는 유이태가 나라의 명을 받고 한양으로 가는 과정을 살펴보자. 그는 유이태가 생림촌에서 출발할 때부터 한양에 가는 동안에 있었던 일, 한양에서 겪은 일늘 그리고 돌아올 때의 내용들을 그가 쓴 「만시」(輓詩)70)에서 소상히 밝히고 있다. 정중원의 「만시」는 『유이태유고』에 실려 있다.

정중원은 "나이가 많고 쇠약하여 병든 유이태가 임금의 환후가 걱정되어 대궐에 빨리 도착하려고 서둘렀다. 생림에서 전주까지 가는 동안에 눈비가 내렸고 매서운 혹한에 유이태는 병에 걸려 전주에 도착한 즉시 쓰러졌다. 이로 인하여 유이태가 예정된 기일보다 늦게 한양에 도착하였다."라고 말하였다.

吾王向不豫	우리 왕(숙종)이 지난 날 (병세를) 예측하지 못하였을 때
自公催駟馳	공(公)이 말을 달려 (한양으로) 서둘러갔다.
隆寒強衰疾	혹한에 노쇠하고 병든 몸으로 강행하다 병에 걸려
撼頓嚴程遲	도중에 쓰러져 엄한 기간이 정해진 여행길이 지체되었다.

≪참봉 정중원≫

1713년(숙종 39년) 12월 20일 『승정원일기』에는 전후 사정을 설명하지 않고 있으나 유이태를 감옥에서 석방시킨 후 군직(軍職)71)을 주어 의약에 동참하라는 기록이 보인다.

『승정원일기』 숙종 39년/ 12월/20일.
今日藥房入診時, 醫人劉以泰, 卽爲放釋, 令該曹口傳付軍職, 同參議藥事, 榻前定奪.

"금일 약방이 입진할 때 의인(醫人) 유이태를 즉시 석방하여 해조(該曹)로 하여금 구전하여 군직(軍職)을 주어 의약에 동참하라고 탑전(榻前 : 임금 앞에서)에서 정탈(定奪)72)하시었다.

참봉 정중원은 "한양에 늦게 도착한 유이태가 국청(鞠廳)73)에 나가서 심문을 받았다. 차가운 겨울 날씨에 생초를 출발하여 전주까지 오는 도중에

---

70) 정중원 「만시」는 『유이태유고』에 실려 있다.
71) 군직(軍職) : 조선 시대에 오위에 속한 무관 벼슬. 상호군, 대호군, 호군(護軍), 부호군, 사직(司直), 부사직, 사과(司果), 부사과, 사정(司正), 부사정, 사맹(司猛), 부사맹, 사용(司勇), 부사용 등 이다.
72) 신하들이 올린 몇 가지의 논의나 계책 중에서 임금이 가부를 논하여 그 어느 한 가지만을 택함.
73) 조선 시대에 역적 등의 중죄인을 신문하기 위하여 설치하던 임시 관아.

병이 발생하여 지정된 일자에 도착하지 못한 진후(前後) 사정을 국청에서 심문하던 관원에게 자세히 설명하였다. 이때 조정에서 유이태가 늦게 도착한 상황을 이해하며 유이태를 용서하였다."라고 그가 쓴 글에서 밝히고 있다. 당시에는 임금이 불렀는데 지정된 시간 내에 도착하지 않으면 중죄로 여기어 벌을 내린 것으로 보인다.

惶怖就廷尉　　두려워하며 국청(鞫廳)에 나아갔는데[74]
赦眚荷鴻私　　(늦게 도착한 잘못의) 용서를 받고 큰 은혜 입었다.
《참봉 정중원》

1713년 12월 20일자 『승정원일기』에는 "조정에서 병조판서에게 구두로 명령하여 유이태에게 종9품 부사용(副司勇) 관직을 제수(除授)하였다."라고 기록하고 있다. 부사용에 임명된 유이태는 내의원에서 여러 어의들로부터 임금의 환후에 대한 증세를 들은 것으로 보인다.

『승정원일기』 숙종 39년/12월/20일.
兵曹口傳政事, 副司勇劉以泰.
"병조가 구전정사(口傳政事 : 구두 명령)에서 부사용에 유이태를 임명하였다."

유이태 부사용 관직 제수

『승정원일기』와 마찬가지로 참봉 정중원의 「만시」에도 "유이태가 나라로부터 서반의 보직을 받아 내의원을 돕는 책임을 맡았다."라고 기록하고 있다.

---

74) 예정보다 늦게 도착한 유이태는 감옥에 들어간 후 국청에 불려간 것으로 보인다.

| 遂許西班補 | 서반(西班 : 부사용, 종9품)의 보직을 받고 |
| 責以內院裨 | 내의원(內醫院)을 돕는 책임을 맡았네. ≪참봉 정중원≫ |

좌윤 조태로의 「만시」가 『유이태유고』에 실려 있다. 유이태와 조태로는 오래 전부터 알고 있었던 것으로 보인다. 1714년에 유이태는 한양에서 조태로를 만난 것으로 보인다.

一見知爲長者人	한번 보아도 큰 인물이란 걸 알 수 있었으니
嶠南標望著鄕隣	영남의 높은 명망 향촌 사람들에게 드러났네. (중략)
話舊前年重會面	옛날부터 알고 지냈으나 지난해에 다시 만났는데
承凶今日倍傷神	흉한 소식 들으니 오늘 마음의 상처가 더욱 크네. ≪조좌윤태로(趙左尹泰老)≫

좌윤 조태로 글

내의원에 근무하고 있던 유이태는 임금을 알현하고 임금의 환후 치료에 최선을 다한 것으로 보인다. 1714년 4월 9일 유이태는 도제조 이이명, 제조 조태구 등 내의원의 여러 어의들과 함께 어의로서 입시하여 숙종의 환후를 돌보았던 것으로 『승정원일기』에 기록되어 있다.

『승정원일기』 숙종 40년/ 04월/ 09일.
藥房入診時, 都提調李頤命, 提調趙泰耉, 副提調兪命雄, 儒川君濎, 假注書權益淳, 記事官黃奎河 · 崔尙履, 副司勇權枰, 醫官金有鉉 · 柳瑺 · 丁時梯 · 權聖徵 · 李時聖 · 趙慶基 · 許坅 · 吳重卨 · 方震夔 · 玄孝綱 · 玄悌綱 · 權聖經 · 劉以泰入侍.
"약방에서 입진할 때 도제조 이이명, 제조 조태구, 부제조 유명웅, 유천군 이정, 가주서 권익순, 기사관 황규하 · 최상리, 부사용 권평, 의관 김유현 · 유상 · 정시채 · 권성징 · 이시성 · 조경기 · 허점 · 오중설 · 방진기 · 현효강 · 현제강 · 권성경 · 유이태가 입시하였다."

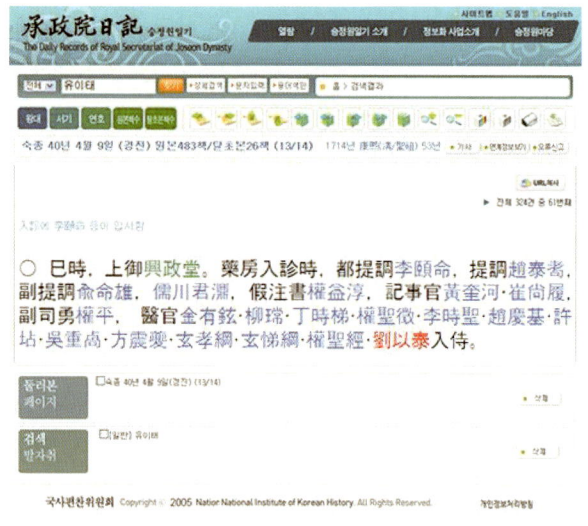

승정원일기 유이태 입시 기록

함양군 유림에 거주하는 노세흠은 "유이태가 계사년(1713년, 숙종 39년) 왕명으로 한양에 가서 여러 차례 입진하였다."라고 말하였다.

歲在癸巳 以[□□□□□□]命 赴京累次入

지난 계사년75)에 [주상의 몸에 한기와 열기로 괴로워하며 부종이 발생하자 유이태가76)] 왕명77)으로 서울에 가서 누차 입진하였다. ≪노세흠≫

생초에 거주하는 박수일도 계사년(1713년) 의약동참에 "유이태가 입시하여 임금의 얼굴을 보았다."라고 『유이태유고』에서 말하였다.

榮名死後爭稱處 영예로운 이름은 사후에도 다투어 칭송하니
近對天顏九闕門 대궐에서 임금의 얼굴을 뵈었네. ≪林壽一≫

---

75) 1713년(숙종 39년).
76) 7글자 누락되었으나 필자가 전후 문맥과 다른 분들이 쓴 글을 참고하여 추정하여 기술하였다.
77) 의약동참(議藥同參).

『거창유씨족보』·『조선환여승람』·『산청군지』·『산청향교지』·『거창군지』와 다른 여러 설화들에 따르면 "유이태가 청나라 황제의 부름을 받아 황제를 치료한 공로로 관직을 제수 받았으나 이를 고사하고 귀국하여 고향으로 돌아왔다."라고 기록되어 있다.

산청지방에 전해내려 오고 있는 유이태 설화에서 "유이태가 중국 황제를 치료하여 병을 고친 공로로 관직을 받았으나 고사한 후 고향으로 돌아온 내용"은 유이태가 의약에 동참하여 숙종을 치료한 사실이 세월이 흐르면서 청나라 황제를 치료한 것으로 변형된 것으로 추정된다.

『승정원일기』 1714년 6월 20일에 따르면 도제조 이이명은 산음에서 상경한 63세의 유이태를 고향으로 돌아가게 할 것을 주청한다. 이이명은 "유이태는 나이가 많고 고질병인 담화(痰火)78)가 있으니 옆 사람이 지켜보기가 안타깝고 또한 두창을 앓은 바가 없으니 고향으로 돌아가게 하는 것이 어떻겠습니까?"라고 임금에게 묻는다. 이때 숙종의 병환도 어느 정도 차도가 있어 유이태는 임금으로부터 귀향을 허락받은 후에 한양에서 고향 산음으로 되돌아갈 준비를 하였다.

『승정원일기』 숙종 40년/ 6월/ 20일.
頤命曰, 劉以泰, 有名於湖·嶺間, 故啓下議藥同參矣。其術業, 雖無出人之見, 而亦不妄下藥, 爲人淳厚可使, 而但年老, 有痰火痼疾, 終夜呻吟, 傍人不堪, 又未經痘云, 其情勢誠可憫念矣。特爲減下, 使之下去, 何如? 上曰, 依爲之。

이이명이 "유이태는 호남과 영남에서 유명한 의사이므로 알려졌기에 장계를 내려 의약동참 하도록 하였습니다. 그의 의술이 비록 다른 사람의 견해를 뛰어넘는 것은 없지만 또 함부로 약을 투여하지 않으며 사람됨이 순후하여 부릴 만합니다. 단지 나이가 많고 담화(淡火)로 인한 고질이 있어 밤새도록 신음하니 옆 사람들이 감당하지 못하고 있습니다. 또 아직 두창을 앓은 바도 없다고 합니다. 그 정황이 매우 걱정스럽습니다. 특별히 기간을 단축시켜 내려 보내는 것이 어떻겠습니까?"라고 하였다. 임금께서 "그렇게 하라"고 하시었다.

---

78) 담으로 인하여 열이 나거나 가래가 심한 병.

1714년 6월 24일 숙종은 자신의 병을 고친 대신들과 어의들에게 노고를 칭찬하면서 상을 내렸다. 당시의 상황에 대해『승정원일기』의 비망기(備忘記)79)에서는 숙종은 의약에 동참한 도제조 이이명, 제조 조태구80)와 유천군 이정에게 품계를 올려 주었고 기사관과 가주서 그리고 여러 어의들에게 말 한 마리를 상으로 내렸다. 이때에 임금이 유이태에게도 어린 말 한필을 하사(下賜)한 기록이 적혀 있다.

> 『승정원일기』숙종 40년(1714년) 6월 24일.
> 備忘記, 今番未寧時, 藥房都提調判府事李頤命, 內廐馬鞍具一匹。子壻弟姪中一人除職, 豹皮二令。提調趙泰耉加資, 熟馬一匹·豹皮一令。副提調都承旨李晩成, 缺濡川君濎, 加資, 熟馬一匹·豹皮一令。…玄悌綱李得英劉以泰李震成卞三彬 金壽奎白興詮鄭文益·李長白鄭趾顯, 各兒馬一匹。

> 숙종은 자신의 병을 고치는데 참가한 의원과 그리고 의약에 동참한 대신, 관료, 내의원 의관들에게 노고를 치하하면서 상을 내렸다. 약방 도제조 판부사 이이명에게는 내사복시(조선 시대에, 임금의 말과 수레를 관리하던 관아)에서 관리하는 안장을 갖추춘 한 필의 말을 하사하였고 그의 아들과 사위 그리고 조카 중의 한 명에게 관직을 제수하고, 그리고 표범 가죽 2장을 을 하사하셨다. 제조 조태구에게 품계를 내렸으며, 어른 말 1필과 표범가죽 1장을 하사하셨다. 부제조 도승지 이만성과 유천군 이정에게는 품계를 제수하고 어른 말 1필과 표범가죽 1장을 하사하셨다. 현제강, 이득영, 유이태, 이진성, 변삼빈, 김수규, 백흥전, 정문익, 이장백, 정지현에게도 각각 어린 말 1필을 하사하셨다.

『유이태유고』에도『승정원일기』와 마찬가지로 임금이 의약에 동참하여 임금의 환후를 치료한 대신들과 의관들에게 상을 내렸다고 기록하고 있다. 참봉 정중원은 "임금이 유이태에게 상으로 비단을 내리고 병을 고친 공로를 칭찬하면서 말 한필을 하사하였다."라고 말하고 있다.

> 上賞歸金貂　　임금은 상(賞)으로 비단을 내리고

---

79) 비망기(備忘記) : 임금이 명령을 적어서 승지에게 전하던 문서.
80) 조태구(趙泰耉, 1660-1723). 자 덕수, 호 소헌·하곡, 시호 문정(文貞). 우참찬, 우의정, 증조 영의정 조존성, 조부 형조판서 조계원, 아버지 우의정 조사석. 어머니 권후의 딸. 조태채·조태억의 종형.

再勞酬匹騎　　　(병을 고친 유이태에게) 노고(勞苦)를 칭찬하며 보상(報償)은
한 필의 말이었다. ≪참봉 정중원≫

노세흠도 "임금이 자신의 병을 고친 대신들과 의원들에게 공(公)을 논하면서 대신들에게는 높은 상을 주었고, 유이태에게는 말 한 필과 비단을 하사였다."라고 말하고 있다.

逮其頒赦 以次論功 而只承賞馬賜帛之恩.

그 반사(頒赦)81)에 이르러 차례대로 공을 논하면서 (유이태는) 단지 상(賞)으로는 말을 받고 비단을 하사(下賜)받는 은전을 입음에 그쳤다. ≪노세흠≫

---

81) 경사가 있을 때 나라에서 죄인들을 용서하여 주던 일.

(15) 숭록대부 안산군수에 제수되다

의약에 동참하여 어의를 지낸 인물들을 기록한 명단을 『의약동참선생안』이라고 부른다. 『의약동참선생안』에 유이태 이름이 '유이태숭록안산(劉以泰崇祿安山)'으로 기록되어 있다. '劉以泰崇祿安山'의 의미는 유이태가 계사년(1713년) 의약에 동참하여 공을 세워 종1품 숭록대부와 안산군수를 제수 받았다는 뜻이다.

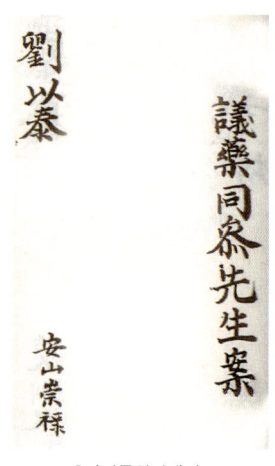

「의약동참선생안」

『안산군수선생안』에는 유이태의 이름이 보이지 않는다. 『유이태유고』와 다른 문헌에도 유이태가 안산군수에 부임했다는 기록이 보이지 않았다. 따라서 유이태는 안산군수로 부임하지 않았던 것으로 보는 것이 타당하다.

그러나 권희는 나라에서 "유이태에게 내의원의 태의가 될 것을 기약했다."라고 말하고 있다.

大器將期醫國手　큰 그릇은 장차 최고의 의원을 기약했는데
誰知天奪遽歸眞　누가 알았으랴? 하늘이 갑자기 그를 빼앗을 줄. ≪권희≫

또한, 권재중은 "유이태가 목민관82)으로 임명될 것이라는 약속을 받았다."라고 말하였다. 이 말은 나라에서 유이태를 안산군수로 제수하겠다는

약속을 한 것으로 추정된다.

| 一命將期㓰計吏 | 장차 계리(計吏 : 목민관)를 약속받았는데[83] |
| 六旬誰識駕靈輀 | 육순에 상여(喪輿)를 타게 될 줄 누가 알았겠는가? ≪권재중≫ |

제자 노세흠은 유이태가 계사년(1713년) 의약에 동참하여 여러 차례 입진(入診)하여 임금의 환후를 치료한 공을 세운 것으로 말하고 있다.

여러 관료들이 임금의 환후를 치료한 공(功)을 세운 유이태에게 관직을 제수하자고 말하였으나 몇몇 다른 관리들이 유이태에게 관직을 주는 것을 반대했던 모양이다. 이에 입신양명(立身揚名)을 원하지 않던 유이태는 관직을 요청하는 어떠한 의견을 제시하지 않고 고사한 것으로 보인다. 그러나 나라에서는 유이태가 임금의 환후를 고친 공로를 인정하여 상(賞)으로는 말 한 필과 비단을 내린 것으로 노세흠이 쓴 글에는 기록되어 있다.

歲在癸巳 以□□□□□□□命 赴京累次入□□□□□□□□□ 雖爲諸僚之推 爲衆所忌 未□□□之見 逮其頒赦 以次論功 而只承賞馬賜帛之恩 而未蒙陞秩頒爵之命 可勝惜哉 嗚呼 ≪노세흠≫

지난 계사년(1713년)에 [주상의 몸에 한기와 열기로 괴로워하며 부종이 발생하자 유이태가[84]] 왕명(의약동참)으로 한양에 가서 누차 입진하여 [도수환을 처방하여 임금의 환후인 종기와 부기 고친 공로가 있었다.[85]] 비록 여러 관료들이 천거하였음에도 뭇 사람들이 기피하여 [관직을 청하는[86]] 의견을 내지 아니하였다. 그 반사(頒赦)에 이르러 차례대로 공을 논하는데 단지 상으로는 말을 받고 비단을 하사(下賜)[87]받는 은전을 입음에 그쳤고 품계가 오르고 벼슬을 받는 명을 입지 못하였으니 애석을 어찌 이기리오. ≪노세흠≫

---

82) 목민관(牧民官) : 백성을 다스려 기르는 벼슬아치라는 뜻으로 고을의 원이나 수령 등의 외직 문관을 통틀어 이르는 말.
83) 안산군수를 제수하겠다는 것을 약속했다는 것으로 추정된다.
84) 7글자 누락되었으나 필자가 전후 문맥과 다른 분들이 쓴 글을 참고하여 추정하여 기술하였다.
85) 9글자 누락되었으나 필자가 전후 문맥과 다른 분들이 쓴 글을 참고하여 추정하였다.
86) 3글자 누락되었으나 필자가 전후 문맥과 다른 분들이 쓴 글을 참고하여 추정하여 기술하였다.
87) 임금이 신하 또는 윗사람이 아랫사람에게 물건을 줌.

(16) 한양에서 인술을 펼치다

1713년 11월 말경 차가운 눈과 비가 내렸던 겨울에 산음현 생림을 출발하여 12월 20일 이전에 대궐에 도착한 62세의 유이태는 어의로 활동하였다. 그 다음 해(1714년) 초여름에 63세의 유이태는 정3품 당상관 도정 이명협을 만났다.

이 당시 이명협은 가슴이 두근거리며 피가 나오는 위중한 병을 앓고 있었다. 속의(俗醫)88)들은 이명협의 병을 진맥하고 치료가 불가능하다고 달아났으나 유이태가 그의 병을 치료하였다. 이명협은 "유이태가 그의 병을 치료하여 얼굴에 화색이 돌아오도록 목숨을 살리게 하니 유이태의 높은 명성이 전국에 알려져 있다."라고 그의 「만시」에서 읊조리고 있다.

이명협은 유이태를 '중국의 명의 편작과 유부(兪跗)'89)에 비유하면서 칭송하였다. 편작과 유부는 의술로서 신(神)의 경지에 이른 사람들이다. 편작은 여러 방면에 뛰어난 기술을 지녔지만 산부인과 방면에 탁월한 의술을 지녔다고 한다. 반면 유부는 외과 방면에 최고의 의술을 지닌 명의였다. 『한시외전(韓詩外傳)』에 따르면 "유부는 죽은 자도 살릴 수 있는 의술을 지녔다(兪爲醫可使死者復生)."라고 전해진다.

이명협이 유이태를 편작과 유부에 비유한 것은 유이태 또한 내·외과 등 여러 방면에 뛰어난 의술을 지녔음을 말한 것으로 보인다.

유이태가 한양에 온 것을 알게 된 관리들과 한양의 환자들이 유이태가 머물고 있던 이명협의 관소로 찾아와 자신들의 병을 고쳐 달라는 당시의 모습을 이렇게 전하고 있다.

昨年春二月	작년 봄 2월에
是我得病初	내가 처음으로 병에 걸렸네.
心悸復血出	가슴이 두근거리며 다시 피가 나오니
勞火積成虛	노화(화기:火氣)가 쌓여 허하게 된 것이라.
俗醫見之走	속의(俗醫)들은 이를 보고 달아나며

---
88) 중인으로서 전문적으로 의술에 종사하는 사람.
89) 각주 22번 참고.

皆言不可除	모두 치료할 수 없다 하였네.
時公自南來	이때에 공이 남쪽에서 왔는데
挾術在局廬	의술을 펴는 곳은 시골의 한 혜민국(의원)이었네.
高名動一世	높은 명성은 온 세상을 진동하니
盧專今復生	편작과 유부(兪跗)가 지금 세상에 다시 살아난 듯 하였네.
衆人爭奔趍	뭇사람들이 다투어 달려와
戶外屨自盈	문 밖은 신발이 가득했네.
見我憐尪瘠	나의 파리하고 수척한 모습을 보더니
引臂細診評	팔을 끌어다 자세히 진맥하였네.
錫以囊中方	주머니 속에서 처방을 주며
四物煎且烹	여러 약재를 달이고 끓여 먹으라 하였네.
服之百餘貼	백 여첩을 복용하니
顔色漸敷榮	얼굴빛이 점차 펴지며 화색이 돌아왔네.
于今保性命	지금까지 목숨을 보존할 수 있게 되었으니
微子吾其危	그대가 아니었다면 내 위태로움이 어찌 하였으리오?

≪도정 이명협≫

1714년 초여름부터 도정 이명협은 자신의 관사(官舍)에 유이태를 극진히 모시고 따랐다. 이때 이명협은 유이태의 마음과 모습을 당나라 시인 맹교(孟郊)[90]에 비유하였다.

이명협은 유이태가 자신의 병을 고쳐준 은혜를 뼈 속에 새겼다. 유이태에 대한 감사의 마음은 "단순히 자신을 병을 치료한 처방에 대한 것이 아니었고 진정으로 유이태를 존경하는 마음을 지녔음"을 말하고 있다.

한양에 계속 머물 수 없었던 유이태는 고향 산음으로 돌아가야만 했다. 도정 이명협의 관소(館所)에서 머물고 있던 유이태는 1714년 8월 더위가 한창일 때 이명협의 배웅을 받으며 도성을 나서서 한양을 떠났다.

떠나가는 유이태를 배웅하는 이명협은 "사람이 만나고 헤어짐은 인생살이다."라고 읊조리며 그의 진심이 깃들인 마음을 적은 글을 산음의 유이태 집에 보냈다.

---

[90] 맹교(751–824). 자 동야. 당나라 시인. 악부나 고시(古詩)가 많다. 외면적인 고풍 속에 예리하고 창의적 감정과 사상이 담겨 있다. 문단에선 '시수(詩囚)'로 불리고 있고 574여 수(首)가 전해지고 있다. 저서『맹동야시집(孟東野詩集)』.

延之於我館	공(公)을 이끌어 나의 관소로 맞이하여
坐臥恒相隨	앉거나 눕거나 항상 따랐네.
同寢復同食	함께 자고 또 함께 먹으면서
笑談春夏移	웃고 이야기하다보니 춘하(春夏)가 어언 맹하(孟夏)가 되었네.
孟生心貌古	맹교(孟郊)처럼 마음과 모습이 고고하고
越人術業奇	편작(扁鵲)처럼 의술이 기이했네.
深恩骨已緘	깊은 은혜는 뼈 속에 이미 새겨졌고
高誼心獨知	높은 우의(友誼)는 마음으로 홀로 알았다네.
區區感佩意	구구(區區)히 감사하는 이 마음
豈獨爲良方	어찌 유독 좋은 처방만 때문이겠는가!
人生足別離	인생살이 이별은 흔한 일이고
會合不可常	만나고 헤어짐을 기약할 수 없었다네.
我病猶伏枕	나는 병들어 베개에 엎드려 있는데
公駕忽戎裝	공의 수레는 홀연히 떠날 채비를 갖추었네.
判袂誠蒼卒	작별이 너무도 갑작스러워
握手譏悲傷	손을 부여잡고 슬픔을 상심했네.
臨歧留後期	이별에 임하여 훗날을 기약하니
泣涕共浪浪	두 눈에 눈물이 하염없이 흘렀네.
行塵一瞻望	길 떠나는 행차를 저 멀리 바라보니
日暮南天長	하루해는 뉘엿뉘엿 넘어가니 남쪽 하늘이 저물어갔네.

≪도정 이명협≫

(17) 한양을 떠나 산음으로 돌아가면서 선영을 참배하다

도정 이명협의 배웅을 받으며 한양을 떠난 유이태는 산음현 생림으로 곧바로 가지 않고 선영이 있는 거창 위천으로 갔다. 유이태는 위천에서 고조부·증조부·조부가 잠들어 있는 선영을 참배하고 여러 사우들을 만났다.

생초와 위천의 거리는 백리(40km) 길이다. 유이태는 산음 생림 그리고 정중원은 거창 위천에서 각기 살고 있었다. 비록 몸은 떨어져 살고 있었지만 마음은 항상 같이 있었으며 왕래하는 사람들을 통하여 안부를 보내고 받았다.

중년 이후에 각자 떨어져 살았던 참봉 정중원은 한양에서 돌아온 64세의 귀밑머리가 백발이 된 유이태를 바라보며 세월의 무상감을 느끼고 그동안 나누지 못했던 우정을 나누었다.

한양을 출발하여 거창 위천에 도착한 유이태는 1714년 8월 15일 추석까지 정중원의 집에서 술잔을 나누었다. 유이태는 정중원에게 한양을 가던 도중에 전주에 도착하기 이전에 병이 나서 전주에 앓아서 누웠던 일, 국청(鞫廳)에 나갔던 심문을 받은 일, 나라로부터 관직을 받은 일, 입진(入診)하여 임금을 치료한 일, 임금의 환후에 도수환 처방을 제시하였던 일, 임금의 병을 고친 공로를 인정받아 말과 비단을 받은 일들에 대하여 말하였다.

유이태가 오랜 친구 정중원에게 임금의 병을 걱정하는 마음을 토로하는 모습이 마치 시공(時空)을 뛰어넘는 것처럼 생생하게 느껴진다.

去時雨雪霏	(지난해 겨울) 떠날 때에 눈비가 내렸는데
歸來老炎曦	(금년에) 돌아올 때에는 늦더위가 한창이라.
試看其鬢髮	그(유이태)의 귀밑머리 보니
斗覺白差差	어느 덧 하얗게 되었더라.
把我一杯酒	(나의 집에서) 나와 한 잔의 술을 마시면서
中秋申閑媚	추석까지 한가롭게 보냈다.
笑慰遠役回	먼 곳(한양)에 다녀온 것을 위로하였는데
說及文石墀	이야기가 궁궐에서의 일에 미쳤다.
乃瘳慶臣民	이에 임금의 병이 나은 것이 백성의 경사(慶事)라고 하며

將攝恐或虧	장차 (임금의) 몸조리가 어그러질까 염려된다고 하였다.
耿耿望西方	근심스러운 모습으로 서방(한양)을 바라보는 것이
微忱向日葵	내 보기에 임금을 지극히 사랑하는 듯하였다. ≪참봉 정중원≫

추석이 지나고 더 이상 참봉 정중원 집에 머무를 수 없었던 유이태는 그의 배웅을 받으며 거창 위천을 떠나 안음(안의)과 사근(수동) 도북을 거쳐 생초와 수동의 사이 통재를 넘어 고향 생초로 돌아왔다.

(18) 서실이 건립되어 기뻐하다

지리산에서 흘러온 물과 덕유산에서 흘러온 물이 생초면 강정에서 만나서 경호강이 되어 생림(신연) 앞에 흐르고 있다. 신연(新淵)마을 오른편에는 오부 왕촌 발원지에서 흘러 내려오는 생초천이 있다. 유이태는 오래전부터 후학을 가르치고 자신이 머물기 위한 서실을 갖고 싶어 하였다.

그는 나라의 부름을 받기 이전에 서실 건립 장소를 생초천 옆 송정(松亭)으로 결정하였다. 신연, 월곡, 내곡, 관지, 압수, 대포, 갈전, 생초면과 오부면의 많은 사람들이 모여서 유이태의 서실 건립에 동참하였다.

1713년 봄에 착공한 서실은 유이태가 한양에 어의로 재직 중이었던 1714년 봄에 완공되었다.

1714년 8월 하순 유이태가 거창 위천을 떠나서 산음현 생림촌으로 돌아왔다. 이때 유이태는 한양을 떠나기 전 1713년 봄에 착공한 서실이 완공된 것을 보고 매우 기뻐하면서 이곳을 여러 차례 방문하였다.

1715년 봄에는 산음에 두창이 창궐한 것으로 보인다. 이때 유이태는 가족들과 함께 송정에 있는 그의 서실에서 무서운 전염병 두창을 피하였다.

생초면민들 사이에는 '유이태서실'이 있었다고 구전으로 전해져 왔다. 그러나 그 근거가 없어 서실이 있었다는 주장을 할 수 없었고 복원을 요청할 수 없었다. 다행스럽게도 『유이태유고』에 제자 박계량이 쓴 글에 서실의 착공한 연도와 완공된 연도가 기록되어 있었다.

吾公晩有棲息之計 創營書室 已有年餘 而當此今春 兼有避痘之所
齊起一隣 不日成之 吾公喜有得所 數巡來往. ≪朴季亮≫

공(公)께서 만년(晩年)에 거처할 생각으로 서실을 지으셨던 것이 이미 1년이 넘었는데 올봄에 두창(痘瘡)을 피하는 장소로 삼으셨다. 한 마을이 일제히 일어나 얼마 안 되어 완성되니 우리 공(公)께서는 서실을 얻게 된 것을 기뻐하셔서 빈번히 돌아보며 내왕(來往)하셨다. ≪박계량≫

(19) 도정 이명협에게 안부 편지와 처방전을 보내다

1714년 여름에 한양을 떠나온 유이태는 떠나올 때 병을 앓고 있던 도정 이명협의 건강이 걱정되었다. 고향집으로 돌아온 유이태는 이명협에게 가끔 편지를 보내기도 하였다. 가을이 지나고 차가운 겨울이 다가오자 유이태는 이명협의 건강이 더욱 걱정되었다.

이에 유이태는 이명협에게 안부 편지와 그의 건강이 염려되어 약재 처방전을 보냈다. 유이태의 편지를 받아본 이명협은 그 감회를 시(詩)로 답하였다.

以我思公意	내가 마음으로 공(公)의 뜻을 짐작하니
知公戀我心	공(公)께서도 나를 그리워하는 마음을 알았다네.
音信亦踈潤	(한양과 산청간의 먼 거리이어서) 편지가 또한 뜸하니
消息安可尋	(공의) 안부를 어찌 알 수 있었으리요?
行看歲色暮	어느 덧 한 해가 저물어 감을 보니
別懷與俱深	이별의 심사(心事)도 함께 깊어갔네.
冬初得手書	겨울이 되어 처음으로 편지를 받고서
披緘見容音	봉인(封人)을 풀어보니 (공의) 얼굴과 음성을 대하는 것 같았네.
辭意復欸懇	구절마다 (공의) 정성과 배려가 담겨있어
乍讀淚欲淫	잠깐 사이에 읽어 내리니 눈물이 흐르려 하였네.
書尾錄藥名	편지 끝에 약재 이름이 적혔으니
念我殊未已	(공이) 나를 아직 잊지 않았음을 알겠네.
對此空嘆息	(공의) 글(편지)을 보고 허공에 탄식하며
感激寧無以	감격을 이루 표현할 수 없었네. ≪도정 이명협≫

(20) 의병장으로 순절한 고조부를 추모하다

유이태의 고조부 현보 유명개는 안음의 좌수(座首)[91]로서 안음현감 곽준[92]과 전(前)함양군수 조종도[93]와 함께 1597년 정유재란 때 안의 황석산성에서 순절한 의병장이다. 나라에서는 안음현감 곽준과 전(前)함양군수 조종도에게 상(賞)을 주었으나 군량미와 병력을 동원한 군무장(軍務將) 유명개에는 아무런 포상(褒賞)[94]이 없었다.

안음현의 뜻 있는 선비들은 정유재란 때에 안의 황석산성에서 순절한 의병장 유명개를 잊지 않았다. 1715년(숙종 41년) 1월 27일 안음현의 선비 변석제, 신기성, 임동상, 정중점 등 40인들이 황암사에 모여서 정유재란 의병장 유명개의 사당(사우 : 祠宇) 건립을 발의하였다. 이때 유이태는 노구(老軀)의 몸으로 안음을 방문하여 안음의 선비들이 고조부 사당 건립을 발의하는 것을 지켜보았다.

1715년(숙종 41년) 2월 21일 안음현의 사림(士林) 정중점, 변석제, 신기성, 임동상 등 118인들은 정유재란 때 경남 안의면 황석산성에서 순절한 의병장 유명개의 사우(祠宇 : 사당)를 건립을 발의하는 글을 안음현감에게 재차 올렸다. 이때 나이가 들고 쇠약한 유이태는 안음을 방문하지 않고 산음현 생림촌에서 그 소식을 들었다.

유이태가 세상을 떠난 다음 해 1716년(숙종 42)에도 경상좌도의 선비 정현승 등 146인은 행장을 꾸려 머나먼 천리 길 한양으로 올라와 대궐 앞에서 유명개의 순절[95]에 대한 포충(褒忠)[96]의 은혜를 내려 달라는 『정장문』을 예조[97]에 올렸다.

---

[91] 좌수(座首) : 조선 시대 지방의 자치 기구인 향청의 우두머리. 수령권을 견제하는 기능 담당하였고 향원(鄕員) 인사권과 행정 실무의 일부를 맡았다.
[92] 곽준(郭䞭, 1551-1597). 현풍. 자 양정, 호 존재. 조선 중기의 문신. 1594년 안음현감. 1597년 정유재란 시 안음현감으로 함양군수 조종도, 거창좌수 유명개와 함께 황석산성에서 순절. 병조참의 추증.
[93] 조종도(趙宗道, 1537-1597). 본관 함안. 자 백유, 호 대소헌. 조선 중기 문신. 시호 충의(忠毅). 전함양군수. 1597년 안음현감 곽준과 거창좌수 유명개와 함께 황석산성 순절. 이조판서 추증.
[94] 포상(褒賞) : 나라에 뚜렷한 공로가 있는 사람에게 나라가 칭찬하고 장려하여 상을 줌.
[95] 순절(殉節) : 충절(忠節)이나 정절(貞節)을 지키기 위하여 죽음.
[96] 포충(褒忠) : 충성을 기리다.
[97] 예조(禮曹) : 조선 시대 육조의 하나. 예악·제사·연향·조빙·학교·과거 등을 담당하는 관청.

안음 선비들의 열성적인 노력으로 함향 안의 황석산성에서 순절한지 165년이 흐른 1880년 고종 17년 5월 25일 국왕 고종은 충효가 두드러지게 뛰어난 유이태의 고조부 의병장 유명개에게 증직으로 감찰(監察)을 내렸다.

『승정원일기』 고종 17년 경진(1880). 5월 25일.

古學生劉名盖, 贈監察, 已上忠孝卓異, 贈職事, 承傳

고 학생 유명개(劉名盖)에게 감찰을 추증하였는데, 이상은 충효(忠孝)가 두드러지게 뛰어난 사람에게 추증하라는 전지를 받든 것이다.

(21) 위민(爲民)·애민(愛民)의 인술을 펼친 의인(醫人) 세상을 떠나다

유이태는 마을 사람들이 건립한 서실을 매우 애지중지하였으며 평소에도 서실을 방문하는 것을 즐거워하였다. 1715년(숙종 을미년) 2월 23일 유이태는 서실을 다녀오다가 감기에 걸려 밤새 앓았다. 몸이 허약한 상태에서 두창 증세까지 있어 원기가 크게 쇠하게 되었다.

1715년 2월 23부터 26일까지 3일간 유이태는 감기와 두창을 앓았다. 그는 몸이 쇠약해지고 병이 들었으나 상심하지 아니했다. 죽음이 가까이 왔음에도 "유이태는 단정한 모습을 유지했다."라고 참봉 정중원은 「만시」에서 그 당시의 모습을 읊조리고 있다.

聞道三日病　　말을 들으니 (유이태는) 사흘간 병을 앓았다 하니
殘彼身不訾　　앓은 몸이 쇠약해져도 (유이태는) 탄식하지 않았다네.
《참봉 정중원》

이때 제자 박계량과 박후량98)이 곁에서 유이태를 간호하였다. 유이태는 평소에 자신이 백성들에게 이야기하였던 정도(正道), 효도(孝道), 의도(懿道) 그리고 건강관리에 등에 대하여 가족들과 제자들에게 간곡한 당부를 하였다. 그의 건강관리를 하는 내용은 가문에 전해져 왔었다.

늙은 몸으로 쇠약한 유이태는 감기와 두창 증세로 1715년 2월 27일 새벽에 아들, 며느리와 시집간 딸들 그리고 인척들과 제자 박계량과 박후량이 곁에서 지켜보는 가운데 세상을 떠났다. 이때 유이태의 나이는 향년 64세였다.

---

98) 박후량(朴垕亮, 1693-1722). 자 학명, 有孝行. 부 壽泰(1668-173), 조부 崇圭(1635-1714, 生員, 賜復 戶 贈工曹佐郎), 曾祖 以爀(1602-1663, 仁祖 生員). 처부 풍천노씨 盧世華, 妻祖父 郡守 澄.

(22) 사우들과 제자들이 유이태를 추모하다

유이태는 일생동안 병에 걸려오거나 증세를 적어서 찾아오는 사람들의 귀천과 친소를 가리지 않았다. 그는 정성을 다하여 환자들의 병을 치료하였다.

이러한 모습을 본 그의 벗 교관 양처제는 "유이태의 마음은 옛 성인의 모습을 닮았고 행동함에는 일반 사람들의 세속적인 행동이 아닌 옛 성인의 길을 따랐다."라고 그의 유고 『묵재집』에서 유이태를 회상하였다.

心兼古貌天眞得	(유이태의) 마음은 옛 성인의 모습을 겸하였고 하늘이 내린 진심을 득하였고,
行拂流輩往哲追	(유이태가) 행함에 있어 무리들과 어울리지 않았고 옛 성인을 추종하였다. ≪교관 양처제≫

참봉 정중원은 유이태가 "공(功)을 세워도 스스로 남들 앞에 나서서 공이 있다고 말하지 아니하였고, 충성을 다하여도 항상 겸연쩍어 하였다."라고 유이태의 성품을 말하였다.

有功不自言	(유이태는) 공이 있어도 스스로 말하지 아니하였으니
輸忠何忸怩	충성을 다하고 어찌 겸연쩍어 하는가.
生令人誦慕	살아서는 사람들이 (유이태를) 칭송하고 흠모하였으며
死令人齎咨	(유이태가) 죽어서는 사람들을 탄식하게 하네. ≪참봉 정중원≫

1715년 2월 27일 일생 동안 산청에서 인술을 펼치던 유이태가 영면하였다. 그가 영면하자 한양에 있는 승지 한배하[99]와 좌윤 조태로[100]를 비롯한 많은 사우들이 유이태를 애도하는 「만시」와 제문(祭文)[101]을 산음현에 있는 유이태의 집에 보내왔다. 사우들이 보내온 글들을 수록한 『유이태유고』가

---

99) 한배하(韓配夏, 1650-1722), 자 하경, 호 지곡, 본관 청주. 증조부 한덕급, 할아버지 한수원, 아버지 남원부사 한성보, 어머니 이준성(李畯成)의 딸. 숙종 19년 알성문과 병과 급제. 설서, 정언, 홍문록 필선. 1709년 충청도 관찰사, 숙종 46년 충훈부당상(忠勳府堂上)에 임명되어 청은군(淸恩君) 책록, 지의금부사·내의원 제조를 거쳐 1722년(경종 2) 공조판서.
100) 훗날 평양관찰사를 지낸 양주조씨.
101) 죽은 사람을 기리는 글

지금도 유이태의 가문에 전해오고 있다.

한양에 거주하고 있었고 안동판관을 지낸 유래(1687-728)102)가 관직에 나가기 이전의 진사(進士)로 있던 시절에 유이태가 세상을 떠나게 되었다는 소식을 듣고 유이태를 회상하는 「만시」를 유이태 집에 보냈다.

유래의 아버지는 이조판서를 지낸 유명현(1643-1703)103)으로 1701년 장희재와 공모하여 인현왕후를 해치려 하였다는 죄로 탄핵받아 남해에 유배되어 그곳에서 죽었다. 유래도 아버지 유명현과 함께 남해에서 유배 생활한 것으로 추정된다. 이때에 남해에서도 전염병이 발생하자 유이태의 도움을 받은 것으로 보인다. 유래가 "나라에서 유이태의 신묘한 의술을 찾았고 유학자이며 의원인 유이태는 임금을 치료하였다."라고 말한 것으로 보아 유이태가 한양에서 의약에 동참하여 어의로 재직 중일 때에도 유래가 유이태를 만난 것으로 추정된다.

유래는 유이태가 관직을 사양한 것을 중국 삼국시대 형주자사 유표104)가 찾아와 벼슬하기를 간곡히 요청하였으나 뿌리치고 녹문산에 들어가 약초를 캐며 살았던 방덕공105)의 고결한 행위에 비유하고 있다. 방덕공은 후한(後漢) 말의 은사(隱士)106)로 형주 산간에 밭을 갈며 살고 있었다. 어느 날 형주자사 유표가 찾아와 "선생께서는 힘들게 밭을 일구며 관록을 받기를 거절하시는데 후세의 자손에게 무엇을 남기시렵니까?"라고 말하자, 방덕공은 "세상 사람들은 그렇게 하여 위험을 남기는데 이렇게 홀로 있으니 편안함을 얻게 됩니다. 남기는 것이 다르기는 하나 남길 것이 없는 것은 아닙니

---

102) 유래(柳徠, 1687-1728). 본관 진주[土]). 자 자산, 호 서림. 증조부 유시행 조부 유경 부친 유명현. 외조부 허우, 처부 목천민과 권중경. 1727년(영조 3) 정미 중시 병과 2위 급제. 안무사 종사관과 안동판관 겸임. 이인좌의 난에 연루되어 죽었다.

103) 유명현(柳命賢, 1643년-1703). 자 사희, 호 정재, 본관 진주. 조선 후기의 문신. 증조 정언 유격(格), 조부 유시행, 아버지 사인 유영, 어머니 이윤신(李潤身)의 딸. 부제학, 전라도관찰사, 형조판서, 이조판서.

104) 유표(劉表, 142-208). 후한 말기 산음(山陰) 고평(高平) 사람. 자 경승(景升). 노공왕(魯恭王) 후손. 헌제(獻帝) 초평 원년(190) 형주자사. 저서 『역주』·『역장구』·『후정상복』.

105) 방덕(龐德). 생몰년 미상. 후한 말기 때 양양(襄陽) 사람. 은사(隱士). 제갈의 스승이며 방통의 삼촌. 형주자사 유표가 찾아가니 벼슬하기를 여러 번 청했으나 거절하고 선성현(宣城縣) 동북에 있는 녹문산에 은거하면서 약초를 캐며 살았는데 많은 인재들을 모아 가르쳤다.

106) 벼슬을 하지 않고 숨어서 살던 선비를 말한다.

다."라고 말하였다.

　유이태 또한 세상에 나아가 벼슬을 얻는 것보다 병든 사람들을 위해 의술을 펼치는 것이 더욱 중요한 자신의 역할임을 자처하였다.

絶域羈離際	유배지(남해)에서 객지살이 할 적에는
窮溟瘴氣中	아득한 바닷가 장기(瘴氣)107) 어린 곳 이였다.
頻回雪夜航	눈 오는 밤에 배를 타고 급히 돌아왔으니
眞有柳車風	참으로 상여 속에 숨어 달아나는 기분이었다.
醫訣探玄奧	의결(醫訣 : 의술의 비결)의 심오함을 나라에서 찾았고
儒衣近紫宮	유의(儒衣)108)를 입고 대궐에 나아갔네.
襄陽耆舊盡	양양(襄陽)의 노인들은 모두 떠났으니
誰是姓龐翁	누가 이에 방(방덕)옹을 찾겠는가. ≪진사 柳徠≫

　유이태가 살아있는 동안에도 많은 사람들은 그를 따르고 칭송하며 흠모하였는데 유이태의 부음(訃音)109)을 들은 많은 사람들이 더욱더 슬퍼하였다. 유이태가 세상을 떠났을 때에 많은 사우들이 유이태의 집을 찾아와 마지막 떠나가는 그를 쓸쓸하게 보내지 아니하였다고 한다.

---

107) 축축하고 더운 땅에서 생기는 독기(毒氣). 여기서는 전염병으로 보았다.
108) 선비의 옷. 즉 벼슬을 하지 않은 선비라는 뜻이다.
109) 부음(訃音) : 사람이 죽었다는 것을 알리는 말이나 글.

(23) 유이태의 의행(懿行)을 추모하다

유이태가 세상을 떠난 이후에도 산음에서는 유이태의 행적을 기리는 일이 있었다. 1719년(숙종 45년, 기해년) 8월 28일 산음에 거주하던 선비 이언경이 유이태의 효행과 굶주림에 허덕이는 사람들을 구한 의(懿)110)로운 행동을 기록한 『정영장』을 순찰사에게 올렸다.

"유이태는 10세 때 모친상을 당하자 3년 동안 시묘살이를 하였습니다. 할아버지와 아버지에게 극진한 효행을 실천하였으며 선조의 제사를 받들 때는 항상 정성과 공경을 다하였습니다. 형제간에도 우애롭고 사람을 대함에는 너그러웠으며 친족과 화목하게 지냈습니다. 을병년(1685-1686)의 기근에 사람들이 굶주림 속에 죽어가자 사우들에게 곡식을 빌려와 나누어 주는 의(懿)로운 행동을 하였습니다. 유이태가 외출하여 돌아오지 않았을 때에 그의 아내 창령조씨는 그가 없는 틈을 타서 집안에 있던 곡식으로 몇 두락의 전답을 사게 되었습니다. 집으로 돌아온 유이태가 그 내용을 알고 아내를 나무라면서 그 곡식을 돌려받아 가난한 종척들에게 나누어주어 구활하였습니다."

이언경의 『정영장』을 받은 순찰사는 "유이태의 효성은 참으로 지극하여 사람으로 하여금 경탄하게 하는구나. 응당 임금께 유이태의 효행과 의행(懿行)을 아뢰는 일은 중대하니 일일이 설명하여 간절히 청할 수 없으니 다시 도내의 공론을 잘 살펴서 연말에 이러한 사례들을 올릴 때까지 기다리길 바랍니다."라고 답변하였다.

〈呈營狀〉

山陰居幼學李彦慶等 謹齋沐再拜 上書于巡相閣下 伏以生等竊聞 鄕有近故士人劉以泰 誠孝出天之人也 凡有秉彝之天者 莫不觀感而歆艶也 故民等曾於數年前 齊聲仰籲於棠蔭之下 得其轉達之題 而迄未蒙褒崇之典 民等竊惑焉 伏乞閣下更加採納焉 劉以泰乃義士名盖之玄孫 孝子有道之孫 贈兵曹判書李義立之外孫也 忠孝之行 有自來矣 年才十歲 奄遭內艱 葬祭之儀 執喪之節 無異老成人 倘所謂天禀之孝 非指此歟 以泰之祖與父 俱

---

110) 아름답고 착한 행동.

是未疫 以泰亦未疫也 癸亥冬 其祖痘化 其父繼患 症勢危極 終至數日氣塞 而以泰祝天
禱神 願以身代 血指注口 嘗糞䑛苦 晝而繼夜 夜而繼晝 則白日靑天 雲霧下空 覆壓其家
不卞咫尺 莫不驚駭 俄頃之間 雲消霧歇 而父病乃蘇 玆豈非感應之驗歟 其在平日 甘旨
之供 靡所不至 雖古之王祥 莫有加於此也 奉先之祀 極其誠敬 弟兄之間 友愛罕古 待人
欵典 睦族慇懃 而年丁七十 又遭外艱 泣血三年 哀毁盡節 而終不渝儆 無異少年居喪者
此非天佑者歟 且乙丙凶歲 諸族盡在飢餓之中 而貧無以濟 乞穀於丹晋親舊 收得百餘石
量其窮而濟之 適出他而未還 其妻曹氏 乘其無也 除出其穀 買數斗之畓 則以泰還 責其
妻而推其穀 活其族 事雖些少 此非孝悌之推歟 其他家行之懿 非止一二 而不可計數 而
周知㕦擧梗槩 伏願閣下孝理揭善之下 善啓天閽 以爲㫌閭 不泯千載 不勝幸甚 謹冒昧
以陳 己亥八月二十八日
(題曰 今觀狀辭 劉以泰誠孝 令人感歎是乎矣 啓聞事体重大 不可續續陳請 更良詳察道
內公論 姑待歲末例報事)

〈영문에 올리는 글〉

산음에 사는 유학 이언경 등은 삼가 목욕재계하고 재배하며 순상(巡相)[111] 합하께 글을 올립니다. 엎드려 생각건대, 저희들이 가만히 살펴보니 고을에 근래 고 사인 유이태라는 이가 있으니 진실한 효도가 하늘로부터 나온 사람이며 병이(秉彛 : 타고난 청성을 그대로 지킴)의 천품이 있는 자로, 보고 감격하여 흠모하지 않을 수 없습니다. 그런 까닭에 저희들이 일찍이 몇 년 전 한 목소리로 고을 사또께 하소연하여 영문에 전달하겠다는 소장을 얻었으나 아직까지 포상하는 은전(恩典 · 특전)을 입지 못하고 있으니, 저희들은 가만히 의아스럽게 여기며 엎드려 합하께 다시 받아들여 줄 것을 빕니다. 유이태는 곧 의사(義士)인 명개(名盖)의 현손이며, 효자인 유도(有道)의 손자이며, 병조판서에 증직된 이의립의 외손입니다. 그러므로 그 충과 효의 행실이 (가정에서) 비롯된 바가 있습니다. 나이 겨우 열 살에 어머니의 상(喪)을 당하여서는 장례의 의례와 상주의 예절이 노숙한 성인과 다름이 없었으니 이른바 '하늘이 내린 효'가 이것을 가리키는 것이 아니겠습니까? 이태의 할아버지와 아버지가 모두 역병을 앓지 않았고 이태 또한 역병(疫病)을 앓지 않았는데, 계해년 겨울 그 할아버지가 역병으로 죽고 그 아버지가 이어 병을 앓게 됨에 증세가 매우 위독해져 끝내 며칠 사이에 기가 막히니, 이태가 천지신명께 자신이 대신해달라고 빌며 손가락에 피를 내어 입에 넣고 대변을 맛보아 달고 씀을 살피기를 낮으로 밤을 잇고 밤으로 낮을 이었습니다. 구름 한 점 없는 맑은 하늘에서 구름과 안개가 허공을 내려와 그 집을 덮어 지척을 분간하지 못하게 되니 놀라지 않은 이가 없었습니다. 잠시 후 구름이 걷히고 안개가 사라짐에 아버지의 병이 완쾌되니 이것이 어찌 하늘이 감응한 효험이

---

111) 조선시대에 임금의 명을 받고 사신으로 나가는 재상(宰相)의 종2품 임시 벼슬.

아니셨습니까? 평소 좋은 음식을 바침에 이르지 않는 곳이 없었으니 옛날 왕상(王祥)112)이라도 이보다 더할 수는 없었을 것입니다. 선조의 제사를 받들 때는 정성과 공경을 다하고 형제 사이에는 그 우애가 예로부터 드물 정도였으며 사람을 대함에는 너그러웠고 친족을 화목하게 함에는 은근하였습니다. 나이 칠십에 다시 아버지 상을 당하여 피눈물을 흘리며 삼년상을 치름에 슬픔으로 몸이 상하면서도 예절을 다하여 끝내 고달프게 여기지 않으며 상을 치르는 젊은 사람과 다름이 없었던 것은 하늘이 도움 바가 아니겠습니까? 또한, 을병(1685-1686)년간에 여러 친족이 기아(飢餓)의 가운데 놓이게 되었으나 가난하여 구제할 방도가 없자 단성과 진주의 친구들에게 곡식을 빌어 백여석을 모아 그 궁핍한 정도를 헤아려 구제하였습니다. 마침 출타하여 돌아오지 않았을 때 그 아내 창령조씨가 그가 없는 틈을 타서 그 곡식을 덜어내어 몇 두락의 전답을 샀는데, 유이태가 돌아와 그 아내를 책망하고 그 곡식을 돌려받아 친족을 구휼하였습니다. 이 일은 비록 사소한 것이지만 이것이 효제(孝悌)113)를 미루어 적용한 것이 아니겠습니까? 그밖에 집안에서 행실의 떳떳함이 한두 가지에 그치지 않아 헤아릴 수 없건만 모두 아는 대강을 대략 들었습니다. 바라옵건대 합하께서 아래에서 효로 다스리고 선한 자를 들어 잘 임금께 알려 정려함으로써 천년토록 없어지지 않게 한다면 다행을 이기지 못할 것입니다. 삼가 어리석음에도 불구하고 아룁니다. 기해년(1719) 8월 28일

(이에 답하여 말한다, 이제 상소의 글을 보니 유이태의 효성은 사람으로 하여 감탄하게 하는 것이로되 임금께 아뢰는 일은 중대하니 일일이 진정할 수 없다. 다시 도내 공론을 잘 살필 것이니 잠시 연말에 이러한 사례들을 모아 올릴 때까지 기다리기를 바랍이다.)

---

112) 왕상(王祥). 삼국 시대 위나라 말 서진(西晉) 초 낭야(瑯邪) 임기(臨沂) 사람. 성품이 지효(至孝)하여 계모가 한겨울에 생어(生魚)를 원하자 곧 강으로 가서 옷을 벗고 얼음 위에 누워 얼음을 녹여 고기를 잡으려고 하니 두 마리의 잉어가 뛰어 나와 잡아 드렸다고 한다. 24효(孝)의 한 사람.
113) 부모에 대한 효도와 형제에 대한 우애를 말한다.

(24) 유이태의 명성은 왕실에도 전해져 왔다

1715년 유이태는 64세를 일기(一期)로 세상을 떠났다. 그는 세상을 떠나가고 없었지만 세상 사람들은 유이태를 잊지 않았다. 사후에도 그의 이름은 사람들의 입에서 끊임없이 회자되었다. 그의 의술 처방은 민간뿐만 아니라 왕실에서도 여전히 사용되기도 하였다.

유이태가 세상을 떠나고 10년 지난 1725년 천리 길 한양의 구중궁궐(九重宮闕) 깊숙한 대궐 안에서 유이태의 이름이 거론되었다. 1725년 영조 원년 『승정원일기』에 당시 나이 32세의 젊은 임금이었던 영조는 어지러움 증세가 있었다고 기록되어 있다. 이때 도제조 민진원114)은 황율(黃栗 : 말린 밤)을 영조에게 진어(進御)115)하면서 '황율은 영남의 명의 유이태의 처방'임을 밝히고 있다. 이때 영조는 "황율을 반드시 복용하겠다."라고 말하였다.

> 『승정원일기』 영조 원년 5월 28일.
> 鎭遠進伏曰, 雨後風氣凄涼, 聖候何如? 上曰, 無事矣. 但眩氣未愈矣.(중략) 鎭遠曰, 劉以泰, 嶺南名醫也. 常云黃栗, 治眩最妙云, 進御, 何如? 上曰, 當進服矣.
>
> 도제조(都堤調) 민진원(閔鎭遠)이 "비가 내린 뒤에 바람이 차갑습니다. 몸 상태가 어떠십니까?"라고 엎드려 아뢰었다. 상(임금)께서 "별일 없다. 단지 어지러운 것이 낫지 않고 있다."라고 하시었다. (중략) 민진원이 "유이태는 영남의 명의인데 황율(黃栗)이 어지러움을 치료하는데 가장 효과가 있다고 항상 말하였다고 합니다. 진어(임금이 먹고 입는 일을 높여 부르는 말)하고자 하오니 어떠합니까?" 상(임금)께서 "반드시 복용하리라." 라고 하시었다.

이를 통하여 보건대 유이태의 명성은 경상도에만 국한된 것이 아니고 왕실과 전국적으로 사후까지 널리 퍼져 있었음을 알 수 있다.

---

114) 민진원(閔鎭遠, 1664-1736). 자 성유 호 단암·세심. 시호 문충(文忠). 본관 여흥. 병조좌랑·사헌부집의·전라도관찰사·대사성·이조판서·좌의정.
115) 임금이 먹고 입는 일을 높여 이르던 말.

(25) 일제강점기까지 이어온 유이태의 명성

공주의 유학자 이병연은 1910년부터 1937년까지 전국 241개 군 중 129개 군(郡)의 인문 지리 현황을 직접 조사하였다. 그는 1933년부터 1935년까지 3년 동안 26개 군의 인문·지리 현황을 조사하여 책으로 간행하였다. 이때 만들어진 책이『조선환여승람』116)이다.『조선환여승람』의 산청편에 유이태의 이름·행적·묘소 등을 열거하면서 다음과 같이 기록하고 있다.

"유이태는 재주가 뛰어나고 독실한 행동을 실천하였으며 의술이 뛰어나 세상에 그의 이름이 널리 알려지게 되었다. 이에 사람들이 유이태를 천거하였다. 유이태가 청나라를 방문하여 황제의 병을 고치니 청나라 황제는 유이태에게 높은 관직을 주었다. 그러나 유이태는 관직을 고사한 후 산청으로 돌아왔다. 또한, 유이태는 효행이 지극하여 사우들이 나라에 포상을 청하였고 벼슬은 통덕랑을 지냈다."117)

"字伯源, 號新淵堂, 巨昌人, 文襄公劉㙉后. 才藝絶倫, 篤行實踐. 傍通醫學, 大鳴于世. 薦入淸朝, 治療帝病, 因授重官, 固辭不受而還. 以孝行純至著名, 鄕道褒狀. 官通德郞."

자는 백원이며 호는 신연당으로 본관은 거창이고 문양공 유전의 후손이다. 재예가 절륜하고 독실한 행실로 실천하였다. 의술이 방통하여 세상에 크게 알려지니 사람들의 추천으로 청나라에 들어가 황제의 병을 치료하니 이로 인해 높은 관직을 주었으나 고사하여 받지 않고 돌아왔다. 효행이 순수하며 지극하여 이름이 알려지니 사우들의 포상을 청하는 글이 있다. 벼슬은 통덕랑을 지냈다.『조선환여승람』

유이태의 의술과 덕망은 그가 세상을 떠나고 200여년이 지난 후에도 계속 이어져 왔었다.

1931년 유이태가 남긴 홍역전문치료서『마진편』이 진주에서 목판본으로 간행되었다. 간행자는 진주 회춘헌약방의 박주헌이다. 그는『마진편』<간

---

116) 조선환여승람(朝鮮寰輿勝覽) : 이병연이 지은 지리서. 1910년부터 1937년까지 전국 241개 군 중 129개 군의 인문 지리 현황을 직접 조사하여 편찬. 1933년부터 1935년까지 3년 동안 26개 군에 관한 49개 항목을 조사하여 책으로 만들어 간행. 49개 항목은 산천·명승·형상 등 지리적인 것과 유현·학행·명신·선행·효자·열녀 등 인문 관련 내용까지 망라되어 있다.
117) 본 책 '명의가 의술활동을 펼쳤던 지역에서 발행한 문헌'편에『조선환여승람』에 등재된 내용이 있으니 참고 바란다.

행기>에서 유이태를 존경하는 글을 적었다. "유이태는 조선반도(朝鮮半島)의 명의이며 덕망과 의술이 일반 어른들 뿐만 아니라 어린 아이들과 지체가 낮은 천민들에게도 널려 알려져 있다."라고 말한다.

劉先生 卽我朝鮮半島之 名醫也 沒後幾百年 輿擡兒童尙稱其名 當時先生之 德廣術高 可想也. 然余常恨先生之遺蹟不存矣. (하략). 歲在庚午至月 後學朴周憲謹記

유선생은 우리 조선반도의 명의이다. 세상을 떠난 지 몇 백 년이나 되었는데도 천민이나 아이들까지 아직도 그의 명성을 말하고 있으니 당시 선생의 덕망과 의술을 상상할 수 있다. (하략). 세재경오118)지월 후학 박주헌『마진편』근기

---

118) 1931년.

(26) 유이태가 설화집과 민속노래에 등장하다

유이태는 1713년(계사년) '의약'에 동참하여 한양에서 임금을 치료하던 기간을 제외한 모든 시간을 경상도, 전라도와 충청도를 방문하여 일반 백성들을 치료하는데 일생을 보냈다. 이런 연유로 유이태 의료 설화들은 여러 지방에서 전해지고 있다. 유이태의 설화는 『한국구비문학대계』에 17편, 다른 설화집들과 필자가 채록한 설화 및 기타 설화 등을 포함하여 70여 편이 전해오고 있다.

드라마 <허준>과 『소설 동의보감』에서 허준의 스승으로 묘사된 유의태(柳義泰)가 양예수와 구침지희(九鍼之戲)[119] 침술 대결을 벌이는 장면이 아직도 눈에 생생하다. 이 이야기는 유이태가 대구를 방문하던 도중 합천 근처의 어느 마을에서의 침술내기를 바탕으로 한 것이다(이 책의 p.254에 수록되어 있다).

유이태의 설화들은 병을 쉽게 고치는 비방을 담고 있는데 여기에는 민중의 슬기가 반영되어 있다. '유이태탕'은 '순산비방' 설화와 함께 『한국구비문학대계』에 채록되어 있다. 이 설화들은 『한국민족문화대백과사전』·『두산백과사전』·『국어국문학사전』에 수록되어 있다.

MBC 라디오에서 전국 9개 도(道)의 민속노래를 채록하였다. 채록된 민속노래들은 <한국민요대전CD>에 수록되어 있다. <한국민요대전CD>에 수록된 '강강술래' 노랫말 속에는 세 분의 명의 이름이 출현한다. 충북에서 채록된 민속노래에는 중국의 명의 편작과 경남에서 채록된 민속노래에는 조선의 명의 유이태와 중국의 명의 화타와 편작이 나온다.

일생을 일반 백성들과 함께 생사고락을 같이한 민중의(民衆醫) 유이태의 이름이 1715년 그가 세상을 떠난 이후 지금까지도 설화와 민속노래 속에 전해져 왔음을 알 수 있다.

---

119) 아홉 개의 침으로 벌이는 유희. 『소설 동의보감』 상권. 창작과비평사. 1990. 258-267p.

2) 나라의 부름을 받다

유이태는 일생 동안 나라로부터 두 번의 부름을 받았다. 처음은 숙종 36년(1710) 1월 21일로 유이태의 나이 59세가 되던 해이다. 그 다음은 3년이 지난 1713년 12월 초(初) 유이태의 나이 62세이었다. 유이태가 임금의 부름을 받아 의약에 동참한 사실에 대하여 보다 상세히 기술해보기로 한다.

(1) 1710년(경인년) 의약동참

숙종 35년 11월 당시 유이태의 나이 58세가 되던 해에 숙종에게 두통(頭痛)과 창(瘡)이 생겼다. 이때 조정에서 의약을 시행하였다. 의약에 동참한 유의들은 왕실의 종친인 유천군 이정120)과 학생(學生)121) 이공윤이었다. 『승정원일기』 숙종 33년 12월 20일에 기록되어 있는 유천군 이정의 관직은 사옹원122)부제조이었다.

> 숙종 35년(1709년) 11월 10일.
> ○ 今日藥房入診時, 儒川都正濎, 學生李公胤, 付軍職, 竝同參議藥事, 榻前定奪。
> 금일 약방 입진시 유천군 이정과 학생 이공윤에게 군직에 붙여 같이 의약에 동참하라고 어전에서 재가하였다.

의약을 시행하였으나 숙종의 환후 치료가 늦어지자 조정에서는 전국의 유명한 의원들을 대궐로 불러들이는 두 번째의 의약에 동참하라는 명을 내렸다. 당시에 모두 3명의 의원 이름이 거론되었다. 이들 3명 가운데 1명이 유이태였다. 그는 당시에 산음현 생림에서 의술활동을 하고 있었다. 이때에 그의 의술에 대한 명성은 영호남뿐만 아니라 한양에까지 널리 알려져 있었

---

120) 이정(李濎, 1674-1718). 자 심원. 유천군. 증 현록대부. 시호 충희. 사옹원부 제조와 도총부 부총관. 선조의 증손자. 광해군에게 죽임을 당한 영창대군의 양자 창성군 이필(李珌)의 아들.
121) 학생(學生) : 관직을 갖지 않은 사람을 말한다.
122) 사옹원(司饔院) : 조선 시대에 궁중의 음식에 관한 일을 맡아보던 관아.

음을 알 수 있다.

『승정원일기』에는 아산현감 신우정과 안동의 선비 박태초는 예전에 의약에 동참한 경험이 있지만 "유이태는 의약에 동참한 경험이 없었다."라고 기록하고 있다.

『승정원일기』 1710년 1월 21일
李頤命曰,(중략) "山陰縣居劉以泰, 牙山縣監愼禹定, 安東士人朴泰初, 醫術竝皆精詳, 而愼禹定・朴泰初, 則曾前亦以議藥, 入參藥院, 雖不可使之入診, 而速令上來, 以爲議藥時, 論症商確之地, 何如?" (중략) "上曰, 依爲之"

이이명이 말하기를 : "(중략) 산음현에 사는 유이태, 아산현감 신우정, 안동 선비 박태초 등은 의술이 모두 뛰어난데, 신우정과 박태초는 일찍이 앞서 의약을 위해 약방 일에 참여한 적이 있습니다. 비록 들어와 함께 진료하지는 못한다 하더라도 조속히 올라오게 하여 의약할 때에 증상을 논의하고 확정하게 한다면 어떻겠습니까?"라고 하였다. (중략) 임금께서 "그렇게 하라."고 하시었다.

1710년 1월 말경 나라의 부름을 받은 유이태는 산음에서 한양으로 향하게 된다. 1710년 2월 11일『승정원일기』에 따르면 그가 한양에 도착할 무렵에 내의원 어의들의 치료로 숙종의 병세가 호전되었다. 조정에서는 유이태를 포함한 외방의(外方醫 : 내의원 밖의 의원)를 의약에 동참시키지 않고 다시 각자의 고향으로 내려 보내게 된다.

『승정원일기』 1710년 2월 11일.
(頤命曰, (중략), 平山縣監愼禹定, 外方醫劉以泰・朴泰初等, 來到城中, 而上候日漸差勝, 今無議藥之問, 竝爲下送, 何如? 上曰, 依爲之.)

이이명이 (중략) 평산현감 신우정과 외방 의원 유이태 박태초 등이 도성에 도착했지만 주상(임금)의 환후가 날로 점차 차도가 있어 금번에 의약(議藥)을 물을 필요가 없으니 두 사람 모두 아래로 내려 보내심이 어떠하십니까?" 아뢰었다. 임금께서 "그렇게 하라."라고 하시었다.

1710년 1월 임금 환후가 발생했을 때에는 유이태는 의약에 동참하지 않았고 조태로, 진사 유래 등 이전부터 알고 지냈던 관리(官吏)들을 만난 것으로 추정된다.

　『승정원일기』를 제외한 『유이태유고』와 다른 문헌에는 유이태가 1710년 1월 국왕의 환후가 발생한 의약에 동참하기 위하여 한양을 방문한 내용이 보이지 않았다.

(2) 1713년(계사년) 의약동참

1713년(숙종 39년) 11월 유이태의 나이 62세 때에 숙종의 환후가 발생하였다. 같은 해 12월에 유이태는 두 번째 조정의 부름을 받게 된다. 당시 53세였던 숙종은 잠을 이루지 못하고 음식을 들지 못했으며 몸에 한기(寒氣)와 열기(熱氣)가 있었다. 또한, 종기를 앓고 있었고 부종(浮腫)이 있었다.

내의원 어의들은 숙종의 환후를 치료하기 위하여 최선을 다하였으나 치료하지 못했다. 이에 나라에서는 숙종의 환후를 치료하기 위해 전국의 유명한 의원들을 한양으로 불러 임금을 치료케 하는 의약동참을 시행하였다.

이때 내의원 어의들을 제외한 의약에 동참한 유의(儒醫)[123]들은 모두 4명이었다. 숙종 39년 11월 28일에는 도총부 부총관[124]에 재직 중으로 추정되며 왕실의 종친으로서 의학에 조예가 깊은 유천군 이정(1674-1718)을 의약에 동참하라는 명을 내렸다. 그 다음은 산음의 유학(幼學)[125] 유이태로 보인다. 왕실기록에는 12월 16일에 언급되었으나 산음과 한양의 거리를 감안할 때 11월 말경에 명령을 내린 것으로 추정된다. 그 다음은 숙종 39년 12월 8일에 유학 정창주 그리고 마지막으로 12월 25일에 종묘서봉사 황처신[126]이다.

『승정원일기』 숙종 39년(1713년) 11월 28일.
今日藥房入診時, 儒川君㴨, 同參議藥事, 榻前定奪.

금일 약방 입진시 유천군 이정(李㴨)을 의약에 동참하도록 어전에서 재가하였다.

『승정원일기』 숙종 39년(1713년) 12월 8일.
今日藥房入診時, 幼學鄭昌周, 使之同參議藥, 令該曹口傳, 付軍職冠帶常仕事, 榻前定奪.

---

123) 유학자 의원
124) 승정원일기 24책(숙종 37년 3월 28일 정사)
　　○ 金弘楨, 以都摠府言啓曰, 副摠管儒川君㴨, 以禁軍等都試坐起時, 慕華館進去之意, 敢啓. 傳曰, 知道. 김홍정이 도부부의 말을 전하기를 "부총관 유천군 이정은 금군에서 무관을 선발하기 위한 특별시험의 일로 출근할 때 모화관(사신을 영접하는 곳)에 나아갈 의향이 있는지 감히 고합니다." 이에 전하기를 "알겠노라."
125) 유학(幼學) : 고려·조선 시대에, 벼슬하지 아니한 유생(儒生)을 이르던 말.
126) 황처신(黃處信, 1658년-?). 자 자중, 본관 장수. 부 황성, 생부 황휘 통훈대부 삼등현령성천진관병마절제도위. 숙종 31년(1705) 을유 식년시 호조정랑.

금일 약방 입진 시 유학(幼學) 정창주(鄭昌周)를 의약에 동참시키기 위해 해조에 구전(口傳)으로 군직에 붙이라고 어전에서 재가하였다.

『승정원일기』 숙종 39년(1713년) 12월 25일.
今日藥房入診時, 宗廟署奉事黃處信, 同參議藥事, (중략) 榻前定奪。
금일 약방 입진 시 종묘 봉사 황처신 등을 의약에 동참하라고 어전에서 재가하였다.

『유이태유고』에는 참봉 정중원, 정천, 진사 유래, 찰방 이세일 등이 숙종 39년(계사년, 1713)의 의약동참에 유이태가 한양을 방문하여 숙종을 치료하였음을 기록하고 있다.

自是一布衣	일개 포의(布衣 : 벼슬 없는 선비)로서
業廣極殿屎	맡은 바를 넓혀 궁궐에 이르었네.127)
況見寗君軀	더구나 임금(숙종)의 병 고쳐
實效獻芹癡	어리석으나마 미미한 공헌 했네. ≪참봉 정중원≫
吾君之承王命	그대가 왕명(王命 : 의약동참)을 받들고
赴京師也	경사(京師 : 한양)에 갔다. ≪정천≫
醫訣探玄奧	의결(醫訣)128)은 심오함을 나라에서 찾았고
儒衣近紫宮	유의(儒衣)129)를 입고 대궐에 나아갔네. ≪진사 유래≫
趁詔天門祛聖瘼	조정의 명을 받고 달려가 임금의 병을 고쳤네. ≪찰방 이세일≫

『숙종실록』 숙종 39년(1713) 12월 16일에는 유이태가 나라의 명을 받고 전주까지 도착하였으나 병을 핑계로 한양으로 가지 않고 고향 산청으로 다시 돌아간 것으로 기록되어 있다.

전라도 관찰사 유봉휘(柳鳳輝)130)는 병을 핑계 댄 유이태에게 엄한 벌을 주기 위하여 체포하여 그 진상을 조사하여야 했다. 그러나 전라도 관찰사

---

127) 의술로 명성을 떨쳐 궁궐에까지 알려졌다.
128) 의술의 비결.
129) 선비의 옷. 벼슬을 하지 않은 선비라는 뜻이다.
130) 유봉휘(柳鳳輝, 1659-1727). 자 계창, 호 만암, 시호 충정(忠靖). 본관 문화. 증조 유속, 조부 형조정랑 유성오, 아버지 영의정 유상운, 어머니 이행원(李行遠)의 딸. 숙종 10 진사. 숙종 23 정시 문과 병과 급제, 수찬·부제학·동지의금부사·우부빈객(右副賓客) 이조판서 우의정 좌의정

는 내의원에 유이태가 한양을 가지 못하는 원인이 병에 걸려 있기 때문이라며 책임을 면제하는 탈보(頉報)131)만을 하였다. 그러나 나라에서는 유이태가 병을 핑계로 산음 집으로 돌아간 것으로 생각하여 유이태의 행동을 방치한 관찰사를 문책하니 그대로 따랐다고 『숙종실록』은 기록하고 있다.

『승정원일기』숙종 39년(1713) 12월 16일.
己丑/憲府論: "嶺南醫人劉以泰, 自內局催促, 而行到全州, 稱病不進, 終乃還家, 偃塞圖便, 合置重典. 請拿問嚴覈處之. 道臣所當催促上送, 而頉報內局, 任其徑還, 請從重推考." 從之.

사헌부(司憲府)에서 논핵(論劾)하기를 "영남의 의인(醫人) 유이태(劉以泰)는 내국(內局)에서 재촉하여 전주에 이르렀는데 병을 핑계대어 나아가지 않다가 끝내는 집으로 돌아가 거드름을 피우면서 편하기를 도모했으니 중전(重典 : 엄중한 벌)에 처해야 마땅합니다. 청컨대 나문(拿問 : 죄인을 잡아다가 심문하는 것)하여 엄중히 조사하여 처리하소서. 도신(道臣 : 관찰사)은 마땅히 재촉해 올려 보냈어야 하는데 내국(內局 : 내의원)에 탈보(頉報 : 잘못의 원인이 특별한 사정이나 사고에 있음을 말하여 상관에게 책임의 면제를 청함)하고는 그가 곧바로 돌아가도록 맡겨두었으니 청컨대 종중추고(從重推考 벼슬아치의 죄과를 무겁고 가벼움에 따라 엄중하게 캐물어서 밝힘)하소서."하니 그대로 따랐다.

숙종실록

---

131) 상사에게 특별한 사고가 있음을 말하여 맡았던 일의 책임을 면제 받음.

최근에 어느 학자가 '의약동참'에 관련된 논문을 발표하였다. 필자는 그의 연구가 잘못되어 있는 것으로 보았다. 연구자는 『숙종실록』 39년 12월 16일의 기록과 『승정원일기』 숙종 39년(1713년) 12월 16일의 기록만을 참조한 결과 유이태가 병을 핑계로 한양을 방문하지 않고 고향 산음으로 돌아간 것으로 잘못 발표하고 있다. 그는 숙종 39년(1713년) 12월 16일 이후의 기록들을 함께 연구하지 않은 결과 때문에 당시의 상황을 구체적으로 이해하지 못하고 있는 것으로 보인다.

숙종 39년(1713년) 12월 16일 이후의 『승정원일기』에는 『숙종실록』에 기록되어 있지 않은 의약동참과 당시 상황을 보다 상세하게 기록하고 있다. 같은 날짜의 『승정원일기』를 살펴보기로 한다.

조정에서 유이태에게 의약에 동참하라는 명령을 내렸다. 유이태가 정해진 날짜에 대궐에 도착하지 않았다. 이때에 조정에서는 전라도 관찰사에게 지시하여 유이태를 조속한 시간 내에 한양에 도착하라고 여러 차례 재촉하였다. 그러나 유이태는 차가운 겨울 날씨에 팔량치132)를 넘어 오다가 병에 걸렸다.

전주에 도착한 유이태는 전라도 관찰사 유봉휘를 찾아가 차가운 날씨에 병에 걸린 것을 이야기하였다. 이때 관찰사는 유이태가 병에 걸린 것을 알게 되었고 그는 조정에 유이태가 병에 걸린 사실을 보고하였다. 조정에서도 유이태가 병에 걸린 사실을 알았던 것으로 보인다. 그러나 조정에서는 여러 어의들의 노력에도 불구하고 한 달이 지나도록 임금의 환후가 호전되지 않아 매우 걱정되었다.

유이태가 지정된 날짜에 대궐에 도착하지 않자 조정에서는 유이태가 전주에서 병을 핑계로 한양으로 가지 않고 산음의 집으로 되돌아간 것으로 생각하여 그의 행동을 매우 엄하게 꾸짖었다. 『승정원일기』에는 유이태가 임금을 공경하고 두려워하는 마음이 없는 거만하고 편안함을 찾는 사람으로 기록하고 있다.

---

132) 경상남도 함양군 함양읍과 전라북도 남원시 인월면 사이에 있는 513m 고개. 일명 연재.

유이태가 한양을 즉시 가지 않은 문제가 관찰사 유봉휘에게까지 영향을 끼쳤고 나라에서는 유이태를 한양으로 강제로라도 올려 보내지 않은 전라도 관찰사의 처벌까지 논의하였다.

『승정원일기』 숙종 39년(1713년) 12월 16일.
(新啓, 藥院, 頃以嶺南醫人劉以泰, 議藥同參事, 使之上來, 而以泰行到全州, 稱病不進, 自內局累度催促, 而視之尋常, 略不動念。設令有病, 惟當寸寸前進, 而及到中路, 終乃還家, 當此聖候, 閱月未寧, 臣民憂遑之日, 渠雖遐方無識之人, 苟有一分嚴畏之心, 則偃蹇圖便, 安敢若是? 事之痛駭, 莫此爲甚。論以王法, 合置重典, 請劉以泰, 令攸司拿問嚴覈處之。劉以泰, 行到全州營下, 托以有病, 偃臥不起, 道臣所當催督上送, 而只據其呈狀, 煩報內局, 拖引時月, 任其慢蹇, 終至於徑歸其家, 事體道理, 豈容如是? 不可無警責之道, 請當該監司, 從重推考。

"신계(新啓 : 죄상을 임금에게 아뢰는 문서)하였다. 내의원이 지난번 영남의 의인 유이태를 의약(議藥)에 동참하는 것으로 그를 올라오게 하였습니다. 그러나 유이태가 출발하여 전주에 이르러 병을 핑계로 올라오지 않자 내의원에서 여러 차례 재촉하였지만 보통의 예와 비교하면 보면 대략 마음이 움직이지 않을 듯합니다. 설령 병이 있더라도 응당 조금씩 나아왔어야 할 것인데 중도에 이르렀다가 끝내 집으로 돌아갔습니다. 이제 성후(聖候 : 임금의 상태)가 한 달이 넘도록 편치 않으심에 신하와 백성들이 근심하고 허둥거리는 때에 그가 비록 먼 시골의 아는 것이 없는 사람일지라도 실로 조금은 경외(敬畏 : 공경하고 두려워하는 마음)하는 마음이 있었을 것이니 거만하게 편안함을 도모함이 어찌 이와 같겠습니까? 사태의 애통하고 놀라움이 이처럼 심함이 없습니다. 왕법(王法)으로 논하면 중전(重典 : 법률)에 합치하니 청컨대 유이태를 해당 관청으로 하여 잡아다가 엄핵(嚴覈 : 엄중히 추궁하고 조사)하여 처리하십시오. 유이태가 올라오다 전주감영에 이르러 병이 있다고 핑계를 대고 누워 일어나지 않았으면 관찰사 도신이 응당 재촉하여 올려 보냈어야 함에도 단지 그 정상(呈狀-訴狀을 관청에 바침)에 의거하여 내국에 탈면(頉免 : 책임 면제)을 보고하고 시일을 끌며 그 게으름을 멋대로 하다가 끝내 속히 그 집으로 돌아가는 지경에 이르렀으니 사체(事體 : 사리와 체면)와 도리가 어찌 이와 같음을 용납하겠습니까? 경책(警責 : 정신 차리도록 꾸짖음)하는 방법이 없을 수 없으니 청컨대 당해 전라감사를 중히 추고133)하십시오."

---

133) 벼슬아치의 죄과를 추문하여 고찰함.

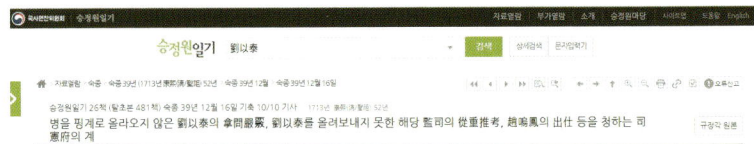

『숙종실록』과 『승정원일기』는 『유이태유고』에 기록된 내용과 차이가 있다. 『유이태유고』에는 어떻게 말하고 있을까?

참봉 정중원은 유이태로부터 한양을 방문하였던 경위를 들었던 내용들을 「만시」에서 읊고 있다. 정중원은 「만시」에서 "나이가 많고 쇠약하며 병든 유이태가 한양에 있는 대궐에 빨리 도착하려고 서둘렀으나 전주까지 가는 동안 병에 걸려 전주에 도착하자 마자 쓰러졌다. 병으로 인하여 유이태는 나라에서 요구하는 예정된 기일보다 늦게 한양에 도착하였다."라고 말하고 있다.

吾王向不豫	우리 왕(숙종)이 지난 날 (병세를) 예측하지 못하였을 때
自公催馹馳	공(公)이 말을 달려 (한양으로) 서둘러갔다.
隆寒強衰疾	혹한에 노쇠하고 병든 몸으로 강행하다 병에 걸려
撼頓嚴程遲	도중에 쓰러져 엄한 기간이 정해진 여행길이 지체되었다.

≪참봉 정중원≫

『유이태유고』에 수록된 정중원의 「만시」와 왕실기록을 근거로 한양에 도착할 때까지의 과정을 추정하면 다음과 같다.

1713년 11월 말경에 유이태는 나라에서 의약에 동참하라는 명령을 받았다. 그 해 12월 초순 눈비가 오는 차가운 겨울 날씨에도 불구하고 경상도 관찰사 이탄(李坦)이 제공한 말을 타고 산음현 생림촌 관동마을을 출발하였다. 그는 함양과 운봉 사이의 팔랑치 고개를 넘었고 남원을 통과하여 전주에 도착하였다. 팔랑치 고개를 넘어 전주에 도착하기 이전부터 겨울의 매섭고 차가운 날씨 때문에 유이태는 거동이 불편할 정도의 심한 감기 몸살이 걸린 것으로 보인다. 전주에 도착한 유이태는 전라도 관찰사 유봉휘에게 자신이 병에 걸린 사실을 말하였고 전주의 어느 집에서 잠시 몸조리를 하느라 한양에 도착해야하는 지정된 일자를 넘겼다.

이때 전라도 관찰사는 조정에 유이태가 병이 난 것을 보고한 것으로 보인다. 임금의 병세가 위급한 상태의 조정에서는 유이태가 병을 핑계로 대고 산음의 집으로 돌아간 것으로 생각하고 그의 처벌을 논의하였다. 그리고 나라에서는 전라도 관찰사가 유이태를 산음현 집으로 돌아가도록 방치한 것으로 생각하고 관찰사의 처벌까지 논의한 것으로 보인다.

유이태를 처벌하라고 지시한 조정에서는 어떻게 된 영문인지는 알 수 없으나 『승정원일기』 1713년 숙종 39년 12월 20일의 기록에는 유이태를 석방시키고 관직을 주어 의약에 동참하라는 내용이 보인다.

『승정원일기』 숙종 39년(1713년) 12월 20일.
今日藥房入診時, 醫人劉以泰, 卽爲放釋, 令該曹口傳付軍職, 同參議藥事, 榻前定奪.

"금일 약방이 입진할 때 의인(醫人) 유이태를 즉시 석방하여 해조(該曹)로 하여금 구전하여 군직(軍職)을 주어 의약에 동참하라고 탑전(榻前 : 임금 앞에서)에서 정탈(定奪)134)하시었다.

1713년 숙종 39년 12월 20일 『승정원일기』 기록을 보면 유이태는 1713년 12월 19일 이전에 대궐에 도착한 것으로 보인다. 그리고 대궐에 도착한 그는 곧바로 감옥에 들어간 것으로 추정된다.

내의원의 여러 어의들이 숙종의 병환을 치료하였으나 숙종의 환후는 점점 깊어져만 갔다. 이때에 조정에서는 유이태가 임금을 치료하는 것이 절대적으로 필요했던 모양이다. 그래서 나라에서는 유이태를 석방시키고 관직을 부여하여 의약에 동참하라는 명령을 내린 것으로 추정된다.

전주에서 출발하여 한양에 도착한 후 군직에 제수되어 의약에 동참하라는 임금의 명령을 받은 과정을 정중원이 쓴 기록과 함께 추정하여보자.

---

134) 신하들이 올린 몇 가지의 논의나 계책 중에서 임금이 가부를 논하여 그 어느 한 가지만을 택함.

유이태는 1713년 12월 19일 이전에 대궐에 도착한 것으로 보인다. 그리고 그는 임금의 부름에 지정된 날짜에 대궐에 늦게 도착한 죄로 인하여 곧바로 감옥에 들어 간 것으로 추정된다.

1713년 12월 20일 나라에서 유이태의 죄를 논하기 위하여 국청(鞠廳)[135]을 열었다. 유이태는 국청에서 차가운 겨울 날씨에 생초를 출발하여 한양을 서둘러 오던 도중 전주까지 오는 도중에 감기나 몸살에 걸려서 전주에서 몸조리를 하여 나라에서 지정된 일자에 도착하지 못한 전후(前後) 사정을 국청을 담당하던 관원에게 설명하였다. 국청을 담당하던 관리와 조정의 대신들은 유이태가 불가피하게 지체된 상황을 알게 되었다. 그리고 유이태가 처한 당시 상황을 이해하고 용서를 한 것으로 보인다. 이때 조정에서 유이태를 용서하였다. 이러한 내용은 참봉 정중원이 「만시」에서 소상히 밝히고 있다.

惶怖就廷尉 두려워하며 국청(鞠廳)에 나아갔는데
赦眚荷鴻私 (늦게 도착한 잘못의) 용서를 받고 큰 은혜 입었다.
     ≪참봉 정중원≫

그리고 조정에서는 유이태를 곧바로 석방하고 군직(軍職)을 주어 의약에 동참하라고 명하였다.

1713년 12월 20일자의 『승정원일기』에 "조정에서는 병조판서에게 구두로 명하여 국청에서 조사를 받고 감옥에서 풀려 나온 유이태에게 종9품 부사용(副司勇) 관직을 제수하였다."라는 기록이 보인다.

『승정원일기』 숙종 39년(1713년) 12월/20일.
兵曹口傳政事, 副司勇劉以泰.
"병조가 구전정사(口傳政事 : 구두 명령)에서 부사용에 유이태를 임명하였다."

---

135) 조선 시대 때 역적 등의 중죄인을 심문하기 위해 임시로 만들었던 곳.

> 승정원일기 26책 (탈초본 481책) 숙종 39년 12월 20일 계사 9/14 기사   1713년 康熙(강희) 52년
> **劉以泰에게 관직을 제수함**
>
> ○ 兵曹口傳政事, 副司勇 劉以泰。

유이태 부사용 관직 제수

부사용에 임명된 유이태는 이때부터 내의원에서 어의로 활동하기 시작하였다.

『승정원일기』와 마찬가지로 『유이태유고』에 수록된 정중원이 지은 「만시」에서도 "유이태가 나라로부터 서반의 관직을 받아 내의원을 돕는 책임을 맡았다."라고 밝히고 있다.

遂許西班補 서반(西班 : 부사용, 종9품)의 보직을 받고
責以內院裨 내의원(內醫院)을 돕는 책임을 맡았네. ≪참봉 정중원≫

유이태가 석방된 다음 날인 1713년 12월 21일의 『승정원일기』에서는 "여러 어의들이 함께 입진하여 증후(症候)를 상세히 살피는 것이 마땅하다는 약방의 계"를 기록하고 있다.

『승정원일기』데이터베이스를 통하여 '제의입진(諸醫入診 - 여러 어의들이 입진하여)'이라는 단어를 검색하여 보았다. 1713년 12월 21일부터 거의 매일 "제의입진(諸醫入診)"이 검색되었다. 이러한 사실로 볼 때 유이태도 1713년 12월 21일부터 여러 어의들과 함께 임금의 환후 증세를 의논하며 살펴보려고 한 것으로 추정된다.

『승정원일기』 숙종 39년(1713년) 12월 21일.
○ 藥房啓曰, 伏未審夜來, 聖體調攝, 若何? 昨日湯劑, 進服後困惱差減, 而寒熱不復發作, 寢睡安寧乎? 水刺又減, 他食物亦少進, 口淡·煩渴比前何如? 核處膝痺加減, 亦何如? 臣等今日率諸醫入診, 詳察症候, 宜當, 不勝終宵憂慮, 敢來問安, 竝爲仰稟。答曰, 知道。寒氣不作, 而寢睡比昨又差勝, 口淡·困惱·煩渴等症一樣, 核處膝痺, 別無加減。勿爲入診。

약방에서 아뢰어 말하기를, "신은 지난 밤 살필 수 없지만 간밤에 옥체의 조섭 상태

가 어떠하셨습니까? 어제 탕제를 복용한 후 고단함이 조금 감소하거나 한열이 다시 발작하지 않아 잠자리가 편안하셨습니까? 수라를 또 줄이시어 다른 음식을 조금 올렸는데 구담과 번갈이 전일에 비해 어떠하십니까? 멍울진 부분의 무릎 마비 증세가 더 심한지 아니면 차도가 있는지 어떠하십니까? 신 등이 오늘 여러 의관을 데리고 입진하여 증후를 자세히 살펴봄이 마땅할 것 같은데 밤새도록 우려를 이길 수 없어 감히 들어와 문안드리고 아울러 우러러 아룁니다." 하니, 이에 답하기를, "알았다. 한기는 들지 않았고 잠자리는 어제보다 조금 나아졌다. 구담·곤뇌·번갈 등의 증세는 여전하고 멍울진 부분의 무릎 마비는 달리 변함이 없다. 입진하지 말도록 하라."고 하였다.

1714년 1월에도 숙종의 환후가 차도를 보이지 않았다. 숙종의 환후 치료를 위하여 어떤 처방을 쓸 것인가를 놓고 조정의 대신들과 여러 어의들의 의논이 지속되었다.

유이태가 어의로 활동을 시작한 1713년 12월 20일 이후부터 1714년(숙종 40년) 5월 3일까지 숙종의 병환을 어느 정도 논의하였는지를 알기 위해 『승정원일기』의 데이타베이스로 "반복상의(反復商議)"라는 단어를 검색한 결과 다음과 같은 결과가 나왔다.

1713년 12월에 3회, 1714년 1월에는 13회, 2월에는 12회, 3월에는 13회, 4월에는 13회, 5월에는 1회 등 55회가 조회되었다. 여러 어의들이 이틀에 한 번씩 임금의 병환에 대한 깊은 논의를 하였던 것으로 보인다.

1714년 4월 9일 유이태는 도제조 이이명, 제조 조태구 등 조정대신들, 내의원의 여러 어의들과 함께 어의로서 입시하여 숙종의 환후를 돌보았던 것으로 『승정원일기』에 기록되어 있다.

『승정원일기』 숙종 40년(1714년) 4월/ 9일.
藥房入診時, 都提調李頤命, 提調趙泰耉, 副提調兪命雄, 儒川君淵, 假注書權益淳, 記事官黃奎河·崔尙履, 副司勇權平, 醫官金有鉉·柳瑺·丁時梯·權聖徵·李時聖·趙慶基·許坫·吳重高·方震夔·玄孝綱·玄悌綱·權聖經·劉以泰入侍.

약방에서 입진할 때 도제조 이이명, 제조 조태구, 부제조 유명웅, 유천군 정, 가주서 권익순, 기사관 황규하·최상리, 부사용 권평, 의관 김유현·유상·정시채·권성징·이시성·조경기·허점·오중설·방진기·현효강·현제강·권성경·유이태가 입시하였다.

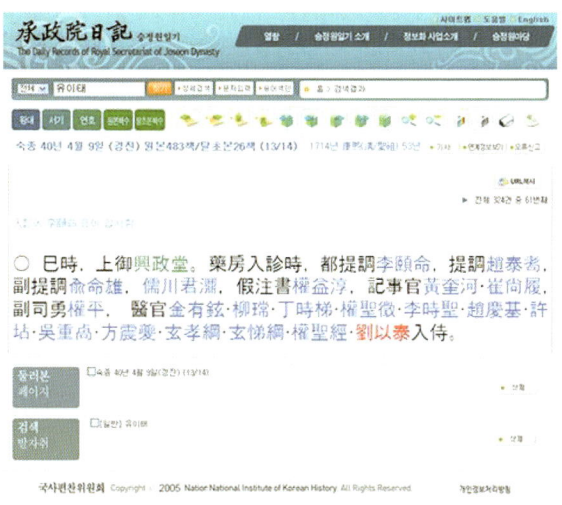

「승정원일기」 유이태 입시 기록

함양 유림에 거주하였던 노세흠도 "유이태가 계사년(1713년)에 왕명으로 한양에 가서 여러 차례 입진하였다."라고 말하였다.

歲在癸巳 以[□□□□□□]命 赴京累次入

지난 계사년136)에 [주상의 몸에 한기와 열기로 괴로워하며 부종이 발생하자 유이태가137)] 왕명138)으로 서울(한양)에 가서 누차 입진하였다. ≪노세흠≫

생초에 거주하였던 박수일도 계사년(1713년) 의약동참에 "유이태가 입시하여 임금의 얼굴을 보았다."라고 말하고 있다.

榮名死後爭稱處　영예로운 이름은 사후에도 다투어 칭송하니
近對天顔九闕門　대궐에서 임금의 얼굴을 뵈었네. ≪朴壽一≫

『거창유씨족보』・『조선환여승람』・『산청군지』・『산청향교지』와 여러 설화들에 따르면 "유이태가 청나라 황제의 부름을 받아 황제를 치료하여 그

---

136) 1713년(숙종39).
137) 7글자 누락되었으나 필자가 전후 문맥과 다른 분들이 쓴 글을 참고하여 추정하여 기술하였다.
138) 의약동참(議藥同參)을 말한다.

공로로 관직을 제수 받았으나 이를 고사하고 귀국하여 고향으로 돌아왔다." 라고 기록하고 있다.

지금까지는 유이태가 임금이 명(命)을 받아 생림을 출발하여 어의에 임명된 과정을 살펴보았다.

이제부터 유이태가 숙종을 어떤 처방으로 치료하였는가를 살펴보자. 『유이태유고』에서는 정중원, 권희, 홍취심, 권재중, 이세일 등 다섯 명이 유이태가 임금에게 약을 처방을 하였다고 기록하고 있다.

『유이태유고』에 수록된 정중원의 의하면 "숙종 환후(患候)에 유이태가 제시한 도수환으로 병을 치료하였다."라고 당시의 상황을 이렇게 말하고 있다.

"유이태가 임금의 환후에 기이한 처방 도수환(導水丸)139)을 제시하였다. 그러나 여러 어의들이 의견이 각기 달라서 주저하고 있을 때 유이태에게 의뢰하여 시험하였다. 유이태가 도수환을 복용한 임금의 얼굴에 화색이 돌아왔다."

鞠躬議藥列	몸과 마음으로 약의 순서를 의논하였는데.
憂悴日夜深	(임금병 치료에 대한) 근심과 걱정은 날마다 더욱 깊어갔다.
奇方導水丸	(이때 유이태는) 도수환(導水丸)이라는 기이한 처방을 내놓아
見露穎囊錐	낭중(囊中 : 주머니 속)의 송곳처럼 재능을 드러내 보였다.
婥睨諸老醫	그러나 여러 노의(老醫)들이 주저하며 결정하지 못하고
疑貳久相持	오래도록 의견이 일치되지 못하였다.
仰試賴公子	이윽고 공자(유이태)에게 (도수환 제조를) 의뢰하여 시험하였는데
和氣面彩眉	(도수환을 복용하니) 화기(和氣)가 임금의 얼굴과 눈썹에 돌아왔다. ≪참봉 정중원≫

---

139) 도수환(導水丸) : 오래된 부종(浮腫)이나 식적종만(食積腫滿)과 습열대하(濕熱帶下), 창종(瘡腫) 등의 병증을 치료할 때 쓴다. 대황(大黃)・황금(黃芩) 각 2냥(兩), 활석(滑石)・흑견우자(黑牽牛子) 각 4냥을 곱게 갈아 물에 부어 오동자(梧桐子) 크기의 알약을 만든 다음 매회 50~100알(丸)까지 증량하여 잠자리에 들 때 따뜻한 물로 복용한다. 흑견우자는 처음 간 가루를 쓴다. 만약 습열(濕熱)로 인한 요통 및 설사나 수습(水濕)으로 붓는 경우에는 감수(甘遂) 1냥을 넣고 습열(濕熱)로 온몸으로 증상이 돌아다니는 경우에는 백개자(白芥子) 1냥을 넣으며 홍열종통(紅熱腫痛)에는 박초(朴硝) 1냥을 넣고 장위결적(腸胃結積)이나 혈맥기체(血脈氣滯)에는 울리인(郁李仁) 1냥을 넣으며 요퇴침중(腰腿沈重)에는 장류근(樟柳根) 1냥을 넣는다. 『유문사친(儒門事親)』 제12권에 나온다. 『동양의학대사전』

글 : 도수환 글 : 정중원

　　권희도 "유이태가 도수환이라는 영단140)을 올려 임금을 병을 낫게 하였다."라고 말하고 있다.

> 藥進靈丹愈聖神　　영단(靈丹 : 도수환)의 약을 올려 임금을 낫게 했네. ≪권희≫

　　홍취심도 계사년(1713년) 임금의 환후가 발생했을 때 "유이태가 신비한 약41)을 써서 임금의 병을 치료하였다."라고 말하였다.

> 商宗往歲愆和日　　임금께서 지난해에 병이 나서 화평치 않을 때
> 若藥瞑眩是乃遺　　신비한 약(도수환)을 써서 나으셨다. ≪홍취심≫

　　권재중도 "유이태가 신선의 약42)으로 병에 걸린 임금을 구하였다."라고 말하고 있다.

---

140) 신령스러운 효험이 있는 영약. 여기서는 유이태가 처방한 도수환을 말한다.
141) 신비한 약. 여기서는 유이태가 처방한 도수환을 말한다.
142) 신선의 약. 여기서는 유이태가 처방한 도수환을 말한다.

仙劑曾扶九階危　　신선의 약(도수환)으로 병에 걸린 임금을 구했다네. 《권재중》

찰방 이세일은 "유이태가 근본을 찾아내어 수많은 사람들의 생명을 구하였을 뿐만 아니라 계사년 의약에 동참하라는 명령을 받고 대궐로 달려가 신묘한 처방143)인 도수환으로 숙종의 병을 고쳤다."라고 말하고 있다.

探元幾處蘇羣命　　병의 근본이 되는 곳을 탐구하여 뭇 생명을 살려냈고
趁詔天門袪聖瘝　　조정의 명을 받고 달려가 임금의 병을 고쳤네.
縱是神方明奧域　　이어 신묘한 처방(도수환)으로 어두운 곳을 밝혔으니
豈非丹悃出心天　　어찌 그 참된 마음이 하늘에서 나온 것이 아니랴?
　　　　　　　　《찰방 이세일》

『유이태유고』에서 정중원이 말한 도수환은 어떤 약일까? 도수환은 오래된 부종(浮腫)144)이나 식적종만(食積腫滿)145)과 습열대하(濕熱帶下)146), 창종(瘡腫)147) 등의 병증을 치료할 때 사용된다.

과거에 도수환이 처방되었던 기록들이 있는지를 『조선왕조실록』과 『승정원일기』에서 조사하여 보았다. 도수환이 기록되어 있는 첫 기록은 『승정원일기』 인조 16년(1638) 5월 12일이다. 『승정원일기』 인조 16년 5월 12일에는 인조의 환후에 의약을 시행한 결과와 소갈148)의 증세 등에 대해 보고하고 있다. 약방 도제조 최명길, 제조 심열, 부제조 이목 등이 "도수환은 창만(脹滿)149)을 치료하는 약이다."라고 말하고 있다.

『승정원일기』 인조 16년 무인년(1638년) 5월 12일.
不能食者, 末傳脹滿, 蓋緣火自炎也。例於渴症已差之後, 別有預防此二患之法。丹溪心

---

143) 신묘한 처방. 여기서는 유이태가 처방한 도수환을 말한다.
144) 몸이 붓는 증세.
145) 음식이 잘 삭지 않고 뭉치어 생기는 병으로 몸이 붓고 배가 가득한 증상.
146) 습기로 인하여 저리고 붓는 등 여러 가지 증세로 나는 열병으로 누른빛의 병적인 액체의 분비물.
147) 피부에 생기는 온갖 부스럼 병.
　　청나라 황제의 종기를 치료한 유이태 설화 '낙반비벽토'가 『한국구비문학대계』에 채록되어 있다.
148) 갈증으로 물을 많이 마시고 음식을 많이 먹으나 몸은 여위고 오줌의 양이 많아지는 병.
149) ① 배가 잔뜩 부름. ② 복강(腹腔) 안에 액체가 괴어 배가 잔뜩 부름. 난소낭종(卵巢囊腫)의 이상 발육·복막염·간장병 등으로 말미암아 일어남.

法, 有忍冬丸·黃耆六一湯, 備癰疽之劑, 順氣散導水丸, 備脹之料也。

식사를 할 수 없는 사람은 마지막에 창만(脹滿)으로 전이되는데, 이는 화가 스스로 불타올라서 입니다. 으레 갈증이 나은 뒤에 별도로 이 두 가지 병을 예방하는 방법이 있습니다. 《단계심법(丹溪心法)》150)에 의하면, 인동환(忍冬丸)151)과 황기육일탕152)이 옹저153)에 대비한 약제이고, 순기산(順氣散)154)과 도수환(導水丸)이 창만에 대비한 약입니다.

도수환에 관한 두 번째 기록은 유이태가 어의로 활동을 하고 있던 기간인 1714년 숙종 40년 2월 22일 『승정원일기』에 기록되어 있다. 내의원에서 임금에게 탕제와 금궤신기환(金匱腎氣丸)155)을 복용을 중지하고 도수환을 하루에 세 번 복용하도록 지어 올리겠다는 약방의 두 번째 계를 올린다. 이 때 약방에서 "도수환에 욱리인(郁李仁)156) 두 냥을 첨가하여 옛 처방(古方)에 따라 매일 세 번 복용하면 대소변을 잘 볼 수 있는 약."이라고 임금에게 아

---

150) 단계심법(丹溪心法) : 5권. 원나라 주진형이 짓고 명나라 정충(程充)이 고쳤다. 1481년 간행. 이 책은 주진형이 손수 꾸며 낸 것이 아니고 그의 제자들이 그의 학술 경험과 평소에 지은 것을 근거로 하여 엮었다. 책의 첫째 권에는 십이경현증(十二經見證) 등 6편의 의학 이론이 있고 전서에 각과의 병증 100편을 각각 나누어서 벌리어 놓았는데 내과 잡병을 위주로 하고 아울러 그 밖의 각과를 다루었다. 병증을 논술함에 있어서 먼저 주진형의 원론을 인용하고 나서 나중에 주진형의 제자인 대원례(戴元禮)의 변증 등 방면에 관계가 있는 논술을 적어 놓았다. 치료와 방제 소개하였다. 각 병증의 부록 부분은 병의 이름에 대하여 풀이하고 병의 원인·증상·치료 등의 방면을 깊이 있게 분석하였다. 전서는 주진형의 '양(陽)은 늘 남아돌고 음(陰)은 노상 모자란다.'는 학설 및 기(氣)·혈·담(痰)·울병(鬱病) 등의 치료 견해와 풍부한 경험을 집중적이고도 전면적으로 반영하였는데, 이것은 몇몇 내과 잡병과 주진형 학설 연구에 중요한 책이다. 『한의학대사전』.
151) 인동환(忍冬丸). 인동등(忍冬藤 : 뿌리·줄기·꽃·잎을 다 쓰는데 술에 담갔다가 덖아서 햇빛에 말린다) 적량, 감초 약간. [《동의보감》] 소갈 때 옹저(癰疽)가 생긴 데나 생기지 않게 하는 데 쓴다. 위의 약을 가루 내어 인동등을 넣고 빚은 술을 넣어서 쑨 밀가루 풀에 반죽하여 0.3g 되게 환약을 만든다. 한 번에 100환씩 술이나 미음으로 먹는다. 『한의학대사전』.
152) 황기육일탕(黃耆六一湯). 황기(꿀을 발라 덖은 것) 24g, 자감초(炙甘草) 4g. [『동의보감』] 기허(氣虛)로 팔다리가 노곤하고 가슴이 두근거리며 입맛이 없고 갈증이 나는 데와 옹저(癰疽)가 터진 뒤에 잘 이물지 않고 번갈증이 나는 데 쓴다. 위의 약을 거칠게 가루 내어 한 번에 12g씩 생강(生薑) 3쪽, 대조(大棗) 2알과 함께 물에 달여 먹는다. 『한의학대사전』.
153) 옹저(癰疽) : 옹(癰)과 저(疽)를 한데 아울러서 일컬음. 큰 종기(腫氣)를 통틀어 이르는 말.
154) 순기산(順氣散) : 후박(厚朴 : 법제한 것) 10g, 대황(大黃) 8g, 지실(枳實) 4g. [『동의보감』] 중소(中消) 때 음식을 많이 먹고 소변을 많이 누며 소변 빛이 벌건 데 쓴다. 위의 약을 1첩으로 하여 물에 달여서 먹는다. 이 약을 먹으면 설사를 하는 데 설사를 많이 하는 것은 좋지 않다. 『한의학대사전』.
155) 금궤신기환(金匱腎氣丸) : 수종(水腫)의 증세와 신장염을 치료하는 처방.
156) 비경(脾經)·대장경(大腸經)·소장경(小腸經)에 작용한다. 대소변이 잘 나오게 하고 기를 내린다. 노인·허약자·산모의 변비, 부종, 배뇨 장애 등에 쓴다. 하루 4-12g을 탕제·환제 형태로 만들어 먹는다. 『한의학대사전』.

된다. 그리고 약방에서 이 약을 추천하였더니 임금은 "알고 있다."라고 하였다. 이때 임금은 도수환을 복용하지 않은 것으로 보인다.

> 『승정원일기』 숙종 40년(1714년) 2월 22일.
> ○ 藥房再啓曰, 臣等入診退出後, 與儒川君㴐, 奉事黃處信, 司勇李公胤·鄭昌柱, 及諸醫等, 反復商議, 則皆以爲, 聖候浮氣有加, 至及腹部, 此由於濕熱壅滯, 便道不順之致, 導水丸, 加郁李仁二兩, 依古方, 日三進服, 湯劑及金匱腎氣丸, 姑爲停進, 以專通利之力, 宜當云, 此藥劑入之意, 敢啓。答曰, 知道。

> 약방에서 다시 아뢰었다. 신(臣) 등이 입시하여 진맥하고 물러난 후 유천군 이정, 봉사 황처신, 사용 이공윤, 정창주 등 여러 어의들이 반복 상의하니 모두 인정하기를 임금의 환후의 부기가 더해지고 복부까지 이르면서 이것 역시 습열이 막히고 체하고 배변이 순리롭지 않기 때문이다. 도수환에 욱리인(郁李仁) 두 냥을 첨가하여 옛 처방(古方)에 따라 매일 세 번 복용하고 탕제와 금궤신기환(金匱腎氣丸) 복용을 중지하니 대소변이 잘 통하는 것이라고 전해지고 마땅히 이 약이 마음에 든다고 감히 말하더니 임금은 "알고 있다."고 답했다.

도수환에 관한 세 번째 기록은 『승정원일기』 1714년 숙종 40년 2월 23일에 보인다. 약방에서 "부기가 증가하고 수라(水剌)[157]를 적게 먹으니 도수환을 올리는 것을 중지하고 시령탕[158]을 올리겠다."고 말하니 임금은 "알았다."라고 말하였다. 이때에는 임금이 도수환을 복용하지 않은 것으로 보인다.

> 『승정원일기』 숙종 40년(1714년) 2월 23일.
> ○ 藥房啓曰, (중략) 再啓曰, 臣等入診退出後, 與儒川君㴐, 奉事黃處信, 副司勇李公胤·鄭昌柱, 及諸醫, 反復商議, 則皆以爲, 聖候浮氣有加, 而水剌又減, 導水丸, 今姑停進, 柴苓湯本方, 去桂心, 加麥門冬·山梔炒·知母各一錢, 連進三貼, 以爲淸熱利水之地, 宜當云, 此藥煎入之意, 敢啓。傳曰, 知道。

---

157) 임금에게 올리는 밥을 궁중(宮中)에서 이르던 말.
158) 시령탕 : 상한열병으로 열이 나고 설사하는 것을 치료한다. 시호 1.6돈, 택사 1.3돈, 백출·저령·적복령 각 7.5푼, 반하 7푼, 황금·인삼·감초 각 6푼, 계심 3푼. 이 약들을 썰어 1첩으로 하여 생강 3쪽을 넣어 물에 달여 따뜻할 때 먹는다. 『단계심법』.
柴苓湯 治傷 寒熱病, 發熱泄瀉, 柴胡 一錢六分, 澤瀉一錢三分, 白朮, 猪苓, 赤茯苓各七分半, 半夏七分, 黃芩, 人蔘, 甘草各六分, 桂心三分. 右剉, 作一貼, 入薑三片, 水煎溫服, 『단계심법』.

藥房에서 아뢰어 말하기를, (중략), 거듭 아뢰어 말하기를, "신(臣) 등이 입진(入診)하고 물러난 후 유천군 이정, 봉사 황처신, 부사용 이공윤, 정창주 및 여러 의원이 더불어 반복하여 의론하니 모두가 "성후의 부기가 더함이 있고 수라[159] 또한 감소하였으니 도수환은 이제 잠시 올리는 것을 정지하고 시령탕 본방에서 계심(桂心)을 빼고 맥문동 산치초 지모 각 1전을 더하여 연이어 3첩을 올리어 열을 맑게 하고 소변을 잘 나오게 함이 마땅하다"고 하므로 이 약을 달여 들이도록 하겠다는 뜻을 감히 아룁니다."라고 하니 전하기를 "알았다."고 하였다.

도수환에 관한 네 번째 기록은 첫 번째 기록의 약 3개월이 지난 후『조선왕조실록』1714년 숙종 40년 5월 3일에 보인다. 여러 어의들은 임금의 환후에 대한 처방을 내는 것을 결정하지 못하고 임금 앞에서 다투며 다양한 의견을 제시하였다. 이때 유천군 이정이 홀로 "도수환을 진복해야 한다."라고 말하니 임금은 "오늘부터 도수환을 올리라고 명하였다."라고 기록하고 있다. 40년 5월 3일부터 임금은 도수환을 복용한 것으로 보인다.

『숙종실록』 40년(1714년) 5월 3일.
上候有加, 藥房入診。儒川君淐, 獨主導水丸進服之議, 在外力爭於提調, 至上前又爭之, 諸醫 等, 始皆言試用無妨, 自今日命進導水丸.

임금의 환후가 더하여 약방에서 입진하였다. 유천군(儒川君) 이정(李淐)이 홀로 도수환(導水丸)을 진복(進服)해야 한다는 의논을 주장하여 밖에서 제조(提調)와 힘써 다투고, 임금 앞에 나와서도 또 다투었다. 여러 御醫들이 비로소 모두 시험 삼아 복용해도 무방(無妨)하다고 하니 오늘부터 도수환을 올리라고 명하였다."

다섯 번째는『숙종실록』과 같은 날짜인『승정원일기』숙종 40년 5월 3일에 도수환에 대한 기록이 보인다. 내의원에서 "사화청폐탕[160] 3첩을 더 지어서 드리겠으며 추가로 도수환까지 지어서 드리겠다."라는 두 번째 계가 있었다. 이때 임금은 "알았다."라고 말하였다.

---

159) 수라(水剌) : 임금에게 올리는 밥.
160) 사화청폐탕(瀉火淸肺湯) : 황금(黃芩) 4g, 치자(梔子)・지실(枳實)・상백피(桑白皮)・진피(陳皮)・행인(杏仁)・적복령(赤茯苓)・자소자(紫蘇子)・맥문동(麥門冬)・천패모(川貝母) 각 3.2g, 침향(沈香: 물을 부어가며 갈아서 즙을 낸 것)・주사(朱砂: 수비(水飛)한 것) 각 2g, 『동의보감』 화천(火喘)으로 가슴이 답답하고 숨이 차며 누렇고 걸쭉한 가래가 많이 나오는 데 쓴다. 위의 약을 1첩으로 하여 물에 달인 다음 여기에 침향즙・주사(朱砂)가루・죽력(竹瀝)을 타서 먹는다.『한의학대사전』.

『승정원일기』숙종 40년(1714년) 5월 3일.
再啓曰, 臣等入診退出後, 與未入侍儒醫及諸御醫, 通同商議, 則皆以爲瀉火淸肺湯, 初不但爲咳嗽而已, 今則漸有膈氣, 浮氣亦滋, 加進三貼, 宜當云。煎入之藥, 卽爲進御, 明日以後, 連爲煎入, 而導水丸具服法劑入之意, 敢啓。答曰, 知道。

거듭 아뢰어 말하기를, "신 등이 입진하고 물러난 후 입시(入侍)하지 못한 유의(儒醫) 및 여러 어의(御醫)와 더불어 공통으로 함께 의론하니 모두 "사화청폐탕은 처음부터 단지 해수(咳嗽)만을 위한 것이 아니었다. 이제 점점 격기(膈氣 : 열격(熱膈)으로 가슴이 막히는 기운)가 있고 부기(浮氣) 또한 늘어났으니 3첩을 더 올리는 것이 마땅하다."고 하므로 달여 들이게 한 약을 즉시 올리고 내일 이후로는 연이어 달여 들이게 하고 도수환은 복용법을 갖추어 조제하여 들이게 하겠다는 뜻을 감히 아룁니다. 하니 답하기를 "알았다."고 하였다.

임금은 숙종 40년 5월 3일 이후부터 5월 5일, 11일, 12일, 14일, 18일 6월 7일 계속하여 도수환을 복용하였다. 그러나『숙종실록』과『승정원일기』에는 어느 어의가 도수환 처방을 제시하였는지 그 기록은 보이지 않는다.

그러면 누가 도수환 처방을 제시하였을까? 도수환이 기록된 문헌을 찾기 위하여『조선왕조실록』,『승정원일기』그리고 개인의 문집 등을 조사하였다.

먼저 왕실기록에서 살펴보기로 한다. 이미 앞에서 언급했듯이『승정원일기』1710년 2월 22일과 23일에 도수환에 대한 기록이 보이고『숙종실록』5월 3일에도 도수환에 대한 기록이 보인다. 5월 3일에 유천군 이정이 임금에게 도수환을 진복해야 한다고 주청한 것으로 기록하고 있다.

숙종실록 숙종 40년(1714년) 5월 3일.
癸卯/上候有加, 藥房入診。儒川君 溰, 獨主導水丸進服之議, 在外力爭於提調, 至上前又爭之, 諸醫等, 始皆言試用無妨, 自今日命進導水丸。

임금의 환후가 더하여 약방에서 입진하였다. 유천군(儒川君) 이정(李溰)이 홀로 도수환(導水丸)을 진복(進服)해야 한다는 의견을 주장하여 밖에서 제조(提調)와 힘써 다투고, 임금 앞에 나와서도 또 다투었다. 여러 어의(御醫)들이 비로소 모두 시험 삼아 복용해도 무방(無妨)하다고 하니 오늘부터 도수환을 올리라고 명하였다.

그러면『숙종실록』보다 상세하게 기록하고 있는『승정원일기』의 같은 날자 5월 3일에는 도수환에 대한 이야기를 어떻게 이야기하고 있는지 살펴보자. 유천군 이정이 도수환 진복을 주장하는 것으로 상세히 기록하고 있을 것으로 추측했으나『승정원일기』에 유천군 이정이 도수환 진복 주장에 관하여 기록된 내용이 없었다.

앞에서 언급했듯이『승정원일기』숙종 40년 5월 3일에는 "유의와 여러 어의들이 함께 의논하여 도수환의 복용법을 갖추어 조제하여 들이게 하겠다."라고 기록되어 있다.

『승정원일기』숙종 40년(1714년) 5월 3일.
再啓曰, 臣等入診退出後, 與未入侍儒醫及諸御醫, 通同商議, 則皆以爲瀉火淸肺湯, 初不但爲咳嗽而已, 今則漸有膈氣, 浮氣亦滋, 加進三貼, 宜當云. 煎入之藥, 卽爲進御, 明日以後, 連爲煎入, 而導水丸具服法劑入之意, 敢啓. 答曰, 知道.

거듭 아뢰어 말하기를, "신 등이 입진하고 물러난 후 입시(入侍)하지 못한 유의(儒醫) 및 여러 어의(御醫)와 더불어 공통으로 함께 의론하니 모두 "사화청폐탕은 처음부터 단지 해수(咳嗽)만을 위한 것이 아니었다. 이제 점점 격기(膈氣 : 열격(熱膈)으로 가슴이 막히는 기운)가 있고 부기(浮氣) 또한 늘어났으니 3첩을 더 올리는 것이 마땅하다."고 하므로 달여 들이게 한 약을 즉시 올리고 내일 이후로는 연이어 달여 들이게 하고 도수환은 복용법을 갖추어 조제하여 들이게 하겠다는 뜻을 감히 아룁니다."하니 답하기를 "알았다."고 하였다.

도수환이 언급된 개인의 문집을 살펴보자. 그 문집들은 유이태의『유이태유고』, 이이명(李頤命)의『소재집(疎齋集)』, 서종태의『만정당집(晩靜堂集)』, 조문명(趙文命)의『학암집(鶴巖集)』등이 있다. 그러면 이들 문집에서는 도수환이 어떤 내용으로 언급되어 있는지 살펴보기로 한다.

『유이태유고』에 수록된 정중원, 권희, 홍취심, 권재중, 이세일 다섯 명의 글에서는 모두 "유이태가 도수환을 처방하였다."라고 말하고 있다.

정중원이 쓴 글에는 "유이태에게 도수환 제조를 의뢰하여 시험을 하였다."라고 기록되어 있다.

奇方導水丸　　　(이때 유이태는) 도수환(導水丸)이라는 기이한 처방을 내놓아
見露穎囊錐　　　낭중(囊中 : 주머니 속)의 송곳처럼 재능을 드러내 보였다.

	(중략)
仰試賴公子	이윽고 공자(유이태)에게 (도수환 제조를) 의뢰하여 시험하였는데
和氣面彩眉	(도수환을 복용하니) 화기(和氣)가 임금의 얼굴과 눈썹에 돌아왔다. 《참봉 정중원》

권희, 홍취심, 권재중, 이세일들이 말한 내용들은 이미 앞의 p.94-95에서 기술하였으니 참고하길 바란다.

그러면 이이명의 『소재집』, 서종태161)의 『만정당집』, 조문명162)의 『학암집』에는 도수환에 대해 어떻게 말하고 있는지를 살펴보기로 한다.

이이명이 『소재집』에 밝힌 도수환에 대한 글을 보기로 하자. 이이명은 "숙종의 환후가 1709년 증세와 같은 부종이 발등에서 전신으로 퍼졌다."라고 말하고 있다. "여러 어의들이 탕약과 환약을 지어 올렸으나 효험이 없었으나 유천군 이정이 도수환을 올려 여러 증상이 나았다."라고 말하였다.

癸巳冬。聖候違豫。結核成癰。寒熱困惱。一如己丑舊證。又自其十二月。腫起於跗。以及遍體。於是藥院諸臣。率醫官入直禁中。多進湯丸。百無一驗。最後宗室儒川君㳞。請進導水丸下利。而諸證俱平。『疎齋集』李頤命

계사년(1713) 겨울 성상(임금)의 체후(體候)163)가 편하지 않아 결핵이 종기가 되고 한기와 열기로 괴로워하심이 기축년(己丑年, 1709)의 옛 증세와 동일하였다. 또 그 해 12월부터는 부종(浮腫)이 발등에서 시작하여 전신에 퍼졌다. 이에 약원(藥院)의 여러 신하들이 의관(醫官)을 인솔하고 궐내에 들어가 숙직하면서 탕약과 환약을 다양하게 올렸으나 백에 하나도 효험이 없었다. 마지막으로 종실인 유천군 정이 도수환을 올려 하리(下利)할 것을 청했는데 이에 여러 증상이 모두 나았다.

서종태의 『만정당집』에는 "숙종이 부기(浮氣)164)와 창증(脹症)165)으로 오

---

161) 서종태(徐宗泰, 1652-1719). 자 노망, 호 만정・서곡・송애, 본관 대구. 시호 문효(文孝). 조선 후기의 학자. 승지・대제학・대사헌・이조판서・우의정・좌의정・영의정・행판중추부사. 저서 「만정당집」. 시호 문효(文孝).
162) 조문명(趙文命, 1680-1732). 자 숙장 호 학암, 본관 풍양, 시호 문충(文忠), 조선 후기의 문신. 이조판서・우의정・좌의정. 『학암집』 4책.
163) 체후(體候) : 남의 안부를 물을 때 그 사람의 기거(起居)나 건강 상태를 높여 이르는 말.
164) 부증으로 부어 오른 상태를 말한다.
165) 배가 부어오른 증세를 말한다.

랫동안 편치 않았는데 의술에 정통한 유천군 이정이 도수환을 사용하기를 청하여 도수환을 복용하니 임금의 환후가 평온해졌다."라고 말하고 있다.

> 上候違豫日久。浮脹甚苦。諸藥物未奏效。時儒川君㴰用曉解醫術。久侍疾。獨持主見。請用導水丸。羣議以爲難。上特參量有敎。連進後浮氣頓減。疾候遂平。藥院都提調李判府事 頤命 有志喜詩。諸公皆和之。余亦謹次。『晩靜堂集』≪서종태(徐宗泰)≫

주상(主上, 임금)의 체후가 편치 않은 지 오래 되고 부기(浮氣)와 창증(脹症)이 심히 고통스러운데도 여러 약물이 효험을 보지 못했다. 당시 유천군 정이 의술에 정통하여 오랫동안 시질(侍疾)166)하였는데 홀로 주장하여 도수환을 쓰기를 청하였다. 온갖 의견들이 곤란하다고 하였으나 임금께서 특별히 참작하여 하교(下敎)하니, 이에 연이어 올린 후 부기가 문득 감소하고 환후가 마침내 평온해졌다. 약원의 도제조 판부사 이이명이 지희시(기쁨을 적은 시)를 지었는데 諸公이 모두 이에 화답하였고 나도 또한 삼가 차운한다.

조문명의『학암집』에는 "숙종이 오랫동안 아팠을 때 이정이 도수환 쓰기를 청하여 환후가 마침내 평온해졌다."라고 말하고 있다.

> 上候違豫日久。儒川君 㴰 請用導水丸。疾候遂平。藥院都提調李相頤命 有志喜詩。諸公皆和之。余亦謹次呈儒川君『鶴巖集』≪趙文命≫

임금의 체후가 편치 않은지 오래 되었는데 유천군 정이 도수환을 쓰기를 청하여 환후가 마침내 평온해졌다. 약원(藥院)의 도제조(都提調) 영상(領相) 이이명(李頤命)이 지희시(志喜詩)를 지었으니 재공(諸公)이 모두 이에 화답하였고 나도 또한 삼가 차운하여 유천군에게 준다.

앞에서 언급한 이이명, 서종태, 조문명의『문집』들에는 도수환을 쓰기를 주청한 사람이 유천군 이정이라고 말하였다.
그러나『유이태유고』에 수록된 정중원의 글에서는 "유이태가 도수환이라는 기이한 처방을 내놓았다."라고 구체적으로 말하고 있다. 또한, 정중원은 "여러 어의들이 주저하며 결정하지 못하고 있을 때 유이태에게 도수환 제조를 의뢰하여 시험을 하였는데 도수환을 복용한 임금의 얼굴에 화기가 돌

---

166) 병을 치료하다.

아왔다고 하였다."라고 소상하게 말하고 있다.

奇方導水丸	(이때 유이태는) 도수환(導水丸)이라는 기이한 처방을 내놓아
見露穎囊錐	낭중(囊中 : 주머니 속)의 송곳처럼 재능을 드러내 보였다.
婥睨諸老醫	그러나 여러 노의(老醫)들이 주저하며 결정하지 못하고
疑貳久相持	오래도록 의견이 일치되지 못하였다.
仰試賴公子	이윽고 공자(유이태)에게 (도수환 제조를) 의뢰하여 시험하였는데
和氣面彩眉	(도수환을 복용하니) 화기(和氣)가 임금의 얼굴과 눈썹에 돌아왔다. ≪참봉 정중원≫

『승정원일기』 5월 3일에는 어떻게 이야기하고 있는지를 읽어보자. "입시하지 못한 유의들과 여러 어의들이 함께 모여서 임금의 환후인 격기와 부기에 사화청폐탕을 올리고 도수환의 복용법을 갖추어 조제하여 올리겠다."라고 의논하였다.

> 『승정원일기』 숙종 40년(1714년) 5월 3일.
> 거듭 아뢰어 말하기를, "신 등이 입진하고 물러난 후 입시(入侍)하지 못한 유의(儒醫) 및 여러 어의(御醫)와 더불어 공통으로 함께 의론하니 모두 "사화청폐탕은 처음부터 단지 해수(咳嗽)만을 위한 것이 아니었다. 이제 점점 격기(膈氣 : 열격(熱膈)으로 가슴이 막히는 기운)가 있고 부기(浮氣) 또한 늘어났으니 3첩을 더 올리는 것이 마땅하다."고 하므로 달여 들이게 한 약을 즉시 올리고 내일 이후로는 연이어 달여 들이게 하고 도수환은 복용법을 갖추어 조제하여 들이게 하겠다는 뜻을 감히 아룁니다."하니 답하기를 "알았다."고 하였다.

도수환을 진복하자고 주장한 사람은 유천군 이정이다. 그러나 누가 도수환을 처방을 제시하였을까 궁금하다. 『숙종실록』과 『승정원일기』에서 도수환 처방된 경위를 검토하여 보자.

도수환과 다른 내용이지만 같은 날짜에 유이태가 의약에 동참하라는 조정의 명을 받고 한양을 갈 때 병을 핑계로 집으로 돌아갔다고 생각하는 조정의 관리들이 말한 내용들을 기록한 『숙종실록』과 『승정원일기』에서 어떻게 이야기하고 있는지를 비교하여 보자. 유이태가 대궐에 늦게 도착한 당시의 상황 자체가 나라에서는 매우 중대하였던 것으로 보인다.

『숙종실록』에는 "내의원에서 유이태를 한양에 빨리 도착하라고 재촉하였다. 전주에 도착한 유이태가 병을 핑계로 산음 집으로 돌아갔으니 관찰사는 그를 체포하여 엄중히 조사해라. 그런데 관찰사 유봉휘는 유이태를 재촉해 한양으로 올려 보냈어야 했음에도 불구하고 내의원에 탈보(頉報)만 하고 그가 곧바로 집으로 돌아가도록 맡겨두었으니 이것을 조사하여 문책하라."라고 기록하고 있다.

『승정원일기』는 『숙종실록』보다는 내용이 훨씬 구체적이다. 『승정원일기』에는 "내의원에서 영남의 의인 유이태를 의약에 동참하도록 올라오게 하였다. 그러나 유이태가 전주에 이르러 병을 핑계로 올라오지 않자 내의원에서 여러 차례 재촉하였지만 보통의 예와 비교하여 보면 대략 마음이 움직이지 않을 듯하다. 병이 있더라도 조금씩 한양으로 나아왔어야 할 것인데 중도에 이르렀다가 집으로 돌아갔다. 임금의 건강이 한 달이 넘도록 편치 않음에 신하와 백성들이 근심하고 허둥거리는 이 때에 그가 비록 먼 시골의 아는 것이 없는 사람일지라도 임금을 조금이나마 공경하고 두려워하는 마음이 있었을 것인데 거만하게도 편안함을 도모함이 어찌 이와 같겠는가? 사태의 애통하고 놀라움이 이처럼 심한 것이 없다. 왕법(王法)으로 논하면 법률에 합치하니 유이태를 해당 관청으로 하여 잡아다가 엄중히 추궁하고 조사하여 처리해라. 유이태가 병을 핑계를 대고 누워 일어나지 않았으면 관찰사도 응당 재촉하여 한양으로 올려 보냈어야 함에도 단지 내국에 책임 면제를 보고하고 시일을 끌며 그 게으름을 피우도록 그냥 두다가 끝내 그의 집으로 돌아가는 경우에 이르렀으니 사리와 도리가 이와 같음을 용납할 수 없다. 유이태를 꾸중하는 방법이 없으니 청컨대 전라감사를 엄히 문책하라."로 기록되어 있다. 두 기록을 <표>로 비교하여 보았다.

문헌		
일자	숙종 39년 12월 16일	숙종 39년 12월 16일
내용	사헌부에서 논핵하기를 "영남의 의인 유이태는 내국에서 재촉하여 전주에 이르렀는데 병을 핑계대어 나아가지 않다가 끝내는 집으로 돌아가 거드름을 피우면서 편하기를 도모했으니 중전(重典:엄중한 벌)에 처해야 마땅합니다. 청컨대 나문(拿問:죄인을 잡아다가 심문하는 것)하여 엄중히 조사하여 처리하소서. 도신(道臣:관찰사)은 마땅히 재촉해 올려보냈어야 하는데도 내국(內局:내의원)에 탈보(頉報:잘못의 원인이 특별한 사정이나 사고에 있음을 말하여 상관에게 책임의 면제를 청함)하고는 그가 곧바로 돌아가도록 맡겨두었으니 청컨대 종중추고(從重推考:벼슬아치의 죄과를 무겁고 가벼움에 따라 엄중하게 캐물어서 밝힘)하소서." 하니 그대로 따랐다.	"신계(新啓:죄상을 임금에게 아뢰는 문서)하였다. 내의원이 지난번 영남의 의인 유이태를 의약에 동참하는 것으로 그를 올라오게 하였습니다. 그러나 유이태가 출발하여 전주에 이르러 병을 핑계로 올라오지 않자 내의원에서 여러 차례 재촉하였지만 보통의 예와 비교하면 보면 대략 마음이 움직이지 않을 듯합니다. 설령 병이 있더라도 응당 조금씩 나아왔어야 할 것인데 중도에 이르렀다가 끝내 집으로 돌아갔습니다. 이제 임금의 상태가 한 달이 넘도록 편치 않으심에 신하와 백성들이 근심하고 허둥거리는 때에 그가 비록 먼 시골의 아는 것이 없는 사람일지라도 실로 조금은 공경하고 두려워하는 마음이 있었을 것이니 거만하게 편안함을 도모함이 어찌 이와 같겠습니까? 사태의 애통하고 놀라움이 이처럼 심함이 없습니다. 국법으로 논하면 법률에 합치하니 청컨대 유이태를 해당 관청으로 하여 잡아다가 엄핵(嚴覈:엄중히 추궁하고 조사)하여 처리하십시오. 유이태가 올라오다 전주감영에 이르러 병이 있다고 핑계를 대고 누워 일어나지 않았으면 관찰사가 응당 재촉하여 올려 보냈어야 함에도 단지 그 정상에 의거하여 내국에 탈면(頉免:책임 면제)을 보고하고 시일을 끌며 그 게으름을 멋대로 하다가 끝내 속히 그 집으로 돌아가는 지경에 이르렀으니 사체(事體:사리와 체면)와 도리가 어찌 이와 같음을 용납하겠습니까? 경책(警責:정신 차리도록 꾸짖음)하는 방법이 없을 수 없으니 청컨대 당해 전라감사를 중히 추고하십시오."
의원	유이태	유이태
독촉	내국(內局:내의원)	내국(內局:내의원)
핑계	병	병
장소	전주	전주
처벌	전라관찰사	전라관찰사

유천군 이정이 도수환을 진복해야 한다고 주장하는 날짜인 숙종 40년 5월 3일의 『숙종실록』과 『승정원일기』를 같이 비교하여보자. 『숙종실록』에는 유천군 이정이 도수환의 진복을 주장했다. 그러나 보다 상세히 기록되어 있어야 할 『승정원일기』에는 유천군이 진복을 주장했다는 기록이 없다.

"유의와 여러 어의들이 함께 공통으로 논의하였고 도수환 복용법을 갖추어 제조하여 들이겠다."라고 말하니 "임금은 알았다."라고 말하였다. 『숙종실록』과 『승정원일기』 숙종 40년 5월 3일의 기록을 <표>로 비교하여 보았다.

문헌		
일자	숙종 40년 5월 3일	숙종 40년 5월 3일
내용	임금의 환후가 더하여 약방에서 입진하였다. 유천군 이정(李瀞)이 홀로 도수환을 진복해야 한다는 의논을 주장하여 밖에서 제조(提調)와 힘써 다투고, 임금 앞에 나와서도 또 다투었다. 여러 御醫들이 비로소 모두 시험 삼아 복용해도 무방하다고 하니 오늘부터 도수환을 올리라고 명하였다."	거듭 아뢰어 말하기를, "신 등이 입진하고 물러난 후 입시하지 못한 유의 및 여러 어의와 더불어 공통으로 함께 의론하니 모두 "사화청폐탕은 처음부터 단지 해수(咳嗽)만을 위한 것이 아니었다. 이제 점점 격기(膈氣: 열격(熱膈)으로 가슴이 막히는 기운)가 있고 부기(浮氣) 또한 늘어났으니 3첩을 더 올리는 것이 마땅하다."고 하므로 달여 들이게 한 약을 즉시 올리고 내일 이후로는 연이어 달여 들이게 하고 도수환은 복용법을 갖추어 조제하여 들이게 하겠다는 뜻을 감히 아룁니다. 하니 답하기를 "알았다."고 하였다.
진복	유천군 이정 진복 주장	유의 및 여러 어의

『숙종실록』 숙종 40년 6월 9일에는 숙종이 유천군 이정에게 병을 고친 노고를 칭찬하는 어제시(御製詩)[167]와 초구(貂裘)[168] 1장을 내렸다고 기록하고 있다.

『승정원일기』 숙종 40년 6월 9일에 임금이 유천군 이정에게 어제시를 내린 기록이 있는지를 조사하였다. 그러나 『승정원일기』 숙종 40년 40년 6월 9일에는 어제시를 내린 기록이 보이지 않았다. 40년 6월 9일의 『숙종실록』과 『승정원일기』를 <표>로 비교하여 보았다.

---

167) 임금이 직접 지은 시.
168) 초구(貂裘) : 담비의 모피로 만든 갖옷.

문헌	숙종실록	승정원일기
일자	숙종 40년 6월 9일	숙종 40년 6월 9일
내용	임금이 유천군 이정(李瀅)에게 어제시(御製詩)를 내리고 또 초구(貂裘)169) 1령(領)을 내렸다. 그 시(詩)에 이르기를, "약을 맛보는 정성을 쌓았고 황제(皇帝)와 기백(岐伯)의 술업에 본래 정통하였네. 소통케 한 처방 홀로 신묘하니, 허실을 분변하여 어찌 밝히랴? 여덟 달을 온갖 방술로 다스렸지만 한 가지 환약으로 빠른 효험 얻었네. 지극한 그 공로 내 마음에 새겨 두니 이를 내려 종친에게 은총을 표하노라." 하였다. 이에 금중(禁中)의 여러 신하들이 다투어 그 시(詩)에 화답하여 한 권축(卷軸)을 이루니, 사람들이 모두 이를 정(瀅)의 영광으로 여겼다.	1740년 숙종 환후에 어제시(御製詩)에 관한 글이 승정원일기에 기록되어 있지 않다.

『숙종실록』보다 자세히 기록되어야 할 『승정원일기』에 도수환을 진복 권유에 대한 내용들과 어제시를 내린 당시 상황이 기록되어 있지 않다.

그렇다면 유천군 이정이 임금에게 도수환 처방을 제시했을까? 아니면 어느 어의가 도수환 처방을 제시하였을까?

필자는 도수환 처방을 제시한 어의를 유이태로 추정하여 보았다. 첫 번째 이유는 참봉 정중원이 유이태가 도수환을 처방하였다고 밝혔기 때문이다.

두 번째 이유는 조직 내의 소통 문제이다. 내의원에 근무한지 얼마 되지 않은 어의 유이태가 임금과 대신들 그리고 여러 어의들 앞에 나서서 자신이 직접 도수환을 처방하자고 주장하기가 어려웠을 것으로 추정된다.

이에 유이태는 자신이 직접 임금 앞에서 도수환 복용을 주장하기 보다는 의학에 식견을 가진 왕실의 종친인 유천군 이정이 말하는 것이 더욱 바람직한 것이라 생각하였을 것으로 보인다. 그래서 유이태는 왕실의 종친인 유천군 이정에게 도수환 처방을 제안하였다. 유천군 이정은 오랜 임상 경험을 가진 유이태의 의견을 받아들여 도수환 복용을 숙종에게 강력하게 주청한 것으로 추정하여 본다.

---

169) 담비의 모피(毛皮)로 만든 갖옷.

세 번째는 유이태는 특정 인물들만 치료하는 의원이 아니고 오랫동안 불특정 다수의 수많은 사람들을 치료한 많은 데이터베이스를 가진 임상의(臨床醫)이었기 때문이다. 『숙종실록』과 『유이태유고』의 기록에 따르면 여러 어의들이 임금의 부기(浮氣)를 처방 내는 것을 결정 못하고 다투었다. 그러나 유이태는 도수환이 임금의 부기를 빼는 처방임을 확신하고 있으며 과거에 도수환으로 부기를 뺀 충분한 경험이 있었던 것으로 보인다.

　마지막으로 자신이 제안을 하여도 그 공(功)을 다른 사람에게 돌리는 유이태의 성격으로 보았다. 유이태는 사람들 앞에 나서서 자신이 이룬 공(功)을 스스로 자랑하지 않는 겸손한 성격의 소유자이다. 그렇다면 왜 유이태가 임금과 약방 도제조를 비롯한 관원들 그리고 여러 어의들 앞에 나서서 도수환 처방을 주장하지 아니했을까 궁금하다. 이러한 궁금증을 알기 위해서는 유이태의 사우들이 말하는 유이태의 성품이 어떤가를 알아야 할 것이다.

　참봉 정중원은 "유이태는 공(功)이 있어도 사람들 앞에 나서서 먼저 스스로 말하지 아니하였으며 충성을 다하여도 겸연쩍어 하는 성품이다."라고 말하였다. 유이태는 도수환 처방을 유천군 이정에게 제시하였지만 "제가 도수환을 처방하였다."라고 여러 대신들과 어의들 앞에 나서서 자랑하지 않았으며 그 공로(功勞)를 다른 의관들에게 돌렸음을 짐작할 수 있다.

| 有功不自言 | 공이 있어도 스스로 말하지 아니하였으니 |
| 輸忠何忸怩 | 충성을 다하고 어찌 겸연쩍어 하는가. ≪참봉 정중원≫ |

3) 나라에서 관직을 제수(除授)하고 상(賞)을 내리다

1713년(계사년)에 숙종의 환후가 발생했을 때 내의원 의관을 제외한 외방의(外方醫)는 유천군 이정, 종묘서 봉사 황처신, 재야의 의원 정창주와 영남의 의인(醫人) 유이태 등 4명이었다.

임금은 항상 자신의 병을 고친 대신들과 어의들에게 노고를 칭찬하며 상을 내렸다. 1714년 06월 24일자『승정원일기』의 비망기 기록에 따르면 숙종은 자신의 병을 고치는 의약에 동참한 대신들과 관료들 그리고 내의원 의관들에게 노고를 칭찬하면서 상을 내렸다고 기록하고 있다.

도제조 이이명에게는 내사복시170)에서 관리하고 있는 말안장이 갖추어진 말 1필 그리고 아들·사위·동생과 조카 중 1명에게는 실직(實職)171)을 제수하며 표범가죽 2장을 하사(下賜)하였다. 제조 조태구에게 품계를 내렸고 어른 말 1필과 표범가죽 1장을 하사하였다. 부제조 도승지 이만성과 유천군 이정에게는 품계를 내리고 어른 말 1필과 표범가죽 1장을 하사하였다. 기사관과 가주서에게는 품계와 활을 하사하였다. 그리고 여러 어의들에게 말 1필을 상으로 내렸다. 이때 현제강, 이득영, 유이태, 변삼빈, 김수규, 백홍전, 정문익, 이장백, 정지현에게도 각각 어린 말 1필을 하사하였다.

『승정원일기』숙종 40년(1714년) 6월 24일.
備忘記, 今番未寧時, 藥房都提調判府事李頤命, 內廐馬鞍具一匹. 子壻弟姪中一人除職, 豹皮二令. 提調趙泰耉加資, 熟馬一匹·豹皮一令. 副提調都承旨李晩成, 缺濡川君瀞, 加資, 熟馬一匹·豹皮一令. 記事官黃奎河, 假注書權益淳, 竝六品遷轉. 玄悌綱·李得英·劉以泰·李震成·卞三彬·金壽奎·白興詮·鄭文益·李長白·鄭趾顯, 各兒馬一匹.

제조 이이명에게는 내사복시의 안구172)가 딸린 말 1필, 아들·사위·동생과 조카 중 1명에게는 실직(實職)173) 제수하였으며, 그리고 표범가죽 2장을 하사하셨다. 제조 조태구에게 품계를 내렸고 어른 말 1필과 표범가죽 1장을 하사하셨다. 부제조 도

---

170) 내사복시(內司僕寺) : 조선 시대에 임금의 말과 수레를 관리하던 관아.
171) 문무 양반만이 하는 벼슬. 正職, 正任, 現職, 玄關, 실무에 해당하는 실제의 관직.
172) 말안장(-鞍裝)에 딸린 여러 가지 기구.
173) 문무 양반만이 하는 벼슬. 정직(正職), 정임(正任), 현직(現職), 현관(玄關), 실무에 당(當)하는 실제의 관직.

승시 이만성과 유천군 이정에게는 품계를 제수하고 어른 말 1필과 표범가죽 1장을 하사하셨다. 기사관과 가주서에게는 품계와 활, 그리고 여러 어의들에게 말 1필을 상으로 내렸다. 이때 현제강, 이득영, 유이태, 변삼빈, 김수규, 백흥전, 정문익, 이장백, 정지현에게도 각각 애기 말 1필을 하사(下賜)하셨다.

『유이태유고』에도 임금이 의약에 동참하여 임금의 환후를 치료한 대신들과 의관들에게 상을 내렸다고 기록하고 있다.

참봉 정중원은 "임금이 유이태에게 상으로 비단을 내리고 병을 고친 공로를 칭찬하면서 그 보상으로 말 한필을 하사하였다."라고 말하였다.

上賞歸金貂
侮勞酬匹騎

임금은 상(賞)으로 비단을 내리고
(병을 고친 유이태에게) 노고(勞苦)를 칭찬하며 보상(報償)은
한 필의 말이었다. ≪참봉 정중원≫

노세흠은 임금이 관직에 따라 공을 논하면서 유이태에게는 상으로 "말 한필을 받고 비단을 하사받았다."라고 말하였다.

逮其頒赦 以次論功 而只承賞馬賜帛之恩.

그 반사(頒赦)174)에 이르러 차례대로 공을 논하면서 (유이태는) 단지 상(賞)으로는 말을 받고, 비단을 하사(下賜)175)받는 은전을 입음에 그쳤다. ≪노세흠≫

박계량은 "유이태의 의술 명성이 조정에까지 알려져 임금의 환후를 고쳤기에 그 노고(勞苦)로 말과 비단을 받았다."라고 말하였다.

名登九陛 回蘇玉候 停待聖詔 特蒙一州之惠 而祇下賞馬賜帛之恩 可勝惜状 嗚呼痛状
≪박계량≫

명성이 구계(九階)176)에 올라 옥후(玉候)177)를 회복케 하여 임금의 부르심을 기다려 한 고을의 은혜를 입었으며 다시 말과 비단을 내리는 은혜를 내리셨으니 그 애석

---

174) 반사(頒赦) : 경사가 있을 때 나라에서 죄인들을 용서하여 주던 일.
175) 하사(下賜) : 임금이 신하에게, 또는 윗사람이 아랫사람에게 물건을 줌.
176) 고대 천자의 명당에는 모두 90개의 계단이 있었다함. 여기서는 조정을 의미한다.
177) 임금의 건강을 말한다.

함을 어찌 이길 수 있겠는가? ≪박계량≫

『승정원일기』의 비망기에는 공을 세운 모든 관원들에게 포상을 내린 내용을 기록하고 있다. 비망기에는 의약에 동참한 외방의(外方醫)들 중에는 유천군 이정과 유이태 등 두 인물만 기록되어 있고 유학 정창주와 종묘서 봉사 황처신의 이름은 보이지 않았다.

비망기에 기록되어 있는 내의원 의관들은 김유현, 유상, 정시제, 권성징, 조경기, 박성서, 허점, 방진기, 백광린, 이시성, 오중설, 윤성보, 이시필, 이징하, 이중번, 현효강, 최태령, 현제강, 이영득, 이진성, 변삼빈, 김수규, 백홍전, 정문익, 이장백, 정지현, 권성경, 정인상, 이태형, 이도윤, 신조윤, 김수봉, 김후, 이응두 등이고 유의(儒醫)는 유이태이다.

비망기에 기록되어 있는 의원들 중에서 『의약동참선생안』178)에 기록되어 있으며 품계와 관직을 받은 인물들은 김유현(승록이천), 유상, 정시제(영평숭록), 권성징(과천숭록), 허점(숭록진위현령), 이시성(숭록), 이징하(동지부중추), 현제강(자헌죽금), 유이태(안산숭록), 이진성(사근), 김수규(안산숭록), 백홍전(가의동추), 정인상(통정중판서), 이태형(축별원별) 등 이다.

『의약동참선생안』에는 '유이태숭록안산'(劉以泰崇祿安山)으로 기록되어 있다. 일곱 글자는 유이태가 임금을 치료한 공로로 숭록대부 안산군수에 제수되었음을 의미한다. 숭록대부는 종1품 품계이고 군수는 종4품이다. 종4품의 군수에게 종1품의 품계를 주는 것이 납득이 가지 않을 수 있다. 그러나 나라에서는 내의원 어의들이 임금을 치료한 공(功)을 세우면 도성 근처의 지방관에 임명하고 품계를 높게 주는 것이 관례였다.

숙종이 유이태에게 내린 품계는 종1품 숭록대부이다. 의관들을 도성 근처의 지방관에 임명하는 이유가 있다. 임금의 환후가 발생하면 가까운 거리에 있는 의관을 신속히 대궐로 불러들이기 위함이다.

따라서 『의약동참선생안』의 '劉以泰崇祿安山'의 의미는 유이태가 계사년(1713년) 의약에 동참하여 공을 세웠다는 뜻이다.

---

178) 『서벽외사해외수실본(栖碧外史海外蒐失本)』에 수록되어 있는 『의약동참선생안』을 인용하였다.

『안산군수선생안』에서 유이태 이름을 찾아보았지만 유이태의 이름은 보이지 않았다. 『유이태유고』와 다른 문헌에도 유이태가 안산군수에 부임했다는 기록은 보이지 않았다. 따라서 유이태는 안산군수에 부임하지 않은 것으로 보는 것이 타당하다.

권재중은 나라로부터 "유이태가 앞으로 목민관으로 임명될 것이라는 약속을 받았다."라고 그가 쓴 글에서 밝혔다.

『의약동참선생안』

| 一命將期隨計吏 | 장차 계리(計吏 : 목민관)를 약속받았는데 |
| 六旬誰識駕靈輀 | 육순에 상여(喪輿)를 타게 될 줄 누가 알았겠는가? 《권재중》 |

권희도 "유이태가 내의원의 태의(太醫)가 될 것을 기약했다."라고 『유이태유고』에 기록되어 있다.

| 大器將期醫國手 | 큰 그릇은 장차 최고의 의원을 기약했는데 |
| 誰知天奪遽歸眞 | 누가 알았으랴? 하늘이 갑자기 그를 빼앗을 줄. 《권희》 |

제자 노세흠은 유이태가 계사년(1713년) 의약에 동참하여 여러 차례 입진(入診)하여 임금의 환후를 치료한 공을 세운 것으로 말하고 있다.

그러나 여러 관료들이 임금의 환후를 치료한 공(功)을 세운 유이태에게 관직을 제수하자고 말하였으나 다른 관리들이 유이태에게 관직을 주는 것을 반대하였다. 이때 유이태는 관직을 요청하는 의견을 내지 않았고 다만 나라에서는 상(賞)으로는 말 한 필과 비단을 내린 것으로 노세흠이 쓴 글에는 기록되어 있다. 그러나 『의약동참선생안』에 유이태의 품계와 관직이 기록되어 있다.

歲在癸巳 以□□□□□□命 赴京累次入□□□□□□□□ 雖爲諸僚之推 爲衆所忌 未□□□之見 逮其頒赦 以次論功 而只承賞馬賜帛之恩 而未蒙陞秩頒爵之命 可勝惜哉 嗚呼痛哉

지난 계사년(1713년)에 [7글자 : 주상의 몸에 한기와 열기로 괴로워하며 부종이 발생하자 유이태가[179]] 왕명(의약동참)으로 한양에 가서 누차 입진하여 [9글자 : 도수환을 처방하여 임금의 환후인 종기와 부기 고친 공로가 있었다.[180]] 비록 여러 관료들이 천거하였음에도 뭇 사람들이 기피하여 [3글자 빠짐 : 관직을 청하는[181]] 의견을 내지 아니하였다. 그 반사(頒赦)에 이르러 차례대로 공을 논하는데 단지 상으로는 말을 받고 비단을 하사(下賜)받는 은전을 입음에 그쳤고 품계가 오르고 벼슬을 받는 명을 입지 못하였으니, 애석을 어찌 이기리오. ≪노세흠≫

---

[179] 7글자 누락되었으나 필자가 전후 문맥과 다른 분들이 쓴 글을 참고한 후 추정하여 기술하였다.
[180] 9글자 누락되었으나 필자가 전후 문맥과 다른 분들이 쓴 글을 참고한 후 추정하여 기술하였다.
[181] 3글자 누락되었으나 필자가 전후 문맥과 다른 분들이 쓴 글을 참고한 후 추정하여 기술하였다.

4) 어떤 길로 한양에 다녀왔을까?

　유이태는 1710(숙종 36년) 1월 21일과 1713년(숙종 39년) 12월에 나라로 부터 두 번의 부름을 받았다. 이때 유이태는 어떤 교통수단을 이용하였고 어떤 길을 걸어서 산음에서 한양을 다녀왔을까를 추정하여 보기로 하자.

　옛날에 생림에서 한양으로 가는 방법으로는 세 가지 도보 길이 있었다. 첫 번째는 생림를 출발하여 사근(현 수동), 안음(현 안의), 거창, 김천을 거쳐 추풍령을 넘어 가는 길이다. 두 번째는 생림에서 사근, 함양, 남원, 전주를 거쳐 서울로 가는 길이다. 세 번째는 생림에서 사근, 안의, 서상과 육십령182) 고개를 넘어 진안을 거쳐 조치원으로 가는 길이다.

　대전·통영 간 고속도로가 개통되기 이전에 필자가 서울에서 생림을 갈 때는 서울에서 김천행 고속버스를 타고 김천에 도착한다. 또는 서울역에서 기차를 타고 김천에 도착한다. 김천에서 진주행 버스를 타고 거창, 안의, 함양을 들러 수동을 거쳐 고향 생초에 도착했다. 어떤 때는 서울에서 전주행 버스를 타고 전주에 도착한다. 전주에서 진주행 버스를 타고 남원과 함양을 거쳐 고향 생초에 도착했다.

　그러면 생림을 출발한 유이태는 어느 지역을 통과하여 한양에 있는 대궐에 도착하였을까? 또한, 한양에서 고향 생림으로 돌아갈 때는 어떤 길을 택해 걸었을까? 유이태 한양 방문을 추정하여 보자.

　소북(小北) 계열로 경기도 시흥 출생인 이옥(李鈺, 1760~1815)은 당송(唐宋) 때의 시와 고문(古文)에 배치되는 소품체 위주의 사실적인 글을 썼다. 이때 임금 정조가 이옥의 문체가 괴기하다고 판단하여 얼마 동안 과거를 보지 못하게 하는 벌을 주었다. 그리고 이옥을 경상도 삼가현으로 귀양을 보냈다. 이옥이 1799년 음력 9월 13일 한양을 출발하여 9월 29일 삼가현에 도착

---

182) 경상남도 함양군 서상면과 장수군 장계면의 경계를 이루는 해발 734m 고개. 옛 이름 육십현, 육복치. 신라와 백제의 접경지이자 전라도와 경상도를 잇는 주요 교통로의 하나. 육십령 유래에 세 가지 설이 있다. 안의와 장수 읍치에서 고개까지 거리가 60리라는 설, 두 번째 60개의 작은 구비를 넘어와야 육십령에 이른다는 설. 세 번째는 고개를 넘기 위해서는 장정 60명이 함께 넘어가야 도적의 위험을 방지할 수 있기 때문에 육십령이라는 설(한국지명유래집).

하는 17일 간의 여행길이 있었다. 삼가현에 도착한 3일 후인 10월 3일에 다시 삼가현을 출발하여 10월 14일에 한양 길에 오르게 된다. 이옥은 왕복 1,920리(편도 960리)를 걸었다. 그 후 이옥은 1799년 10월 18일 삼가로 다시 귀양을 와서 1800년 2월 18일까지 삼가면 하금리에서 기거했다.

이옥이 걸었던 길을 참고하여 보면 유이태가 어떤 지역을 통과였는지를 대략 추정할 수 있을 것이다.

1710년(경인년) 1월 말경 나라의 부름을 받은 유이태는 산음에서 한양길에 오르게 된다. 이 당시의 상황을 1710년 2월 11일 『승정원일기』에서는 이렇게 기록하고 있다.

> "유이태가 한양에 도착할 무렵 내의원 어의들의 최선을 다한 치료로 숙종의 병세가 호전되었다. 1710년 1월 임금의 환후에는 유이태가 의약에 동참하지 않았다."

1710년 의약동참에는 교통수단과 한양을 왕래하면서 들렀던 지역에 대한 기록이 보이지 않고 있으며 어떤 운송수단과 왕복한 길은 짐작할 수 없다.

두 번째 나라의 부름을 받았던 당시의 상황을 『유이태유고』는 『승정원일기』보다 운송 수단과 걸었던 길을 구체적으로 묘사하고 있다. 1713년(숙종 39년) 12월의 의약동참으로 한양으로 갈 때 유이태가 말을 타고 갔다는 기록이 『유이태유고』에 수록되어 있다.

吾王向不豫	우리 왕(숙종)이 지난 날 (병세를) 예측하지 못하였을 때
自公催駬馳	공(公)이 말을 달려 (한양으로) 서둘러갔다.
隆寒強衰疾	혹한에 노쇠하고 병든 몸으로 강행하다 병에 걸려
撼頓嚴程遲	도중에 쓰러져 엄한 기간이 정해진 여행길이 지체되었다.

《참봉 정중원》

또한, 신연마을에 전해 내려오는 구전(口傳)에 따르면 "유이태가 경상도 관찰사 이탄(李坦)이 제공한 말을 타고 산청군 생초면 신연리 관동(관말)에서 한양 길에 올랐다."라고 전한다.

숙종 39년(1713) 12월 16일 『숙종실록』과 『승정원일기』에 따르면 "유이태는 나라의 병을 받고 선주까시 도착하였다."라고 기록되어 있다. 그러나 유이태는 병을 핑계로 전주에서 한양으로 가지 않고 고향 산청으로 다시 돌아간 것으로 말하고 있다. 이때 나라에서는 "유이태가 집으로 돌아가는 것을 그대로 방치한 관찰사를 문책하였다."라고 기록하고 있다.

『유이태유고』, 『숙종실록』과 『승정원일기』를 바탕으로 유이태가 생림을 출발하여 전주까지 갔던 길을 종합하여 추정해 보면 다음과 같다.

12월의 겨울의 차가운 바람과 눈비를 맞으며 산음현 생림촌 관말183)에서 말을 타고 떠난 유이태는 사근과 함양을 거쳐 팔량치 고개를 넘어 운봉과 남원을 지나 전주에 도착하였다. 노구의 몸인 유이태는 엄동설한의 바쁜 여정으로 감기에 몸살이 겹친 것으로 보인다. 이때 유이태는 전주 감영에 들려 전라도 관찰사에게 병이 난 것을 말한 것으로 보인다. 그리고 몸조리를 하기 위하여 관찰사 유봉휘의 허락을 받은 유이태는 잠시 전주의 어느 집에 머물게 되었다.

병이 낫자 유이태는 전주를 출발하였다. 전주 다음으로 그가 지나간 지역은 어딜까? 전주를 출발한 유이태는 이옥이 걸었던 논산을 통과하여 조치원으로 간 것으로 추정된다.

이러한 사실은 『한국구비문학대계』에 채록된 거창군 남상면 유이태 설화184)에서 산청에 사는 유이태가 왕비의 병을 고치기 위해 한양을 가던 도중에 조치원에 머물렀다는 내용에서 구체적으로 확인된다.

<명의 유의태>

유의태가 저 산천에 살았다 캐. 산촌 사는데 다시 딴거는 그거 없고, 침을 딱 갖고 전부 아들 보타리 새 꾹 찌르마 낫고, 생긴 덧나도 안 하고 그래 인자 거석하는데. 그래 자연히 그라다 본께 손님이 인자 자꾸 들온단 말이라.
이거 한 분 붙을 따 주마 이거 거석하고 그래서 밍(명 : 名)이 차차 차차 나기 됐다. 밍이 났는데, 그래 아이 서울 꺼정만 마 소문이 났다 말이라.
그래 서울 왕님이 왕님의 저 마느래가 참 지병이 붙어 갖고, 그 병은 당체 아무리 병

---

183) 지금 산청군 생초면 신연리 관동마을이다.
184) 『한국구비문학대계』의 유이태 설화는 1980년 12월 1일 거창군 남상면에서 채록되었다.

을 구완할라 캐도 못 구하거둥.
그래 그 소리를 떡 듣고 그래, 아이 산촌 있는 유의태를, 인자 소문을 듣고 불러 올린단 말이라. 그래 이거 가마이 생각허이 "이거 안 가자이 큰일이고, 딴 거는 아무 곳도 없고, 다시 침 갖고 아들 보타리 뿌이 안 따줬는데 아이 그 소릴 듣고서 왕님이 오라고 기별하는데, 천상 안가지는 몬한다" 말이라.
그래 참 보따리를 짊어지고, 언자 지행없이 쭉 간다 말이라.
그래 지행없이 떡 가니까 그래 한군데 떡, 참 조천(조치원)꺼정 가갖고 그래 저 마을 떡 꼬일 때 본께, 아 이 쳐다본께, 우에 불이 딱 키이는데 본께, 높은 집이 창에 불이 따시있거덩. 그 이상하기 오래됐는데 사람소리가 도란 도란난다 말이라. 가마이 들어 본께,
"헤이, 서울 왕님네 마누라 비이 들어갖고 있는데, 그 빙은 낫아도 죽고, 안 낫아도 죽는다."(하략)
경남 거창면 [남상면 설화 17] 무촌리 지하, 1980. 12. 1. 최정여, 강은해, 박종섭, 임갑랑 조사. 이민호, 남. 55.

유이태는 조치원에서 경기도 평택 진위[185]를 경유하여 인덕원[186]을 지나 남태령 고개를 넘어 동작진[187]에서 한강을 건넜다. 당시는 겨울이라 한강이 얼어 얼음 위를 걸었을 것이라 추정된다. 그리고 한강을 건넌 유이태는 숭례문을 통과하여 도성으로 들어와 대궐에 도착한 것으로 보인다.

1714년 06월 20일의 『승정원일기』에서 당시의 상황을 다음과 같이 기록하고 있다. 도제조 이이명은 산음에서 상경한 63세의 유이태를 고향으로 돌아가게 임금에게 진언하였다.

『승정원일기』 숙종 40년/ 06월 20일.
頤命曰, 劉以泰, 有名於湖·嶺間, 故啓下議藥同參矣. 其術業, 雖無出人之見, 而亦不妄下藥, 爲人淳厚可使, 而但年老, 有痰火痼疾, 終夜呻吟, 傍人不堪, 又未經痘云, 其情勢誠可憫念矣. 特爲減下, 使之下去, 何如? 上曰, 依爲之.

이이명이 "유이태는 호남과 영남에서 유명한 의사로 알려졌기에 장계를 내려 의약에 동참하도록 하였습니다. 그의 의술이 비록 다른 사람의 견해를 뛰어넘는 것은 없지만 또 함부로 약을 투여하지 않으며 사람됨이 순후하여 부릴 만합니다. 단지 나이가

---

185) 지금의 경기도 평택시 진위면을 말한다.
186) 지금의 경시도 안양시 관양동이다.
187) 지금의 한강의 동작대교 부근이다.

많고 담화(淡火)로 인한 고질이 있어 밤새도록 신음하니 옆 사람들이 감당하지 못하고 있습니다. 또 아직 두창을 앓은 바도 없다고 합니다. 그 정황이 매우 걱정스럽습니다. 특별히 기간을 단축시켜 내려 보내는 것이 어떻겠습니까?"라고 하였다. 임금께서 "그렇게 하라"고 하시었다.

1713년 11월 겨울에 하얀 눈이 산야에 내릴 쯤에 산음현 생림촌을 떠났던 62세의 유이태는 그 다음 해인 1714년 초여름쯤에 정3품 당상관 도정 이명협[188]을 만났다. 1714년 초여름부터 유이태는 도정 이명협의 관아에서 머물다가 8월 더위가 한창일 때 이명협의 배웅을 받으면서 한양을 떠났다.

延之於我館	공(公)을 이끌어 나의 관소로 맞이하여
坐臥恒相隨	앉거나 눕거나 항상 따랐네.
同寢復同食	함께 자고 또 함께 먹으면서
笑談春夏移	웃고 이야기하다보니 춘하(春夏)가 어언 맹하(孟夏)가 되었네.
	(중략)
人生足別離	인생살이 이별은 흔한 일이고
會合不可常	만나고 헤어짐을 기약할 수 없었다네.
我病猶伏枕	나는 병들어 베개에 엎드려 있는데
公駕忽戎裝	공의 수레는 홀연히 떠날 채비를 갖추었네.
判袂誠蒼卒	작별이 너무도 갑작스러워
握手讜悲傷	손을 부여잡고 (이별의) 슬픔을 상심했네.
臨歧留後期	이별에 임하여 훗날을 (만날 것을) 기약하니
泣涕共浪浪	두 눈에 눈물이 하염없이 흘렀네.
行塵一瞻望	길 떠나는 행차를 저 멀리 바라보니
日暮南天長	하루해는 뉘엿뉘엿 넘어가니 남쪽 하늘이 저물어갔네.
	≪도정 이명협≫

유이태는 의약에 동참하라는 명을 받고 한양 방문길에 올랐을 때는 나라에서 도착하라는 지정된 날자가 있었기에 매우 쫓기었다. 그러나 고향 산음으로 돌아갈 때는 정해진 시간이 없었기에 마음도 무겁지 않았으며 발걸

---

188) 23세에 세상을 떠났다. 본관 전주. 덕흥대원군(1530-1559) 7대손. 6대조 선조 형님 하림군 이정. 5대조 당은군 이인령. 고조 종실 도정궁 사손 응천군 이돈. 증조 도정궁 사손 동지돈녕부사 이정한. 조부 도정궁 사손 동지돈녕부사 이홍일. 아버지 도정궁 사손 돈녕도정 증이조참판 이세정과 어머니 황해도관찰사 심유 딸의 4남(명좌, 명회, 명익, 명진, 명진). 처부 진주인 유경우. 후손은 없다.

음도 가볍고 여유가 있었던 것으로 보인다.

도정 이명협의 배웅을 받으며 말을 타고 한양을 떠난 유이태는 어떤 길을 통과하여 고향집 산음현 생림촌 집까지 돌아왔을까?

도정 이명협의 배웅을 받으면서 숭례문을 나온 유이태는 여름이라 한강 물이 많이 흘러내려 나룻배를 타고 한강을 건너 동작진에 도착한 것으로 추정된다. 동작진에서 남태령 고개를 넘어 인덕원, 진위, 은진을 거쳐 삼례에 도착한 것으로 보인다. 삼례에 도착한 유이태는 나라의 부름을 받은 일, 임금을 치료한 사실 그리고 임금으로부터 비단과 말 한필을 하사 받은 사실을 알리기 위하여 조부모, 증조부모, 고조부모 등 선대들이 잠들고 있는 선영인 황산을 참배코자 안음현 위천으로 발길을 돌렸다.

유이태는 한양으로 갈 때 넘었던 남원과 함양의 팔량치 고개로 가지 않고 삼례에서 웅치189) 고개를 넘어 진안에 도착하였다. 진안과 안음의 경계의 육십령 고개를 넘어 서상에 도착한 유이태는 남강천190) 길191)을 따라 안음현192)에 도착하였다. 안음현에 도착한 그는 북동쪽으로 40여리 떨어진 위천으로 갔다. 유이태는 위천의 황산에 도착하여 선대가 잠들고 있는 선영을 참배하면서 임금의 병을 치료한 내용을 하였고 처가가 있는 위천 황산에도 들린 것으로 추정된다.

1714년 8월 15일(추석)까지 유이태는 위천에 머물렀다. 위천에 머물고 있던 유이태는 참봉 정중원 집193)에서 여러 사우들과 함께 술잔을 나누었다. 유이태는 생림 관동을 출발하여 전주까지 가는 동안에 눈비를 맞아 병에 걸린 내용, 전라도 관찰사 유봉휘를 만나서 병을 걸린 내용을 이야기하고 전주에서 몸조리하던 일, 대궐에 도착하여 국청에 나가서 심문을 받은 일, 관직을 받은 일, 임금을 진맥하고 도수환 처방을 제시하여 임금을 치료하였던 일들과 한양에서 있었던 일에 대해 정중원을 비롯한 사우들에게 소상

---

189) 완주군에서 진안군으로 넘어가는 고개를 말한다.
190) 서상에서 안의까지 내려가는 하천이다.
191) 현재 도로 26번 국도를 가리킨다.
192) 지금의 함양 안의를 말한다.
193) 경상남도 거창군 위천면 강동1길 13.

히 설명하며 담소를 나누었다.

이때 유이태는 정중원에게 "임금이 건강을 회복한 것은 백성들의 경사이며 앞으로 임금의 건강이 걱정된다."라고 말하고 있다.

去時雨雪霏	(지난해 겨울) 떠날 때에 눈비가 내렸는데
歸來老炎曦	돌아올 때에는 늦더위가 한창이라.
試看其鬢髮	그(유이태)의 귀밑머리 보니
斗覺白差差	어느 덧 하얗게 되었더라.
把我一杯酒	나와 한 잔의 술을 마시면서
中秋申閑媚	추석까지 한가롭게 보냈다.
笑慰遠役回	먼 곳(한양)에 다녀온 것을 위로하였는데
說及文石墀	이야기가 궁궐에서의 일에 미쳤다. ≪참봉 정중원≫

1714년 8월 추석을 위천에서 보낸 유이태는 이곳을 떠나 다름재 고개를 넘고 마리 삼거리를 지나 안음현194) 소재지와 둘째 딸이 살고 있는 함양군 수동 도북을 거쳐 산음현 생림촌으로 돌아 왔다.

---

194) 현재 함양군 안의를 말한다.

5) 의술활동하며 방문하였던 곳은 어디일까?

앞에서 유이태의 한양 왕복 여행길 길을 살펴보았다. 그렇다면 유이태가 의술을 펴기 위하여 어떤 곳을 방문하였을까? 유이태의 행적을 기록한 가문의 족보, 왕실기록, 예조에 올리는 장계『유이태효행장』, 경상도 감영에 올리는『정영장』, 간찰, 저서 그리고 유이태의 설화를 통하여 추정해 보기로 한다.

『거창유씨족보』에는 유이태가 태어난 곳이 거창 위천이고 그의 묘소가 있는 곳은 산청 생초로 기록되어 있다. 따라서 산청, 거창 그리고 함양 인근지역이 유이태가 의술 활동을 펼쳤던 지역으로 추정해 수 있다.

예조에게 올린 장계인『유이태효행장』에는 "경상좌우도의 사우들에게 백미를 빌려와 굶주림에 있는 사람들에게 의창을 주관하였다."라고 기록하고 있다. 유이태는 경상좌우도에서 의술활동을 한 것으로 보인다.

유이태가 세상을 떠난 4년 후 1719년 8월 28일에 작성하여 경상도 관찰사에 올리는 장계『정영장』에 단진(丹晉)195)이라는 지명이 기록되어 있다. 이것은 유이태가 단성과 진주에서 의술활동을 한 것으로 보인다.

『숙종실록』에는 '유이태가 영남의 의인'으로 기록되어 있다.

『숙종실록』숙종 39년 12월 16일.
○ 己丑/憲府論: "嶺南醫人劉以泰, 自內局催促, 而行到全州, 稱病不進, 終乃還家, 偃蹇圖便, 合置重典。

사헌부(司憲府)에서 논핵하기를, "영남의 의인(醫人) 유이태(劉以泰)는 내국(內局) 에서 재촉하여 전주에 이르렀는데, 병을 핑계대어 오지 않다가 끝내는 집으로 돌아가 거드름을 피우면서 편하기를 도모했으니, 중전(重典)에 처해야 마땅합니다.

『승정원일기』는 도제조 이이명이 "유이태가 영남과 호남의 명의"라고 말하였다.

---

195) 지금의 단성과 진주를 말한다.

『승정원일기』. 숙종 40년(1710년) 06월 20일.
頤命日, 劉以泰, 有名於湖·嶺間, 故啓下議藥同參矣。

이이명이 "유이태는 호남과 영남에서 유명한 의원이므로 장계를 내려 의약동참 하도록 하였습니다."라고 말하였다.

또 좌의정을 지낸 민진원도 "유이태는 영남의 명의이다."라고 말하였다.

『승정원일기』영조 원년 5월 28일(1725년)
鎭遠日, 劉以泰, 嶺南名醫也. 민진원이 "유이태는 영남의 명의입니다."라고 말하였다.

이명협은 유이태가 어의로서 한양에 활동하고 있을 때 한양의 많은 환자들이 유이태를 찾아와 치료받았음을 밝히고 있다. 따라서 유이태는 한양에서 임금과 높은 관리들뿐만 아니라 일반 백성들도 치료하였던 것으로 보인다.

衆人爭奔趨　戶外屨自盈　　뭇사람들이 다투어 달려와 문 밖은 신발이 가득했네.
≪도정 이명협≫

유이태가 쓴 간찰(편지)에는 "경북 인동(仁同)에 거주하는 손(孫)씨라는 관리를 만나서 요대를 보내 준다."라는 약속을 하였다. 그 이후 유이태는 손씨에게 요대와 석류를 보내 주었다.

유이태 설화가 채록된 지역을 보면 대부분 경상남북도뿐만 아니라 충북 청주와 충남 논산에도 유이태의 설화가 채록되고 있다. 설화가 채록된 지역은 유이태의 의술명성 때문일 수도 있지만 한편으로는 유이태가 이곳을 방문하여 환자를 치료하였기 때문일 수도 있다.

이러한 기록들로 보아 조정에서도 이미 유이태가 산청, 거창, 함양, 단성, 진주 등 서부경남에만 활동하지 않고 영호남에 걸쳐서 충청도 그리고 한양에서도 의술활동을 하고 있음을 알고 있었을 것이다.

6) 유이태의 지인(知人)

(1) 『유이태유고』・『효행장』・『정영장』・『사우문집』

유이태의 의술활동의 중심지는 산청, 거창, 함양, 단성, 진주, 합천이다. 그러나 그는 경상좌우도, 남원, 운봉 뿐 아니라 충청도와 한양에서도 의술활동을 펼쳤기에 여러 곳에 지인들이 있었던 것으로 추정된다.

이러한 사실들은 유이태가 세상을 떠났을 때 조문을 보내온 분들의 조사(弔詞)를 통해서 알 수 있다. 그 당시에 유이태 집에 많은 분들이 조사를 보낸 것으로 전해졌다. 그러나 일부가 화재로 소실되었으나 그 이외는 『유이태유고』에 수록되어 있다.

조사를 보낸 분들은 후일에 공조판서를 지낸 한양의 승지 한배하, 안동판관을 지낸 한양의 진사 유래, 도정 이명협, 영주 순흥의 참봉 정중원, 송하징, 거창군 주상면의 유학자 이동형, 산청의 홍취심, 전북 남원 운봉에 거주하는 의령 현감 양원의 손자 양석명, 후일에 평안관찰사를 지낸 한양의 좌윤 조태로, 함양 수동의 통덕랑 권만적, 생초의 박수일, 수동의 유학자 권희, 수동의 유학자 임대하, 안음의 유학자 정천, 수호군을 지낸 함양 수동의 권휴, 증직 좌승지인 생초의 박사량, 거창의 유학자 이현원, 단성에 거주하는 유학자 강헌세, 이현, 제자로 추정되는 권덕중, 수동의 권재중, 찰방 이세일, 생초의 박후량, 박수곤 박계량, 제자로 추정되는 함양 유림의 노세흠 등이다.

그리고 1712년에 작성된 『유이태효행장』에는 산음 금서의 유학자 민두삼, 산음의 유학자 이초형과 오이격 등으로 모두 99인이 기록되어 있다. 또한, 1719년 경상도 감영에 올린 『정영장』을 쓴 산청의 유학자 이언경이 있다. 『묵재집』을 남긴 남원에 거주하던 교관 양처제와 『경림당유고』에 유이태를 회상하는 글을 남긴 단계의 유학자 권덕형 등이 있다.

필자는 『유이태유고』에 실려 있는 승지 한배하, 좌윤 조태로, 참봉 정중원, 진사 유래 등의 후손들을 만나려고 했었다. 승지 한배하, 좌윤 조태로의 후손들은 만나지 못했으나 참봉 정중원과 진사 유래의 후손은 수소문하여 만나 보았다.

참봉 정중원의 후손들은 거창군 위천면 강동마을 '동계고택'에 살고 있어 그의 종손인 정완수를 만나 식사를 같이한 바 있다. 또 다른 후손 정양원은 필자의 사무실에서 두 번 만났다. 그들은 정중원은 『유고』를 남기지 않았다고 말하였다. 정중원은 1714년 가을에 영주 순흥으로 이사하여 영주의 소수서원 원장을 역임하였다. 학문이 깊어 『유고』가 있을 것으로 추정하였다. 그러나 그의 둘째 아들 정희량이 영조 무신란(이인좌의 난)의 안음현 주동자이었기에 정중원이 남긴 글들은 그 때 모두 없어진 것으로 추정된다.

2013년 6월 12일 경기도 군포시 당정동 음식점에서 진사 유래의 10세 종손인 류민상을 만났다. 그때 함께 동석했던 사람은 『진주류씨족보』 전문가 류보형이다. 유래가 남긴 문헌이 있었는지를 류민상에게 질문한 바 있다. 류민상이 답변하지 않고 류보형이 답변을 하였다. 류보형는 "유래의 선대는 경기도 안산과 한양에 오랫동안 살았다. 경상도 산청과는 거리적으로 너무나도 멀어 아무런 연관이 없다. 유래는 영조 무신란(이인좌의 난)에 연루(連累)되어 억울하게 젊은 나이에 죽었기에 어떤 글도 남기지 않았으며 1754년(영조 30년) 신원설치(伸寃雪恥)196)되었다."라고 말하였다. 유래가 어떤 연유로 조사를 보내 왔는지 가늠할 수 없다.

교관 양처제의 종손은 전남 광양에 거주하고 있었다. 필자는 직접 만나지 못했고 전화로 대화만 하였다. 그로부터 교관 양처제에 대하여 상세한 설명은 듣지 못하였고 "『묵재집』이 있다."라는 말만 들었다.

『경림당유고』를 남긴 권덕형은 단계현 사람이다. 권덕형의 후손은 서울에 거주하고 있으나 직접 만나지는 못하였다. 후손과 전화로 대화를 나누었으나 그는 권덕형 선생의 행적에 대해서 필자에게 자세히 상세하게 설명하지 못하여 유이태가 어떤 관계인지 추정할 만한 단서가 보이지 아니했다.

---

196) 가슴에 맺힌 원한을 풀어 버리고 창피스러운 일을 씻어 버림.

(2) 『마진편』 간행자 박주헌 후손을 찾아서

유이태가 저술한 『마진편』은 3종의 이종본이 전해지고 있다. 진주의 회춘헌약방에서 박주헌이 간행한 목판본 『마진편』은 국립중앙도서관을 비롯하여 각대학교 도서관들과 해외 도서관에서 소장하고 있다. 간행자 미상의 인쇄본 『마진신방합부』가 있으나 소장자가 많지 않은 것으로 조사되었다. 그리고 봉록산인이 찬(撰)한 필사본 『마진편』은 고려대학교에서 소장하고 있다.

이 중에서 가장 널리 알려진 유이태의 『마진편』은 1931년 진주 회춘헌약방의 박주헌이 간행한 목판본이다. 유이태의 『마진편』을 목판본으로 간행한 진주 회춘헌 약방의 박주헌 후손들을 만나려고 수소문을 했다. 진주시 평안동사무소에 전화하여 박주헌의 호적등본 발급을 요청하였다. 그러나 1950년 6월 25일 전쟁으로 평안동사무소가 폭격을 맞아 호적 관련 모든 문헌이 소실되어 박주헌에 관한 호적을 찾을 수 없었다. 이와 같은 연유로 그의 후손들을 찾지 못했다.

〈마진편 간행기〉

劉先生 卽我朝鮮半島之 名醫也 沒後幾百年 輿擡兒童尙稱其名 當時先生之 德廣術高 可想也. 然余常恨先生之遺蹟不存矣. 自玆二十餘年前 客有過我 袖示一卷書曰 此卽吾先祖之遺蹟 眞醫家之所貴重 故來傳於子. 而如我不肖後裔 家貧蔑學. 先世遺稿 未知何等件物. 抛置塵箱 竟屬荒篇蠹章而已. 如其不得家藏 不若歸之於謹愼醫家 今日特來見子云矣. 余聞劉先生之遺蹟 乃盥手拜受而讀之. 是先生平素之麻疹經驗方著述者. 而先生之高明精力 從此可知矣. 蓋麻疹治法 溯古未備者 因麻疹之古無而今有也. 一見此篇 疹之始痛 發㾗消㾗 其他雜症之治法通透 言論條分縷解 可以開卷瞭然 眞罕世之寶 余之得此後二十餘年 所試者不爲不博 而對症投劑 發無不中 豈可尋常書篇可比哉 自想先生之遺蹟 不可泯沒於塵臼之中 遺世公德 莫如廣濟於劫海之上 玆將付之手民 傳之以博 幸望留心熟閱 則非但醫界之爲寶 定要病家之明鑑 抑非人世間育養之要訣歟 歲在庚午 至月 後學朴周憲謹記

유선생은 우리 조선반도의 명의이다. 세상을 떠난 지 몇 백 년이나 되었는데도 천민이나 아이들까지 아직도 그의 명성을 말하고 있으니 당시 선생의 덕망과 의술을 상상할 수 있다. 그러나 나는 늘 선생의 유적이 보존되지 못했음을 한스럽게 여겨왔다. 지금부터 20여 년 전 어떤 손님이 나를 찾아와 소매에서 한 권의 책을 꺼내 보이면서 말하기를 "이것은 우리 선조의 유적이며 의원에게는 참으로 귀중한 것이므로 그대에게 전해주는 것이오. 나 같은 사람은 불초한 후손으로 집안은 가난하고 무식하오. 선조의 유고가 어떤 물건인지도 모르오. 먼지 쌓인 상자에 넣어두어 낡고 좀 먹은 책이 되게 할 뿐이지요. 만약 집안에서 보존할 수 없을 것이라면 차라리 뜻 있는 의원에게 주는 것이 나을 것이니 오늘 특별히 선생을 만나러 온 것이오."라고 하였다. 나는 유 선생의 유적이라는 말을 듣고 정성스럽게 받아 들고 읽어보았다. 그 내용은 선생께서 평소에 경험하신 마진 치료법을 저술한 것이었다. 이로부터 선생의 고명하신 경력을 알 수 있었다. 대개 예로부터 전해 내려온 마진의 치료법은 미비점이 많은 원인은 마진 병이 옛날에는 없다가 지금 있기 때문이다. 이 책은 마진을 처음 앓을 때부터 반진이 나오고 없어지며 기타의 잡증을 치료하는 방법까지 통틀어 설명하고 조목 별로 상세히 해설하였다. 책을 펼치면 환하게 알 수 있도록 하였으니 참으로 세상에 드문 보배였다. 내가 이 책을 얻은 뒤 20년 동안 시험해 본 것이 많은데 증세에 따라 약제를 투여하면 들어맞지 않은 것이 없었으니 어찌 보통의 책과 비교할 수 있겠는가? 스스로 생각건대 선생의 유적을 먼지 속에 묻어둘 수 없으며 세상에 남긴 공덕은 널리 어수선한 세상을 구제하는 것만 못한 것으로 여겨졌다. 이에 책으로 만들어 널리 전하니 희망하건대 이를 유념하여 깊이 열람해 본다면 의학계의 보배가 될 뿐 아니라 병을 앓는 집안의 중요한 명감(明鑑 : 좋은 본보기)이 될 것이다. 또한, 세속에서 자손을 기르는 요체가 되지 않겠는가? 경오년 동지달 후학 박주헌 씀.

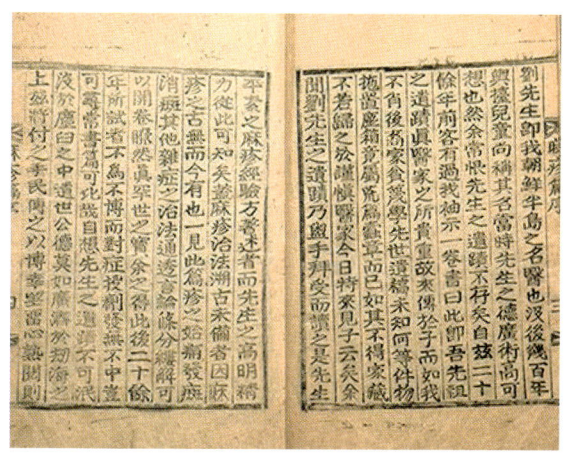

박주헌 「마진편」 간행기

『마진신방합부』에 간행자가 기록되어 있지 않아 그 후손을 찾을 수 없었다. 또한, 봉록산인이 누구인지 알 수 없어 그 후손을 찾을 수 없었다.

2. 가계

1) 친가(親家)

　유이태 가문의 시조는 유전(劉筌)으로부터 시작된다. 유전의 자는 원보(原甫)이고 호는 죽간(竹諫)이며 시호는 문양공(文襄公)이다. 그는 고려 문종 때 송나라 병부상서를 지낸 정치가로 개혁가 왕안석의 청묘법197)을 반대하다가 7학사들과 함께 고려로 귀화하였다. 롱서(隴西)이씨를 맞이하여 견규(堅規)・견구(堅矩)・견익(堅益) 3형제를 두었다. 유전의 장남이며 유이태의 17대조 유견규(劉堅規)는 봉익대부 도첨의찬성사정승을 지냈고 거타군에 봉해졌다. 유전의 차남 유견구의 아들 유응렬은 아림군으로 봉해졌다. 유전의 삼남인 견익의 7대손 유국추가 백천군으로 봉해져 백천유씨로 분파되었다. 유전의 손자이며 유이태의 16대조 유춘무(劉春茂)는 문림랑 삼사사상서원직장을 지냈다. 15대조 유성(劉成)은 숭록대부 추밀부사 검교사 순위장군을 지냈고 14대조 유찬(劉贊)은 사온령동정으로 광정대부 밀직사사 대사헌을 지냈다. 13대조 유승(劉昇)은 광정대부 밀직사사판전리사사 상호군을 지냈고 12대조 유해(劉海)는 봉순대부 판내부사겸진현관 대제학을 지냈다. 11대조 유흡(劉洽)은 통훈대부 금구현령을 지냈고 유흡의 동생 연의 아들인 승비의 현손인 유창(劉敞)198)이 조선왕조 2등 개국공신이며 양령대군의 스승으로 대제학을 지냈으며 후에 강릉유씨로 분파되었다. 10대조는 유환(劉懽)199)으로 고려 말에 문과에 등과하여 광정대부 사헌부 감찰 밀직사사 겸 대사헌을 지냈으나 조선조 혁명이 일어나자 '충신불사이군'이라고 하며 조선왕조

---

197) 청묘법(靑苗法) : 중국 송나라 때의 왕안석의 신법의 하나. 민간의 고리를 없애고 정부의 세입을 증가시키기 위하며, 매년 봄과 가을에 관청에서 백성에게 이분(二分)의 싼 변리로 돈과 곡식을 꾸어주던 제도. 봄에 빌려 준 것은 가을에, 가을의 것은 이듬해 봄에 이분의 이자를 받아들였다.
198) 유창(劉敞, ?-1421). 초명 경(敬). 자 맹의, 호 선암, 시호 文僖. 본관 강릉. 고려말 조선초의 문신. 강릉유씨의 시조. 강릉부 우계현 출신. 아버지 지군사 천봉. 조선 개국공신 2등. 성균관대사성. 좌산기상시. 중추원좌부승지. 예문관대제학・세자우부빈객. 참찬의정부사・판공안부사. 『선암집』.
199) 유환(劉懽, 1337-1409). 자 국로, 호 영계. 여말등문과 통훈대부사헌부감찰. 등안의지. 강양이씨 참판 이원달의 딸. 조선이 건국되자 "충신은 불사이군이다."라고 한 후 출사하지 않았다. 『거창유씨족보』. 1권. 1990. p.2-3.

에 출사하지 아니했다. 10대조 유환(劉懽)부터 거창군 위천면에 대대로 살아왔다. 9대조 유담(劉覃)200)은 청백리로 통훈대부 사헌부 감찰과 용궁현감을 지냈고 8대조 유항(劉恒)201)은 전성서령검훈련원 주부를 지냈다. 7대조 유귀손(劉貴孫)202)은 시호가 강정(剛靖)이고 충무위어모장군 통정대부 용양위 부호군을 지냈으며 자헌대부 병조판서로 추증되었다. 그는 양령대군203)의 손서이며 장평부정 이흔204)의 사위이다. 6대조 유관(劉瓘)205)은 장사랑기자전 참봉을 지냈고 5대조 유우민(劉友閔)206)은 충순위 창신교위를 지냈다. 유이태의 고조부는 의병장으로서 경남 안의 황석산성에서 왜적과 싸우다가 순절하였고 고종 때 증직으로 감찰을 받은 유명개(劉名盖, 1548-1597)이다.

〈劉義士傳〉 文簡公鄭先生撰

公孝于父母 友于兄弟 不墜家聲 丁酉之亂 存齋郭公 特授公鄕任 以掌軍務 當郭公入城 公統軍從之 率其妻子先代遺書及杯棬納于岾中 親瘞之 同時入城 不離郭公麾下 謂其子曰 賊若圍城持久 則粮道不通餓死 丁寧汝等親掘 出所藏米而來 三子承命 歸家負米而至 則賊兵已滿於城東門矣 潛徃北門 疾聲哀乞曰 願入城與吾父母同死生 士霖牢拒不納 叩門號哭三晝夜 終不得入 其夕 賊鋒將迫 當初從行奴勿金銀勺 請公負而出避 公曰 賊勢如此 避之不義 與其苟活 莫若死 解所帶之岾 與勿金曰 汝持此歸 遺吾子 謂銀勺曰 汝收我骨 北向四拜 望先塋再拜 與妻鄭氏俱死之 與郭公無先後 銀勺亦無偸生之志 被殺於公之屍傍 入城後頗未 勿金來傳聞其言 而記其槩焉.
邑誌曰 公平日忠孝爲心 丁酉倭變 與邑侯郭趦 入黃石城中 同力禦敵 及城陷 望先塋再拜 與趦俱死 奴銀勺亦並死於名盖屍傍. 文簡公鄭蘊撰傳 肅廟乙未享黃巖祠別廟

---

200) 유담(劉覃). 통훈대부 사헌부감찰 행용궁현감. 청백입생사 등안의지 배 성주이씨. 부 이지활『거창유씨족보』1권. 1990. 2-3p.
201) 유항(劉恒). 통훈대부행전성서령검훈련원주부. 登安義誌. 배 숙부인 달성구씨. 妻父 : 통훈대부 재령군수 구인태. 주부 봉산군수 昂. 증조 자헌대부 한성판윤 도원수 구성로.『거창유씨족보』. 1권. 1990. 5-6p.
202) 유귀손(劉貴孫). 통정대부 충무위어해장군 행용양위부호군. 登안의지. 配전주이씨. 처부 장평부정 이흔(李訢). 조부 양령대군 이강. 증조 태종 이방원.『거창유씨족보』. 1권. 1990. p.5-6.
203) 양녕대군(讓寧大君) : 조선 전기의 왕족으로 태종의 장남이며 세종의 형.
204) 양령대군의 4남. 이승만 대통령의 선대(先代).
205) 유관(劉瓘). 將仕郞箕子殿參奉. 登安義誌. 妻父 한양조씨 함양군수 조영손, 5대조 조연(1374-1429).『거창유씨족보』. 1권. 1990. 5-6p.
206) 유우민(劉友閔). 창신교위(彰信校尉). 등안의지. 여산송씨 통훈대부 송화의 딸.『거창유씨족보』1권. 1990. 5-6p.

〈유이사전(劉義士傳)〉 문간공 정선생이 찬술하다.

공(公)은 부모에게 효도하고 형제간에 우애가 있어 가문의 명성을 실추하지 않았다. 정유년(1597년)의 난리에 존재 곽공(存齋 郭公 : 곽준)이 특별히 공에게 향임(鄕任 : 우두머리)을 맡겨 군무를 관장하도록 하였다. 곽공이 황석산성에 들어가자 공(公)도 군사들을 이끌고 따랐다. 처자들을 데리고 선대의 책들과 제기(祭器)을 전대(戰帶)에 넣어 친히 메고 함께 들어가 곽공의 휘하에서 떨어지지 않았다. 그 아들에게 말하기를, "만약에 적이 성을 포위하여 오래가면 길이 막혀 군량을 가져올 수 없어 굶어 죽게 될 것이니 정녕코 너희들이 직접 가서 저장해 둔 쌀을 가져오너라."라고 하였다. 세 아들(신갑, 의갑, 지갑)이 명(命)을 받들고 집에 돌아가 쌀을 짊어지고서 도착해보니 적병이 이미 성의 동문에 가득하였다. 몰래 북문으로 가서 소리를 질러 부탁하기를, "부디 성안에 들어가 우리 부모와 생사를 함께 하도록 해주시오" 하였으나 백사림(白士霖)이 성문을 굳게 걸어놓고 들이지 않았다. 문을 두드리고 사흘 밤낮을 울었지만 끝내 들어갈 수 없었다. 그날 저녁에 적의 선봉이 막 이르려 하는데 처음부터 따라 나섰던 노비 물금(勿金)과 은작(銀勺)이 공을 업고 성 밖으로 피신하자고 청하였다. 공(公)이 말하기를 "적의 형세가 이와 같은데 피하는 것은 의리가 아니다. 구차히 삶을 도모하는 것은 죽느니만 못하다"고 하며 메고 있던 전대(戰帶)를 풀어 물금에게 주면서 말하기를, "네가 이것을 가지고 돌아가 내 아들들에게 주어라"고 하고, 은작에게 말하기를, "너는 나의 유골을 수습해다오"라고 하였다. 북쪽을 향하여 네 번 절하고 선영 쪽을 향해 두 번 절한 후 처 정씨(초계정씨)와 함께 목숨을 끊었는데 곽공과 더불어 선후가 없었다. 은작 역시 구차히 살고자 하는 뜻이 없어 공의 시신 옆에서 죽임을 당하였다. 산성에 들어간 이후의 전말(顚末 : 처음부터 끝)을 물금이 전하였으니 그의 말을 듣고 그 대략을 기록한다.

읍지에 기록되었다. 공이 평소 충효로 마음을 삼았더니 정유년 왜변이 일어나자 읍후(邑侯 : 수령) 곽준과 함께 황석산성으로 들어가 함께 힘을 다하여 적을 막았다. 성이 함락됨에 이르러 선영을 향해 두 번 절하고 곽준과 함께 죽었다. 노비 은작 역시 유명개의 시신 옆에서 함께 죽었다. 문간공 정온(鄭蘊)이 그 전(傳)을 찬술(撰述)하였다. 숙종 을미년(1715년)에 황암사 별사(別廟 : 사당)에 배향되었다.

유이태의 증조부 유의갑(劉義甲)[207]은 출사하지 아니했다. 그는 "타고난 성품이 순미하며 지조와 행실이 깨끗하였고 효행이 지극하며 황석산성에서 순절한 부친의 원수를 갚고자 열두 번 대궐에 나가서 부르짖었다."라고 『안의읍지』와 『거창유씨족보』에 기록되어 있다.

---

207) 유의갑(劉義甲). 자 제초. 天稟純美志行耿介. 『등안의지』. 『거창유씨족보』 1권. 1990. 22p.

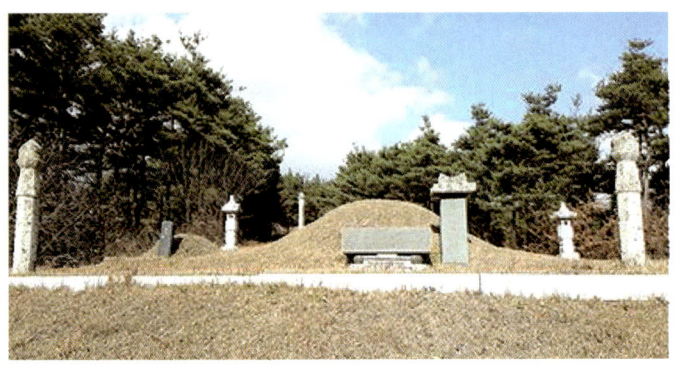

고조부 유명개 묘소

公天稟純美志 行取介 丁酉之亂 公之父義士公殉節於黃石城而 欲報父讐十二叫闕 登邑誌.

공의 천품(天稟)이 순수하게 아름답고 지조와 행실이 굳고 깨끗하였다. 정유년(丁酉年) 재란(再亂)에 공의 부친 의사공(義士公)이 황석성(黃石城)에서 순절하자 아버지의 원수를 갚고자 열두 번이나 궁궐에 나가서 부르짖었다. 읍지에 등재되었다.

유이태의 조부 유유도는 증직 첨지중추부사이며 효자로 널리 알려져 나라에서 복호를 내렸다. 제천군수 정기수가 쓴 유유도 행장에도 "효행이 지극하였으며 80세에 통정대부로 품계를 받았고 83세에 세상을 떠났다."라고 기록되어 있다.

〈通政大夫 孝子 離灘 劉公 墓碣行蹟〉 行堤川郡守 鄭岐壽撰

公姓劉氏 諱有道 字子見 號離灘 系出居昌 (하략) 子諱友閔 彰信校尉 無子 以弟諱友參之子諱名盖爲後 於公爲祖考也 考諱義甲 娶忠義衛柳世泓之女 文化著姓 高麗大丞諱車達之後也 以庚子七月初七日戊申生公 萬歷二十八年 我昭敬大王三十三年也 公資稟純美 操守介潔 自幼飭行 己有若成人 不爲戲慢 常對書冊 人皆稱說 及長遊桐溪鄭先生之門受業焉 公誠孝出天 年纔十三 遭先府君喪 顔色深墨 哭泣盡哀 以瓢子盛糲飯而食 若非受學之時 足跡不離几筵之側 以終三年 事母夫人也 愉色以悅之 先意以承之 晨昏定省 常恐不及 朝夕甘旨 每憂難繼 出遊未嘗經宿 身老不憚漁獵 中夜而起 至於寢所 聽其喘息 探其安否者 不止一再 有不安節 則食不甘味 衣不解帶 色不滿容 行不正履 終夜不寐 坐而達朝 及末疾沉綿 公年六十三 時當隆冬 母夫人若言其退休 則露處窓外而煎泣

如是者月餘 而母夫人竟不起疾 公勺水不入口者 三四日 旣殯始歠糜粥 少有粒米則却之 過朞之後 子弟憫其氣力澌憊 嘗垂涕泣 而進白粥 則又却之 當其溽暑 請暫止上墓 則曰 一息尙存 其可以筋力之不足而廢之耶 終不止焉 衰絰不暫離身 以終三年 人咸曰神扶 服 闋之後 朔望省墓之禮 猶不廢 祭祀常日 稱家之有無可也 苟簡脩物不可也 以誠敬爲主 精潔爲貴 其持身也 沉嘿寡言 常若有思 正容體 尊瞻(瞻)視 夜湙而寐 未明而起 胸中不 惹一點塵累 終日端坐 或披覽經傳 或吟詠詩什 或逍遙溪山間 以自娛 飮食愼節 步履安 詳 然諾必謹 年踰八十 而人不見其惰慢之氣 非僻之行 居家也 不營産業 不喜浮華 處貧 而安 居窮而樂 一介之微 不求於人 分外之事 不留於心 至於訓子孫 不以文詞爲務 惟恐 陷於不義 有垂宜之事 悖理之言 則嚴辭峻責 雖微細之物 有求於人 受賜於人 則嚬蹙不 悅 徐曰 汝輩奚爲如此 使吾不復見如此之事 可也 處鄕也 悌於長 信於友 和於俗而不流 同於世而不汚 不強無益之辨 恥受爾汝於人 親舊有喪 聞訃行素 躬進顧護 務盡情禮 若 有論人長短 言人過失者 則耳若不聞 口若不言 橫逆或至 直受不報 待人接物 雍容不迫 人無怨言 壬戌十一月二十三日丙寅 終于家 享年八十三 前年以大耋 加通政 明年三月三 十日壬申 葬于縣之治北四十里黃山癸坐丁向之原 從先兆也 公以孝行 有復戶之典 (하 략) 유이태유고

〈통정대부 효자 이탄 유공 묘갈문 행적〉

제천군수 정기수가 찬하다.

공의 성은 유씨요 휘(諱)는 유도(有道)이며 자는 자견(子見), 호는 이탄(離灘), 본관은 거창이다. (중략) 그 아들인 우민(友閔)은 창신교위(彰信校尉)였는데 아들이 없어 동생 우삼(友參)의 아들 명개(名盖)를 후사로 삼았으니 공에게 할아버지가 된다. 아버지는 의갑(義甲)이다. 충의위(忠義衛) 유세홍(柳世泓)의 딸에게 장가드니, 문화의 저명한 성씨로 고려조의 대승(大丞 : 종9품) 차달(車達)의 후손이다. 경자년(1600) 칠월 초칠일 무신에 공(公)을 낳으니 곧 만력 28년 우리 소경대왕(昭慶大王, 宣祖) 33년(1600)이다. 공은 천부적인 자질이 깨끗하고 아름다우며 조신(操身)하고 정갈하였다. 어릴 적 행동이 이미 성인과 같아 장난치거나 게으르지 않았으며 항상 책을 마주하니 사람들이 모두 칭찬하였다. 자라서는 동계 정온 선생의 문하에 유학하여 수업을 받았다. 공은 효성이 하늘에서 나온 듯 하였으니 겨우 13세에 부친상을 당하였는데 안색이 흙빛이 되고 곡을 너무도 슬프게 하여 바가지에 눈물로 가득 찰 정도였다. 거친 밥을 먹었으며 수업할 때가 아니면 한 발도 궤연(几筵) 곁을 떠나지 않고서 3년 상을 마쳤다. 어머니를 섬김에 있어서는 기쁜 낯빛으로 즐겁게 해드렸고 말씀이 있기 전에 미리 헤아려 뜻을 받들었다. 저녁에는 잠자리를 보아 드리고, 아침에는 문안(問安)을 드리면서도 늘 미치지 못할까 걱정하였고 조석(朝夕)으로 맛난 음식을 올리면서도 항상 계속 바치지 못할까 염려하였다. 밖에서 놀 때에도 자고 들어오는 적

이 없었으며 늙어서도 (봉양을 위해) 물고기를 잡고 사냥하는 것을 꺼리지 않았다. 한밤에 일어나서 잠자리에 들 때까지 어머니의 기침소리를 듣고 안부를 살피는 것이 한두 번에 그치지 않았다. 편치 못한 기색이 있으면 먹어도 맛을 느끼지 못하고 옷을 입음에 허리띠를 풀지 않았으며, 얼굴빛에 기쁜 얼굴을 띠지 않았고, 달려감에 신을 바로 신지 못하였다. 밤새도록 잠자리에 들지 못하고 앉아서 아침을 맞이하였다. 말질이 침중함에 미쳐 공의 연세가 63세였는데 당시 추위가 한창이라 모부인께서 물러나서 쉬라고 하시자 창밖 차가운 곳에서 약을 달이며 흐느끼기를 한 달여였으나 모부인께서 끝내 병석에서 일어나지 못하셨다. 공은 한 모금의 물도 입에 대지 않은 것이 사나흘이었으니 이미 빈소를 마련하고서야 비로소 미음을 마셨는데 조금이라도 쌀알이 있으면 물리쳤다. 1개월이 지난 후 자제들이 그의 기력이 쇠약해지는 것을 염려하여 늘 눈물을 흘리며 흰 죽을 올렸으나 역시 물리쳤다. 무더위가 지속되었을 때 잠시 묘(墓)에 오르는 것을 중지할 것을 청하였으나 말씀하시길, "한 번 숨 쉴 기력이 남아 있는데 어찌 근력이 모자란다하여 폐할 수 있겠는가?"라며 끝내 중지하지 않았다. 상복을 잠시도 벗지 않은 채 삼년상을 마쳤으니 사람들은 모두 신이 도왔다고 말하였다. 상을 마친 후에도 초하루와 보름에 성묘하는 예(禮)를 폐하지 않았다. 늘 제사 때에는 집안에 재물이 있고 없는 것에 맞추어 함이 가하지만 제물을 제대로 갖추지 못하면 안 된다고 말하였다. 정성과 공경을 위주로 하며 정밀함과 청결함을 귀하게 여겼다. 몸가짐에 있어서는 침묵하여 말수가 적었는데 늘 생각에 잠긴 듯 얼굴과 몸을 단정히 하고 우러러 바라보았다. 밤이 깊은 것을 보고서야 잠자리에 들었고 날이 채 밝기 전에 일어났다. 가슴 속에 한 점의 티끌도 두지 않았으며 종일 단정히 좌정한 채 경전을 들춰보거나 시를 읊었다. 혹 산과 계곡 사이를 소요하며 스스로 즐겼다. 음식은 절도에 맞게 하였고 행동은 편안하고 말은 반드시 신중하였다. 나이가 80이 넘어서도 나태하고 게으른 기색과 그릇되고 한쪽으로 치우친 행동을 보이지 않았다. 생업을 도모하지 않았고 사치스러운 것을 좋아하지 않아 가난에 처하면서도 편안하게 여겼고 궁핍하게 살면서도 즐거이 받아들였다. 사소한 것이라도 다른 사람에게서 구하지 않았으며 분수 밖의 일은 마음에 두지도 않았다. 자손들에게 훈계하기를 학문에만 힘쓰지 말고 오직 불의에 빠지는 것을 염려하며 상도에 어긋나는 일이나 이치에 어긋나는 말을 하면 엄한 말로 꾸짖었다. 비록 하찮은 물건이라도 남에게 구하거나 남에게 받으면 얼굴을 찌푸리며 기뻐하지 않으시면서 천천히 말씀하시기를, "너희들은 어찌 이와 같으냐? 나로 하여금 다시는 이 같은 일을 보지 않도록 하는 것이 옳을 것이다"라고 하셨다. 향리에 거처함에 웃어른을 공경하고 친구들과 우애가 있으셨다. 시속과 잘 지내되 휩쓸리지 않았고 세상과 함께 하되 더럽혀지지 않았다. 소용없는 말을 강요하지 않았고 남이 '너네들'이라고 하는 말을 치욕으로 여겼다. 친구가 상을 당함에 부음을 들으면 가셔서 몸소 돌보시며 정과 예를 다하였다. 다른 이의 장단점을 논하거나 과실을 말하는 사람이 있으면 귀는 들리지 않고 입은 말하지 못하는 것과 같이 하였다. 패악이 혹여 이르면 단지 받아들일 뿐 되갚지 않았으며, 사람을 대하거나 사물을 접할 때에도 조신하고 경박하지 않아 원망하는 이가 없었다. 임술년(1683년) 11월 23일 병인에 집에서 세상을 뜨셨으니 향년 83세였다. 이전 1680년에 80세로 통정대부를 품계를 받으셨다. 이듬해 3월 30일 임신에 현의 북쪽 40리 위천 황산(黃山) 계좌(癸坐) 정향(丁向)의 언덕에 장사지내니 선영을 따른 것이다. 공은 효행으로써 복호(復戶)의 은전을 받으셨다. (하략)

부친은 호군을 지낸 통정대부 유윤기이다.『거창유씨족보』에 다음과 같이 기록되어 있다.

"어려서부터 타고난 성품이 배움을 좋아하고 문사(文詞)도 잘했으며 부모에게 효도하고 형제간에는 우애가 있고 선조를 정성으로 받들고 자손을 의리로 가르치며 가정을 검소로 다스리고 몸을 공경으로 닦았다. 친척과 친구에 이르기까지도 각각 인과 예를 다하니 시골에서 선사(善士)로 일컬었다. 지조를 지킴이 굳고 확실하여 세상 사람들과 함께 오르고 내리지 않으니 유자(儒者)로서 정직하여 절대로 공교롭게 꾸미는 것이 없었다."

2) 외가(外家)

유이태의 외가는 강양이씨로 고려 순충보조공신(純忠補祚功臣) 강양군(江陽君) 이효(李孝)의 후예이다. 외고조부 이난춘(李蘭春)은 형조참판에 추증되었다. 외증조부는 강양군 이효의 5세손 이의립208)으로 도적 임걸년209) 무리를 해산시켰다. 이의립은 1594년 무과에 급제하여 출사하여 1622년에 전라우후로 제수되었고 1628년에 유호립의 난을 평정하여 영사원종 1등공신이 되었다. 그는 1636년 병자호란 때 한성 방어의 책임을 맡고 청군과 맞서 전공을 세웠다. 그 공로로 1637년 초계 현감에 임명되어 민폐를 제거하여 탐관오리를 응징하는 등 많은 치적을 남긴 공로로 가선대부 경상좌수사를 지냈고 자헌대부 병조판서로 증직되었다. 이의립의 서필은 『명가필보』210)에 수록되어 있다. 외조부는 가산대부 봉상시 판관을 지낸 이광훈이다.

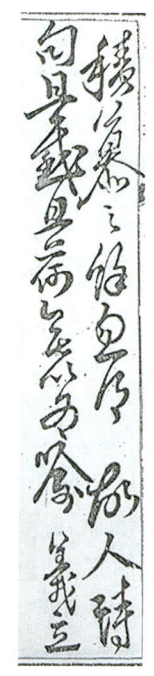

이의립 서필

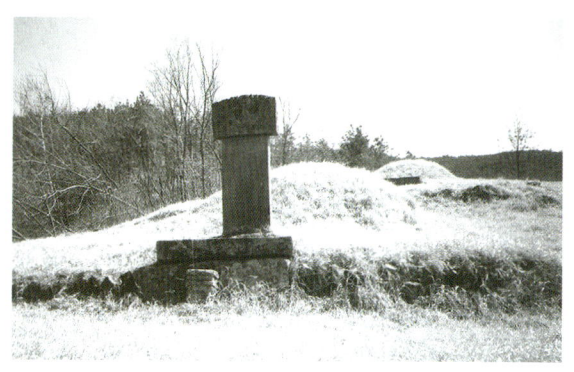

이의립 묘소

---

208) 각주 5 참조.
209) 인조 때 도적.
210) 해동역대명가필보(海東歷代名家筆譜) : 1926년에 백두용이 우리나라 역대 필적을 모아 엮은 책. 4,000년간의 고금명가의 필적 700점을 모아 6권으로 편집하여 '해동명가필보'라고 하였다. 삼국시대부터 한말까지 역대 서예가 인명 나열. 우리 글씨의 변천을 한눈에 볼 수 있는 것으로서 서예사적인 측면에서 볼 때 매우 중요한 자료라 할 수 있다. 『한국민족문화대백과』.

3) 처가(妻家)

　유이태 처가의 본관은 창령조씨이다. 처가는 거창군 위천면 황산에 세거하였다. 처(妻)의 5대조는 조숙(曺淑)[211]으로 이연에게 수학하였다. 또, 석천 임득번에게 수학하면서 하서 김인후[212]와 친교를 맺었다. 그는 김인후와 친교를 맺은 여러 학자들과 교유하였다. 그리고 노수신, 이윤경, 소세양, 정유길 등 당대의 학자들과도 교류하였다.

　조숙은 1531년(중종 26)에 사마시에 급제하였다. 1540년(중종 30)에 문과에 급제하여 회양부사를 지냈다. 은퇴 후 향리 위천에서 성리학 연구에 전념하였다.

　유이태의 처 고조부 조개우(曺凱佑)는 수승 통정대부이고 처증조부 조경인은 현감을 지냈다. 처조부 조곤수는 봉직랑 단양군수를 지냈고 처부 조익휘는 성현도(省峴道) 찰방을 지냈다.

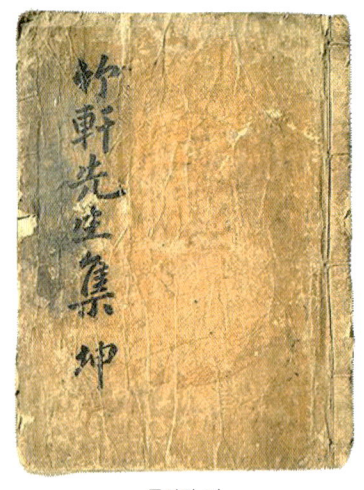
죽헌집 건

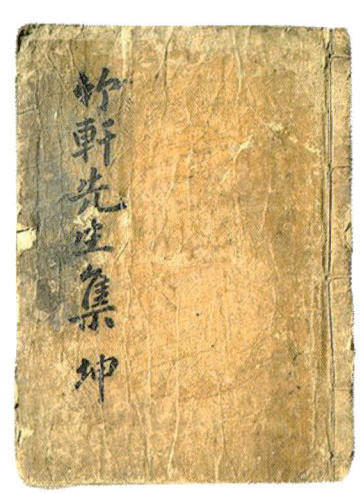
죽헌집 곤

---

[211] 조숙(曺淑, 1504-1582). 조선 전기의 문신. 자 선경, 호 죽헌. 본관 창녕. 부친 현신교위. 모친 강양 이씨 이계보 딸. 이연에게 수학, 석천 임득번 수학. 중종 26 사마시, 중종 30 문과. 승문원정자, 중종 38 퇴계 이황과 강론. 광양현감. 회양부사.

[212] 김인후(金麟厚), 1510-1560. 본관 울산. 문신. 자 후지, 호 하서·담재, 시호 문정(文靖). 전남 장성. 조선 중기의 학자. 대광보국숭록대부 영의정 겸 영경연·홍문관·예문관·춘추관·관상감사 추증. 문묘 배향, 장성의 필암서원, 옥과의 영귀서원 제향.

Ⅱ. 유이태의 삶의 실천 방법

1. 학 문

유이태의 학문은 유학(儒學)과 의학(醫學)으로 구분지어 볼 수 있다. 유학은 집안에서 배운 것으로 보이나 유학을 전수했다는 기록은 보이지 않는다. 유이태와 교류하였던 분들을 통하여 그의 학문을 추정하여 볼 수 있다.

유이태는 산청과 거창을 중심으로 경상좌우도, 남원, 운봉 뿐 아니라 한양에도 지인들이 있었던 것으로 추정된다. 유이태가 세상을 떠났을 때 조문을 보내온 분들의 이름들이 『유이태유고』에 기록되어 있다.

그분들은 후일에 공조판서를 지낸 승지 한배하, 안동판관을 지낸 진사 유래, 선조의 형님인 덕흥대원군의 7대손 도정 이명협, 참봉 정중원, 송하징, 거창군 주상면의 유학자 이동형, 산청의 홍취심, 전북 남원 운봉에 거주하는 의령 현감 양원의 손자 양석명, 후일 평안관찰사를 지낸 한양의 좌윤 조태로, 함양 수동의 통덕랑 권만적, 호군을 지낸 생초의 박수일, 수동의 유학자 권희, 수동의 유학자 임대하, 안음의 유학자 정천, 수호군을 지낸 함양 수동의 권휴, 증직 좌승지인 생초의 박사량, 거창의 유학자 이현원, 단성에 거주하는 유학자 강헌세, 이현, 찰방 이세일, 수동의 권재중, 유이태의 제자로 추정되는 권덕중, 생초의 박후량, 박수곤, 박계량, 유이태의 제자로 추정되는 함양 유림의 노세흠 등이다.

1712년의 『유이태효행장』에는 산청 금서의 유학자 민두삼, 산청의 유학자 이초형, 오이격 등 99인이 기록되어 있다. 1719년 유이태의 『정영장』을 쓴 산청의 유학자 이언경이 있다. 양처제의 『묵재집』과 권덕형의 『경림당유고』에는 유이태를 회상하는 기록들이 수록되어 있다.

유이태는 어려서부터 숙병으로 고통을 겪어 왔기에 질병이 없는 세상을 꿈꾸었다. 그래서 팔을 부러트릴 정도의 각고의 노력을 통해 혼자서 의술을 터득하였다. 그의 의학은 오랜 경험을 바탕으로 집대성 되었다. 유이태의 후학으로 추정되는 몇 분이 『유이태유고』에 기록되어 있다.

유이태의 『실험단방』에는 청나라 명의(名醫) 정산조(鄭散朝)가 기록되어 있다. "천왕고(天王膏) 처방을 알고자 한다면 정산조에게 물어보라."라고 『실험단방』에 적혀 있다. 유이태는 국내뿐만 아니라 해외 의학자들과도 교류 한 것으로 추정되며 국내외의 의학정보를 받아글인 것으로 보인다.

1) 유학(儒學)

유이태가 태어난 거창군 위천에는 갈천 임훈(1500-1561)[213]과 조숙(1504-1582)이 살고 있었다. 임훈은 남명 조식(1501-1572)과 교류하였고, 그는 유이태의 7대조 강정공 유귀손과 6대조 참봉공 유관의 『묘갈문』을 지은 분이다.

유이태의 고조부 의사공(義士公) 유명개는 의병장으로서 남명의 제자 내암 정인홍(1535-1623)으로부터 사사(師事)를 받았다. 유명개의 처가는 초계정씨이다. 유명개의 처조부는 진사 정옥견[214]이고 처부는 진용교위 정숙[215]이다. 처남은 진사 정유명(1539-1596)[216]으로 임진왜란 때 안음의 기병유사(起兵有司)를 하였다. 정유명은 남명의 제자이며 또한 갈천 임훈의 제자이기도 하다. 유명개와 정유명은 처남 매부 관계로 함께 남명의 학문을 논한 것으로 추정된다.

유명개(1548-1597)는 내암 정인홍과 한강 정구[217]의 제자인 안음현감 곽준(1551-1597)과 남명의 제자인 前함양군수 조종도(1537-1597)와 교유하였다. 유명개도 곽준과 함께 남명의 학문을 논한 것으로 추정된다.

유명개는 1597년 정유재란 때 경남 함양군 안의면 황석산성의 '백성들의 전쟁'에서 군무장(軍務將)[218]으로서 안음현감 곽준과 전(前)함양군수 조종도와 함께 왜병과 싸우다가 성이 함락되면서 세 분 의사(義士) 모두 순절하였다. 유명개는 고종 때 감찰로 증직되었다.[219] 유명개의 의병활동에 대한 기

---

213) 임훈(林薰, 1500-1584). 조선 중기의 문신. 본관 은진. 자 중성. 호 자이당·고사옹·갈천. 아버지 진사 득번, 어머니 진주강씨 득구 딸. 중종 35 생원시 합격. 사직서참봉, 언양현감, 지례현감, 광주목사, 장례원판결사. 안의 용문서원 제향. 저서 『갈천집』. 이조판서 추증, 시호 효간(孝簡).
214) 정옥견(鄭玉堅, 1450-1526). 자 불인. 본관 초계. 조부 성균 생원 정제안. 아버지 충주목사 정종아.
215) 정숙(鄭淑, 1501-1563). 자 청부. 본관 초계. 진용교위. 증통정대부 승정원좌승지겸경연참찬관. 아버지 사포서별제 정옥견.
216) 정유명(鄭惟明, 1539-1596). 자 극윤. 호 역양. 본관 초계. 진사. 부 진용교위 정숙. 조부 정옥견
217) 정구(鄭逑, 1543-1620). 자 도가, 호 한강. 본관 청주. 증조 철산군수 윤증, 조부 사헌부감찰 응상, 아버지 김굉필의 외증손으로 충좌위(忠佐衛) 부사맹 사중, 어머니 성주이씨 환(煥)의 딸. 강원도관찰사, 대사헌. 경북 성주 출신. 조선 중기의 문신·학자. 『가례집람보주』·『창산지』·『심경발휘』·『역대기년』·『고금회수』·『의안집방』 등 다수.
218) 名盖有孝友行 先生使掌軍務 同力禦賊及城陷 望先塋再拜 而死.
"명개는 효행이 있기에 선생이 군무를 보게 하였고 힘을 합하여 적을 막다가 성이 함락되니 선영을 바라보고 재배한 뒤 죽었다." 『존재실기』. 1984. 충렬공기념사업회. 29, 55p.
219) 『승정원일기』 고종 17년(1880) 5월 25일.

록은 『승정원일기』・『동국여지승람』・『연려술기술』・『해동삼강록』・『전고대방』・『존재일기』・『안의읍지』・『거창군지』・『안의향교지』・『만구선생문집』 등에 기록되어 있다.

유이태의 조부 유유도(1600-1683)는 효자로서 나라로부터 복호를 받았고 동계 정온으로부터 가르침을 받았다.220) 동계 정온(1569-1641)은 정인홍의 제자이며 유명개의 처조카로 청나라가 침공했을 때 싸움을 주장한 척화신으로 이조참판을 지냈다.

을병년(1685-1686)에 산음에 심한 흉년이 들었다. 이때 많은 사람들이 굶주림 속에 있었다. 유이태가 많은 사람들이 굶주려 있는 모습을 보고 경상좌우도의 부유한 사우(師友)들로부터 백미 100여 석을 빌려와 굶주림에 있는 사람들을 구했다는 의행(懿行)221)이 『유이태효행장』과 『정영장』에 기록되어 있다.

『유이태효행장』에는 99명의 산음의 선비들 이름이 기록되어 있다. 이로 보아 유이태는 경상좌우도의 사우들과 긴밀히 교류한 것으로 추정된다. 산음현에 거주하는 박수일・박계량・홍취심, 단성현에 거주하는 강헌세, 함양 유림에 거주하는 노세흠 등은 유이태가 세상을 떠났을 때 「만사(輓詞)」를 보내온 분들이다. 이들이 보낸 「만사」는 『유이태유고』에 수록되어 있다. 양처제의 『묵재집』에는 유이태를 기리는 3수의 글을 남기고 있다. 참봉 정중원은 거창군 위천에서 어린 시절을 같이 지냈다. 그 역시 유이태가 세상을 떠났을 때 유이태의 행장(行狀)을 지어 보내왔다. 정중원은 동계 정온의 증손자로 그의 가문은 남명 조식의 학맥이다.

함양군 수동면 도북에 거주하는 권희는 "유이태가 집안에서 시서(詩書)를 배웠다."라고 말하였다.

故學生劉名蓋, 贈監察, 已上忠孝卓異, 贈職事, 承傳. "고학생 유명개(劉名蓋)에게 감찰을 추증하였는데, 이상은 충효(忠孝)가 두드러지게 뛰어난 사람에게 추증하라는 전지를 받은 것이다."

220) 及長遊桐溪鄭先生之門受業焉, 〈通政大夫孝子離灘劉公墓碣行蹟〉 行堤川郡守鄭岐壽撰." 자서는 동계 정온 선생의 문하에 유학하여 수업을 받았다." 〈통정대부 효자 이탄 유공묘갈 행적〉 제천군수 정기수찬.

221) 굶주림에 처해 있는 사람들을 도와주는 아름다운 행동을 의미한다.

惟靈 溫良素性 自是天賦之厚 謙恭氣質 乃襲靑氊之舊 入則孝 出則悌 無愧於聖人之昭訓 待人 柔接物和 罔墜傳道之徽言 風彩端詳 氣宇峻整 餘力學文 家庭詩書 권희

생각건태 영령께서는 온화하고 선하며 본래의 성품이 스스로 올바르고 타고난 성품의 후덕함은 겸손하고 공손한 기질은 가문의 전통을 이었다. 집안에서는 효도하고 밖에서는 공경하니 성인의 밝은 가르침에 조금도 부끄러움이 없었고, 다른 사람을 대할 때 부드럽고 사물에 접할 때 온화하여 도(道)를 전하는 아름다운 말씀을 실추시키는 법이 없었다네. 풍채는 단아하고 도량(度量 : 너그러운 마음)은 엄숙하고 단정하였네. 여력(餘力 : 일하고 난 나머지 시간)이 있는 대로 글을 배웠고 집안에서 시서(詩書)를 배웠네. ≪권희≫

유이태의 고조부 유명개와 조부 유유도는 남명 조식의 학맥으로 연결된다. 이미 앞에서 언급했지만 조부 유유도는 남명의 제자 정인홍의 제자인 동계 정온으로부터 학문을 배웠다. 또한, 산음, 단성, 진주, 함양과 거창에 거주하였던 사우들도 남명의 학맥으로 연결된다. 유이태의 유학(儒學)은 외부로부터 배운 것이 아니었고 집안에서 시서(詩書)를 배웠기에 남명 조식의 학풍으로부터 간접적인 영향을 받은 것으로 추정된다.

2) 의학(醫學)

유이태가 의학을 외부로부터 전수 받았다는 기록은 보이지 않았다. 참봉 정중원도 "유이태가 의학을 외부로 전수받은 것이 아니고 보서(寶書)를 가지고 주야로 공부하여 3년 만에 의술이 통달하였다. 그리고 30세 이전에 경지에 이르게 된 것."이라고 그가 쓴 「만시」에서 밝히고 있다.

少緣羹疢在	어릴 적에 질병을 자주 겪은 후
折臂悟成醫	팔을 부러트리는 시험과 고난을 통하여 의원이 되는 길을 깨달았네.
寶書抱一部	이에 보서(寶書) 한 권을 품에 안고
晝閱宵有思	낮에는 탐독하고 밤에는 거듭 생각하여
三年術乃通	삼년 만에 의술에 통달하여
恍然窺軒岐	황연히 헌·기222)를 엿볼 수 있었다. ≪참봉 정중원≫

노세흠도 "유이태가 어린 시절 위천에서 자랐으며 어린 나이에 숙병을 앓고 있었는데 혼자서 의서를 읽고 치료 방법을 알게 되어 자신의 병을 고쳤다."라고 말하였다.

公之髫齡 長于渭陽 早抱沉痾 症情非細 披覽醫書 以求治方 而仍得宿疾之差

공은 어린 시절에 위양(渭陽 : 위천)에서 자랐는데 일찍이 심한 아증(痾症: 오래 가지고 있는 병)을 앓았으나 증세가 미미하지 않았다. 의서를 펼쳐보고 치료법을 얻으니 이내 고질병에 차도가 있게 되었다. ≪노세흠≫

유이태 가문에 전해 내려오는 의학 전수에 관한 설화에도 "외부로부터 전수 받지 않고 독학으로 공부했다."라고 채록되어 있다.

≪산신령과 보서≫ : 구연자 : 유우윤

채록연도 : 1963년 1월. 산청군 생초면 월곡리 압수마을

---

222) 황제(黃帝), 헌기씨(軒轅氏), 기백(岐伯) : 의술의 시조를 의미한다.

유이태는 어렸을 때부터 총명하였고 효심이 깊었다고 한다. 화창한 어느 봄날 신연당(소년 유이태)이 책을 읽다가 뒷동산으로 바람을 쏘이러 올라갔다. 바람이 불어오지 않은 양지 바른 곳에 앉아 있는데 갑자기 졸음이 와서 자신도 모르게 쓰러져 잠이 들었다. 신연당의 꿈속에 하얀 백발의 노인이 나타나서 보서 한권을 보여 주면서, "너는 하늘이 내려준 사람이다. 너의 성품이 어질고, 효성이 지극하여 많은 사람에게 도움을 줄 것이다. 그러나 부귀영화, 재물이나, 공명심을 탐하지 마라. 이 보서를 너에게 줄테니 이 책을 공부하여 부귀영화, 재물을 탐하지 말고, 병자들의 신분을 가리지 말고 친한 사람 모르는 사람, 남녀노소를 구분하지 말고 모든 병 치료에 정성으로 힘쓰라. 그러면 너의 명성은 먼 후대에까지 길이길이 전해질 것이다." 라는 말을 듣고 갑자기 잠에서 깨어났다. 꿈속에 백발의 노인이 전한 이야기가 생각나서 주위를 돌아보니 머리맡에 꿈속에 백발의 노인이 보여준 두터운 보서 한권이 놓여 있었다. 신기하게 생각하면서 보서를 가지고 집에 돌아와 그 보서를 읽어 보니 지금까지 공부한 책들인 춘추, 대학, 사서삼경, 논어, 공맹 등 것과는 전혀 다른 의술에 관한 내용들이었다. 새로운 내용에 재미를 붙여 수 년 동안 집에서 쉬지 않고 이 책을 읽고 공부하니 병에 관한 것은 모르는 것이 없게 되었다. 신연당이 말하는 것과 지어주는 것은 모두 것이 약이 되었다. 신연당이 가는 곳 마다 수많은 환자들이 모여 들었고 그가 지어준 약을 먹은 환자들은 모두 병이 나았다. 전국적으로 명성이 나게 되었고 중국에까지 알려져 청나라의 요청으로 청나라를 방문하여 황제의 병을 고치게 되었다. 황제가 주는 관직, 선물도 사양하고 단지 석물(石物)만 받은 후 고향 산청으로 돌아왔다.

(1) 치법(治法)

유이태는 생림(生林)이라는 작은 마을에서 의술활동을 펼쳤지만 그의 명성은 차츰차츰 전국적으로 알려지게 되었다. 비록 이름 없는 산음의 혜민국이었지만 낭중지추(囊中之錐)223)의 재주는 저절로 세상에 드러나게 되었다. 산음현 생림촌 유이태의 혜민국 앞에는 수많은 환자들이 운집하였는데 마치 읍의 관청처럼 붐비었다. 유이태가 이르는 곳마다 병자들이 찾아와 치료해 줄 것을 요청하였다.

入則衍其宇	들어서면 집안에 사람이 넘쳐나고
出也馬塵迫	나서면 말이 먼지를 일으키며 달려왔네.
有錄累箋幅	적은 글이 쪽지에 가득했으니
緲縷煩鋪攡	깨알처럼 작아서 펼쳐보기도 번거롭네.
有口交左右	말소리가 좌우에서 오고가면서
懇迫爭請祈	간절하고 급하게 부탁과 호소를 다투네.
擾若劇邑聽	움직임이 바쁜 읍청을 방불(비슷)하며
滿庭續輸詞	가득 찬 뜰에는 청(請)하는 소리가 많도다. ≪참봉 정중원≫

유이태는 환자들을 진료할 때는 항상 병의 핵심을 찾았다. 그는 환자를 치료할 때 가장 먼저 환자의 마음을 평안하게 하였다. 그 다음에는 잘 먹도록 하였고 마지막으로 약을 복용시켰다. 그는 환자가 말하는 어떠한 말소리 하나도 놓치지 않았다. 그는 친소, 귀천, 빈부를 구분하지 않았으며 사람들이 병에 대하여 물어오면 친절히 응대하여 증세에 따라 처방하여 주었다. 또한, 환자의 증세를 자세히 살펴 병의 증세를 알아냈다.

유이태의 치료법은 매우 뛰어났다. 허증(虛症)224)에는 원기를 북돋우고 실증(實證)에는 나쁜 기운을 내 보내어 환자의 몸 상태에 변화를 가져왔다. 옛 처방을 주장하지 않고 새로운 방법을 시도하였다. 환자의 원기를 북돋

---

223) 낭중지추(囊中之錐) : 주머니 속의 송곳이라는 뜻. 재능이 뛰어난 사람은 숨어 있어도 저절로 사람들에게 알려짐을 이르는 말.
224) 허증(虛症) : 정기가 부족하여 몸의 저항력과 생리적 기능이 약하여진 증상. 폐결핵, 신경 쇠약 등이 있다.

아 위험한 상태로 이르지 않도록 하였다. 유이태의 치료법은 어느 하나의 병을 치료하는 것이 아니고 여러 질병을 동시에 다스려 환자를 건강한 상태로 만들어 주는 것이었다.

오랜 경험을 바탕으로 유이태 의술은 최고의 경지에 도달하였다. 환자의 증세를 경중(輕重)으로 나누어 파악하여 그 증세를 다스릴 때는 한쪽으로 치우치지 않고 공평하게 하였다. 미미한 증세도 놓치지 않고 정밀히 관찰하였다. 이상한 증세가 보이면 치료가 어려울까 염려하였는데 마침내 그의 예측과 일치하니 이는 마치 점을 치는 것과 같았다.

사람을 치료하겠다는 일념에 피곤함도 잊고 환자들에게 전심전력을 다하였으니 사람들이 유이태의 인술을 칭송한 정황을 정중원은 이렇게 말하고 있다.

有集倉公門	창공(倉公 : 서한 시대 명의)의 문 앞에 운집하는
病人多何其	환자가 어찌 그렇게 많았던가?
入則衍其宇	들어서면 집안에 사람이 넘쳐나고
出也馬塵迫	나서면 말이 먼지를 일으키며 달려왔네.
有錄累箋幅	적은 글이 쪽지에 가득했으니
爾縷煩鋪攤	깨알처럼 작아서 펼쳐보기도 번거롭네.
有口交左右	말소리가 좌우에서 오고가면서
懇迫爭請祈	간절하고 급하게 부탁과 호소를 다투네.
擾若劇邑聽	움직임이 바쁜 읍청을 방불케 하였고
滿庭縮輠詞	가득 찬 뜰에는 청(請)하는 소리가 많도다.
涉眼要輒領	눈길만 지나가도 항상 핵심을 찾았고
過耳纖靡遺	귀를 기울이며 조그마한 소리도 놓치질 않았네.
快如庖丁割	통쾌하기는 포정(庖丁)[225]이 뼈를 발라내듯 하고
肯綮刃不疑	복잡한 곳[226]조차 칼놀림이 머뭇거리지 않은 것과 같았다.

---

225) 포정(庖丁) : 기예가 뛰어나 일을 자유자재로 처리함을 말한다. 『장자(莊子)』 「양생주(養生主)」에 포정이 소를 해체할 때, "지금 내가 칼을 잡은 지 19년이나 되었고 잡은 소만도 수천 마리를 헤아리는데, 칼날이 지금 숫돌에서 금방 꺼낸 것처럼 시퍼렇기만 하다. 소의 마디와 마디 사이에는 틈이 있는 공간이 있고 칼날은 두께가 없으니, 두께가 없는 것을 그 틈 사이에 밀어 넣으면 그 공간이 널찍하여 칼을 놀릴 적에 반드시 여유가 있게 마련이다.(今臣之刀十九年矣, 所解數千牛矣, 而刀刃若新發於硎. 彼節者有間, 而刀刃者無厚, 以無厚入有間, 恢恢乎其於遊刃, 必有餘地矣.)"라고 한 말에서 나왔다.

226) 복잡한 곳 : 긍계(肯綮)는 위의 글에서 근육과 뼈가 복잡하게 얽힌 곳을 말한다. 통상 복잡하게 얽

既無卻疏遠	평소 소원했던 사람도 물리치지 않았으니
又何略賤卑	어찌 비천(卑賤 : 신분이 낮은)한 사람이라고 그냥 두었겠는가?
人人叩則應	사람마다 물어오면 응하고
一一待各隨	하나하나 증세에 따라 처방하였다네.
風濕或腠理	풍습227)이 혹 피부(皮膚)에 일어나고
勞傷或肝脾	피로와 상처가 혹 간장(肝臟)과 비장(脾臟 : 지라)에 일어나고
痞滯或三焦	체증(滯症)이 혹 삼초(三焦)228)에 생기고
流湊或四肢	유주(流湊)가 혹 사지(四肢 : 사람의 두 팔과 두 다리)에 생기네.
體重或漫膚	몸이 무거우면 혹 피부가 무르고
形枯或羸	형상이 마르면 혹 쇠약하고 마르네.
氣有實或虛	기(氣)에는 실(實)과 혹 허(虛)가 있는 증세
血有盛或衰	혈(血)에는 성(盛)과 혹 쇠(衰)가 있는 증세
或熱若火熾	혹은 열(熱)이 나면 불타오르듯 오르는 증세
或寒若冰澌	혹은 한기(寒氣)가 들면 얼음 같이 차디찬 증세
或有積痼纏	혹은 쌓인 고질병이 있으면
沉沉歲月彌	침울한 세월이 길어지네.(그 증세가 오래가네.)
或有倉促遭	혹은 갑자기 병이 나면 (혹 창졸간에 갑자기 당하면)
岌岌頃刻危	경각을 다툴 정도로 위급한 증세 (위태롭기 경각처럼 위급하네)
或變動千萬	혹은 변화가 무쌍하여
而怪怪奇奇	괴상하고 기이하다네.
原委見如彼	원위(근원과 말단)는 저기 있는 것처럼 바라보고
標本審在玆	표본(標本)은 여기 있는 듯 살피었네.
秀明若離婁	투명함은 이루(離婁)229)와 같았고
運巧似工倕	교묘함하게 운영함은 공수(工倕 : 솜씨가 뛰어난 장인)와 같았네.
大法通補瀉	대법(大法 : 유이태의 치법)은 보사(補瀉)230)에 통하고
妙用變坎離	현묘(玄妙)한 쓰임은 약물231)조차 변화시켰네.
緩急得其情	완급(緩急 : 느림과 빠름)에 따라 그 뜻을 얻었으며

힌 것 또는 중요한 핵심을 지칭한다.
227) 습한 곳에서 사는 까닭으로 습기(濕氣)를 받아서 뼈마디가 저리고 아픈 병(病).
228) 삼초(三焦) : 음식물의 흡수·소화·배설을 맡는 육부(六腑)의 하나로 상초·중초·하초로 나뉜다.
229) 이루(離婁) : 중국 황제(黃帝) 때 살았던 전설상의 인물로 눈이 밝아서 백보 밖에서도 털끝을 살필 수 있었다고 한다.
230) 보사(補瀉) : 원기(元氣)를 돕는 치료법과 나쁜 기운을 내보내는 치료법을 통틀어 이르는 말. 몸을 보하게 할 약으로 원기를 돕는 일과 하제(下劑)를 써서 병을 고치는 일을 말하는데 허증(虛症)은 보하고 실증(實症)은 사한다.
231) 약물 : 감리(감리)는 원래 주역의 팔괘 중 일부인데, 여기서는 약물을 비유하였다. 『참동계(參同契)』 수련법에서 건곤(乾坤)을 노정(爐鼎)으로, 감리(坎離)를 약물로, 둔(屯)과 몽(蒙) 이하 육십 괘(卦)를 화후(火候)로 삼아 신묘한 내단(內丹)을 완성하는 것으로 비유하였다.

汗下求適宜	부지런히 힘써 적절함을 구하였네.
神農所嘗餘	신농씨232)처럼 약초를 맛본 것233)이 많았으니 (神農씨를 넘어서는 바가 있었다.)
歷歷性何斯	역력(歷歷)234)한 그 성품 어찌 이와 같은가?
君臣及佐使	군약(君藥)235)과 신약(臣藥)236)이며 좌약(佐藥)237)과 사약(使藥)238)을239)
裁制惟意爲	제재하여 오직 뜻한바 대로 만들었네.
非徒古是泥	단지 옛 것만이 법칙이 아니니
往往新良規	종종 새로운 것을 좋은 규칙으로 삼았네.
或先扶眞元	혹 먼저 진원(眞元 : 사람 몸의 원기)을 부여잡아
邪氣使莫闖	사악한 기운이 넘볼 수 없게 하였네.
比如贊德化	비유하자면 그 덕화(德化)240)의 도움은
明堂治四夷	명당에서 네 오랑캐(여러 질병을 말한다)241)를 다스림과 같네.242)
或不憚攻擊	혹 공격함도 꺼리지 않았으니
掃蕩指掌期	손바닥을 떨어버리듯 하였네.
比如除群盜	비유하자면 여러 도둑을 없앰은(여러 질병을 완치하는 것은)
漢官復舊儀	한관의 옛 위의를 회복243)하듯 하여(건강한 상태로 되돌리게

---

232) 신농씨(神農氏) : 고대 전설상의 제왕. 삼황(三皇)의 한 사람으로 농업·의료·악사(樂師)의 신. 주조(鑄造)와 양조(釀造)의 신·역(易)의 신·상업의 신이라고도 한다.
233) 약초를 맛본 것 : 신농씨(神農氏)는 의학에 통달하여 의학의 신으로도 추앙된다. 각지의 사람들에게 약초를 구해오도록 하였으며 직접 맛을 보아 효과를 확인하였다. 마침내 독초를 조합하여 365종의 약을 발명하여 『신농본초(神農本草)』라는 의서를 만들었다고 하나 지금은 전하지 않는다.
234) 역력(歷歷) : 모든 것이 환히 알 수 있게 똑똑함.
235) 군약(君藥) : 한약 처방에서 가장 주가 되는 약. 육미지황탕(六味地黃湯)의 숙지황 따위를 이른다.
236) 신약(臣藥) : 한약 처방에서 군약(君藥)의 효과를 높이는 약.
237) 좌약(佐藥) : 한약 처방에서 군신좌사(君臣佐使)의 배합 가운데 군제(君劑)를 도와 겸증(兼證)을 치료하거나 독성을 약화하는 약.
238) 사약(使藥) : 한약 처방에서, 군약(君藥)의 독을 덜어 주고 약 맛을 좋게 하며, 여러 가지 약들의 작용을 조화시켜 부작용이 나타나지 않게 하는 약.
239) 군약(君藥)과 신약(臣藥)이며 좌약(佐藥)과 사약(使藥) : 약방문(藥方文)을 내는 데 쓰는 말로써 주가 되는 약을 군약(君藥)이라 하고 이에 배합되는 약은 작용(作用)의 강약과 경중에 따라 신약(臣藥), 좌약(佐藥), 사약(使藥)으로 구분된다.
240) 덕화(德化) : 옳지 못한 사람을 덕행으로 교화함. 또는 그런 감화.
241) 네 오랑캐 : 중국에서 한족(漢族) 이외의 변방(邊方)의 이민족을 오랑캐로 일컫던 말로서 동이(東夷), 서융(西戎), 남만(南蠻), 북적(北狄)을 통틀어 이르는 말. 여기서는 여러 질병을 말한다.
242) 유이태의 의술이 뛰어나서 잘 다스림을 말한다.
243) 한관의 옛 위의를 회복 : 지금은 없어진 옛날의 제도와 문물을 회복함을 말한다. 신망(新莽) 말년에 유수(劉秀) 즉 광무제가 회양왕(淮陽王) 유현(劉玄)에 의해 사예교위에 발탁되었을 때, 그동안 왕망(王莽)에 의해 폐지된 한나라의 복식(服飾) 등 옛 제도를 모두 복구시키자, 늙은 관리들이 눈물을 흘리며 "오늘에 다시 한관의 위의를 보게 될 줄은 생각하지도 못하였다.(不圖今日復見漢官威儀)"라

	하여)
或回垂絶脈	혹 드리워 끊어진 혈맥을 회복시키고
或起未冷屍	혹 채 식지 않은 시신을 일으켰네.
有如修攘功	닦고 물리친 공력(功力 : 유이태의 의술)은
石鼓勒周詩	석고(石鼓)244)에 주시(周詩)를 새긴 듯245)하네.
小貞或攸利	작은 정절(貞節 : 유이태의 곧은 성품)을 혹 이익으로 여기고
大投或以時	대투(大投 : 크고 어려운 일)246)을 혹 때에 맞춰 하였네.
輕重自斟酌	중요함과 중요하지 않음을 스스로 짐작하나
若衡有秤錘	저울처럼 공평했네.(저울에 추가 있는 듯하였다.)
漸或睹未然	미세한 움직임에도 혹 채 그렇지 아니함을 보고
兆或憂難治	조짐이 보이면 혹 치료하기 어려울까 염려하였으니
畢竟頗符合	필경(畢竟 : 마침내)에는 그의 예측과 부합하여
若占扐靈蓍	마치 손으로 시초점을 치는 덧 하였네.247)
大抵救人志	대저 사람들을 구하겠다는 뜻으로
努力不知疲	노력하여도 피곤함을 알지 못했네.
得名三十載	이름을 얻은 지 30년에
恩遍幾人肌	그 은혜가 얼마나 많은 사람들에게 미쳤던가?
咸曰此術仁	모두 말하네. "이런 의술은 어진 것이니
今世更有誰	지금 세상에 다시 누가 있겠는가?"라고 했다. ≪참봉 정중원≫

고 탄식하였다. 『후한서』 卷1上 〈광무제기(光武帝紀)〉.

244) 석고(石鼓) : 중국 주나라 때의 석각(石刻). 북 모양의 돌로, 석면(石面)에 진전(秦篆)에 가까운 문자가 새겨져 있다. 산시성(陝西省) 바오지시(寶鷄市)에서 발견되었다.

245) 석고(石鼓)에 주시(周詩)를 새긴 듯 : 석고는 북 모양으로 된 10개의 석조 유품으로, 돌 표면에 진대(秦代)의 전자(篆字)에 가까운 문자가 새겨져 있는데, 중국 최고의 금석문으로 꼽힌다. 한유는 주 선왕 때의 작품이라고 하고 위응물(韋應物)은 주문왕 때의 작품이라고 하는 등 이설이 많으나 주 선왕이 사냥한 내용을 사주(史籒)가 송(頌)으로 지었다는 것이 일반적인 통설이다. 원래 섬서성 부풍현 서북쪽에 있던 것을 당나라 때 봉상부 공자묘로 옮겨 왔다가 다시 북경의 국자감으로 이전했다고 하며 주선왕의 업적이 새겨져 있다.

246) 크고 어려운 일 : 대투(大投)는 유대투간(遺大投艱)의 준 말로, 크고도 어려운 일을 말한다. 『서경』 「대고」에 주나라 성왕이 "내 몸에 큰일을 물려주고 어려운 일을 던져 주셨다."라고 하였다.

247) 서죽(점을 치는 대나무 가지)을 끼고 점을 치는 것 같았다.

(2) 치병관(治病觀)

구선(臞仙)은 "신선 같은 의원들은 환자의 마음을 다스려 질병에 걸리지 않도록 하였다."라고 말하였다. 태백진인도 "질병을 치료하려면 먼저 마음을 다스려야 한다. 병자로 하여금 마음을 안정시키면 약을 먹기도 전에 질병은 저절로 낫게 된다. 이것이 도(道)를 가지고 치료하는 법이다."라고 말하였다.

유이태가 환자를 치료할 때에는 지극 정성을 다하였다. 환자들에게 스트레스를 받지 말고 항상 마음을 편안하게 가지도록 말하였다. 환자의 마음을 동요케 하는 의술을 펼치지 않았다. 환자가 위험한 상태가 도달하여도 큰 해가 없게 하여 마음으로 환자의 병을 치료하였다.

'음식이 약이 되고 약이 음식이 되세 하라.'라는 약식동원(藥食同源)이란 말이 있다. 유이태는 병을 치료할 때 음식의 중요성을 강조하였다. 둘째는 섭생(攝生)하는 데 차이가 있다. 비록 사람들이 최상의 원기(元氣)를 가지고 태어났다 해도 음식을 제대로 먹지 않는다면 하늘이 내린 수명대로 살 수 없다. 사람들이 건강할 때 잘 섭생하여야 하며 소식(小食)과 절제 있는 생활을 권유하였다.

유이태는 일반 백성들과 가문의 후손들에게 "건강할 때 질병을 조심하라."라는 예방론을 주장하였다. 그는 가벼운 병이든 중병이든 질병 초기에 신속하게 병을 치료하였다. 병을 치료할 때 근원을 먼저 제거하여(治病先去根) 병을 완쾌시켰다. 건강을 회복한 이후에도 새로운 질병을 대비하는 철저한 건강관리를 당부하였다.

그는 병을 치료하는 동안 약을 오남용하지 말도록 당부하였으며, 옛 치료법만을 고집하지 않고 환자의 상태에 알맞은 새로운 처방을 내렸다. 가난한 사람들이 집 근처에서 손쉽게 구할 수 있는 향약 권유와 "병을 치료받을 때는 반드시 의사의 처방에 따르라."라고 가문의 후손들에게 당부하였다.

- 건강할 때 계절에 따라 섭생(攝生)하여 몸을 튼튼하게 하라.
- 마음이 편안하면 기운이 편안하고 근심이 지나치면 마음을 해(害)하니 마음을 다스려라.
- 화를 내면 화기가 일어나 치료가 어려우니 노여움을 경계하라.
- 과식하면 몸을 해(害)하여 질병의 근원이 되니 소식하라.
- 몸을 힘들게 하면 원기가 허(虛)하게 되니 절제있는 생활하라.
- 병은 몸을 해(害)하니 건강할 때 질병을 예방하라.
- 조그마한 병(病)이 큰 병으로 변하니 발병 초기에 신속히 병을 치료하라.
- 병이 완쾌한 이후에 새로운 질병이 발생할 수 있음을 알고 질병 발생을 대비하여 철저하게 건강 관리하라.
- 치병(治病)시 병의 근원이 되는 곳을 탐구하여 치료하라.
- 목숨이 재물보다 중요하니 치병에 최선을 다하라.
- 약물을 잘 복용하면 모든 병을 물리칠 수 있다.
- 의원의 처방에 따라 정확한 약제를 투약하라.
- 병을 치료하는 동안 약의 오남용을 주의하라.
- 기존 처방에만 의존하지 말고 환자의 상태에 따라 새로운 처방을 하라.

(3) 의학사상(醫學思想)

세조 9년(1463년) 임금 세조는 의약론(醫藥論)을 지어 신하들에게 보이고 어의들의 주석(註釋)248)을 달아서 세상에 보급하도록 명하였다. 그리고 세조는 의약론에서 여덟가지 형태의 의원(醫員)들을 설명하고 있다.

8종(種)의 의원으로는 첫째가 심의(心醫), 둘째가 식의(食醫), 셋째가 약의(藥醫), 넷째가 혼의(昏醫), 다섯째가 광의(狂醫), 여섯째가 망의(妄醫), 일곱째가 사의(詐醫), 여덟째가 살의(殺醫)이다.

심의(心醫)는 "사람으로 하여금 항상 마음을 편안하게 가지도록 가르치는 사람이며 병자(病者)의 마음을 동요치 않게 하여 위태할 때에도 큰 해가 없게 하고 환자가 원하는 것을 곡진히 따르게 하는 사람."이다.

태백진인(太白眞人)은 "그 질병을 치료하려면 먼저 환자의 마을을 나스려야 한다. 먼저 그 마음을 바르게 해야만 도에 의지할 수 있다(太白眞人曰, 欲治其疾, 先治其心, 必正其心, 乃資於道)."249)고 말하였다.

마음이 편안하면 기운이 편안해진다. 환자가 의사를 만나서 병을 치료받을 때 의사가 환자에게 마음으로 정성을 다하면 환자는 의사를 잘 따르고 마음이 편해지기 때문에 쉽게 치료된다.

유이태는 백성들을 치료할 때 남녀노소를 막론하고 만나는 환자들이나 병의 증세를 적어서 오는 신분의 고하와 친한 사람이나 친히 지내지 않은 사람들을 구분하지 않았다. 그는 환자들에게 정성을 다하여 응대함이 흐르는 물과 같았으니 마음으로 환자를 치료하는 심의(心醫)였다.

노세흠은 모든 사람들이 유이태의 덕(德)에 감동하여 말하기를 "**하늘이 이처럼 어진 사람을 내어 사람의 목숨을 구하니 그 복록을 누리고 길이 장수할 자이 사람이 아니면 누구이겠는가?**"라고 말하였고, 또한, "사람들이 유이태의 의술이 현묘함을 칭송한 것에 그치지 않고 유이태가 마음으로 환자를 치료하는 것에 감동한 것이다."라고 말하였다.

---

248) 주석(註釋) : 낱말이나 문장의 뜻을 쉽게 풀이함.
249) 『동의보감』, 동의보감출판사. 2005년 1월 31일. 19p.

至於抱病而來 錄症而至者 無貴無賤 無親無疎 竭其誠意 酬應如流
人皆感德而相語曰 天生此仁250) 生活人命 享其福而永其壽者 非此人而誰.
此非但稱其術之妙 而感其心之勤也.

병에 걸려오거나 증세(症勢)를 적어서 오는 사람들에 있어서는 귀천(貴賤)도 가리지 않고 친소(親疎)도 가리지 않고 그 정성을 다하여 응대함이 흐르는 물과 같았으니, 사람들이 모두 그 덕(德)에 감동하여 서로 말하기를 "하늘이 이처럼 어진 사람을 내어 사람의 목숨을 구하니 그 복록(福祿)을 누리고 길이 장수(長壽)할 자 이 사람이 아니면 누구이겠는가?"라고 하였다. 이는 단지 그 의술의 현묘(玄妙)함을 칭송한 것에 그치지 않고 그가 마음으로 병자를 치료하는 일을 힘쓰는 것에 감동한 것이었다.
≪노세흠≫

유이태는 『인서문견록』 서문에서 "앞으로 닥칠 일에 대비하고자 했으니 구료(救療)251)하는 방도(方道)가 비록 의가전서(醫家全書)와 같이 상세하지 않더라도 사람이 날마다 쓰는 데에 조금이라도 보탬이 되길 바란다."라는 위민(爲民)의 뜻을 밝혔다.

〈인서문견록 서문〉

余觀人之一生 無病者盖鮮矣 然使病者 能知其調治之方 則必不至損傷之患 可不愼歟 余以平日雜病之經驗 所得聞之單方 隨錄於一冊 以備來後救療之方 雖非醫家全書之祥 亦有補於人生日用之萬一云 亦陽暮看下澣 麟西 劉爾泰.

"대개 사람의 한평생을 바라보건대 병이 없는 자가 드물다. 그렇지만 병든 자로 하여금 능히 자기의 병을 조치(調治)할 수 있는 방도를 알려준다면 반드시 몸을 훼상하는 데 이르지 않아도 될 것이니 가히 조심하지 않으랴. 내가 평소에 경험한 여러 가지 병에 대한 치료법과 여기저기서 얻어 들은 단방을 하나의 책에 수록하여 앞으로 닥칠 일에 대비하고자 했으니 구료하는 방도가 비록 의가전서(醫家全書)와 같이 상세하지 않더라도 사람이 날마다 쓰는 데는 조금이라도 보탬이 있을 것이다." 기축(己丑)년(1709) 가을(음8월) 인서 유이태. 『인서문견록』 서문.

필자는 책의 서문에 시(詩)가 실려 있는 의서는 보지 못했다. 그런데 『인서문견록』 서문에는 유이태가 쓴 시 한 편이 수록되어 있다. 이 시에는 유

---

250) 원래는 인(仁)을 기록한 것이었으나 전사자가 인(人)으로 잘못 기록한 것으로 보인다.
251) 가난한 병자를 구원하여 치료해 줌.

학자 의원인 유이태의 의학정신이 담겨 있다.

余無功利及於人	내가 사람들에게 베푼 공(혜택)이 없었으니
以是傳之萬病春	이로서 전하여 만병의 치료에 전한다.
手錄年年成一冊	해마다 내가 손수 기록하여 하나의 책을 만들었으니
後來觀者補相新	훗날 이 책을 보는 사람들이 덧보태어 이 책을 새롭게 하길 바란다. 유이태. 『인서문견록』 서문.

유이태는 사람들의 삶에 베푼 아무런 공(功)이 없다고 겸손하게 말하고 있다. 그러나 『인서문견록』을 저술하면서 "사람들의 질병에 대비한다."는 뜻을 밝혔다. 『인서문견록』은 유이태 자신이 해마다 병을 치료하면서 경험한 수많은 치료방법을 기록한 의서이다. 그는 후학들이 다른 병들의 치료 방법들을 추가하여 『인서문견록』을 새롭게 만들기를 당부하고 있다. 이처럼 유이태는 후학들에게 의학의 발전을 기대하는 선학(先學)252)의 자세를 보이고 있다.

豈獨爲子孫計	이 책을 지은 것이 어찌 내 자손들만을 위한 계책이었겠는가?
猶且濟衆人心	오히려 많은 사람들을 구제하려는 마음이라네.
盖無病都無用	무릇 세상에 병이 없으면 역시 이책 또한 쓸모가 없을 것이니
願■閣長不尋	서재에 감추어 두고서 영원히 찾지 않기를 바란다.

유이태 시
「인서문견록」

유이태는 『인서문견록』을 저술할 때 "자신의 집안에 두고서 후손들만 치료하려는 계획으로 저술한 것이 아니라 많은 사람들을 병으로부터 구제하기 위한 것이 자신의 마음이며 뜻 이다."라고 그의 심정

---

252) 학문상의 선배.

을 밝혔다. 유이태는 "세상에 병이 없다면 의서도 모두 쓸 데가 없을 것이다."라고 말하였다. 그는 『인서문견록』이 서재에 감추어진 채 세상 사람들이 영원히 찾지 않기를 간절히 바라고 있으며 질병이 없는 세상을 갈망하고 있었다.

〈죽은 이를 소생시킨 유의태〉

* 줄거리 : 유의태가 도랑가에 엎드려 죽어있는 사람을 등을 쳐서 살렸다.

또 한 번은 음력으로 2월 초하룻날을 보고 영동이라 하지. 그러지 여기서도 그거 모르나? 지금은 영동할미 제사라 하고. 그때 인제 제사는 안 지내지마는 떡도 해묵고 찰밥도 해묵고 뭐 그러지. 이월 초하룻날. 그때는 인자 보리도 파릇파릇 올라오고 그럴 때라. 인자 아 그 날 여름, 아니 겨울 인자 이월 초하룻날[안경으로 땅을 치면서] 요리 유의태 선생이 들에를 가서 또랑 가에, 또랑가에 간게로 어? 어? 그 동네 사람이 바지게라고 왜 지게에다 이래 가지고 짐을 싣는 바지기가 있지. 바지기. 지게에다 해 갖구 나무도 해갖구 거따 놓고 오는 거여. 그걸 짊어지고 또랑에 팍 엎어져 죽어버렸어. 죽어버렸어. 사램이. 이. 아 그래서 [사람을 끄는 시늉을 하며] 아 그 사람을 이렇게 끌고 왔갔구 등허리를 대꾸(자꾸) 막 콱콱 손으로 때린게로. 그러믄서 소리를 지르면서 살아나. 아 그런게 그 사람이 어쩌겄어. "아, 저를 살렸다."고 말이야, 너무 좋았어. 그 사람이.
"너 집에서 쑥떡 먹고 왔지?" "아 그렇다."
구 쑥떡을 먹고 왔는디, 먹고 시방 그걸 나무를 하러 가다가 물이 먹고 싶은게 이렇게 그려. [엎드리면서] 땅, 물을 엎뎌서 먹은게 그리 채 올라온 것이야. 그래서 맥혔어.
"그래서 내가 니 등을 때린거야."
그 내려 가는게 낫는 거니깐. 귀신 아니면 어떻게 알겠어. 그런게 유의태 선생이 유명한 양반이야.

- 채 록 일 : 2000년 4월 25일   구연자 : 안치연(남, 82)
- 채록 장소 : 충남 논산시 가야곡면 왕암리
- 출   전 : 『한국구전설화집14』. [충남편 ⅱ]. 엮은이   박종익. 펴낸곳   민속원

3) 학맥도

〈고조부, 조부, 유이태 유학 학맥도〉

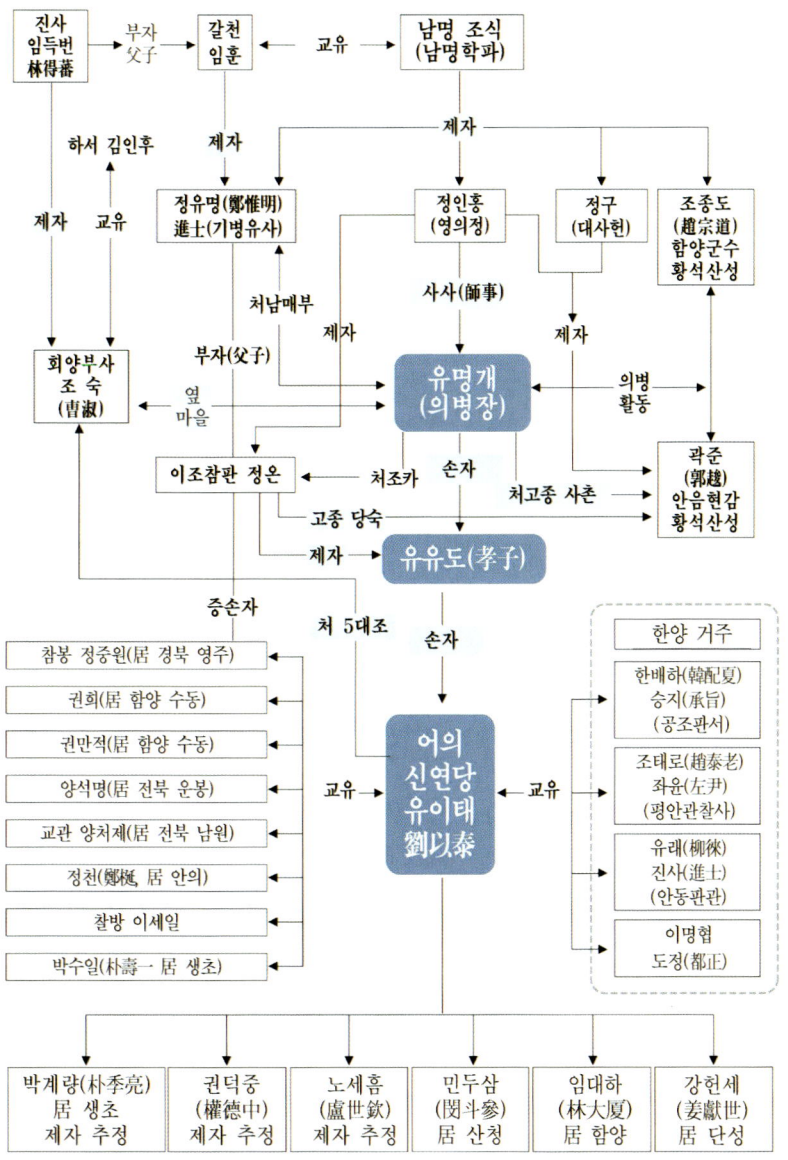

4) 학문(學文) 전수(傳授)

유이태의 학문 전수는 가문과 외부로 나누어 볼 수 있다. 『유이태유고』에 유이태 제자로 추정되는 노세흠, 권덕중, 박계량, 박후량 등이 기록되어 있다. 그들이 남긴 의학이나 유학 관련 문헌들을 찾지 못했다. 따라서 그들이 유이태로부터 유학이나 의학을 배웠는지 확연히 단정지을 수는 없다.

顧余無似偏承愛恤 情同骨肉 義若兄弟 出入門屛 二十年餘于玆矣
못난 나를 돌아보건대 유달리 사랑함을 입어 정은 골육과 같고 의(義)는 형제와 같았으니 문하에 출입한 지가 이에 20여 년이 되었다. ≪노세흠≫

門下摳衣問幾年　　그 문하에서 옷깃을 날리며 배우기를 몇 년이나 되었는가?
優恩厚澤一身偏　　넓은 은혜 후한 덕택 이 몸에 유별했다. ≪권덕중≫253)

경남 산청 출신인 김용한의원 원장 김용은 1976년 경희대학교 한의과대학을 졸업하고 1984년 한의학 박사를 취득하였다. 그의 증조부와 조부가 의업에 종사하였는데 "유이태 의학의 영향을 받았다."라고 그는 밝혔다.

산청군 금서면 화계의 강무성은 "유이태의 치법(治法)을 직접 처방한 결과 커다란 효험을 보았다."라고 말하였다. 이에 비추어 볼 때 유이태의 의학은 산청 지방에서 전수되어 온 것으로 추정된다.

유이태의 후손들이 어떤 학문을 하였는지를 조사하여 보았다. 유이태는 아들 한 명을 두었고 손자와 증손자도 외동이다. 출가한 유이태의 둘째 딸도 후손을 보지 못하였다. 이러한 연유로 유이태는 친손, 외손 등 자손이 번성하지 못함을 항상 안타까워하였다.

권희는 외아들로 대를 이어 가는 것을 한스럽게 여기는 유이태의 심정을 「만사」에서 밝혔다. 정천 역시 유이태가 생전에 손자가 없었다는 것을 말하였다. 또한, 제자 박계량도 유이태가 후손이 번성하지 못함을 마음 아파한 것에 대하여 그가 쓴 글에서 밝혔다.

---

253) 권덕중(權德重). 본관 안동권씨. 조부 만적. 생부 구. 후손이 없어 기록이 없다. 『안동권씨족보』.

傳家一胤 每恨螽斯之不犿. 權熙

한 아들로만 대를 이었으니 매양 자녀가 많지 않음을 한스럽게 여겼다. ≪권희≫

仁莫如吾君之仁 善莫如吾君之善 而觀今日吾君之有子無孫 則天將有復與劉氏之辰耶. 鄭梴

인자함이 그대의 인자함만 같음이 없고 선(善)함은 그대의 선(善)함만 같지 못한데 금일 그대가 아들은 있어도 손자가 없으니 하늘이 장차 유씨의 가문에 다시 줄 수 있음을 알 수 있지 않겠는가? ≪정천≫

以公之仁 可享百歲之壽 而竟不得壽 以公之德 可享蘭茁之慶福 而又未見子孫之盈庭 天之禀吾公者何厚 而天之奪吾公者何薄也 朴季亮

공이 인(仁)으로는 백세의 수(壽)를 누려야 함에 끝내 장수(長壽)하지 못하였고, 공의 덕(德)으로는 난초와 같은 향기로운 축복을 누려야 하나 또한 자손의 번성을 보지 못하였으니, 하늘이 우리 공에게 품부(禀賦)254)하신 것이 어찌 이리도 후(厚)하며, 하늘이 우리 공(公)으로부터 빼앗은 것이 어찌 이리도 박(薄)하단 말인가? ≪박계량≫

유이태의 아들과 손자가 유학을 공부한 기록은 보여도 의학을 전수 받았다는 기록은 보이지 않는다. 유이태 이후 그의 아들, 손자와 증손자 모두 외아들로 내려와 자손이 번성하지 못하였다. 또한, 출사도 하지 못하였다. 그러나 그의 증손자가 5명의 아들을 두면서 후손들이 번성하게 되었다.

『거창유씨족보』를 읽어 보면 유이태의 현손 5, 6, 7세손들은 유학을 공부했다는 기록이 보인다. 현손 유서구(劉瑞龜)255)는 1833년 거창유씨『계사보(癸巳譜)』의 간행에 주도적 역할을 한 것으로 보인다.

필자는 유서구의 학문이 깊은 것으로 볼 때 그가『인서문견록』이종본을 필사한 것으로 추정한다. 그 이유는 그의 나이와『인서문견록』이종본이 전사(轉寫)된 연대가 비슷하기 때문이다.

유서구는『거창유씨족보』가 60여년 전에 나온 것을 한탄하였다. 그는 1831년 가을에 먼 친척 유낙중256)(劉洛中)과 상의한 후 종중의 논의로 마음

---

254) 품부(禀賦) : 천생으로 받음 또는 선천적(先天的)으로 타고 남을 말한다.
255) 유서구(劉瑞龜, 1784-?). 자 성보. 거창유씨『계사보』를 편찬하였다.

을 합쳐 『거창유씨계사보』 간행을 결정하였다. 1832년 유낙중이 진주에서 미처 생각하지 못한 일을 당하여 족보의 간행이 어려운 지경에 직면하였다. 유서구는 유낙중의 아우인 유한중257)(劉漢中)과 함께 임진년(1832년) 봄에 족보의 편찬 작업을 시작해 계사년(1833년) 겨울에 『거창유씨족보』를 간행하였다. 그는 "족보를 완성한 이후에 친족들이 화목한 우의를 나눈다면 아마 사람의 근본을 잊지 않는 방법일 것이다."라고 『계사보』의 발문(跋文)을 썼다.

> 吾劉之譜, 六十餘歲矣. 有我宗族星散列邑者, 不爲不多, 而代數之遠近, 子孫之派流, 不知其某行某戚, 無異於塗人, 則不亦寒心哉. 不佞每念修譜, 而辛卯秋與宗人洛中甫, 迨言(氵+㑒)發文, 則宗議允叶, 修單巳畢. 以江陵僞譜事, 洛中甫作宜春之行, 不幸於晉陽地, 而不在於成譜之日. 嗚呼慘矣. 然難於重撤, 故與其第漢中甫, 設是譜役, 始於壬辰春, 而終於癸巳冬. 凡我諸宗一自成譜之後, 族其族親其親, 以叙敦睦之誼, 則庶乎不忘本之道也. 夫不佞賤見無文, 略陳數行, 忘僭謹跋. 崇禎四癸巳十二月下浣 後孫瑞龜 謹跋.

우리 유씨의 족보가 나온 지 60여년이 되었다. 우리 종족은 여러 고을에 별처럼 퍼져 살고 있는 이들이 적지 않은데도 대수의 멀고 가까움과 자손의 유파에 따라 어떤 항렬이며 어떤 친척인지 알지 못하여 노상의 행인과 다름이 없으니 또한 한심하지 아니한가! 내가 매양 족보를 다시 낼 것을 생각하다가 마침내 신묘년(1831년) 가을 종인(宗人) 낙중보(洛中甫)와 더불어 서둘러 통문을 내니 종중의 논의가 일치되어 단자를 받는 일이 마무리되었다. 그런데 강릉의 가짜 족보일로 낙중보가 의령으로 가다가 진주 땅에서 불행한 일을 당하여 족보를 만들 수가 없게 되었으니 아! 참혹하다. 그러나 다시 그 일을 철회하기 어려워 그 아우인 한중보(漢中甫)와 함께 이 족보 만드는 일을 주선하여 임진년(1832년) 봄에 시작해 계사년(1833년) 겨울에 끝냈다. 대저 우리 여러 종친들이 족보를 완성한 이후로 그 족당을 족당이라 여기고 그 친척을 친척이라 여기어 돈목(敦睦)한 우의를 편다면 아마 근본을 잊지 않는 방법일 것이다. 내가 얕은 견식과 재주 없는 글 솜씨로 몇 줄 간략하게 진술하여 참람함을 잊고 삼가 발문을 적는다. 숭정 네 번째 계사년(1833년) 12월 하순 후손 서구(瑞龜)는 삼가 적는다. 『거창유씨계사보』

---

256) 유낙중(劉洛中, 1794-1832). 자 도균(道均). 증조 응만(應萬), 조부 립(粒), 아버지 윤성.
257) 유한중(劉漢中, 1799-1885). 자 취오(聚五). 증조 응만(應萬), 조부 립(粒), 아버지 윤성.

「거창유씨 계사보」 유서구 발문

6세손 유경화(劉景華, 1824-1895)는 "부친의 말씀에 순종하였으며 학문과 문장이 깊어 『유고』가 있다."라고 『거창유씨족보』에 기록되어 있다.

(克承庭訓 學文俱篤 有遺稿). 『거창유씨족보』

능히 부친의 훈계를 받들어 학문과 문장이 아울러 독실했고 유고가 있다.

또한, 유경화가 즐겨 읽던 한시(漢詩) 모음집이 그의 후손에게 전해져 오고 있다. 유학을 배운 것으로 보이나 누구에게 유학을 배웠는지는 전해지지 않는다.

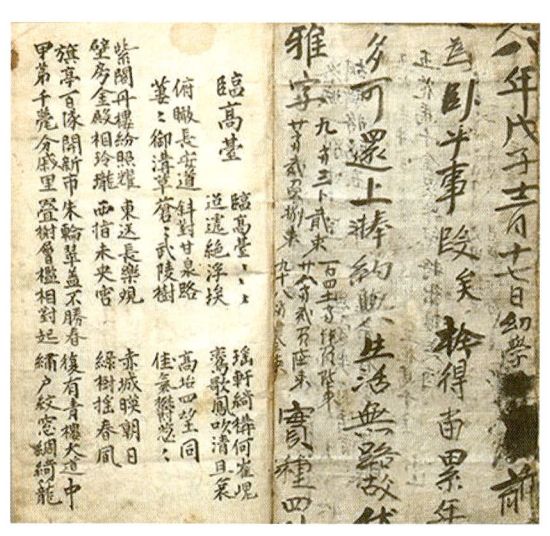
유경화가 남긴 시집

『거창유씨족보』에 의하면 7세손 유재수(1844-1916)는 "타고난 성품이 온순하고 인정이 많았다. 성리학을 연구하여 시문이 깊었고 예절이 출중하여 사우들로부터 존중을 받았으며『유고』가 있다."라고 기록하고 있다. 유재수는 유학을 공부한 것으로 추정되지만 누구에게 유학을 사숙하였는지 기록으로 전해지지 않는다.

天資淳厚 學究性理 詩禮俱篤 士友推重 遺稿數券.『거창유씨족보』

"천품이 순후했고 학문은 성리학을 탐구했으며 시(詩)와 예(禮)에 아울러 독실하여 사우들이 추중하였고 유고가 몇 권 있다.

유이태의 8세손이며 유학자 유상귀(1866-1945)는 "효행이 지극하였으며 집안을 화목하게 다스렸다. 또한, 자녀들을 올바른 방법으로 가르쳤다."라고 『거창유씨족보』에 기록되어 있다.『경남유안(慶南儒案)』에는 유상귀가 "천성이 어질고 부모에게 효도하였으며 형제간에 우애가 두터워 집안이 화목하였고 고을에서 그의 행동을 칭송했다."라고 기록되어 있다.

事親至孝하야 兼養志體하고 御家以和하니 敎子義方이라.『거창유씨족보』

"부모를 섬김에 지극히 효성스러워 (부모의) 뜻을 잘 따르며 몸을 모두 잘 봉양하였고 집안을 화목으로 다스리고 자녀를 올바른 방법으로 가르쳤다."

天性이 仁厚하야 事親至孝하고 友愛尤篤하니 鄕里稱之하다.『경남유안(慶南儒案)』

"천성이 어질고 후덕하여 부모를 섬김에 지극히 효성스러웠고 우애가 돈독하니 고을에서 칭송했다.『경남유안』.

유상귀가 남긴 『유고』가 있는지를 조사해 보았으나 없었다.

그의 아우 유상옥(1872-1938)은 의학을 공부하여 생초면 월곡리 관지마을에서 의업에 종사하였으며 침술에 조예가 깊었다고 전해지고 있다. 그러나 그가 누구로부터 의학을 배웠는지는 전해지지 않았고 남긴 의서도 보이지 않는다. 다만 가문에 내려오는 의서를 읽고 혼자서 의학을 공부한 것으로 추정된다.

유이태의 8세손이며 유학자인 유상연(1872-1945)은 효성이 지극했다고 『거창유씨족보』에 기록되어 있다. 그러나 유상연이 남긴 『유고』나 다른 기록은 보이지 않았다.

"효성이 순지(純至)하고 일문(一門)의 화목(和睦)이 돈독(敦篤)하여 성균관에서 표창하다."『거창유씨족보』

유이태의 9세손이며 유상귀의 장남 유종윤(劉鍾閏)은 생초면 생림 장터에서 유이태의 의업을 이어 받아 의학을 펼친 것으로 알려져 있다. 그의 효행과 형제간에 지극한 우애에 대한 이야기가 『거창유씨족보』에 기록되어 있다. 그의 가문에는 유종윤의 효행에 관한 이야기가 구전되어 오고 있으며 생림 마을과 인근 마을에 그의 의술에 관한 이야기가 전해오고 있다. 그 역시 유학을 배운 후 의학을 혼자서 공부하여 의업에 종사한 것으로 알려져 있다.

頓悟明遠하고 儀行超倫하야 孝友至極하니 鄉黨稱之.『거창유씨족보』

"돈오함이 명원(깨달음이 밝고 깊었으며)하고, 품행이 출중하며 효성과 우애가 지극하여 고을에서 칭송했다."

1936년(병자년)는 우리나라가 측우(測雨)를 시작한 이래 가장 큰 대홍수이었다. 1936년(병자년) 8월 17일 폭우가 쏟아지던 날 오후에 의원(醫員)인 유종윤은 부친 유상귀의 병환 소식을 듣고 생림에서 압수로 긴급히 올라갔다. 그 날 대홍수에 경호강이 범람하였고 생초천도 범람하여 유종윤은 생림 약방으로 돌아갈 수 없었다. 경호강 범람으로 생림 장터가 물에 잠기었고 생림 장터에 소재한 약방의 가구·의서·침술기구 뿐만 아니라 약국 건물까지 수마(水磨)에 휩쓸려 떠내려갔다. 1938년 그는 47세의 나이에 세상을 떠났기에 남긴 문헌이 없다.

6세손 유경화가 남긴『유고』와 7세손 유재수가 남긴『유고』들을 유경화의 증손자 유석희가 서울로 이주하면서 숙부 유우윤에게 전해주었다고 한다. 유우윤의 장남 유성준이 공직에서 물러나 고향으로 돌아와서 선대들이 남긴『유고』등 각종 고문헌들을 관리하였다. 그는 고향 집을 비우고 삼년 동안 부산에 거주한 바 있었다. 고향 집을 비운 그때에 선대들이 남긴『유고』와 옛 문헌들이 모두 유실되고 말았다.

유종윤은 두 아들을 두었는데 모두 의업에 종사하였다. 유이태의 10세손이며 유종윤의 장남인 유석회는 진주와 함양 수동에서 의업에 종사하였다. 그가 사용하였던 의서『동의보감』과『의학입문』은 그의 후손이 소장하고 있다. 그는『동의보감』과『의학입문』의 주요 처방을 엮은 필사본을 남겼다.

유종윤의 차남 유석현은 생초면 신연에서 의업에 종사하였다. 그는 많은 의서들과 의료기구들을 소장하고 있었다. 1967년 그가 세상을 떠났을 때 자녀들은 서울에 거주하고 있었고 세상을 떠난 후 아무도 살고 있지 않은 신연의 빈집에는 의서와 침 등의 의료기구들이 보관되어 있었다. 그러나 빈집에 보관하고 있던 의서, 작두, 저울, 침, 약탕기 등의 의료기구들은 누군가가 모두 가져가 남아 있지 않다.

이러한 기록으로 볼 때 유이태 후손들은 의술에 종사했음을 알 수 있고 사람들은 유약국(劉藥局) 가문으로 칭하고 있다.

1980년대에 들어와 유이태의 후손들은 한의업을 이어받지 않았고 서양의학으로 방향을 전환하여 유이태의 한의(韓醫) 맥은 끊어졌다. 유상귀의 손자이며 유이태의 10세손 유화경은 서울대학교 의과대학을 졸업하고 아산병원에 근무한 바 있다. 그는 울산대학교 의과대학 이비인후과 교수로 재직하면서 후학을 양성하다가 퇴임 후 경남 창원에서 서울이비인후과를 개업하여 병원을 경영하고 있다. 유이태의 11세손 유명훈은 서울대학교 의과대학을 졸업한 후 경북대학교 의과대학교 이비인후과 교수로 후학을 양성하고 있다. 그 외 몇몇 11세손들도 서양의학으로 유이태 의업(醫業)의 맥을 이어가고 있는 것으로 조사되었다.

2. 5도(五道)정신

유이태는 일생동안 어떤 정신을 펼쳤을까? 그는 일생을 살아가면서 사람들이 지켜야할 다섯 가지 도(道)를 실천하였다. 그 다섯 가지 도(道)는 정도(正道)·효도(孝道)·의도(懿道)·의도(醫道)·수도(壽道)이다.

1) 정도(正道)

'정(正)'에 대해 옛 성현들은 어떻게 해석했을까? 때로는 "正을 政으로 해석하곤 한다. 남을 다스린다는 뜻의 정치 정(政)은 바름의 정(正)과 친다는 복(攵)이 합성된 글자이다. 올바르게 길을 갈 수 있도록 채찍질 하는 것이다."라고 해석하고 있다. 공자는 나아가 「자로초견(子路初見)」의 이야기를 통하여 정(正)에 대한 예시를 제시하였다.

> "어느 날 노나라 임금 애공(哀公)이 공자에게 복숭아와 기장을 하사하셨다. 공자가 기장을 먼저 먹고 복숭아를 먹자 애공 측근이 키득거리며 웃었다. "기장은 먹는 것이 아니라 복숭아를 닦는데 사용하는 것이오." 저도 잘 알고 있습니다. 기장은 오곡의 으뜸이며 조상과 천지에 제를 지낼 때 쓰는 최고급 공물입니다. 하지만 복숭아는 여섯 과일 가운데 가장 하등의 과일입니다. 제사에도 쓸 수 없는 과일이랍니다. 그런 복숭아를 귀한 기장으로 닦아먹는 것은 귀천을 구분하지 말라는 뜻에서 입니다." 『공자가어(孔子家語)』

공자(孔子)는 기장258)과 복숭아의 비유를 통해 "귀천(貴賤)을 구분하지 말라."라고 말하여 정(正)에 대한 해석을 하였다. 진정한 의인이라면 응당 공자의 말을 가슴 깊이 간직해야 할 것이다. 의술을 펼칠 때 신분이 높은 사람이나 미천한 사람, 관리나 일반 백성들, 부자나 가난한 사람을 차별하지 말아야 한다. 또한, 친하게 지내는 사람과 소원하게 지내는 사람을 구분하

---

258) 기장은 예로부터 직(稷)은 메기장을 서(黍)는 찰기장을 가리킨다. 수수와 비슷한 곡류이나 도정하면 조와 비슷한데 조보다 좀 크다.

지 않고 정성스레 응대하여야 한다. 일상생활에서도 예의범절을 지키고 올바른 길을 가는 것이 **정도**(正道)이다.

유이태는 일생동안 환자를 치료할 때나 백성들을 만날 때 마다 **정도**(正道)를 실천하였다. 그는 **정도**(正道)를 통해 자신의 진정한 애민정신을 펼치려고 하였다.

찰방 이세일은 "유이태의 기개(氣槪)와 도량(度量)이 참으로 커서 후배들이 감히 범접할 수 없었고 마음은 맑아 선현들의 가르침을 따랐다. 집안을 다스리는 법도는 믿음과 성실함으로 실천하였고 남을 대하는 예의범절은 오직 바르게 하였다."라고 말하였다.

氣宇雍容超後輩	씩씩한 기상(氣像)과 꿋꿋한 절개(節槪)와 넓은 마음은 의젓하여 후배들을 능가하였고
襟期灑落慕前賢	속마음은 깨끗하여 선현(先賢)들을 사모하였네.
持家淸範誠惟篤	집안을 다스리는 맑은 범절(법도에 맞는 모든 질서나 절차)은 믿음과 성실하게 하였고
接物洪儀義亦專	남을 대하는 모든 예의범절은 의(義)로써 오직 하였네. ≪찰방 이세일≫

양처제의 『묵재집』에서는 "유이태의 마음은 옛 성인의 모습을 겸하였으며 시류(時流)에 휩쓸리지 않고 옛 성인이 행한 행동을 따랐다."라고 말하였다.

心兼古貌天眞得	마음은 옛 성인의 모습을 겸하였으며 하늘이 내린 진심을 득하였고
行拂流輩往哲追	행함에 있어 시류배들과 어울리지 않고 옛 성인을 추종하였다. ≪교관 양처제≫

임대하(林大廈, 1654-1735)는 "유이태의 마음은 거짓이나 꾸밈이 없었으며 그는 순리에 따른 행동을 행하였다. 옛부터 어질고 사리(事理)에 밝은 성인(聖人)의 행동을 따랐다."라고 말하였다.

| 心兼古貌天眞得 | 마음은 옛 모습을 갖추었고 천진(天眞)을 얻었으며 |
| 行拂流輩往喆追 | 행동은 물이 흐르듯 옛 철인(哲人)을 따랐네. ≪임대하≫ |

    권희는 "유이태는 성인의 가르침에 한 점 부끄러움이 없었으며 사람들을 대할 때 항상 부드럽고, 사물을 대할 때 온화하고, 도(道)를 전하는 아름다운 말을 실추시키는 법이 없었다. 또한, 단아한 모습과 너그러운 마음은 항상 엄숙하고 단정하였다."라고 말하였다.

入則孝 出則悌 無愧於聖人之昭訓 待人柔接物和 罔墜傳道之徽言 風彩端詳 氣宇峻整

집안에서는 효도하고 밖에서는 공경하니 성인의 밝은 가르침에 조금도 부끄러움이 없었고 다른 사람을 대할 때 부드럽고 사물을 접할 때 온화하여 도를 전하는 아름다운 말씀을 실추시키는 법이 없었다네. 풍채는 단아하고 도량(度量)은 엄숙하고 단정하였네. ≪권희≫

    박계량은 "유이태는 사람들의 요청이 있으면 싫은 내색을 하지 않고 항상 친절히 응대하였으며 지위의 높고 낮음을 가리지 않았다. 그는 일생동안 어질고 너그러운 마음으로 실천한 덕행은 사람들을 감동시키기에 족하였으니 이것이 바로 도(道)이다."라고 칭송하고 있다.

左右酬應 無貴無賤 平生心德 孰不欣服而稱道也

좌우의 요청에 응하며 귀천(貴賤)을 가리지 않았으니 평생의 심덕(心德)259)을 누가 감복하여 도라고 칭하지 않겠는가? ≪박계량≫

    참봉 정중원은 "유이태가 평소에 친하게 지내지 않은 사람도 다정하게 맞이하였으며 지체가 낮은 사람들에게도 차별 없는 정성을 다하였다."라고 하였다.

| 既無卻疏遠 | 평소에 소원했던 사람도 물리치지 않았으니 |
| 又何略賤卑 | 어찌 비천(卑賤)한 사람이라고 그냥 두었겠는가? ≪참봉 정중원≫ |

---

259) 어질고 너그러운 품성.

2) 효도(孝道)

효(孝)는 유학(儒學)을 공부하는 선비에게 매우 중요한 덕목이다. 일찍이 공자는 '효'에 대해 아래와 같은 정의를 내리고 있다.

子曰 : "弟子入則孝, 出則弟, 謹而信, 汎愛衆, 而親仁, 行有餘力, 則以學文."

공자께서 말씀하시길, "젊은이는 집에 들어가서는 효도해야 한다. 집을 나와서는 삼가고 신의를 지켜야 하며 널리 사람을 사랑하되 어진 사람과 가까이 해야 한다. 이를 행하고도 남은 힘이 있거든 그 힘으로 글을 배워야 한다. 『論語』

공자(孔子)는 "학문을 하기 전에 효도와 신의(信義)를 지키는 사람이 되라."라고 말하였다. 효(孝)는 모든 일의 시작이다. 따라서 어떠한 일들이 있더라도 부모에게 순종하여야 한다. 부모에게 얼굴을 찡그리지 말고 항상 웃는 얼굴로 공경히 모셔야 한다. "자식이 부모를 공경히 모시는 것을 효도이다."라고 부른다.

유이태는 그의 저서 『마진편』 서문에서 "부모를 섬기는 사람은 의학을 몰라서는 안된다."라고 하면서 부모를 지극 정성으로 모실 것을 당부했다.

余嘗讀曲禮諸篇至 事親者不可不知醫 掩卷而歎慨然有志於此者. 『痲疹篇』序文

내가 일찍이 『곡례(曲禮)』의 여러 글을 읽다가 어버이를 섬기는 사람은 의학을 모르면 안 된다고 하는 말에 이르러 책을 덮고 탄식하면서 개연히 여기에 뜻을 두었다. 유이태. 『마진편』 서문

정천(鄭梴)은 "유이태의 높은 예의범절은 조선 전역에 이름을 떨쳤으며 충성과 효행은 그의 가문에 내려오는 전통이다."라고 말하고 있다.

吾君高義擅東阿　　그대(유이태)의 높은 예의범절은 동국(조선)에 이름을 떨쳤고,
忠孝元來自一家　　(유이태의) 충효는 원래부터 일가를 이루었다. ≪정천(鄭梴)≫

승지 한배하는 "유이태의 효성은 마음 속 깊이 일어나 신(神)이 도왔다."라고 말하였다.

孝感徵神助   (유이태) 효성의 감응(感應)260)은 신(神)의 도움으로 증명되었다.
≪승지 한배하≫

좌윤 조태로는 유이태를 벼슬을 사임하고 의학을 연구한 한나라 말기의 장중경261)에 비유하면서 "효성은 유이태 가문 대대로 내려 왔다."라고 말하였다.

行推仲景居家孝   (유이태의) 행실은 장중경(張仲景)을 미루어 집안에서 효도하였다. ≪좌윤 조태로≫

유이태의 나이 10여세에 모친 강양이씨가 세상을 떠났다. "유이태는 모친상을 당하여 나이든 명망 있는 선비나 학식이 있는 학자들도 할 수 없는 3년간 시묘살이262)를 하였다."라고 민두삼 등 99명은 예조에 올리는 『유이태효행장』에서 말하였다.

曾在十餘歲 喪其慈母 晝夜哀 三年祭儀 固執禮節 不食菜果 不離廬所 雖老士宿儒 亦無加矣. 鄕里之人 無不歎服 而稱其天性之孝.『유이태효행장』

일찍이 10여 세에 어머니의 상을 당하여 주야로 애통해하였고 3년간의 제사 의례를 예절에 맞출 것을 고집하여 나물과 과실도 먹지 않고 여막을 떠나지 않았으니 나이든 선비나 명망 있는 유학자라도 이보다 더하지는 못할 정도였다. 향리의 사람들이 모두 탄복하였고 그 타고난 효심을 칭송하였다. 민두삼 등 99명.『유이태효행장』

유이태의 나이 46세가 되던 때인 1697년에 집안에 도둑이 들어와 아버지 유윤기가 칼에 찔렸다. 이때 유이태는 병세가 위독해진 아버지의 상처에서 고름을 빨아내고 여러 가지 약을 써서 병을 고쳤다. 유이태의 극진한 보살핌에 아버지는 천수(天壽)를 누렸다. 유이태는 계모 합천이씨를 친어머니처럼 섬겼고 배다른 동생들과 우애있게 지내는 등 오륜(五倫)에 조금도 벗어

---

260) 감응(感應) : 어떤 느낌을 받아 마음이 따라 움직임.
261) 장중경(張仲景, 150-219). 벼슬 버리고 의학을 연구한 중국 한(漢)나라 말기의 의원. 자 중경, 본명 장기(張機). 허난성[河南省] 난양[南陽] 출신, 저서『상한잡병론』.
262) 묘소 근처에 움집을 짓고 산소를 돌보고 공양을 드리는 일을 말한다.

남이 없는 효행이 깊은 인물이었다.

今去丁丑 大賊突入家中 其父不幸逢刃 以泰其時適出他所 未及還來 路聞其奇 驚慟氣色 晝夜泣涕 自處不孝 所傷極重 多方試藥 吮其濃汁 快蘇其疾 永保天年而終 此亦以泰有 始有終之孝也.『유이태효행장』

지난 정축년(1697)에 큰 도적들이 집안에 쳐들어와 아버지가 불행히도 칼에 맞았는데 이태가 그때 타지에 나가 돌아오지 않았을 때였다. 도중에 그 소식을 듣고 놀라고 기가 막혀 주야로 눈물을 흘리며 불효자로 자처하였다. (아버지의) 상처가 위중하였으니 여러 가지로 약을 써보고 고름을 빨아내어 신속하게 병을 낫게 하여 천수를 누릴 수 있게 되었다. 이 또한 이태의 시종일관한 효성 때문이었다. 민두삼 등 99명.『유이태효행장』

事其繼母 如其生母 待其異母弟 無異同母弟 故人無間於其父母昆弟也.『유이태효행장』

계모 섬기기를 생모와 같이하였고, 배다른 형제들도 친형제들과 다를 바 없이 대하였기 때문에 다른 사람들이 부모와 형제 사이를 이간질할 수 없었다. 민두삼 등 99명.『유이태효행장』

유이태의 나이 56세 되던 때인 1707년에 아우 유이식이 역병에 걸렸다. 유이태가 아우 이식을 극진하게 병구완했으나 사경에 도달하였다. 이때 그는 겨울 날씨에도 불구하고 차가운 얼음물에 목욕 재개를 하면서 아우를 살려 달라고 신에게 기도를 하는 등 돈독한 형제간의 우애를 실천하였다.

去丁亥 其弟以湜 奄得染疾 而友愛至篤 不憚救病 服藥多方 及其難救之境 時丁凍月 沐浴禱神 而竟至不救 然染氣終 不犯於以泰 此亦友愛至篤 感神之致也 噫 爲親救疫而疫不犯焉 爲弟救染而染不犯焉.『유이태효행장』

지난 정해년(1707)에 아우 이식(以湜)이 역병(疫病 : 전염병)에 걸렸는데 우애가 지극히 돈독하여 병구완하는 것을 꺼리지 않았다. 여러 가지로 약을 먹였으나 구하기 어려운 지경에 이르렀는데 이때가 매우 추운 겨울인데도 목욕재계하고 신께 기도하였다. 끝내 구하지는 못하였으나 염병의 기운이 이태를 범하지는 못하였다. 이 또한 돈독한 우애가 신을 감동시켰기 때문이다. 오호라, 아버지를 위하여 역병을 구완하였으니 역병이 범하지 않았고 아우를 위하여 역병을 구완하였으니 역병이 범하지 못한 것이다. 민두삼 등 99명.『유이태효행장』

3) 의도(懿道)

『맹자』에 '이선양인(以善養人)'이라는 구절이 있다. 이 말은 선(善)으로 다른 사람을 기른다는 뜻이다. 예로부터 참된 선비는 자신의 인격을 통하여 새로운 생명을 기르는 것을 귀중히 여겼다. 한 사람의 생명은 그 자체가 목적이 되어야 한다. 사사로움을 위한 수단으로 삼아서는 안된다. 특히 타인의 생명을 다루는 의술에서는 '이선양인'의 정신이 반드시 요구된다.

참된 의술인은 헐벗고 굶주리고 있는 사람들을 항상 도와주고 희망을 주어야 한다. 또한, 진정한 마음으로 정성을 다하여 응대하여야 한다. 비록 자신이 가진 것이 없더라도 조그마한 것을 나누어 주는 아름다운 일을 실천하여야 하는데 이것을 바로 **의도**(懿道)라 칭한다. 이는 유이태가 부유한 사람들에게 전하는 말이다.

유이태는 가진 것이 없는 백성들을 항상 불쌍히 여겼다. 그도 가난하였지만 자신이 가진 것을 아끼지 않았다. 유이태는 사람들에게 자신이 가진 것을 몰래 나누어 주는 아름다운 행동을 실천하였다.

恤人貧困 寧慳一已之私有 濟物陰德 當應積善之庥慶. 권희
다른 이의 빈곤함을 불쌍히 여겼으니 어찌 자신이 가진 것을 아꼈겠는가.
다른 이에게 음덕(陰德)을 베풀었으니 마땅히 선(善)을 쌓은 것에 상응하는 경사가 있어야 하였는데, 어찌 그런 선(善)으로도 효험을 누리지 못하였는가? ≪권희≫

후일 공조판서를 지냈던 승지 한배하는 "인정이 두터운 유이태가 종척(宗戚)의 굶주림을 면하게 하였다."라고 말하였다.

敦風哺族飢. 승지 한배하
돈후한 풍모는 종척(宗戚)의 굶주림을 면케 했네. ≪승지 한배하≫

생초에 살고 있던 박수곤은 유이태를 다음과 같이 칭송하였다. "산음에 흉년이 들자 유이태가 굶주림에 허덕이는 친척들에게 곡식을 나누어 주었다. 유이태가 산음의 전역에 삶의 희망을 주었으며 덕을 널리 펴니 멀고 가까운 곳의 사우(士友)들과 크고 작은 고을의 수령들도 유이태의 아름다운 행동을 칭송하였다. 유이태가 마음으로 펴는 덕에 모든 사람들이 감동하여 탄복했다."라고 말하고 있다.

> 而公又推是心 辦義倉以餘波於親懿 闢仁里以餘光於鄕隣 而德種于世 春萬彙之枯悴 則遠邇士友 曁大小官長 夫孰不山仰其行義 而衷服其心德乎.《박수곤》

> 공은 또한 이 마음을 미루어 의창(義倉)263)을 주관하여 친척에게 미치게 하고 인리(仁里)264)의 벽을 열어 마을의 이웃들에게 빛을 주었네. 덕(德)을 세상 곳곳의 메마르고 초췌진 곳에 널리 펴니 멀고 가까운 곳의 사우(士友)들과 크고 작은 고을의 수령들이 누구인들 그의 의로운 행동을 우러르지 않고 그 심덕(心德)에 감복하지 않을 수 있겠는가?《박수곤》

1712년 산음에 거주하는 선비 민두삼 등 99명이 서명하여 예조에 올리는 장계 『유이태효행장』을 산음현감에게 올렸다. 『유이태효행장』에는 "유이태가 을병년(1685-1686) 기근에 사람들이 죽어가자 경상좌우도의 사우들에게 백미를 빌려와 사람들을 구하였다."라고 기록하고 있다.

> 曾在乙丙 慘其諸族之飢餓 告急於左右道富饒親舊處 則幾至百餘石之穀 故以泰量其窮乏 出而救活 適出他所 其妻曹氏 瞰其無也 買其連耕畓數斗 則以泰還家 問其故 其妻云 至貧儒家 買此畓 將爲連命之資 未爲不可云爾 則以泰曰 當此飢歲 買田土而立視族人之飢 是可忍乎 是可忍乎 還推其價 分給於窮乏諸族 故遠近見聞 無不悅服 玆豈非末世之所罕見也. 『유이태효행장』.

> 일찍이 을병(1685~1686) 연간에 친족의 기근을 참혹하게 여겨 경상좌우도의 부유한 친구들에게 급히 알리어 거의 백 여섯의 곡식을 구하여 궁핍한 정도를 헤아려 곡식을 내어 구활하였습니다. 마침 다른 곳에 출타하였는데 아내 조씨는 그가 없을 때를 틈타 연경답(連耕畓 : 집 근처 논) 수 두락을 사들였는데, 이태(以泰)가 집에 돌아와 그 연고를 물었습니다. 아내가 말하기를 "지독하게 가난한 선비의 집이므로 이 논을 사서 장차 연명해 갈 자본으로 삼으려 한 것이니 안 된다고 하지 마세요."라고 하였다. 이태(以泰)가 말하기를 "이렇게 기근(흉년)이 든 때에 전토(田土)를 사들이고

---

263) 의창 : 곡식을 저장하여 두었다가 흉년이나 비상 때에 가난한 백성들에게 대여하던 기관.
264) 풍속이 아름다운 마을을 말한다.

족인(가까운 친척 이외의 인척)들이 굶주리는 것을 서서보기만 한다면 이게 차마 할 노릇 이오?라 하고는 전토의 값을 돌려받아 궁핍한 친족들에게 나누어주었습니다. 그런고로 주위에서 보고들은 이들이 기뻐하고 탄복하지 않은 이가 없었으니 어찌 말세에 드물게 볼 수 있는 일이 아니겠는가. 민두삼 등 99명.『유이태효행장』.

傳世敦風哺族　　세상에 전해지는 돈후한 풍모는 굶주리는 친족을 먹였네.
　　　　　　　《권재중》

산음의 선비 이언경은 경상도 감영의 순상(巡相)265)에게『정영장』을 올렸다.『정영장』에는 을병년(1685-1686)의 기근에 사람들이 굶주려 죽어가자 단성과 진주에 거주하는 사우들에게 쌀을 빌려와 기근에 굶주린 사람들을 구한 유이태의 아름다운 '의행(懿行)'을 칭송하고 있다.

〈呈營狀〉

且乙丙凶歲 諸族盡在飢餓之中 而貧無以濟 乞穀於丹晉親舊 收得百餘石 量其窮而濟之 適出他而未還 其妻曹氏 乘其無也 除出其穀 買數斗之畓 則以泰還 責其妻而推其穀 活其族 事雖些少 此非孝悌之推歟 其他家行之懿 非止一二 而不可計數 而周知畧擧梗槩.『정영장』. 이언경

〈정영장〉

또한, 을병(1685-1686)년간에 여러 친족이 기아(飢餓)의 가운데 놓이게 되었으나 가난하여 구제할 방도가 없자 단성과 진주의 친구들에게 곡식을 빌려 백여석을 모아 그 궁핍한 정도를 헤아려 구제하였습니다. 마침 출타하여 돌아오지 않았을 때 그 아내 조씨가 그가 없는 틈을 타서 그 곡식을 덜어내어 몇 두락의 전답을 샀는데, 이태가 돌아와 그 아내를 책망하고 그 곡식을 돌려받아 친족을 구활하였습니다. 이 일은 비록 사소한 것이지만 이것이 효제(孝悌)266)를 미루어 적용한 것이 아니겠습니까? 그 밖에 집안에서 행실의 떳떳함이 한두 가지에 그치지 않아 헤아릴 수 없건만 모두 아는 내용을 대략 들었습니다.『정영장』.《이언경》

---

265) 순상 : 조선 시대에 임금의 명을 받고 사신으로 나가는 재상(宰相). 종2품 임시 벼슬. 관찰사를 말한다.
266) 孝悌(효제) : 부모에 대한 효도와 형제에 대한 우애.

4) 의도(醫道)

손진인(孫眞人)은 "천지에서 존재하는 것 가운데 사람이 가장 귀중하다"라고 말하였다. "사람의 생명은 어떤 것과 비교할 수 없는 중요한 것이다."라는 뜻이다.

天地地內 以人爲貴.『동의보감』

"천지에서 존재하는 것 가운데 사람이 가장 귀하다고 하였다."『동의보감』267)

구선(臞仙)은 "신선(神仙) 같은 의원들은 환자의 마음을 다스려 질병에 걸리지 않도록 하였다."라고 말하였다.

臞仙日, 古之神聖之醫, 能療人之心, 預不致於有疾.『동의보감』268)

구선이 "옛날의 신성한 의원들은 사람의 마음을 치료하여 질병에 걸리지 않도록 하였다.

태백진인은 "질병을 치료하려면 먼저 마음을 다스려야 한다. 병자로 하여금 마음을 안정시키면 약을 먹기도 전에 질병은 저절로 낫게 된다. 이것이 도(道)를 가지고 치료하는 법이다."라고 말하였다.

太白眞人日, 欲治其疾, 先治其心, 必正其心, 乃資於道, 使病者盡去心中疑慮思想, 一切妄念, 一切不平, 一切人我, 悔悟平生所爲過惡. 便當갓下身心, 以我之天而合所事之天, 久之, 遂凝於神, 則自然心君泰寧, 性地和平, 知世間萬事皆是空虛, 冬日營爲皆是妄想, 知我身皆是虛幻, 禍福皆是無有, 生死皆是一夢. 慨然領悟, 頓然解釋, 則心地自然淸淨, 疾病自然安痊. 能如是, 則藥未到口, 病已忘矣. 此眞人, 以道治心療病之大法也.『동의보감』269)

태백진인이 '그 질병을 치료하려면 먼저 그 마음을 다스려야 한다. 먼저 그 마음을 바르게 해야만 도에 의지할 수 있다'고 하였다. 병자로 하여금 마음속에 있는 의심과

---

267) 신형편.『동의보감』. 동의보감출판사. 2005년 1월 31일. 2p.
268) 신형편.『동의보감』. 동의보감출판사. 2005년 1월 31일. 19p.
269) 신형편.『동의보감』. 동의보감출판사. 2005년 1월 31일. 19p.

생각들, 모든 망념과 모든 불평, 모든 차별심을 다 없애고 평소 자신이 저질렀던 잘못을 깨닫게 하면, 곧 몸과 마음을 비우고 자기의 세계와 사물의 세계를 일치시킬 수 있다. 이 상태가 지속되어 마침내 신(神)이 모이게 되면 저절로 마음이 편안하게 되고 성정이 화평하게 된다. 결국 세간의 모든 일이 공허하고 종일토록 한 일이 모두 망상이며 나의 몸이 모두 헛된 환영이고 화복은 실제로 있는 것이 아니며 생사가 한낱 꿈이라는 것을 깨닫게 될 것이다. 확실히 알아 한순간에 모든 것이 풀리게 되면 마음이 저절로 깨끗해지고 질병은 저절로 낫게 된다. 이와 같으면 약을 먹기도 전에 질병은 사라진다. 이것이 도(道)를 가지고 마음을 다스려 질병을 치료하는 진인의 큰 법이다"라 하였다.270)『동의보감』

태백진인은 "지인은 병이 나기 전에 병이 나지 않도록 하며, 의원은 병이 난 뒤에 병을 치료한다.

병이 나기 전에 병을 다스리는 방법은 마음을 다스리는 것과 수양하는 것이 있다. 그러나 병이 난 뒤에는 약·침·뜸이 있다. 치료법은 다르지만 병의 근원은 하나인 것이므로 병이 마음으로 인하여 생기는 것이 아니라고는 할 수 없다."라고 말하였다.

至人治於未病之先, 醫家治於已病之後. 治於未病之先者, 曰治心, 曰修養. 治於已病之後者, 曰藥餌, 曰砭炳. 雖治之法有二, 而病之源則一, 未必不由因心而生也.『동의보감』271)

태백진인이 말하기를 "지인은 병이 나기 전에 다스리고, 의원은 병이 난 뒤에 다스린다. 병이 나기 전에 다스리는 방법에는 마음을 다스리는 것과 수양하는 것이 있고, 병이 난 뒤에 다스리는 방법에는 약·침·뜸이 있다. 비록 치료법은 다르지만 병의 근원은 하나인 것이니 병이 마음으로 인하여 생기는 것이 아니라고는 할 수 없다."고 하였다.『동의보감』

장중경은 "훌륭한 의사는 병이 들기 전에 병을 치료한다."라고 말하였다.

上工治未病　　　훌륭한 의사는 병이 들기 전에 치료한다.

---

270) 신형편.『동의보감』. 동의보감출판사. 2005년 1월 31일. 19p.
271) 신형편.『동의보감』. 동의보감출판사. 2005년 1월 31일. 19p.

이동원은 "가벼운 병이든 중병이든 발병하자마자 신속하게 치료하라."라고 말하였다.

綠病得之新暴, 感之輕, 得之重, 皆當以疾利猛峻之藥, 急去之.『동원』

병이 갓 생겼을 때 가벼운 병이든 중병이든 모두 신속하게 빠르고 사나운 약으로 급히 병을 치료해야 한다.『동원』

주단계는 "병을 치료할 때는 먼저 병의 근원을 제거한 뒤에 약을 쓰는 것이 좋다."라고 말하였다.

治病之法, 先去病根, 然後可用收澁.『단계심법』

병을 치료할 때는 먼저 병의 뿌리를 제거한 뒤에 수렴하고 막아주는 약을 쓰는 것이 좋다.『단계심법』

중국 송(宋)나라 문인 황정견(黃庭堅, 1045-1105)의 지인 중에 '사휴거사(四休居士)'라 불려지는 태의(太醫) 손군방이 있었다. 그는 언제나 사람들에게 약을 지어주면서 약값을 받지 않았다. 황정견이 의아해서 그 까닭을 묻자 그는 웃으면서 말하였다.

麤茶淡飯飽卽休, 補破破遮寒暖卽休遮, 三平二滿過卽休, 不貪不妬老卽休. 山谷日此安樂法也." 黃庭堅.『사휴거사시서』

거친 차를 마시고 소박한 음식을 먹고 배부르면 멈출 줄 알아야 하고, 헤진 옷을 깁고 추위를 피할 따뜻한 곳이 있으면 만족할 줄 알아야 하며, 의·식주나 명예나 지위에 이르면 멈출 줄 알아야 하고, 나이가 들수록 탐욕 부리지 말고 남을 시기하지도 말며, 멈출 줄 알아야 하는 것이다. 황정견은 감탄하면서 '이것이 바로 편안하게 즐기는 방법이다'라 말하였다.『사휴거사시서』

병을 고치는 의사라면 부(富)를 탐하지 말고 병자의 생명을 먼저 고쳐야 한다. 자신의 물욕을 먼저 버리지 못하면 타인의 마음을 헤아릴 수 없는 것이다. 진정한 의술인은 병든 초기에 병의 근원이 되는 곳을 깊게 탐구하여 신속하게 그 증세에 따라 처방하며 환자를 사랑하는 마음으로 정성을 다하여 환자를 치료하는 것이 의도(醫道)이다.

유이태가 의술의 길을 닦은 것은 병으로 고통스러워하는 사람들을 치료하여 무병장수하게 하고자 함에 있다. 유이태는 남녀노소를 가리지 않았다. 또한, 귀천·친소·빈부·민관을 구분하지 않았다. 이에 사람들은 유이태가 마음으로 환자를 치료하는 모습을 보고 심의(心醫)라고 칭하였으며 그의 의술 경지를 보고 신의(神醫)라고 불렀다.

정중원은 "유이태는 평소에 친하지 않은 사람도 배척하지 않았을 뿐만 아니라 지위의 높고 낮음과 신분의 귀천을 구분하지 않고 병들어 찾아오는 사람들에게 지극정성으로 치료하였다. 그리고 병을 치료할 때는 먼저 환자들의 몸 상태를 파악하고 약을 쓸 때는 상황에 맞게 쓰며(用藥權變), 또한, 병으로 허약해진 환자의 원기를 북돋아 위험한 상태가 되지 않도록 하였다."라고 말하였다.

既無卻疏遠	평소 소원했던 사람도 물리치지 않았으니
又何略賤卑	어찌 비천(卑賤)한 사람이라고 그냥 두었겠는가?
人人叩則應	사람마다 물어오면 응하고
一一症各隨	하나하나 증세에 따라 처방하였다네.
或先扶眞元	혹 먼저 원기를 북돋아
邪氣使莫闖	사악한 기운이 넘볼 수 없게 하였네. ≪참봉 정중원≫

귀천·친소, 정중원 글

찰방 이세일은 유이태를 칭송하는 글에서 다음과 같이 말하고 있다. "유이태는 사람들을 장수하게 하는 것이 바로 자신이 타고난 업이라고 여겼다. 또한, 사람들의 병을 고치는 일을 언제나 즐거워하였으며 끊임없는 정진을 통해 수많은 생명을 구해주었던 분이다."라고 말하였다.

醫國壽民資本業	나라를 고치고 백성을 오래 살게 함을 자신의 본업이니
申傴起躄自餘涓	곱사의 등을 펴주고 절름발이를 일으켜줌은 사소한 일이었다.
探元幾處蘇羣命	병의 근원이 되는 곳을 탐구하여 뭇 생명을 살려냈고
趨詔天門袪聖痾	조정의 명을 받고 달려가 임금의 병을 고쳤네. 《찰방 이세일》

노세흠은 "사람들이 유이태의 높은 의술을 칭송할 뿐만 아니라 병자를 치료할 때 지위가 높은 사람이나 낮은 사람, 친한 사람이나 평소에 가깝게 지내지 않는 사람들을 구분하지 않고 환자들을 사랑하는 마음으로 정성을 다하여 치료하는 심의(心醫)의 모습에 감동하였다."라고 말하고 있다.

錄症而至者 無貴無賤 無親無踈 竭其誠意 酬應如流 人皆感德而相語曰
天生此仁 生活人命 享其福而永其壽者 非此人而誰. 此非但稱其術之妙 而感其心之勤
也. 《노세흠》

병에 걸려오거나 증세를 적어서 오는 사람들에 있어서는 귀천도 가리지 않고 친소도 가리지 않고 그 정성을 다하여 응대함이 흐르는 물과 같았으니 사람들이 모두 그 덕(德)에 감동하여 서로 말하기를 "하늘이 이처럼 어진 사람을 내어 사람의 목숨을 구하니 그 복록(福祿)을 누리고 길이 장수(長壽)할 자 이 사람이 아니면 누구이겠는가?"라고 하였다. 이는 단지 그 의술의 현묘(玄妙)함을 칭송한 것에 그치지 않고 그가 마음으로 병자를 치료하는 일을 힘쓰는 것에 감동한 것이었다. 《노세흠》

마음으로 환자를 치료하는 유이태
노세흠 글

유이태는 사람의 자식으로 태어나 반드시 행해야 하는 도(道)를 실천하였다. 박계량은 "유이태는 의술에만 전념하는 업의(業醫)나 속의(俗醫)와 달리 주변에 있는 모든 사람들이 그에게 병을 치료해달라고 요청하면 주저하지 않았으며 양반이나 천민들을 구분하지 않고 항상 너그러운 마음으로 정성을 치료하였다."라고 말하고 있다.

夙抱微痾 因涉扁門	일찍이 작은 우환을 겪은 후로 편문(扁門 : 의술)에 이르렀다.
此實爲人子不可不知之道	이는 실로 사람의 자식으로 알지 않으면 안 되는 도(道)이다.
豈混於世人全事刀圭之類乎	어찌 세상의 의술(醫術)에만 전념하는 무리와 뒤섞일 수 있겠는가?
左右酬應 無貴無賤,	좌우의 요청에 응하며 귀(貴)한 사람과 미천(微賤)한 사람을 가리지 않았으니
平生心德 孰不欣服而稱道也.	평생의 심덕(心德: 어질고 너그러운 품성)을 누가 감복하여 도(道)라고 칭하지 않겠는가? ≪박계랑≫

한양에 살고 있던 좌윤 조태로는 유이태의 의술을 중국의 의학 할아버지로 불리지고 있는 주단계에 비유하면서 수많은 사람들에게 인술을 베풀었던 모습을 칭송하고 있다.

| 術擇丹溪及物仁 | 의술은 주단계(朱丹溪)를 택하여 사람들에게 인술을 베풀었네. ≪좌윤 조태로≫ |

5) 수도(壽道)

이 세상 모든 사람들은 일생을 살아가는 동안 평안하고 행복한 삶을 추구하고자 한다. 이러한 삶을 실천하는 것을 노자(老子)는 "지욕지족(知欲之足)하라."라고 하였다.

> 知足不辱 知止不殆 可以長久.『老子』
> 만족할 줄 알면 욕되지 않고 그칠 줄 알면 위태롭지 않으니 오래도록 장구할 수 있다.『老子』

우리는 어떠한 삶을 살고 있는가? 지금보다 더 나은 삶을 살기 위해 끊임없이 욕망을 갈구하고 욕망이 성취될 때 행복감을 느낀다. 그러나 그 욕망이 실현되지 못할 때 자신의 몸을 상하게 한다. 우리가 살아가는 데는 일정한 수준의 욕망이 필요하지만 우리는 그 이상의 욕망을 쫓고 있다는 것이다. 노자는 사람들이 적당한 수준에서 욕망을 멈추면 오래도록 삶을 살 수 있을 것이라 하였다. 최고의 장수하는 방법은 욕망을 제어할 때에야 가능하다. 욕망을 멈추지 못한다면 진정한 건강한 마음을 지탱할 수 없는 것이다.

마음을 평안하게 가지며 몸을 건강하게 하여 병에 걸리지 않고 오래살 수 있도록 노력하는 것이 **수도**(壽道)이다.

유이태 사람이 오래 살기 위하여 몸과 마음을 편안히 하고 병에 걸리지 않게 마음을 다스리는 치심(治心), 성품을 갈고 닦는 수성(修性), 몸과 마음을 갈고 닦아 수양하는 수기(修己), 건강한 상태를 유지하기 위하여 몸의 원기를 북돋우는 기혈(氣血), 음식으로 병을 치료하며 병에 걸리지 않도록 노력하는 식료양생(食療養生) 등을 강조하였다. 그는 이를 평소에 적극적으로 실천하였다.

3. 수기(修己)

수기(修己)란 자신의 몸과 마음을 갈고 닦는 것이다. 이러한 수양이 최고의 경지에 이르면 남을 행복하게 할 수 있다. 그래서 성현들은 '수기이경(修己以敬)'이라는 말로 표현하였다. 즉, 자기 수양을 통해 갈고 닦은 공경심을 바탕으로 세상과 마주함을 의미한다.

공경심은 타인에 대한 공경심이다. 이러한 까닭에 옛 사람들은 하잘 것 없는 고목에게도 예를 갖추어 대하였다. 오랜 풍파를 이겨 낸 사실 자체가 공경의 대상이 되었던 것이다.

공자는 제자와의 대화에서 자기 수양을 이렇게 말한다.

> 자로가 공자(孔子)에게 군자가 되는 법을 물었다.
> 공자는 "경(敬)으로서 인격을 수양하는 것이다(修己以敬)."
> "단지 그렇게만 하면 되는 것입니까?"라고 자로가 물으니
> 공자는 "자신을 수양해서 다른 사람들을 편안하게 하는 것이다.(修己以安人)"라고
> 답하였다.『論語』272)

'수기이안인(修己以安人)'은 자기를 수양하여 다른 사람을 편안히 하는 것이다. 자기를 성찰하고 존중하는 것에서부터 다른 사람에 대한 배려와 존중이 싹트는 것이다. 자기를 성찰하고 존중하는 것이 '수기이경(修己以敬)'의 뜻이다.

남의 생명을 돌보는 의인이 남을 배려하고 공경하는 마음이 없으면 진정한 의술을 펼칠 수 없다. 그러면 조선의 명의 유이태는 어떻게 자신의 몸과 마음을 갈고 닦았을까?

참봉 정중원은 "유이태는 공(功)을 세워도 사람들에게 그 공을 자랑하지 않았고 나라에 충성을 다하고도 겸연쩍어 하였다."라고 유이태를 평하였다.

| 有功不自言 | 공(功)이 있어도 스스로 말하지 아니하였으니 |
| 輸忠何忸怩 | 충성을 다하고 어찌 겸연쩍어 하는가. 《참봉 정중원》 |

---

272)『논어(論語)』제14편. 헌문(憲問).

유이태는 선한 일을 보면 미치지 못할 것처럼 하였다. 또한, 그는 의(義)로운 일을 들으면 즐거이 하고자 하였다. 그리고 평상시 가지고 있는 자신의 마음가짐을 잃지 않았다. 그는 아름다운 마음으로 변함없이 성실하게 실천하였고 다른 것에 거리끼거나 얽매이지 아니했다. 이것이 유이태가 평상시에 자신의 몸과 마음을 갈고 닦는 방법이었다.

見一善則如不及 聞一義則若嗜欲 其於存養踐履之方
一以誠實 而不苟者 我公脩己之道也. ≪노세흠≫

선한 일을 보면 미치지 못할 것처럼 하고, 의로운 일을 들으면 즐거이 하고자 하는 것처럼 하였으니, 본심을 잃지 않도록 착한 성품을 기르고 실천하는 방법을 변함없이 성실하게 실천하며 다른 것에 구애받지 않는 것이 우리 공의 수기(修己 : 자신의 몸과 마음을 닦음)하는 방법이었다. ≪노세흠≫

유이태유고에 수록된 수기

4. 유이태 어록(語錄)

유이태는 백성들에게 건강관리에 대해 어떤 내용을 당부하였을까? 그는 "중국의 공자(孔子)도 건강을 조심했다(愼疾稱宣尼)."라고 말하면서 일반 백성, 사우들 그리고 가문에 건강을 당부하는 어록을 남겼다.

유이태는 참봉 정중원에게 건강관리 당부하는 말을 전했고 이를 정중원은 세상을 떠난 유이태를 기리면서 쓴 「만사」에 수록하였다.273)

未病忽節宣, 病來玆有糜.(미병건절선, 병래자유미)
(사람들은) 병 들기 전 건강을 소홀하다가 병든 후에 비로소 후회하네.

病淺失早圖, 病深將日滋.(병천실조도, 병심장일자)
병이 가벼울 때 그냥 두었다가 병이 위중하여지면 오랜 시간 동안 힘드네.

病已忘禁戒, 頻復其殆而.(병이망금계, 빈복기태이)
병이 나으면 병을 경계함을 잊으니 자주 재발하여 위험하네.

彼惑自諱疾, 抵死堪一噫.(피혹자휘질, 저사감일희)
초기에 병 치료를 망설이다 치료를 놓친 후에 죽음에 이르러 한탄하네.

惟庸妄投劑, 誤人差毫釐.(유용망투제, 오인차호리)
어리석게 함부로 약을 쓰면(약을 오남용하면) 조그만 실수에도 잘못되네.

此固上醫道, 可警衆雖雖.(차고상의도, 가경중수수)
이것이 본래 의학의 도리인 것을 여러 어리석은 사람들은 뉘우치고 머리를 끄덕이네.

物有不可忘, 感切吾病畸.(물유불가망, 감절오병기)
세상에는 잊지 말아야할 것이 있으니 내 병의 기이함을 절박하게 느껴야 한다.

九原難復作, 俯仰呼其悲.(구원난복작, 부앙우기비)
죽은 자 다시 살아나기 어려우니 비통하여 하늘보고 땅 치네.

---

273) 정중원이 쓴 유이태 건강관리 어록은 『유이태유고』에 수록되어 있다.

刀筆吏廩食甘嬉之癸績乏蘇療治人多剝攵豈
若公在野慇病日篤之我觀章甫儒窮廬獨唔呷
經綸難際會刺澤無銖錙倘視公所施辣之良可
喚公尙有一言慎疾㑔宣尼未病慈節宣病未㱦
有蘼病淺失早圖病深將日滋病已忌禁或頻復
其殆而彼感目諱疾抵死堪一噫准庸長授劉誤
人差毫鱉此固上醫道可警泉㒰物有不可忘
感切吾病曙九原難復作俯仰吁其悲稽山餘古

유이태 어록

III. 유이태가 남긴 흔적

1. 저서

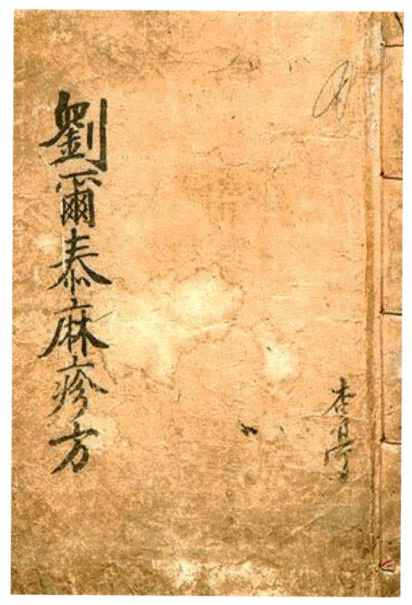

마진방 표지

현재 국내에 전해지고 있는 유이태 저서는 우리나라 최초의 홍역전문치료서 『마진편』과 일반 환자들을 치료하면서 기록한 경험방 『인서문견록』과 『실험단방』 등 3권이다. 그 외 1975년 드라마 <집념>이 방영되고 있던 당시 잃어버린 의서 『○○○ 2권』, 1940년대 초반 종손의 사랑채에 화재가 발생하여 소실된 『침구방』과 『부인방』이 있었던 것으로 알려져 있다.

조선왕조에서 가장 무서워하였던 전염병은 마진(홍역)과 두창이었다. 17세기와 18세기에 기록으로 전해지는 마진이 발생한 연도는 1613(계축년), 1668(무신년), 1680(경신년), 1692(임신년), 1706(병술년), 1718(무술년), 1729(기유년), 1752(임신년), 1775(을미년)이다. 정조(正祖) 때는 홍역으로 수많은 사람들이 죽어가자 나라에서 홍역 치료에 적극적으로 나서기도 하였다. 이처럼 홍역은 국가가 전면에 나서서 치료해야 하는 무서운 전염병이었다.

세조 때에는 두창 전문치료서 『창진집』이 간행되었고 『동의보감』에도 두창 치료방법이 기록되어 있다. 박진희의 『두창경험방』과 유상의 『고금경험활유방』은 두창 전문치료서이다. 이처럼 두창의 치료법은 이미 널리 보급되어 있었다.

한편 그 당시 홍역은 수많은 사람들을 죽이는 무서운 신종 전염병이었다. 1600년대 후반부터 조선에는 전국적으로 홍역이 크게 창궐(猖獗)하였다. 2기(20년)에서 1회씩 발생하였던 마진이 1기(약 10년)에 1회로 발생하였다. 이에 마진을 치료하는 치료서를 저술해야하는 필요성이 제기되었다.

유이태는 마진으로 "도성(都城)과 시골에서 수많은 사람들이 목숨을 잃는 것을 본 후 치료약이 없음을 개탄하였다. 또한, 마진으로 세상이 어수선하고 두려운 지경이 되었다고 걱정하면서 조금이나마 사람들을 사랑하고 가엾게 여기는 자비로운 마음이 있는 사람이라면 마진의 치료할 방법을 구하여야 할 것이다."라고 말하였다.

比年相繼 成今世之劫 海恐灘際 玆時稍有慈悲者 豈無普濟之憂乎? 『마진편』 서문. 유이태

"이것이 해마다 이어져 어느덧 세상이 어수선하고 두려운 지경이 되고 말았다. 이와 같은 때에 즈음하여 조금이나마 자비(慈悲)의 마음이 있는 사람이면 어찌 널리 (마진을) 구제할 걱정을 하지 않겠는가?" 『마진편』 서문. 유이태

유이태는 오랫동안 환자들을 치료한 경험, 1680년과 1692년 마진이 유행했을 때 치료하였던 경험, 그리고 공운림(龔雲林)[274]과 마지기(馬之棋)[275]의 약방문을 토대로 1696년 『마진편』을 저술하였다. 유이태의 『마진편』은 의원이 없는 시골 사람들에게 마진 치료에 도움이 되고자 하는 바람으로 저술된 '향곡구치지방(鄉谷救治之方)'이다.

---

274) 공정현(龔廷賢). 출생 미상. 명대의 의사. 자 자재. 호 운림. 강서성 금계 사람. 아버지 공신(龔信, 태의원 의원). 유학을 배우다가 아버지를 따라 의학을 배웠다. 『만병회춘』・『수세보원』・『종행선방』・『운림신구』・『본초포제약성부정형』・『노부금방』. 아버지를 이어받아 『고금의감』 속편 완성.

275) 마지기(馬之棋). 중국 명・청 중간의 한단 사람. 저서 『마과휘편』.

유이태는 『마진편』의 서문에서 "이 책은 천하에 배포하고 후세에 전하고자 함에 있는 것이 아니고 우리 가문에 전하고자 이 책을 저술한다."라고 겸양의 뜻을 밝히고 있다.

以余本意, 非欲以此書行之於天下, 傳之於後世, 只欲爲傳吾一家. (중략)
人或以余淺短不棄, 庶或有少補於鄕谷救治之方乎. 『麻疹篇』

나의 본의는 이 책을 천하에 배포하고 후세에 전하려는 것이 아니고 다만 우리 한 집안에 전하려고 할 따름이다. (중략) 혹여 사람들이 나의 천박한 지식이나마 버리지 않는다면, 혹여 시골에서 쓰여 지는 치료 방서로 조금이나마 도움이 될 것이다.

〈마진편 서문〉

余嘗讀曲禮諸篇 至事親者不可不知醫 掩卷而歎. 慨然有志於此者 于今爲四十餘年. 而沉潛積累 不無糟粕之解. 有時迫於鄕人評論一刀圭者不過古人方書中出來 何敢以一毫私意有所增損於其間 竊惟人之疾病千候萬證 皆有名目 其治療之法亦皆有方書. 獨於麻疹之病上自黃 岐 下至秦 越人而無一言所及. 始自大明國以後 龔雲林 馬邯山數子略論其救治之方 於是乎麻疹之名出矣. 疹於人爲何等病 而乃者古無而今有 前輕而後重 以至我東邦挽近 者二紀而一回 今焉一紀而一回 城市 村落死亡相繼 噫 究其所由 則世無古人神訣 而不知救護方策故耳. 余於此常慨然方藥之未備. 不顧孤陋 略綴龔 馬之方而又採鄕谷間經驗 構成一篇. 方且孜證之日 適有客自湖南來 詰問於余曰 子獨何人 有何所執而敢言黃 岐之不語也 古人云 讀經書誤一字則覆屍百萬 流血千里. 而況麻疹 人人之所不免者 而乃能擅言其可否 其於後患何 余聞其言未半 愕然失圖 曰 是哉 子之言. 余果妄率 則烏得免神人之誅 以余本意 非欲以此書行之於天下 傳之於後世 只欲爲傳吾一家. 則於余妄率人何損焉哉 客曰 然則其疹之源可得聞乎 余曰 夫疹者 人之胎熱蘊積於內 乘運氣而發者. 其疹之發於外者與痘相似. 而熱有陰陽之異 發有臟腑之別. 痘者 陰也 臟也 疹者 陽也 腑也. 蓋自上古而無疹之名 中古而始有名 今世而盛行者 是乃何氣使然也 凡於太初之時 天地之元氣隆盛 故人之稟賦亦得強壯. 縱有胎熱之蘊積於中 流行運氣不得侵於外. 中古之時人氣稍衰 午運方盛 觸動胎熱而發者也. 至於降世 賦命淺薄 內熱外邪 隨觸隨發 比年相繼 便成今世之劫 海恐灘際. 玆時稍有慈悲者 豈無普濟之憂乎 以余蔑識 敢自擅言於前人之未發 若有些毫違越 是前人之罪人 後生之惡魔 可不惶惶縮縮於心乎哉 然究其所考 得有所驗 以著此篇. 人或以余淺短不棄 庶或有少補於鄕谷救治之方乎 客及揖曰 吾觀此篇 模該備 節次詳細 開卷瞭然. 不但以鄕谷救治之方爲言也 布這邦國 則可以爲廣濟蒼生之方也. 爲子一賀 以醫國之術云矣. 余愀然而起曰 子之言過矣 余何敢當之乎 俄而客退. 歲在丙午下瀚. 猿鶴山人 劉爾泰自記.

내가 일찍이 『곡례(曲禮)』의 여러 편(篇)을 읽다가 부모를 섬기고 있는 사람은 의학을 몰라서는 안 된다는 구절에 이르러 책을 덮고 탄식하였다. 이에 분연히 의학에 뜻을 둔 지 40여 년이 흘렀다. 그 동안 마음을 쏟아 공부하여 쌓은 보잘 것 없는 지식이나마 없지 않았으나 때로는 향인(鄕人)들의 비평을 받기도 하였다. 그러나 의학으로 병을 고치려는 사람이라면 고인들의 방서(方書)로 전래하는 것 외에 어찌 감히 터럭만큼의 사사로운 생각이라도 그 처방 사이에 증감을 할 수 있겠는가? 가만히 생각건대 사람의 질병은 그 증후가 수천, 수만 가지로 모두 명목이 있고 치료하는 방법도 모두 방서에 기록되어 있다. 단지 마진(麻疹) 병에 대해서는 위로 황기(黃岐 : 황제와 기백)로부터 아래로 진월인(秦越人 : 편작)에 이르기까지 한 사람도 언급한 일이 없었다. 처음으로 명(明)나라 이후에 공운림(龔雲林)과 마한산(馬邯山) 등 몇몇 사람들이 치료하는 방법을 대략 논하였으니 이때 마진(麻疹)이라는 명칭이 나오게 되었다. 마진이란 사람에게 어떠한 병이기에 예전에는 없었다가 지금에야 생겨나고 전에는 가볍게 여겼다가 후에야 중하게 여기는 것인가? 우리나라에 있어서는 2기(紀.30년)만에나 한 번씩 오던 것이 근래에 와서 1기에 한 번씩 돌아와 도성이나 시골에서 목숨을 잃는 사람이 잇따르게 되었다. 아! 그 이유를 캐어 보니 세상에는 옛사람들의 신비한 비결이 없어 구호할 방법을 알지 못했기 때문이다. 이런 연유로 나는 이에 대한 방약(方藥)의 미비함을 늘 개탄하여 왔다. 이에 고루함을 되풀이하지 않고 공운림과 마한산의 약방문을 대략 엮고 시골의 경험을 모아 한 권의 책을 만들게 되었다. 이를 고증하고 있을 때 어떤 손님이 호남에서 찾아와 나에게 따져 묻기를 "그대는 어떤 사람이며 무슨 고집이 있기에 감히 황기(黃岐 : 황제와 기백)도 하지 않은 말을 하려고 하는가? 옛사람이 말하기를 '경서(經書)를 읽다가 한 글자라도 틀리게 터득하면 백만의 시체가 쌓이고 천리에 피가 흐르게 된다.'고 하였다. 더구나 마진(麻疹)란 사람마다 면할 수 없는 것인데 그대가 함부로 가부를 말하려고 하니 그 후환을 어찌할 것인가?"라고 하였다. 내가 그의 말을 반도 못 듣고 놀라 당황하며 말하기를 "그대의 말이 옳다. 내가 과연 망령되고 경솔하였다면 어찌 신인(神人)들의 꾸지람을 면할 수 있겠는가? 그러나 나의 본의는 이 책을 천하에 배포하고 후세에 전하려는 것이 아니고 다만 우리 한 집안에 전하려고 할 따름이다. 그렇다면 내가 망령되고 경솔한 사람이 된들 무슨 손실이 있겠는가?"라고 하였다. 손님이 말하기를 "그 진(疹)의 근원을 들어 볼 수 있겠는가?"라고 하였다. 내가 말하였다. "대체로 진(疹)이란 사람의 태열(胎熱)이 속에 쌓여 있다가 운기(運氣)를 타고 일어나게 되는 것이다. 외부로 발산하게 된 진(疹)은 두창(痘)과 매우 비슷하나 열에는 음양의 차이가 있고 발생에는 장부(臟腑)의 구별이 있듯이 두창은 음(陰)증이며 장(臟)에서 일어나고 진(疹)은 양(陽)증이며 부(腑)에서 일어나는 것이다. 대체로 상고(上古)에서는 마진(麻疹)이라는 명칭이 없다가 중고(中古)에 처음으로 생겼으며 근세에 성행하는 것인데 이것은 어떤 기운이 그렇게 되도록 하는 것인가? 태초에는 원기가 융성하였으므로 사람이 타고나는 체질도 강건할 수 있었기 때문에 비록 태열이 속에 쌓여 있더라도 유행하는 운기가 외부에서 침노하지 못하였다. 중고(中古) 때에는 사람의 기운이 점점 쇠해지고 오(午-남방의 화(火)를 뜻한다.)의 운기가 성해져서 태열을 움직여서 겉으로 나타나게 되었던 것이다. 후세에 이르러서는 타고나는 본명(本命)이 천박하여 속에 있는 열이 바깥의 사악한 기와 부딪히는 데에 따라 병으로 나타나게 되었다. "이것이 해마다 이어져 어느덧 세상이 어수선하고 두려운 지경이 되고 말았다. 이와 같은 때에 즈음하여 조금이나마 자비(慈悲)의 마음이 있는 사람이면 어찌 널리 (마진을) 구제할 걱정을 하지 않겠는가?" 내가 지식이 부족하여 이전 사람들이 하지 않았던 말을 함부로 하여 잘못이 생긴다면 이는 예전 사람들에게 죄인이며 후생들의 악마가 될 것이니 어찌 두렵고 마음이 위축되지 않을 수 있겠는가? 그러나 상고의 것을 탐구하고 경험을 얻어 이 책을 지었으니 혹여 사람들이 나의 천박한 지식을 버리지 않는다면 혹여 시골에서 쓰여 지는 치료 방서로 조금이나마 도움이 될 것이 아니겠는가?" 이에 손님이 공손히 조아리며 말하기를 "내가 이 책을 살펴보니 규모가 잘 갖추어 있고, 절차가 상세하여 책을 펴면 환하게 알 수가 있겠다. 비단 시골에서만 쓰여 질 치료 방서라고 말할 것이 아니라 온 나라에 배포하면 널리 백성을 구제할 방서가 될 만하겠다. 그대에게 하례 드리니 이는 온 나라에 걸쳐 병을 고칠 수 있는 의술이로다."라고 하였다. 내가 당혹하여 일어나 말하기를 "그대의 말이 지나치다. 내 어찌 감당하겠는가?"라고 하였다. 이윽고 손님이 물러갔다. 병오년(丙午年) 원학산인(猿鶴山人) 유이태(劉爾泰)가 쓰다.

진주 회춘헌약방의 박주헌이 1931년 간행한 『마진편』 서문에는 유이태가 병오년(丙午年)에 직접 저술하였다는 '자기(自記)'가 기록되어 있다. '병오년'이라 표기한 것 때문에 『백과사전』에는 유이태가 영조, 정조, 순조, 헌종의 시대 명의인데 활동 연대와 『마진편』의 저술년도가 맞지 않다는 지적이 있었다.

병오년을 살펴보자. 유이태가 살아있을 당시의 병오년은 1666년이다. 이때 유이태의 나이는 15세이다. 1666년(병오년)은 유이태가 의학을 공부하고 있던 기간으로 의서를 저술할 수 있는 나이가 아니다. 그 다음 병오년은 1726년으로 유이태 세상을 떠난 이후이다. 따라서 박주헌이 간행한 『마진편』에 기록된 병오년은 정확한 저술연대로 보기 어렵다.

『마진편』에는 임신년(1692년) 겨울에 발생한 대홍역의 치료한 사례가 기록되어 있다. 임신년은 1632년, 1692년, 1752년, 1812년이 있다. 유이태가 의술 활동을 한 시기는 숙종 시대이므로 『마진편』에 기록된 임신년은 1692년이다.

1692년 이후에 마진이 발생한 연도는 1706년(병술년, 丙戌年)이다. 『마진편』에는 1706년 겨울에 발생한 대홍역의 마진을 치료한 사례가 기록되어 있지 않다. 따라서 『마진편』은 1706년 이전에 저술된 것으로 추정된다.

1692년 이후와 1706년 사이에 병(丙)으로 시작되는 고간지는 병자년(丙子年, 1696년)이고 오(午)가 들어 있는 고간지는 임오년(壬午年, 1702년)이다. 어떤 연유로 유이태의 나이 15세 또는 세상을 떠난 이후의 병오년(丙午年)으로 기록되었을까? 『마진편』의 저술연도 병오년은 전사자(轉寫者)의 잘못으로 보아야 할까?

필자는 전사자가 『마진편』을 전사할 때 저술연도를 병자년에서 병오년으로 바꾸어 잘 못 전사한 것으로 보았다. 즉 필자는 "유이태의 『마진편』은 1726 병오년이 아니고 1696년 병자년에 저술하였다."라고 추정한다.

유이태는 그의 저서 『마진편』에서 마진을 첫째 "양병(陽病)으로 보았고 풍열(風熱)과 가래를 겸하는 경우가 많다." 둘째 "마진 초기 증세에 오한(惡寒)이 있더라도 옷을 두껍게 입히거나 이불을 덮는 등 너무 뜨겁게 하지 말라." 셋째 "치료 후에 혈기가 허약하더라도 보약을 함부로 쓰지 말 것과 치료 중에는 폐(肺)를 식히고 담(痰)을 내리게 하여 열(熱)을 해산시켜야 한다."라고 주장하였다.

유이태는 마진의 발병을 열독(熱毒) 때문인 것으로 보았고 육부(六腑)[276]에서 일어난다고 말하였다. 그의 견해에 따르면 육부는 양(陽)에 속하고 기(氣)를 주관하므로 형체는 있되 물기는 없고, 열(熱)은 있되 한(寒)은 없는 실열(實熱)의 증세이다. 음양은 열증(熱症)이냐 아니냐를 나타낸 것이고 오장육부는 질병이 생기는 근원을 나타낸 것이다. 또한, 마진과 두창의 증세는 열이 날 때는 감기나 바람에 손상된 것과 비슷하나 실제의 증세는 다르다고 말하였다. 마진은 열증(熱症)이라는 사실을 강조하면서 절대로 한증(寒症)

---

276) 배 속에 있는 여섯 가지 기관. 위, 큰창자, 작은창자, 쓸개, 방광, 삼초이다. 음식물을 받아들여 소화하고 영양분을 흡수하며 찌꺼기를 내려 보내는 역할을 한다.

으로 알고 치료해서는 안 된다고 강조하였다. 그리고 건조하고 열(熱)이 있는 약제들의 사용 금지와 병이 나은 뒤 한 달가량은 조심해야 한다고 하면서 마진 치료 후의 몸조리를 당부하였다.

유이태는 "사람들이 일생을 살아가는 동안 병은 피할 수 없는 것이니 건강할 때 관리하지 못하다가 병에 걸리면 후회한다."라고 말하였다. 그는 "모든 질병에는 그 치료보다는 예방이 더욱 중요하다."라고 강조하였다. 유이태의 『마진편』에는 다른 마진 치료서에서 볼 수 없는 마진 예방 방법이 기록되어 있다.

消毒保嬰丹 : 見一 預服則可以免疹。
소독보영단(消毒保嬰丹 1)을 미리 먹으면 진(疹)을 면할 수가 있다.

太乙神明丹 : 見二 預服以消胎熱則流行痘疹之時無諸般危症。
태을신명단(太乙神明丹 2)을 미리 먹이면 태열을 없어지고 두진(痘疹)이 유행할 때에 여러 가지 위험한 증세가 없어진다.

三豆飮 : 見三 凡鄕里 有痘疹前 期數三朔連用之。
삼두음(三豆飮 3)은 마을에 두진이 유행하기 2~3개월 전에 연달아 먹는다.

勿論大小兒, 有蟲腹痛者十居八九. 其症心痛叫哭倒身拍手嘔吐淸水面色靑黃腮赤時止時作, 或口脣紫黑者虵厥也. 當預腹苦練根湯 見四.
어른이나 아이를 막론하고 기생충(蟲)이 있으면 십중팔구는 배가 아프다. 그 증세로 속이 아프다고 울부짖으며, 엎드려 손으로 방바닥을 치고, 맑은 물을 토해내며, 얼굴색이 청황색을 띠고 뺨이 붉어지는데 가끔 그쳤다가 다시 재발한다. 간혹 입과 입술이 검붉게 되는 사람이 있기도 하는데, 이는 회충 때문이다. 이때는 고련근탕(苦楝根湯. 4)을 미리 먹어야 한다.

生漆一鍾子和鶴子淸空心服二匙, 連用三四朝, 或和眞末作丸菉豆大空心藿羹呑下三四十丸.(火漆有火毒不可服.)
생칠(生漆) 1종기(種)를 달걀 흰자 위에 타서 공복에 2숟가락씩 먹되 3~4일을 연달아 쓴다. 혹은 진말(眞末)을 섞어 녹두알 만한 크기로 환(丸)을 만들어 빈속에 콩나물국으로 30~40환을 넘긴다. [화칠(火漆)은 화독(火毒)이 있으므로 먹을 수 없다.]

能膽少許和溫水服之, 用六~七朝。
웅담을 따뜻한 물에 조금 타서 먹되 6~7일 동안 아침마다 먹는다.

蚯蚓糞火煆透紅浸溫水去滓溫服。
구인분(蚯蚓糞)을 불에 달궈 벌겋게 되면 온수에 담갔다가 찌꺼기를 버리고 따뜻하게 해서 먹는다.

유이태는 『마진편』 저술의 기본으로 삼았던 "공정현과 마지기 의서에 회충통 처방이 없다."라고 밝혔다.

麻疹蛔痛 不載於龔馬之方者.『痲疹篇』
마진 회충통(蛔蟲痛)의 처방문(處方文)은 공정현과 마지기 방서에 실려 있지 않다.

마진 치료의 조종(祖宗)이라고 하는 중국의 명의 마지기와 공정현의 저서에도 없는 마진의 회충통 처방 방문을 유이태가 처음으로 『마진편』에 수록하였다. 유이태는 『마진편』에서 마진이 걸렸을 때 회충으로 인한 복통에서 회충을 치료하는 처방문이 나온 이유를 "선천적으로 허약하여 위기(胃氣)가 화평하지 못했기 때문이다."라고 말하였다. 또한, 회충의 발동 이유를 '위(胃)의 열(熱)'로 보았다. 유이태가 마진 환자의 회충통을 다스린 처방인 '상회황금탕(上蛔黃芩湯)'과 '하회황금탕(下蛔黃芩湯)'은 유이태의 『마진편』 이후에 저술된 마진 의서들에서 보이고 있다.

1759년(영조 35년)에 저술된 이헌길의 홍역전문의서 『마진기방』에 유이태의 '상회황금탕'과 '하회황금탕'이 기록되어 있다. 1798년(정조 22)에 정약용이 저술한 『마과회통』에서 정약용은 "이헌길의 『마진기방』의 '상회황금탕'과 '하회황금탕'을 참고하였다."라고 밝혔다. 따라서 유이태의 치법은 이헌길을 통하여 정약용에게도 간접적인 영향을 끼친 것으로 추정되고 있다.

상회황금탕(上蛔黃芩湯)
白灼藥 炒六戈, 半夏 干製二戈, 黃芩, 甘草 灸, 川椒 炒各一戈, 干五片, 水煎溫服.
백작약(白芍藥 - 炒) 6돈, 반하(半夏 - 薑製) 2돈, 황금(黃芩) 감초(甘草 - 灸), 천초(川椒 - 炒), 생강 5편을 물에 달여 따뜻하게 복용한다.

하회황금탕(下蚘黃芩湯)
白灼藥 炒六錢, 黃芩, 甘草 灸, 桃仁 去皮尖, 艾葉 各一戈, 水煎服.

백작약(白芍藥 - 炒) 6돈, 황금(黃芩), 감초(甘草 - 炙), 도인(桃仁 - 去皮尖) 1돈, 애엽(艾葉) 각 1돈. 물에 달여 복용한다.

유이태는 『마진편』에서 술로써 회충으로 인한 통증을 치료하는 방법도 제시하였다. 그는 마진의 회충통뿐만 아니라 다른 증상에서의 회충통에 대하여 많은 처방을 내었다. 『인서문견록』 회충부에도 여러 처방들이 수록되어 있으며 특히 회충을 안정시키는 방법으로는 청주(淸酒)와 꿀물이 좋다고 말하였다.

"疹을 앓을 때 蛔蟲으로 인한 痛症이 있을 경우에는 좋은 淸酒를 팔팔 끓여 따뜻하게 식힌 후 양껏 먹이면 곧바로 통증이 멎는다. 효과가 신묘하다."
(疹時蛔痛, 好淸酒爛沸, 待其冷, 隨量服之, 卽止. 神效).277)

"淸酒를 팔팔 끓어오르게 달여 마시면 곧 낫는다."(淸酒爛沸飮, 卽止).278)

"蛔蟲을 치료하는 데는 蛔蟲을 안정시키는 방법이 가장 좋고 蛔蟲을 안정시키는 데는 꿀물이 가장 좋다."(治蛔, 莫如安蛔法, 安蛔, 莫若蜜水).279)

유이태가 평소에 경험을 중시하였다는 것을 그의 저서인 『마진편』에서 엿볼 수 있다. 『마진편』에는 홍역을 치료한 두 가지 사례가 기록되어 있는데 그는 자신이 마진을 치료한 경험을 바탕으로 특성과 기이한 변증을 설명하고 있다.

『마진편』에 기록되어 있는 경험사례를 보면 마진의 발생연도는 1692년이다. 마진 발생지는 산청현의 이름을 밝히지 않은 어느 절이다. 마진에 걸린 스님들이 겨울의 샘물을 계속 마신 덕분에 모두 마진이 나았다는 것을 설명하면서 마진이 양증(陽症)이며 열증(熱症)이라는 사실을 설명하였다.

山淸縣 有一刹 壬申冬闔梨患疹. 皆飮井水渴 渴則復飮 而無一人見敗者. 蓋疹屬陽 而熱多也. 『마진편』 통치.

---
277) 『麟西聞見錄』, 홍역부.
278) 『麟西聞見錄』, 홍역부.
279) 『麟西聞見錄』, 홍역부.

산청현(山淸縣)에 절 하나가 있었는데 임신년(壬辛年) 겨울에 스님들이 마진을 앓게 되었다. 그들은 모두 생물을 마셨고 갈증이 나면 또 마셨는데 실패한 사람이 한 명도 없었다. 이것은 대체로 마진은 양에 속하여 열이 많기 때문이다. 『마진편』 통치.

또 다른 마진 치료경험 사례도 기록하고 있다. 1692년 14세 처녀가 마진이 걸렸는데 처녀의 몸에서 반진이 이미 나왔다가 또 가라앉았고 김이 입에서 나온 모습이 마치 연기와 같았다. 이것은 마진의 병증이 일반적인 경우와 달리 기이하게 변한 경우의 환자를 치료한 경험을 적은 것이다.

마진의 변증(麻疹變症)
壬申冬 有十四歲處子 患疹 旣出而又沒. 疹毒內攻 心慌胃爛 烟出口中. 如鼠穴生烟者 用消毒飮牛黃膏無 分効. 倉卒思量 攻火莫如水. 連用無價散月經水四五椀 則烟出者少止. 食頃復出 神昏氣塞 死在須臾. 用野人乾炒漬糯米茶 灌下五椀後 烟止. 而瘼亦盡透 精神且回善 爲調攝計日收功.『痲疹篇』통치. 변증.

임신년(壬辛年) 겨울에 14세 된 어떤 처녀가 마진을 앓는데 반진이 솟았다가 즉시 걷혔다. 그리하여 마진 독이 속으로 들어와 정신이 황망하고 위란(胃爛, 위가 마치 불에 데어서 문드러진 모양을 갖는 증상)으로 김이 입으로 나오는데 꼭 쥐구멍에서 연기가 나오듯이 하였다. 이에 소독음(消毒飮)과 우황고(牛黃膏)를 썼으나 조금도 효험이 없었다. 갑자기 생각하기를 화기를 다스리는 것은 물 만한 것이 없다고 여겨졌다. 그래서 연달아 무가산(無價散)과 월경수(月經水) 4~5공기를 썼더니 김이 나오는 것이 조금 그쳤다. 한 식경을 지나 다시 나오는데 정신이 혼미하고 기가 막혀 죽음이 경각에 달린 듯하였다. 이에 야인(野人屎, 잡초류 백두옹을 지칭하기도 함)을 건초(乾炒)하여 찹쌀미음을 차에 담가서 5공기를 흘려 넣으니 김이 그치고 반진도 다 솟았으며 정신도 돌아왔다. 그런 뒤 잘 섭생을 잘 조리하였더니 며칠 안 되어 다 나았다. 『마진편』. 통치 변증.

유이태가 마진이 걸린 처녀의 입에서 연기가 나오는 것을 치료한 사례는 아래의 '유이태와 여우 처녀'라는 설화로 산청지방에 전해져 내려오고 있다.

<유이태와 여우 처녀>
어느 날 함양 마천을 갔다고 돌아오는데 찌그러져 가는 조그마한 초가집에서 약 달이는 냄새가 났다. 나이가 든 여인네가 약을 달이고 있는데 약단지에 한글로 '유이태

탕'이라고 적혀 있었다. (중략) "내가 처녀를 진맥하여 보겠다.한 후 처녀의 얼굴을 바라보니 처녀는 약으로 다스릴 수 있는 병이 아니었다. 몸속에 백 년 묵은 여우가 처녀의 몸 속에 들어 있어 처녀가 앓고 있었던 것이었다. 처녀의 어머니에게 처녀의 병을 고쳐 주겠다고 한 후 처녀 어머니에게 "많은 문종이(한지), 풀, 풀비자루와 잘 드는 칼 그리고 3일 동안 먹을 식사 가져다 달라. 3일 동안 처녀 방 근처에 절대로 오지도 말고 또, 절대로 방문에 구멍을 드려다 보지 말라"고 몇 번이나 다짐을 받았다. 유이태 의원은 처녀의 어머니가 가져다준 문종이를 방에서 바람 한 점 새어 나갈 수 없도록 발랐다. 그리고 처녀의 상의를 벗기고 배속에 들어 있는 백 년 묵은 여우를 몸 밖으로 나오게 하였다. 처녀 어머니는 의원이 이야기한 것이 있어서 첫날엔 참았다. 둘째 날은 방문 앞까지 왔다가 그냥 돌아갔다. 셋째 날은 유의원이 어떻게 하고 있는지를 알고 싶어 참지 못하고 유이태 의원과 딸이 있는 방에 가서 바늘로 구멍을 내고 안을 들어다 보니 유의원이 딸의 상반신을 완전히 벗기고 배에서부터 가슴까지 손으로 치료하고 있었다. 처녀의 어머니는 해괴망측 하다고 생각하는데 처녀의 콧속에서 뽀얀 연기가 나왔고 연기는 파랑새로 변했다. 유의원이 파랑새를 잡으려고 하는데 파랑새는 처녀 어머니가 뚫은 구멍을 통하여 밖으로 날아 가다가 다시 여우로 변하여 뒷산으로 사라졌다. (중략) "또다시 백 년 묵은 여우가 사람으로 환생하여 이 처녀를 찾아올 것이다. 그때는 어떤 방법도 없다."고 이야기하였다. 여우가 처녀의 몸 속에서 빠져나가자 처녀는 기운을 차리게 되었고 앓던 병은 완치가 되었다. 처녀의 어머니가 "우리 딸의 죽어가는 목숨도 살렸고, 외간 남자에서 몸을 보였으니 후처라고 거두어 달라."고 하였다. 유의원은 의원은 "환자의 병을 고치는 것이 하늘이 내리는 것인 바 그렇게 할 수 없다."고 하면서 처녀 어머니에게 여우가 찾아올 수 없는 부적을 만들어 주고 가던 집으로 돌아왔다. (하략) 구연자 : 배순미자.

유이태는 마진에 걸린 시골의 가난한 사람들이 약을 구하지 못하는 것을 걱정하였다. 그래서 그는 가난한 사람들을 위하여 단방 위주의 처방과 누구나 알고 있는 '승마갈근탕'처럼 조제하기 쉽고 저렴한 약물들의 처방을 권유했다. 이는 유이태가 애민정신(愛民情神)을 실천하는 진정한 의술인 이었음을 보여주는 대목이다.

鄕井䙝戶猝 難備藥 自初用升麻葛根湯見五 加麥門冬 鼠粘子 桔梗 玄蔘則尤妙.

시골의 가난한 집에서는 갑자기 약을 마련하기 어려울 것이다. 처음부터 승마갈근탕(升麻葛根湯.5)을 쓰되 맥문동(麥門冬), 서점자(鼠粘子), 길경(桔梗), 현삼(玄蔘) 등을 가(加)해서 쓰면 더욱 신묘하다.

升麻葛根湯 :

葛根 二錢, 升麻、白芍藥 酒炒各一戈五分, 甘草 五分, 薑三蔥二水煎溫服不拘時日 再用。此解表發散之良方也。壯者小兒時氣瘟疫頭痛發熱及痘疹疑似之際宜服之。若表熱壯盛邪實於表尤宜服之。 經曰 : 輕可去實 升麻能解疫毒升陽於至陰之下以助發生之氣。葛根能解疫毒疏通榮衛以導起發之氣芍藥以和在表之榮養陰血制陰虛 甘草以和在表之 氣解諸毒瀉邪火是 皆痲疹切要之藥。蓋疹屬陽有實熱而無寒也。則芍藥大有益於陰分 受損也。玄蔘乃樞機之材, 管領諸藥肅淸上下。治無根之火。宜加 一戈 無汗加紫蘇少許。

승마갈근탕 :

갈근(葛根) 2돈, 승마(升麻), 백작약(白灼藥, 酒炒) 각 1돈 5푼, 감초(甘草) 5푼, 생강(生薑) 3편, 총백(蔥白) 2뿌리를 물에 달여 따뜻하게 먹되 시간에 구애받지 않는다. 이는 겉을 풀어 발산시키는 좋은 방문이다. 어른이나 아이가 계절적으로 유행하는 온역(溫疫 - 전염병)으로 두통이 나고 발열할 때와 두진이 의심스러울 때 먹는다. 만약 표열이 성하여 실사(實邪)가 표에 있을 때 먹으면 더욱 적당하다(내경에 이르기를 실사를 제거하면 병은 가벼워진다. 라고 했다.). 승마(升麻)는 역질의 독을 잘 풀고 양(陽)을 지음(至陰) 아래에서 끌어 오르게 하여 기(氣)가 발생하는 것을 돕는다. 갈근(葛根)은 역질의 독을 잘 풀고 영위(榮衛)를 소통시키며 피어나려는 기미를 인도한다. 작약(芍藥)은 표를 화해시켜 음혈(陰血)을 자양하므로 음허(陰虛)를 제어한다. 감초(甘草)는 표기를 화평하게 하며 모든 독을 풀고 사특한 화(火)를 없앤다. 이들은 모두 마진에 절실하게 필요한 약이다. 대체로 마진은 양에 속하며 실열(實熱)이 있고 한기(寒氣)는 없기 때문이다. 현삼(玄蔘)이란 곧 중추 역할을 하는 약재로서 모든 약을 영솔하며 상하를 숙청케 한다. 그러므로 근거 없는 화기를 다스릴 때에는 2돈씩을 가미하며, 땀이 없을 때에는 자소(紫蘇)를 조금 가미한다.

『마진편』은 모두 3종의 이종본이 전해지고 있다. 가장 많이 보급된 이종본은 진주의 회춘헌약방에서 박주헌이 간행한 목판본『마진편』이다. 그 외에 간행자 미상의 인쇄본『마진신방합부』과 봉록산인(鳳麓山人)이 찬(撰)한 필사본『마진편』이 있다.

박주헌은 유이태 후손이 가져다준『마진편』을 20여 년간 시험해 본 이후에 그 처방들이 모두 맞아서 1931년 유이태의『마진편』을 목판본으로 간행하였다고 말하였다. 하기는 1931년 진주 회춘헌약방의 박주헌이 간행한 목판본『마진편』의 간행기이다.

〈마진편 간행기〉

劉先生 卽我朝鮮半島之 名醫也 沒後幾百年 輿擡兒童尙稱其名 當時先生之 德廣術高 可想也. 然余常恨先生之遺蹟不存矣. 自玆二十餘年前 客有過我 袖示一卷書曰 此卽吾先祖之遺蹟 眞醫家之所貴重 故來傳於子. 而如我不肖後裔 家貧蔑學. 先世遺稿 未知何等件物. 抛置塵箱 竟屬荒篇蠹章而已. 如其不得家藏 不若歸之於謹愼醫家 今日特來見子云矣. 余聞劉先生之遺蹟 乃盥手拜受而讀之. 是先生平素之麻疹經驗方著述者. 而先生之高明精力 從此可知矣. 蓋麻疹治法 溯古未備者 因麻疹之古無而今有也. 一見此篇 疹之始痛 發癍消癍 其他雜症之治法通透 言論條分縷解 可以開卷瞭然 眞罕世之寶 余之得此後二十餘年 所試者不爲不博 而對症投劑 發無不中 豈可尋常書篇可比哉 自想先生之遺蹟 不可泯沒於塵臼之中 遺世公德 莫如廣濟於劫海之上 玆將付之手民 傳之以博 幸望留心熟閱 則非但醫界之爲寶 寔要病家之明鑑 抑非人世間育養之要訣歟 歲在庚午至月 後學朴周憲謹記

유선생은 우리 조선반도의 명의이다. 세상을 떠난 지 몇 백 년이나 되었는데도 천민이나 아이들까지 아직도 그의 명성을 말하고 있으니 당시 선생의 덕망과 의술을 상상할 수 있다. 그러나 나는 늘 선생의 유적이 보존되지 못했음을 한스럽게 여겨왔다. 지금부터 20여 년 전 어떤 손님이 나를 찾아와 소매에서 한 권의 책을 꺼내 보이면서 말하기를 "이것은 우리 선조의 유적이며 의원에게는 참으로 귀중한 것이므로 그대에게 전해주는 것이오. 나 같은 사람은 불초한 후손으로 집안은 가난하고 무식하오. 선조의 유고가 어떤 물건인지도 모르오. 먼지 쌓인 상자에 넣어두어 날고 좀 먹은 책이 되게 할 뿐이지요. 만약 집안에서 보존할 수 없을 것이라면 차라리 뜻 있는 의원에게 주는 것이 나을 것이니 오늘 특별히 선생을 만나러 온 것 이오" 라고 하였다. 나는 유선생의 유적이라는 말을 듣고 정성스럽게 받아 들고 읽어보았다. 그 내용은 선생께서 평소에 경험하신 마진 치료법을 저술한 것이었다. 이로부터 선생의 고명하신 경력을 알 수 있었다. 대개 예로부터 전해 내려온 마진의 치료법은 미비점이 많은 원인은 마진 병이 옛날에는 없다가 지금 있기 때문이다. 이 책은 마진을 처음 앓을 때부터 반진이 나오고 없어지며 기타의 잡증을 치료하는 방법까지 통틀어 설명하고 있으며 조목별로도 상세히 해설하였다. 책을 펼치면 환하게 알 수 있도록 하였으니 참으로 세상에 드문 보배였다. 내가 이 책을 얻은 뒤 20년 동안 시험해 본 것이 많은데 증세에 따라 약제를 투여하면 들어맞지 않은 것이 없었으니 어찌 보통의 책과 비교할 수 있겠는가? 스스로 생각건대 선생의 유적을 먼지 속에 묻어둘 수 없으며 세상에 남긴 공덕은 널리 어수선한 세상을 구제하는 것만 못한 것으로 여겨졌다. 이에 책으로 만들어 널리 전하니 희망하건대 이를 유념하여 깊이 열람해 본다면 의학계의 보배가 될 뿐 아니라 병을 앓는 집안의 중요한 명감(明鑑 : 좋은 본보기)이 될 것이다. 또한, 세속에서 자손을 기르는 요체가 되지 않겠는가? 경오년 동지달 후학 박주헌 씀 박주헌이 간행한 목판본 『마진편』은 국립중앙도서관, 국내 여러 대학교 도서관, 한독약품박물관, 개인과 일본 오사카 다케다(武田)과학진흥재단의 행우서옥에서 소장하고 있다.

간행자 미상의 『마진신방합부』는 인쇄본이다. 이 책에는 간행기와 간행 장소가 수록되어 있지 않다. 그러나 박주헌이 간행한 목판본과 봉록산인이 찬(撰)한 『마진편』에 없는 음양성쇠론(陰陽盛衰論)이 수록되어 있다. 『마진신방합부』는 강원대학교와 개인이 소장하고 있다.

봉록산인이 찬한 『마진편』은 필사본이다. 봉록산인은 호(號)로 보인다. 그러나 그가 누구인지는 알 수 없다. 이 책에는 유이태가 쓴 서문이나 봉록산인이 쓴 간행기도 없다. 필사본 『마진편』은 고려대학교에서 소장하고 있는데 "대구지방에서 수집하였다."라고 고려대학교에서 말하였다.

『인서문견록(麟西聞見錄)』은 경험방이며 1709년(기축년)에 저술되었다. 이 책은 의업을 전문으로 하는 의원이 아닌 일반 백성들을 대상으로 정리한 의서이다. 아쉬운 것은 한글이 아니라 한문으로 기록했다는 점이다. 유이태는 『인서문견록』 서문에서 "치료하는 방법이 의사들이 사용하는 의서와 같이 상세하지 않더라도 사람이 날마다 쓰는 데는 조금이라도 보탬이 있을 것이다."라고 위민(爲民)의 마음을 밝히고 있다.

〈인서문견록 서문〉

余觀夫人之一生 無病者盖鮮矣 然夫使病者 能知其調治之方 則必不知(至)損傷之患. 可不愼歟 余以平日雜病小經驗 所得聞知(至)單方 隨錄於一冊 以備後來 救療之方 雖非醫家全書之祥 亦有補於人生日用之萬一云 屠維赤奮若 仲秋之月 麟西老父書

"내가 대개 사람의 한평생을 보건대 병이 없는 자가 드물다. 그렇지만 병든 자로 하여금 능히 자기의 병을 조치(調治)할 수 있는 방도를 알게 한다면 반드시 몸을 훼상하는데 이르지 않을 것이니 가히 조심하지 않으랴. 내가 평소에 경험한 여러 가지 잡병 치료법과 여기저기서 얻어 들은 단방을 한 책에 수록하여 앞으로 닥칠 일에 대비하고자 했으니 치료하는 방도가 비록 의가전서(醫家全書)와 같이 상세하지 않더라도 사람이 날마다 쓰는 데는 조금이라도 보탬이 있을 것이다. 기축(己丑)년(1709) 가을(음8월) 인서노부(麟西老夫)가 쓰다.

『인서문견록』에는 유이태가 직접 경험한 치료방법 뿐만 아니라 저자 미상의 『광곡신방(廣谷神方)』, 『영남신방(嶺南神方)』 등의 의서들에서 인용한 처방들도 보인다.

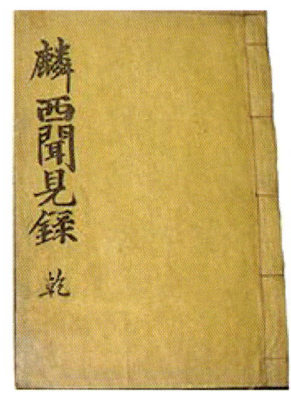 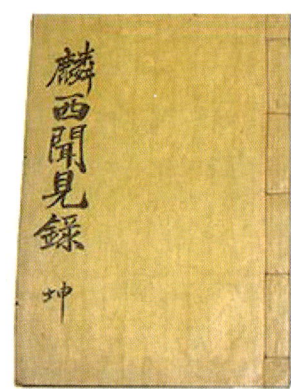

인서문견록 표지 <일본 행우서옥 소장본>

유이태는 『인서문견록』에서 "월경이 불순할 때 사물탕구환(四物湯狗丸)을 쓰라."라고 말하였다. 사물탕구환은 사물탕에 개가 들어가는 처방이다. 이 처방은 황도연의 『의종손익』에도 기록되어 있다. 황도연은 이 처방이 임응회의 처방임을 밝혔다. 성대중의 『청성잡기』에는 임응회는 임서봉[280]의 아들이라고 기술되어 있다.

『풍천임씨목사공파족보』에는 임응회(任應會)는 보이지 않았고 임서봉의 아들은 임현으로 등재되어 있다. 임현[281]은 족보상의 이름이고 임응회는 의술활동을 할 때 사용했던 이름으로 보인다. 임응회는 1728년 무신란(이인좌의 난)에 죽은 임서봉(167?-1728)의 외아들로 남원으로 귀양을 가서 살았다. 임응회(169?-17??)는 남원과 인접한 산청의 유이태가 처방한 사물탕구환을 인용한 것으로 추정된다.

---

280) 임서봉(任瑞鳳, 167?-1728). 자 내보. 통훈대부. 건원릉 참봉. 조부 임원등. 부 성주목사 임도항.
281) 임현. 생몰년 미상. 자 군옥. 이명 임응회. 부 임서봉. 조부 성주목사 임도항.

月經不調 四物湯狗丸 益母草丸 神妙. 脾胃好子 側柏葉並葱白,煎服.

월경이 고르지 못할 경우에는 사물탕구환과 익모초환이 신묘한 효험이 있다. 비위의 상태가 좋을 경우에는 측백 잎과 총백을 함께 물에 달여 복용한다.

세조는 의약론에서 8종의 의원 중에서 "으뜸은 심의(心醫)로 환자의 마음을 편안케 하여 병을 치유하는 의원이고, 둘째가 식의(食醫)로 환자가 먹는 음식을 조절하게 하여 병을 치료하는 의원이고, 셋째가 환자의 증상에 따라 약 쓰기를 잘하여 병을 치료하는 약의(藥醫)이다."라고 하였다.

손진인은 "의사는 먼저 병의 근원을 밝혀 무엇이 잘못되었는지 알고 나서 음식으로 치료해야 하며 음식으로 치료해도 낫지 않은 뒤에야 약을 쓴다. 이것은 양생을 경시하거나 오랜 병으로 약을 싫어하거나 가난해서 재산이 없는 사람은 모두 음식을 조절하여 치료해야 한다."라고 말하였다.282)

유이태는 환자를 치료할 때 음식으로서 환자의 몸을 보호하였다. 개고기가 몸의 원기를 북돋우는 내용이 『인서문견록』 여러 곳에 기록되어 있다. 유이태는 개고기로 환자의 몸을 보(補)한 것으로 보인다. 또한, 그의 후손들도 먼저 마음을 편안히 가진 후 개고기로 몸을 보한 후 약을 복용하였다고 말하였다.283)

인서문견록
사물탕구환

---

282) 孫眞人曰, 醫者先曉病源, 知其所犯, 以食治之, 食療不愈, 然後命藥. 不特老人小兒相宜, 凡驕養及久病厭藥, 窮乏無財者, 俱宜以飮食調治之止.
손진인이, "의사는 먼저 병의 근원을 밝혀 무엇이 잘못되었는지 알고 나서 음식으로 치료해야 한다. 음식으로 치료해도 낫지 않은 뒤에야 약을 쓴다. 이는 노인이나 소아에게만 적합한 것이 아니다. 양생을 경시하거나 오랜 병으로 약을 싫어하거나 가난해서 재산이 없는 사람은 모두 음식을 조절하여치료해야 한다."라고 말하였다.『의학입문』

283) 유우윤(劉又潤, 1897-1976). 자 중건. 호 계은. 부 유상귀. 조부 유재수. "마음을 다스린 후 봄과 가을에 개고기를 먹었다."라고 하였다.

汗後以狗羹等補元. 『인서문견록』 일두(一頭).
땀을 낸 후에 개고기국 등으로 원기를 보한다.

鍼破後, 患寒者, 急用狗羹補元. 『인서문견록』 유부(乳部)
고름을 침으로 터트린 후 한사가 침범할까 우려되니
급히 개고기국을 복용하여 원기를 보해준다.

  유이태 가문에서는 남자들뿐만 아니라 며느리와 딸들도 개고기를 잘 먹었다고 전해진다. 아마도 이것은 유이태가 개고기로 몸을 보(補)한다는 말이 가문에 전해져 오고 있기 때문으로 추정된다.
  1930년대 경기도 수원도립병원장을 지낸 일본인 의학자 미키 사카에(三木榮)는 『조선의서지』에서 자신이 소장하고 있는 『인서문견록』 두 권을 소개하고 있다.
  미키 사카에는 인서(麟西)라는 사람이 자신이 경험한 것을 194조의 병증으로 나누어 적었다고 설명하였다. 또한, 그는 "일반적으로 유포되는 경험방 또는 문견방이라고 하는 이름의 책 중에는 단순히 곁에 두고 보는 비망기와 같은 것들이 많지만 이 책은 그 중에서도 우수한 것에 속한다."284)라고 하여 그 내용을 높이 평가하고 있다. 그가 소장한 『인서문견록』에는 서문이 없다. 그래서 그는 저자가 누구인지를 밝히지 못하였고 『인서문견록』의 내용으로 보아 순조(純祖) 연간에 저술된 것으로 추측하였다.
  『인서문견록』은 일본 오사카 다케다(武田)과학진흥재단의 행우서옥, 남원 세화당, 안상우 그리고 고문서 경매업체가 소장하고 있는 것으로 확인되었다. 『행우서옥 소장본』과 『고문서 경매업체 소장본』에는 서문이 없고 『남원 세화당 소장본』과 『안상우 소장본』에는 서문이 있다. 『남원 세화당 소장본』에는 호(號)를 '인서(麟西)'가 아닌 '인서(獜西)'로 기록하고 있다. 『안상우 소장본』에는 유이태가 남긴 시(詩) 한편이 서문에 이어 기록되어 있어 유이태의 의학사상을 엿볼 수 있다. 『인서문견록』 원본 필사본은 발견되지 아니했고, 총 4종류의 이종본이 전해져 오고 있다.

---

284) 一般流布의 『經驗方』 あるいは 『聞見方』と題する書に、単なる座右の備忘記のようなものが多いが、本書はこれらの中で優れたのもに属する。

『인서문견록』에 수록된 특징적인 처방으로는 다음과 같은 것들이 있다. 우선 "출산할 때 태아의 발이 먼저 나오는 횡산(橫産)을 만나면 발바닥에 침(針)을 두어 태아가 정상적으로 태어날 수 있는 방법."이 기록되어 있다.

> 橫産兒手先出 則針無名指端 以鹽摩針處 則卽入,若又不 再之. 若足先出 則掌心如之.
>
> 횡산으로 태아의 손이 먼저 나왔을 경우에는 침으로 태아의 무명지 끝부분을 찌른 후 침을 찌른 부분을 소금으로 문지르면 곧바로 들어간다. 들어가지 않으면 다시 한다. 발이 먼저 나왔을 경우에는 발바닥 가운데 이와 같이 한다.

〈횡산 : 다리가 먼저 나오네〉

구연자 : 허덕조(1922~2001). 경남 산청군 생초면 월곡리 압수. 일자 : 1964년

인서문견록에 실려있는
횡산 처방 <행우서옥 소장본>

어느 날 유이태 의원이 마산에 볼일 보러 가던 중 고을 앞을 지나가는데 어느 초가집에서 젊은 여인네의 비명 소리가 들렸다. 유의원은 가던 걸음을 멈추고 그 집으로 갔다. 그 집 대문 앞에서 "어떤 연유로 여인네의 살려 달라는 목소리가 나오냐?"고 물었더니 어머니로 보이는 노인네가 "시집간 딸이 친정에서 와서 출산을 기다리고 있는데 어제 부터 마침 산통이 왔는데 아이 머리가 나와야 하는데 나오지 않고 이렇게 고생을 하고 있습니다. 애기 놓으려다가 산목숨 죽이겠다. 혹시 의원이시냐?"고 물었다. 유의원은 "나는 산청의 유이태 의원이요. 내가 딸을 살펴보아도 되겠는지요?"라고 물으니 노파는 딸이 있는 방으로 되리고 갔었다. 진맥을 하여 보니 아이가 거꾸로 되어 있었다. 유이태 의원은 가지고 있는 침으로 산모에게 침을 꽂으니 산모는 얼마 있지 아니하여 애기를 순산하였다. 노파가 유의원에게 "의원님께서 침을 꽂으니 우리 딸이 순산을 하였습니다. 그 연유가 무엇인지요?" 물으니 유의원이 "산모의 아기 다리가 먼저 나오게 되어 있었습니다. 그래서 내가 아이의 발바닥에 침을 꽂으니 아이가 아파서 다리를 옹그렸고 태아가 돌아서 머리부터 나오게 되었습니다."라고 답했다. 노

파가 딸의 순산과 손주를 보게 하여 주신데 대한 인사를 하겠다고 하였으나 유의원은 사양하고 가던 길을 갔다고 한다.

『실험단방』은 당대의 의약 지식과 자신의 경험을 정리하여 저술한 경험방 의서이며 민간의학 경험과 전문적인 이론을 결합한 실용성과 전문성을 겸비한 의학서이다. 이 책은 문헌의 정리나 재인용이 아니라 실제 경험을 통해 얻어진 사실적인 처방들을 그대로 기록하였다. 『실험단방』 본문 중에는 유이태가 임상의로서 실제로 겪었던 여러 가지 치료 경험 사례와 자세한 치료법 등을 설명하고 있다. 이러한 유이태의 학문적인 성향을 보았을 때 유이태는 진료현장에서 얻어진 임상의로서의 생생한 의료 경험을 중시하였음을 알 수 있다.

유이태는 의술의 이론에 치중하지 않고 환자들이 말하는 내용을 경청하였다. 그의 『실험단방』은 실증적인 의학을 추구한 것이다. 유이태의 사우 정중원이 남긴 글에 의하면 유이태는 경험을 매우 중시하였다.

三年術乃通	3년 만에 의술을 통달하여
恍然窺軒岐	황연히 헌·기를 엿볼 수 있었다.
契驗貴心得	경험하여 마음으로 깨우침을 귀하게 여겼으니,
傳受非外資	전수받은 것은 외부로부터 배운 것이 아니었네.
始從閭裏試	처음엔 마을에서 시험하다가
遂見西方知	마침내 사방으로 알려지게 되었다.
	(전국으로 널리 알려지게 되었네)
(중략)	
有集倉公門	창공(倉公)의 문 앞에 운집하는
病人多何其	환자가 어찌 그렇게 많았던가?
入則衍其宇	들어서면 집안에 사람이 넘쳐나고
出也馬塵迫	나서면 말이 먼지를 일으키며 달려왔네.
有錄累箋幅	적은 글들이 쪽지에 가득했으니
厥縷煩鋪攤	깨알처럼 작아서 펼쳐보기도 번거로웠네.
有口交左右	말소리가 좌우에서 오고가면서
懇迫爭請祈	간절하고 급박하게 다투어 호소했네.
擾若劇邑聽	소란하기는 복잡한 읍청과 같아서

滿庭縯輸詞	가득찬 뜰에는 청(請))하는 말소리가 가득하였네.
涉眼要輒領	눈길만 지나가도 핵심을 파악했고
過耳纖靡遺	귀를 기울이며 조그마한 소리도 놓치질 않네.
快如庖丁割	통쾌하기는 포정(庖丁)285)이 뼈를 발라내듯 하여
肯綮刃不疑	복잡한 곳조차 칼놀림이 머뭇거리지 않았네. ≪참봉 정중원≫

유이태는 자신이 경험한 내용과 다른 의원들에게 질문한 내용 그리고 다른 사람들로부터 전해들은 내용을 그의 저서 『실험단방』에 기록하고 있다. 『실험단방』에는 외국인의 처방 기록도 실려 있다. 어떤 소년이 안색이 창백하고 먹은 것이 항상 상초(上焦)286)에 얹혀 하초(下焦)287)로 내려가지 않은 까닭을 몰랐으나 청나라 명의 경산조(鄭敬朝)에게 질문하여 그 처방을 알아냈다는 기록이 있다. 이러한 사실로 볼 때 유이태는 국내 의원들뿐만 아니라 타국의 의원들과도 교류하였을 가능성이 있다.

少年一人 若色勞 所食常在上焦 而不下於下焦 故問於淸國名醫鄭敬朝
則此氣俱虛之症 用天王膏二劑 則所食必下於下焦云. 『실험단방』

어떤 소년이 안색이 피로한 것 같고(창백하고) 먹는 것이 항상 상초에 얹혀 하초로 내려가지 않았다. 그래서 청국의 명의 정산조에게 물어보니 "이는 기가 모두 허한 증세이니 천왕고(天王膏) 두 제를 쓰면 먹는 것이 반드시 하초로 내려간다."라고 하였다. 『실험단방』

『실험단방』은 오늘날 의학사 연구에 있어서 당시의 유이태가 경험한 생생한 치료 현장을 알려주는 중요한 자료가 되고 있다. 이 책은 2010년 한국한의학연구원에서 국책과제로 번역하여 『국역 실험단방』으로 출판되었다.

한편 잃어버린 의서 『○○○ 2권』은 실물이 없어서 필자는 그 내용을 알 수 없다. 이 책들은 1975년 드라마 <집념>이 방영되기 이전에는 유이태 9세손인 유학준이 소장하고 있었다. 드라마 <집념>이 방영되고 있던 어느

---

285) 포정(庖丁) : 기예가 뛰어나 일을 자유자재로 처리함을 말한다.
286) 삼초(三焦)의 하나. 위(胃)의 분문(噴門) 부분(部分)으로 음식(飮食)을 흡수한다.
287) 삼초(三焦)의 하나. 배꼽 아래의 부위로 콩팥, 방광, 대장, 소장 따위의 장기(臟器)를 포함한다.

날 대학교수로 칭한 두 사람이 산청군 생초면 신연리 송정마을 유학준 집을 찾아와 유학준의 허락 없이 두 권의 의서를 가져갔다.

『침구방』과 『부인방』은 1940년대 초반 산청군 오부면 복동리 북동마을 종손집 사랑채의 화재로 소실되었다. 유이태의 종손이며 9세손인 유금돌은 "유이태는 처방전·『침구방』·『부인방』을 남겼다."라고 말하였다. 또한, 그는 "1940년대 초반 사랑채에 화재가 발생하였다. 유이태가 남긴 처방전·『침구방』·『부인방』 등과 침을 비롯한 각종 의술 기구들이 화재로 소실되었다."라고 말하였다. 따라서 처방전·『침구방』·『부인방』이 없어 어떤 내용이 기록되어 있는지 알 수 없다. 다만 유이태는 침술의 대가(大家)였고 '유이태탕', '순산비방' 처방을 낸 명의였으며 관련 의료설화들이 전해오고 있으므로 『침구방』과 『부인방』 의서를 저술하였을 가능성이 크다고 생각된다.

〈효성과 유이태탕(劉以泰湯)〉

구연자 : 金台坤(1931~2006) 서울 동대문구 이문동2가 257-139
본적 : 경남 산청군 생초면 어서리 302
녹취일 : 2000년 5월

어느 마을에 혼기를 놓치고 늙은 홀아비를 보살피는 효성이 지극한 처녀가 있었다. 아버지의 병에는 인근 동네의 의원들에게 약을 지어다 먹여도 백약이 소용없었다. 그러던 어느 날 유이태 의원이 이 동네 앞은 지나가게 되었다. 동네 앞까지 약 냄새가 나서 유이태 의원은 약 냄새가 나는 집으로 갔더니 효성이 지극한 처녀가 담장 밑에서 약을 달이고 있는데 약봉지에 '유이태탕'이라고 적혀 있었다. 유이태 의원이 처녀에게 물었더니 그 처녀가 대답하기를 "아버지의 병을 고치려면 명의인 유이태 의원이 만나야 하는데 그분을 만날 길도 없고, 돈도 없어서 찾아갈 수도 없어서 그 대신 약봉지에 '유이태탕'이라고 쓴 후 약을 달여서 아버지에게 약을 먹이면 아버지 병환이 완쾌할 수 있을 것 같아서 이름을 쓰게 되었습니다."

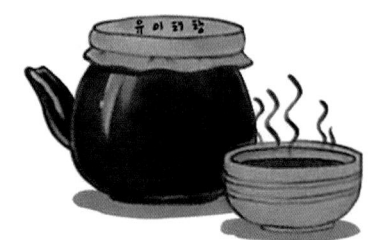

유이태탕

라고 말하니, 유이태 의원은 "내가 유이태 의원이요. 처녀의 효성이 지극하여 나를 만나게 된 것 같은 데 내가 아버지의 약을 지어 드리겠소."하며 처녀의 아버지를 약을 지어 주었다. 처녀의 아버지는 유이태 의원이 지어준 약 한 첩을 달여 먹고 병이 곧바로 완쾌하였는데 처녀의 아버지와 처녀가 유이태 의원에게 고맙다고 사례를 하려고 했으나 유이태 의원은 사례를 뿌리치고 가시던 길을 갔다. 효성은 부모의 병을 치료한다는 이야기이다.

<순산비방1>

유이태는 난산하는 부인에게 문고리를 달여 먹이게 하였는데 순산을 하였다. 그런데 다른 사람이 유이태의 처방 이야기를 듣고 부인의 난산 시 문고리를 달여 먹였다. 그런데 그 임산부는 출산 시 더욱 고생이 심하였다. 그 사람이 유이태에게 와서 임산부가 고생한 그 이유를 묻자 유이태는 말하였다. 아침에는 사람들이 밖을 나갈 때 문을 열 때라서 문고리를 삶은 물을 먹은 암산부의 옥문을 열게 하여 출산에 도움을 주지만 저녁에는 사람이 집으로 들어오므로 문을 닫을 때이기에 저녁때의 문고리 삶은 물은 임산부의 옥문을 닫게 하여 임산부가 아이를 출산하는데 순산에 방해가 된다는 것이다.

2. 유품

유이태가 남긴 저서・의서・처방전・침・침통 등 여러 종류의 유품들은 10세 종손인 유금돌에게 전해졌다. 그러나 앞서 언급했듯이 유금돌은 "사랑채에 보관되어 있었던 저서・의서・처방전・침과 침통・약탕기・약절구・협도・저울 등은 1940년대 초반에 발생했던 화재로 소실되었다."라고 말하였다.

현재 전해지고 있는 유품들은 저서 이외에 『유이태유고』・『유이태효행장』・『정영장(呈營狀)』・『간찰』 등이 있다.

『유이태유고』에는 한양에 거주하는 승지 한배하, 좌윤 조태로, 도정 이명협, 진사 유래, 교관 양처제, 경북 영주(순흥)에 거주하는 참봉 정중원 그리고 산청, 거창, 함양, 남원, 단성 등 인근에 거주하는 여러 사우들이 보내온 글들이 실려 있다.

『유이태효행장』은 1712년 7월 초3일 산음현에 거주하던 선비 민두삼, 이초연, 오이격 등 99인이 연명으로 날인하여 예조에 올린『장계』이다. 『유이태효행장』에는 유이태의 효행과 의행이 기록되어 있다.

『정영장』은 1719년(숙종 45년, 기해년) 8월 28일 산음에 거주하던 선비 이언경이 경상도 관찰사에 올리는 장계(狀啓)이다. 『정영장』에는 유이태의 효행과 의행을 기록하고 있으며 원본은 없고 그 내용이『유이태유고』에 수록되어 있다.

〈通德郞新淵堂劉公孝行狀〉

化民幼學閔斗參李楚衍吳以格等九十九人 謹齋沐上書于二天閤下 伏以聞人之善莫不悅 應見人之美擧而不匿者 是乃秉彝之常天也 伏惟閤下垂察焉 民等鄕中士人劉以泰 乃司憲府監察瀅溪公懽之十代孫 義士公名盖之玄孫 孝子離灘公有道之孫 贈兵曹判書行慶尙左水使李義立之外孫也 孝友之行 自兒至篤 其於事親 色愉以安 養志以奉 冬溫夏淸 昏定晨省 極盡其職 而曾在十餘歲 喪其慈母 晝夜哀 三年祭儀 固執禮節 不食菜果 不離廬所 雖老士宿儒 亦無加矣 鄕里之人 無不歎服 而稱其天性之孝 且以泰祖與父 連三歲未疫 擧家謹避去 癸亥其祖有道 奄得疫疾 其父潤祺 在側侍湯 而憫其以泰之干犯也 請觸

于鄕里親舊最切者 使之挽執 故不敢入 及其祖不幸捐軀之時 奔入喪側 繼過初終 而其
父又得其疾 以泰侍湯愈謹 祝天禱神 請以身代 故其父得全其疾 而以泰則不染其疾病 非
以泰至誠之孝 何其感神至於此哉 今去丁丑 大賊突入家中 其父不幸逢刃 以泰其時適出
他所 未及還來 路聞 其奇驚慟氣塞 晝夜泣涕 自處不孝 所傷極重 多方試藥 吮其濃汁
快蘇其疾 永保天年而終 此亦以泰有始有終之孝也 事其繼母 如其生母 待其異母弟 無異
同母弟 故人無間於其父母昆弟也 去丁亥 其弟以湜奄得染疾 而友愛至篤 不憚救病 服藥
多方 及其難救之境 時丁凍見沐浴禱神 而竟至不救 然染氣終不犯於以泰 此亦友愛至篤
感神之致也 噫 爲親救疫 而疫不犯焉 爲弟救染 而染不犯焉 玆豈非以泰感天感神之致乎
推之孝友 睦於宗戚 宜於媤族 曾在乙丙 慘其諸族之飢餓 告急於左右道富饒親舊處 則幾
至百餘石之穀 故以泰量其窮乏 出而救活 適出他所 其妻曺氏 贐其無已 買其連耕沓數斗
則以泰還家 問其故 其妻云 至貧儒家 買此沓 將爲連命之資 未爲不可云爾 則以泰曰 當
此飢歲 買田土而立視族人之飢 是可忍乎 是可忍乎 還推其價 分給於窮乏諸族 故遠近見
聞 無不悅服 玆豈非末世之所罕見也 民等目見而心悅 耳聞而誠服 玆將公議 仰陳于閤下
伏願閤下轉報營門 以爲旌表獎勸之地 謹冒昧以陳 壬辰七月初三日

(題曰 劉以泰事親至孝之誠 友愛敦睦之義 聞來極爲嘉尙是乎 鄕中公議 又發於此際是乎
乃自本縣不可任意擅便 相考施行事)

〈通德郎新淵堂劉公孝行狀〉

  화민 유학 민두삼288) · 이초연 · 오이격 등 99인은 삼가 목욕재계하고 이천합하(二
天閤下)289)께 글을 올립니다. 삼가 남의 선(善)을 들으면 기뻐하지 않음이 없고 남
의 아름다움을 보면 들어 숨기지 않는 것은 곧 인륜을 바로잡는 하늘의 바른 도리입
니다. 합하께서는 살펴주시옵소서.
  저희들 향중(鄕中)의 사인(士人) 유이태는 사헌부 감찰 영계공 환(懽)의 십대손이
며 의사공(義士公) 명개(名盖)의 현손(玄孫)이며 효자 이탄공(離灘公) 유도(有道)의
손자이고 증병조판서 행 경상좌수사 이의립의 외손입니다.
  효우의 행실이 어려서부터 독실하여 어버이를 섬김에 낯빛을 기쁘게 하여 부모님
의 마음을 편안히 하였고 양지(養志)290)로서 봉양하여 겨울엔 따뜻하게 하고 여름에
는 시원하게 하며 저녁엔 잠자리를 정해드리고 새벽에는 문안을 드리며 자기의 본분
을 극진히 하였습니다.
  일찍이 10여세에 어머니 상을 당하자 주야로 애통해하고 삼년간의 제사 의례를

---

288) 민두삼(閔斗參, 1657-1740). 자 여극, 여흥민씨, 산청 금서 금석. 절손. 부 인성(1628-?). 통정대부.
  처부 박이복, 1602-1667, 사재감 참봉). 『여흥민씨 족보 1권』. 1988. p.176.
289) 이천합하(二天閤下) : 이천(二天)은 다른 사람의 특별한 은혜를 하늘에 비겨 이르는 말인데, 고을의
  수령 뜻.
290) 양지(養志) : 부모의 뜻을 받들어 지극한 효도를 다하는 일.

예절에 맞추어 나물과 과일도 먹지 않고 여막을 떠나지 않았으니 나이든 선비나 학식 있는 유자(儒者)291)라도 이보다 더하지는 못할 정도였습니다. 향리 사람들이 탄복치 아니한 사람이 없어 그 타고난 효심을 칭송하였습니다.

또 이태의 할아버지와 아버지가 3년 동안 역질(疫疾)이 일어나지 않았을 때 집안을 이끌고 피하였습니다. 지난 계해년(1683)에 그의 할아버지 유도가 갑자기 역질에 걸려서 아버지 윤기가 곁에서 탕약을 시중하며 이태가 병에 걸릴까 염려하여 향리의 절친한 친구에게 부탁하여 곁에 오지 못하도록 만류해 달라고 하였기 때문에 집에 들어가지 못하였습니다. 조부가 불행히 세상을 떠남에 이르러 분주히 달려 들어가 상을 모시었습니다. 겨우 초종(初終)292)이 지났을 때 아버지가 이어 병에 걸리자 이태가 곁에서 더욱 정성으로 탕약(湯藥)을 시중하였고 천지신명께 기도하여 자기가 대신하게 해달라고 청하여 아버지도 완전히 병이 나았고 이태 또한 병에 전염되지 않았으니 이태의 지극한 효성이 아니었다면 어떻게 신명을 감동시킬 수 있었겠습니까?

지난 정축년(1697)에 큰 도적들이 집안에 쳐들어와 아버지가 불행히도 칼에 맞았는데 이태가 그때 타지에 나가 돌아오지 않았을 때였습니다. 도중에 그 소식을 듣고 놀라고 기가 막혀 주야로 눈물을 흘리며 불효자로 자처하였습니다. (아버지의) 상처가 위중하였으니 여러 가지로 약을 써보고 고름을 빨아내어 신속하게 병을 낫게 하여 하늘이 내린 수명을 누릴 수 있게 되었습니다. 이 또한 이태의 시종일관한 효성 때문이었습니다. 계모 섬기기를 생모와 같이하였고 배 다른 형제들도 친형제들과 다를 바 없이 대하였기 때문에 다른 사람들이 부모·형제 사이를 이간질 할 수 없었습니다.

지난 정해년(1707)에 아우 이식(以湜)이 역병(疫病)에 걸렸는데 우애가 지극히 돈독하여 병구완하는 것을 꺼리지 않았습니다. 여러 가지로 약을 먹였으나 구하기 어려운 지경에 이르렀는데 이때가 매우 추운 겨울인데도 목욕재계하고 신께 기도하였으나 끝내 구하지는 못하였습니다. 그러나 염병(染病)293)의 기운이 이태를 범하지는 못하였으니 이 또한 돈독한 우애가 신을 감동시켰기 때문입니다. 오호라! 아버지를 위하여 역병(疫病)을 구완함에 역병이 범하지 않았고 아우를 위하여 염병(染病)을 구완하였으나 염병이 범하지 못한 것입니다. 이 어찌 이태(以泰)가 천지신명을 지극히 감동시킨 때문이 아니겠습니까?

또한 효성과 우애를 미루어 종척(宗戚)294)과 인족(姻族)295) 간에 화목하였습니다. 일찍이 을병(1685~1689) 연간에 친족의 기근을 참혹하게 여겨 좌우도296)의

---

291) 유자(儒者) : 유학을 공부하는 선비, 유생(儒生)과 같은 말.
292) 초종(初終) : 초상이 난 뒤부터 졸곡까지 치르는 온갖 일이나 예식.
293) 염병(染病) : 전염병(전염성을 가진 병들을 통틀어 이르는 말.
294) 종척(宗戚) : 종친(宗親)과 외척(外戚).
295) 혼인에 의하여 맺어진 친척.

부유한 친구들에게 급히 알리어 거의 백 여석의 곡식을 구하여 궁핍한 정도를 헤아려 곡식을 내어 구휼하였습니다. 마침 다른 곳에 출타하였는데, 아내 조씨가 그가 없을 때를 틈타 연경답(連耕畓)297) 수 두락을 사들였는데, 이태가 집에 돌아와 그 연고를 물었습니다. 아내가 말하기를 "지독하게 가난한 선비의 집이므로 이 논을 사서 장차 연명해 갈 자본으로 삼으려 한 것이니, 안 된다고 하지 마세요."라고 하였다. 이태(以泰)가 말하기를 "이렇게 기근(饑饉)298)이 든 때에 전토(田土)299)를 사들이고 족인(族人)300)들이 굶주리는 것을 서서보기만 한다면 이게 차마 할 노릇이오? 이게 차마 할 노릇이오?"라 하고는 전토의 값을 돌려받아 궁핍한 친족들에게 나누어주었습니다. 그런고로 주위에서 보고들은 이들이 기뻐하고 탄복하지 않은 이가 없었으니, 어찌 말세에 드물게 볼 수 있는 일이 아니겠는가. 백성들이 눈으로 보고 마음으로 기뻐하며 귀로 듣고 진심으로 탄복하였으니 이에 공의(公議)301)로 의논한 후 합하께 우러러 진달하오니 합하께서는 영문(營門)302)에 전보하시어 정표(旌表)303)를 세워 표창해 주시기 바랍니다. 삼가 어리석음을 무릅쓰고 진달하옵니다. 임진(1712) 7월 초3일.

제사(題辭)304)에 말한다. 유이태의 어버이를 섬기고 효성을 다하는 정성과 형제간의 우애를 돈독하게 하는 의리는 지극히 가상한 일이라 들었다. 향중의 공의(公議)도 또한 모두 모아졌으나 본 현에서 임의로 처리할 수 없는 일로 상고 시행할 일.

유이태가 지인(知人)에게 보냈던 『간찰(편지)』도 남아있다. 유이태의 나이 22세이었던 1673년 8월 초순에 경북 인동(仁同)에 있는 손(孫)씨로 추정되는 관리를 만났다. 그를 만나고 산음으로 돌아온 유이태는 편지와 석류를 보냈다. 이 편지는 유이태가 쓴 친필로 매우 가치가 있는 사료이다.

하지만 인터넷 경매를 통해 판매되어 소장자를 알 수가 없다. 그래서 필자는 이 간찰의 원본을 보지 못하였다. 다만 인터넷에서 검색되는 간찰의 사진을 통해 그 내용을 알 수 있었다.

---

296) 경상좌우도(경상남북도)를 말한다.
297) 집 근처 논.
298) 기근(飢饉) : 흉년으로 먹을 양식이 모자라 굶주림.
299) 전토(田土) : 논밭. 논과 밭을 아울러 이르는 말.
300) 족인(族人) : 성과 본이 같은 사람들 가운데 복제에 따라 상복을 입어야 하는 가까운 친척을 제외한 사람들.
301) 공의(公議) : 여럿이서 의논함.
302) 영문(營門) : 감찰사가 일을 보던 관아. 경상도 감영을 말한다.
303) 정표(旌表) : 착한 행실을 세상에 드러내어 널리 알림.
304) 제사(題辭) : 관부(官府)에서 백성의 소장 또는 원서에 대하여 적절한 처리를 내리던 글발.

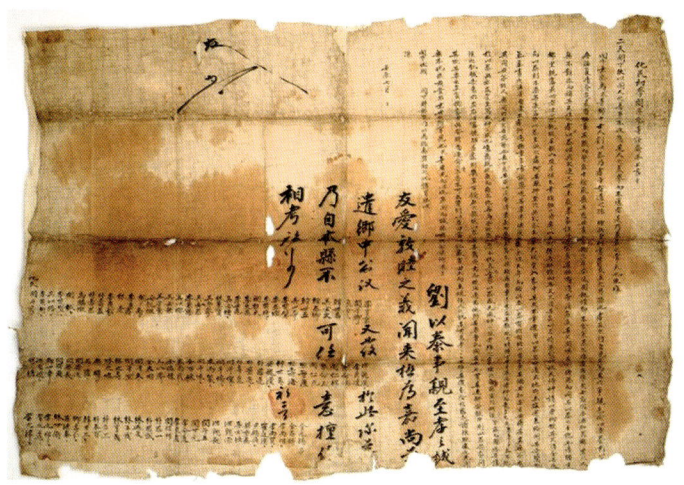

예조에 올렸던 「유이태효행장」 <유성호소장본>

"달포 전에 만나 뵙고 말씀을 나눈 것은 지금까지 서운하고 우러러보는 마음이 들었습니다. 가을이 서늘해지는데 정사(政事)를 돌보시는 중 기거(起居)가 편안하시다니 그리운 심정 간절합니다. 이태(以泰)는 그대로 이전 모습을 지키고 있는데 분주한 일이 많으니 근심을 어찌 말씀드리겠습니까? 다만 요대(腰帶)에 대한 일은 마땅히 바로 짜서 보내야겠지만 추수(秋收)를 한다고 골몰하여 이제까지 보내지 못하였으니 도리어 미안합니다. 나머지는 분주하여 갖추지 못합니다. 삼가 살펴주시길 바라며 절하고 편지를 올립니다." 계축년(1673) 9월 19일. 기복인. 유이태 올림. 추신 : 석류(石榴) 스무 덩이(塊)를 올립니다. ≪유이태≫

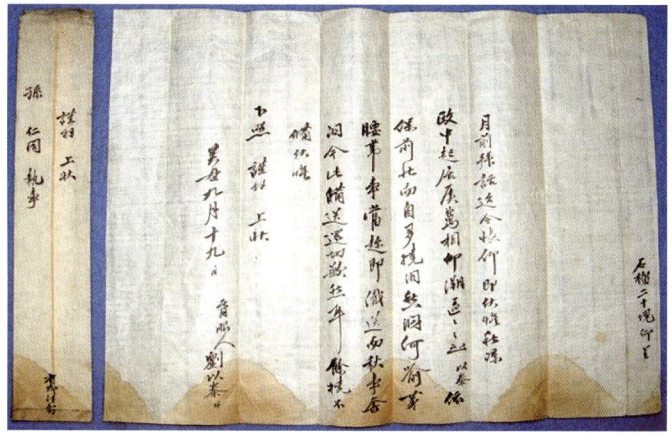

유이태 간찰

유이태는 어의로 재임 중이었던 1714년 봄이 지나가고 여름이 시작할 무렵에 한양에서 도정 이명협을 만났다. 당시에 이명협은 피를 토하는 병을 앓고 있었다. 한양에서 의술활동을 하고 있던 속의(俗醫)들이 이명협의 병을 진맥하였으나 그들은 이명협의 병을 고칠 수 없다고 말하고 달아났다. 이 때 유이태가 나라의 부름을 받고 어의로서 숙종의 환후를 치료하러 왔다가 이명협의 병을 치료하게 되었다. 유이태로부터 치료를 받은 이명협은 "시골의 조그마한 마을에서 의술을 펴고 있으나 유이태의 높은 의술 명성은 전국에 알려져 있다."라고 유이태의 의술 명성을 칭송하였다. 또한, 유이태를 중국의 명의 '편작'과 '유부'305)에 비유했다.

산음으로 돌아온 유이태는 이명협에게 처방전을 보내는 등 환자를 위하여 최선을 다하였다. 이처럼 유이태는 환자를 위한 각고(刻苦)의 노력을 기울이면서 애민(愛民)정신을 펼쳤다. 유이태가 세상을 떠난 것을 알게 된 이명협은 유이태를 존경하고 그리는 마음을 담은 장문의 「만사」를 산음의 유이태 집에 보냈다.

昨年春二月	작년 봄 2월에
是我得病初	내가 처음으로 병에 걸렸네.
心悸復血出	가슴이 두근거리며 다시 피가 나오니
勞火積成虛	노화(화기 : 火氣)가 쌓여 허하게 된 것이라.
俗醫見之走	속의(俗醫)들은 이를 보고 달아나며
皆言不可除	모두 치료할 수 없다 하였네.
時公自南來	이때에 공이 남쪽에서 왔는데
挾術在局廬	의술을 펴는 곳은 시골의 한 혜민국이었네.
高名動一世	높은 명성은 온 세상을 진동하니
盧專今復生	편작과 유부(兪跗)가 지금 세상에 다시 살아난 듯하였네.
衆人爭奔趨	뭇사람들이 다투어 달려와
戶外屨自盈	문 밖은 신발이 가득했네.
見我憐尫瘠	나의 파리하고 수척한 모습을 보더니
引臂細診評	팔을 끌어다 자세히 진맥하였네.
錫以囊中方	주머니 속에서 처방을 주며

---

305) 각주 22번을 참고하여 주세요.

四物煎且烹	여러 약재를 달이고 끓여 먹으라 하였네.
服之百餘貼	백 여첩을 복용하니
顔色漸敷榮	얼굴빛이 점차 펴지며 화색이 돌아왔네.
于今保性命	지금까지 목숨을 보존할 수 있게 되었으니
微子吾其危	그대가 아니었다면 내 위태로움이 어찌 하였으리오?
延之於我館	공(公)을 이끌어 나의 관소로 맞이하여
坐臥恒相隨	앉거나 눕거나 항상 따랐네.
同寢復同食	함께 자고 또 함께 먹으면서
笑談春夏移	웃고 이야기하다보니 춘하(春夏)가 어언 맹하(孟夏)가 되었네.
孟生心貌古	맹교(孟郊)처럼 마음과 모습이 고고하고
越人術業奇	편작(扁鵲)처럼 의술이 기이했네.
深恩骨已緘	깊은 은혜는 뼈 속에 이미 새겨졌고
高誼心獨知	높은 우의(友誼)는 마음으로 홀로 알았다네.
區區感佩意	말할 수 없는 감사하는 이 마음
豈獨爲良方	어찌 유독 좋은 처방만 때문이겠는가!
人生足別離	인생살이 이별은 흔한 일이고
會合不可常	만나고 헤어짐을 기약할 수 없었다네.
我病猶伏枕	나는 병들어 베개에 엎드려 있는데
公駕忽戎裝	공의 수레는 홀연히 떠날 채비를 갖추었네.
判袂誠蒼卒	작별이 너무도 갑작스러워
握手謾悲傷	손을 부여잡고 슬픔을 상심했네.
臨歧留後期	이별에 임하여 훗날을 기약하니
泣涕共浪浪	두 눈에 눈물이 하염없이 흘렀네.
行塵一瞻望	길 떠나는 행차를 저 멀리 바라보니
日暮南天長	하루해는 뉘엿뉘엿 넘어가니 남쪽 하늘이 저물어갔네.
空堂愁獨臥	빈집에 서글피 홀로 누워 있으니
悅悅若有亡	마치 그대를 잃은 것처럼 망연하기만 하였네.
以我思公意	내가 마음으로 공(公)의 뜻을 짐작하니
知公戀我心	공(公)께서도 나를 그리워하는 마음을 알았다네.
音信亦踈潤	편지가 또한 뜸하니
消息安可尋	안부를 어찌 알 수 있었으리요?
行看歲色暮	어느 덧 한 해가 저물어 감을 보니
別懷與俱深	이별의 심사(心事)도 함께 깊어갔네.
冬初得手書	겨울이 되어 처음으로 편지를 받고서
披緘見容音	봉인(封人)을 풀어보니 얼굴과 음성을 대하는 것 같았네.

辭意復欵懇	구절마다 정성과 배려가 담겨있어
乍讀淚欲泣	잠깐 사이에 읽어 내리니 눈물이 흐르려 하였네.
書尾錄藥名	편지 끝에 약재 이름이 적혔으니
念我殊未已	(공이) 나를 아직 잊지 않았음을 알겠네.
對此空嘆息	(공의) 글(편지)을 보고 허공에 탄식하며
感激寧無以	감격을 이루 표현할 수 없었네.
祝公壽且耈	공(公)의 장수를 기원하며
重逢是所企	다시 만날 것을 기약하였네.
誰知轉眄間	누가 알았으리요. 잠깐 사이에
居然隔生死	홀연히 생사를 달리할 줄을.
風燈不可久	바람 앞의 등불처럼 오래갈 수 없듯이
萬事東流水	모든 일들은 동으로 흘러간 물처럼 돌이킬 수 없다네.
還思哭靈筵	옛일을 돌이켜 생각하여 영전에 곡할 생각하여도
路遠不可致	길은 멀어 이를 수 없다네.
重對舊侯芭	옛적의 후파(侯芭)를 다시 마주하니
空將淚眼視	쓸데없이 눈물이 앞을 가린다네.
有恩必思報	은혜를 입었으면 반드시 갚을 것을 생각하는 것은
乃是古人事	옛 사람들의 당연한 일이라네.
蛇珠與雀環	뱀도 구슬로 보답하고 참새도 고리로 보답했으니
微物亦如此	미물이라도 또한 이와 같았지.
嗟吾譾碌碌	아아! 내가 못나고 용렬하여
大惠終未酬	큰 덕을 끝내 갚지 못했다네.
相距各千里	서로 떨어진 거리가 천리이니
奠芻亦末由	제수(祭需)를 올리는 것도 또한 방법이 없다네.
中心自唧結	마음은 내 스스로 은혜를 갚고자 하나
深愧負明幽	삶과 죽음을 저버림이 무척이나 부끄럽다네.
餘病況未蘇	하물며 병이 아직 낫지도 아니하였으니
妙削何從求	묘한 약제를 어디서 구하리오(찾으리오)?
嗟嗟復咄咄	탄식하고 또 탄식하니
一心還百憂	마음에 도리어 백가지 근심이라네.
空題五字詩	허공에 오언시를 지어서
聊贊執紼謳	상여 끄는 소리에 보탠다네. ≪도정 이명협≫, 『유이태유고』

術業奇深恩骨已鐫高誼心獨知區區感佩意
當獨滿良方人生豈別離會合不可常我病猶
伏枕公鴈怨戒裝判袂誠管卒握手謾悲傷臨
政遇後期泣溪共浪〻行塵一瞥堅日暮南天
長空怛悲獨卧悒〻若有亡以我思公意知公
悵我心音信亦踈澜消息安可尋行首歲色暮
別懷與俱深冬初浮于書按緘見客音辭意復
欸愁下讀溪欲滔書尾錄藥名念我殊未對

此空嘆息感激寧無以祝公壽且喬重逢是所
企誰知轉盼間居然傳生死風燈不可久萬事
東流水還思哭靈筵路遠不可致重對篤侯笆
空將溪眼視有恩必思報乃是古人事蚍蜉與
崔環微物亦如此嗟吾謾碌〻大惠終未酬相
非各千里莫夠六末由中心目卿結淺悃頁明
幽餘病況未蘇妙削何迷求嗟〻復咄〻一心
還百夏空題五字詩聊贄執紼謳 右李都正明協

도정 이명협 편지 「유이태 유고」에 실려 있다

3. 사우 문집

1) 묵재집

『묵재집』의 저자는 교관 양처제이다. 양처제(1643-1716)[306]는 조선 중기의 문신으로 파주목사와 승지를 지냈으며 동지사로 명나라 사신을 다녀온 구졸암 양희[307]의 손자이다. 그는 경남 함양에서 태어났으나 남원에 거주하였다. 현석 박세채[308]와 명재 윤증[309]을 사사하여 학문의 요지와 비결을 얻었다.

그는 『묵재집』에 유이태를 회상하는 3수의 시를 남겼다. 그는 "유이태의 마음은 옛 성인들이 행하였던 모습을 갖추었고 행실은 시류배(時流輩)와 어울리지 않고 옛 성인을 따랐다. 재주와 지혜는 같은 나이의 사람들보다 훨씬 뛰어났고 효행이 매우 깊었으며 성품 또한 매우 인자하였다. 유이태가 사람들에게 자신을 알아 달라고 하지 않았음에도 불구하고 수많은 사람들이 유이태의 효행과 의행(懿行)[310]을 나라와 경상도 관찰사에게 추천하여 장계를 올렸다. 유이태는 재주와 덕을 겸비한 인물로서 어려운 처지에 있는 사람들을 도왔으며 그의 명성은 사후에도 널리 알려져 사람들의 입에서 회자되었다."라고 말하였다.

---

306) 양처제(梁處濟, 1643년-1716년. 자 계통. 호 묵재. 본관 남원. 경남 함양 출신. 동몽교관. 조선 후기 유학자. 증조부 구졸암 양희, 조부 의금부도사 양홍주, 부친 양원. 현석 박세채와 명재 윤증 사사. 『묵재집』.
307) 양희(梁喜, 1515-1581). 본관 남원. 자 구이, 호 구졸암. 명종 1년 식년문과 을과 급제. 정언・예빈시정으로 춘추관편수관을 겸직하여 『명종실록』 편찬. 파주목사・사간・의주목사・승지・판결사. 1581년 동지사로 명나라에 갔다가 옥하 객관 병사. 증이조판서. 함양 구천사 제향.
308) 박세채(朴世采, 1631-1695). 자 화숙, 호 현석, 남계. 본관 반남. 시호 문순(文純) 조선 중기의 문신・학자. 승정원동부승지・대사헌・이조판서 등을 거쳐 우참찬
309) 윤증(尹拯, 1629-1714). 자 자인, 호 명재・유봉. 본관 파평. 조선 후기의 학자. 저서 『명재유고』・『명재의례문답』・『명재유서』. 홍주의 용계서원, 노성의 노강서원, 영광의 용암서원 제향. 시호 문성(文成).
310) 굶주림에 처해 있는 사람들을 도와주는 아름다운 행동을 의미한다.

〈만유이태 백원3수(挽劉以泰 伯源三首)〉

才智居常出等夷	재주와 지혜는 언제나 동년배보다 뛰어났고
其間孝悌包仁慈	그간의 효도는 공경하며 인자하였네.
無求於世人誰讁	세상 사람들에게 누구라고 알아달라고 하지도 아니 하였는데
有意濟人世共推	사람들을 구할 뜻이 있어 세상 사람들이 그를 추대하였네.
心兼古貌天眞得	마음은 옛 성인의 모습을 겸하였고 하늘이 내린 진심을 득하였으니
行拂流輩往哲追	행실은 시류배들과 어울리지 않았고 옛 성인을 추종하였네.
禍福感或乖厥理	화와 복은 그 이치 어긋남이 허다하고
必享壽位被天欺	천수(天壽)를 누리고 높은 벼슬을 가져야하나 하늘이 속이었네.
兼包才德寡其人	재주와 덕을 겸비함에 그런 사람 드무니
濟衆深仁自孝親	사람들을 구제하는 깊은 사랑은 효성에서부터 나왔네.
可借無星銓選手	애석하게도 전랑(銓郞)311)의 손에 발탁 되어 쓰이지 못하고,
漫敎蒼翠葬麒麟	늦은 전교(傳敎 : 임금의 명령)는 창졸간에 기린(麒麟)312)을 묻었네.
往古來今敦踐形	고금을 막론하고 천성을 실천한 이 누구인가
豔君誠孝自家庭	부럽게도 그대의 효성은 가문에서 가져왔네.
域中活得幾千萬	주변에 살려준 이가 기천만이건만
剛勝虛名抱窈冥	허명(虛名 헛된 명성)을 눌렀고(명성을) 저승까지 가져갔네.

≪교관 양처제≫

유이태를 기리는 3수 : 묵재집

---

311) 조선 시대에 이조의 정랑과 좌랑을 부르는 말.
312) 가장 뛰어난 인물을 비유하여 이르는 말.

2) 『경림당유집』

 권덕형(1653-1719)은 조선 후기의 학자로서 산음현 단계 출신이다. 본관은 안동이고 자는 여윤이며 호는 경림당으로 이현일313)의 문인이다. 그는 시문(詩文)에 능했는데 46세 때 질병상난(疾病喪亂)314)으로 가족 10여 명이 죽게 되자 세상일에 뜻을 잃고 시를 읊조리거나 저술 활동에 주력했다. 특히 고금의 역사적 사실과 인물의 품평(品評) 그리고 명나라의 멸망을 통탄하는 내용이 담긴 시를 많이 남겼다. 그가 남긴 많은 저술이 있었으나 화재가 발생해 대부분 불타버리고 시편(詩篇)만을 모아 엮은 『경림당유집』 2권이 전한다.
 『경림당유집』에는 유이태에 관한 글이 실려 있다. 그는 유이태가 임금의 종기를 치료하는 의약에 동참한다는 소식을 듣고 유이태에 대한 글을 남긴 것으로 보인다.

<伏聞 聖上腫患 招劉以泰上京> 以泰山陰人

〈성상의 종기 환후로 유이태를 불러 상경한다는 소식을 듣고 유이태는 삼음사람이다.〉

每祝吾君壽萬歲	매번 임금님의 만세무강 장수를 기원하니
庶幾無疾字群民	병환 없이 뭇 백성을 잘 길러주시길 바랐다네.
今聞海外求醫急	근자에 소문을 들으니 중국에서 조차 의원을 급히 구한다고 하던데
誰啓金縢代某身	누가 금등315)을 아뢰어 아무개(유이태)로 대신하게 하였나?316)

『경림당유집(景林堂遺集)』

---

313) 이현일(李玄逸, 1627-1704) 자 익승, 호 갈암, 시호 문경(文敬), 본관 재령.조선 후기의 문신・학자. 공조정랑, 사헌부장령, 이조참판, 대사헌.『갈암집』.
314) 질병으로 많은 사람들이 죽은 것.
315) 금등(金縢) : 왕실의 비밀문서를 보관하는 궤를 말하는데 여기서는 임금께 비밀리에 유이태를 추천함을 말하는 것으로 보인다.
316) 〈누가 금등편에 나오는 某의 몸을 대신하겠다는 뜻을 아뢰어 임금의 병환을 낫게 할까〉
 금등(金縢)은 서경에 나오는 편명인데 주나라 무왕이 병이 들자 그 아우인 주공이 선대왕들에게 자기가 형인 무왕의 몸을 대신하겠다고 기도한 내용이고 이 기도를 통하여 실제 무왕의 병이 나았다고 한다.

4. 유적지

　유이태는 남녀노소와 신분의 높고 낮음을 구분하지 않고 아픈 병자를 위해 일생을 헌신하였다. 그는 사람들의 아픔과 함께 일생을 보냈다. 이러한 까닭에 그에 대한 그리움은 백성들의 가슴 속에 남아 그가 살았던 곳과 방문했던 곳은 유적지가 되었다.

1) 산청의 유적지

　산청은 메 '산(山)'과 맑을 '청(淸)', 생초는 날 '생(生)'과 풀 '초(草)'의 합성어이다. 경남 산청군은 '산이 높고 물이 맑다(山高水淸)'는 뜻에서 '산청(山淸)'이라 하였다. 또한, 생초면은 약초가 잘 자라는 곳이라는 뜻에서 '생초(生草)'라 이름을 지었음을 알 수 있다. 역대 지리지에 수록되어 있는 산청의 특산물 약초는 감, 꿀, 당귀, 매실, 비자, 사향, 석류, 오미자, 웅담 등이다. 감은 『인서문견록』의 여러 처방에 기록되어 있으며, 경북 인동의 손씨라는 관리로 추정되는 사람에게 석류를 보내기도 하였다.
　산청은 지리산을 끼고 있어 들판보다는 산으로 둘러싸여 있다. 또한, 경호강물은 지리산으로부터 흘러온 임천과 덕유산으로부터 내려온 남강천이 만나는 두물 머리 생초 강정에서 출발하여 3번국도를 따라 남강으로 흘러내려간다.
　산청에는 유이태가 남긴 많은 유적지들이 있다. 생초는 바로 유이태가 의술을 펼치던 곳이다. 생초는 예로부터 교통의 중심지로 3번국도와 대전·통영 고속도로가 생초를 통과하고 있다. 서울 남부터미널에서 생초까지는 3시간 소요된다. 생초IC에서 300미터 거리에 생초면 소재지가 있다.
　이곳에는 집(약방·혜민국)·서실·묘소가 남아 있다. 그리고 유이태가 낚시하던 낚시터가 있고 당시 합천을 왕래하면서 넘어다닐 때 쉬었던 고개와 나라의 부름을 받아 말을 타고 출발하였던 장소 등이 그대로 남아있다.

『유이태유고』에도 산음과 생림 앞의 경호강에 대한 이야기들과 서실이 착공하여 완공되었던 시기가 기록되어 있다.

금서면 화계리 왕산에는 유이태가 장군에 약수를 담아서 생림까지 날랐다는 약수터 전설과 오부면 내곡리에는 유이태가 마음병 환자를 치료하였던 약수터에 대한 전설이 전해오고 있다.

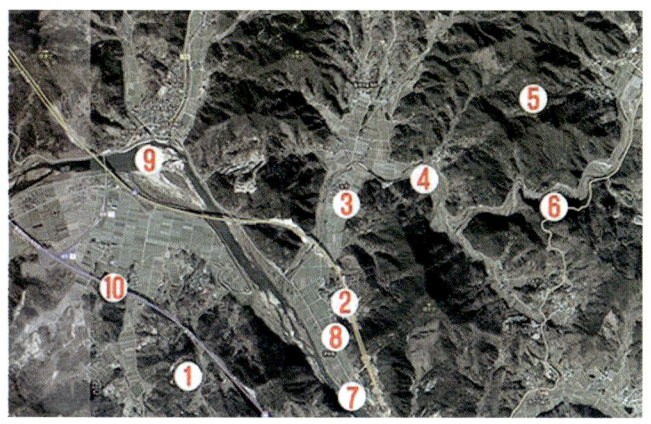

유이태 유적지 생초면 오부면 약도

[표시]
① 묘소(갈전)   ② 집(약방, 신연)
③ 서실(송정)   ④ 낚시터(압수 필소)
⑤ 매봉재(압수/오전 고개)   ⑥ 마음병약수터(오전리)
⑦ 관동(관말)   ⑧ 생림 벌판
⑨ 경호강   ⑩ 대전·통영고속도로

❖ 집(혜민국) : 산청군 생초면 신연리 679번지

생초면 신연마을은 유이태가 인술을 펼쳤던 곳이다. 그 장소는 생초면 신연리 679번지이다. "수많은 환자들이 찾아와 바쁜 읍청과 같았다."라고 참봉 정중원은 유이태의 혜민국을 설명하였다.

始從閭裏試   처음엔 마을(생림)에서 시험하다가
遂見西方知   마침내 전국 사방으로 알려지게 되었다.

有集倉公門	창공(倉公)의 문 앞에 운집하는
病人多何其	환자가 어찌 그렇게 많았던가?
入則衍其宇	들어서면 집안에 사람이 넘쳐나고
出也馬塵迫	나서면 말이 먼지를 일으키며 달려왔네.
有錄累箋幅	적은 글이 쪽지에 가득했으니
飀縷煩鋪攤	깨알처럼 작아서 펼쳐보기도 번거롭네.
有口交左右	말소리가 좌우에서 오고가면서
懇迫爭請祈	간절하고 급하게 부탁과 호소를 다투네.
擾若劇邑聽	움직임이 바쁜 읍청을 방불(비슷)하며
滿庭縋輸詞	가득 찬 뜰에는 청(請)하는 소리가 많도다. ≪참봉 정중원≫

유이태는 이 혜민국에서 조선의 최초 홍역전문치료서『마진편』과 경험방 『인서문견록』등 여러 권의 의서를 저술하였다. 유이태는『마진편』을 저술하면서 "시골에서 쓰여지는 치료 방서(方書)가 되길 바라는 마음에서 저술하였다."라고 말하였다.

以余本意, 非欲以此書行之於天下, 傳之於後世, 只欲爲傳吾一家.(중략)
人或以余淺短不棄, 庶或有少補於鄕谷救治之方乎.『마진편 서문』

나의 본의는 이 책을 천하에 배포하고 후세에 전하려는 것이 아니고 다만 우리 한 집안에 전하려고 할 따름이다. (중략) 혹여 사람들이 나의 천박한 지식이나마 버리지 않는다면, 혹여 시골에서 쓰여지는 치료 방서로 조금이나마 도움이 될 것이다.『마진편 서문』.

신연은 조선왕조에서 가장 무서워하였던 홍역 치료의 발상지이다. 또한, 유이태가 애민(愛民)·위민(爲民)의 인술을 펼친 유서(遺緖) 깊은 장소이다.

그러나 지금도 유이태의 혜민국을 설명하는 안내판이나 표지석도 없으며 찾아가는 이정표를 설치되어 있지 않으며 또한, 산청군 관광지도에 표기되어 있지 않고 산청군을 소개하는 관광안내문에도 기록되어 있지 않다.

유이태가 이 혜민국에서 살았고 그의 사후에도 후손들이 이곳에서 살았다. 그러나 그의 후손들은 1913년 일본의 강점기시절 토지대장을 만들기 이전에 모두 이곳을 떠나 신연리 송정, 월곡리 압수, 오부면 양촌, 시천면, 진주, 합천, 삼천포, 함양군 유림면과 백전면으로 이주하였다.

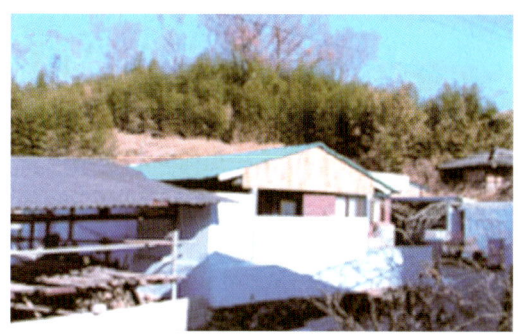

유이태 혜민국터

→ 찾아가는 방법
서울이나 부산에서 고속도로를 이용하여 이곳을 방문하려면 대전/통영고속도로에서 생초IC를 나와서 300m 직진하면 3번국도가 있다. 3번국도에서 오른쪽 진주방향으로 2.5km 내려오면 왼편 동네가 신연이다. 이곳이 유이태가 인술을 펼쳤던 지역이다. 생림교에서 670미터 떨어진 곳에 유이태가 의술을 펼쳤던 혜민국터가 있다.

신연에는 유이태의 설화뿐만 아니라 유이태의 외증조부 경상좌도 수군절도사를 지낸 이의립의 설화도 전해지고 있다.

≪이수사와 용마≫

산청군 생초면 신연(新淵)리 신연마을 앞에 경호강이 흐른다. 지금은 없어졌지만 신연은 이름 그대로 못이 있는 마을이다. 이곳은 각종 채소 농사가 잘 되었다. 특히 무우를 많이 재배하였다. 어느 날부터 무우가 없어지는 사건이 계속 일어났다. 온 마을 사람들이 분개하였다. 마을 청년들이 단결하여 무우밭을 지키기로 하였다. 달 밝은 밤 연못 속에서 갑자기 용마가 연못에서 솟구쳐 하늘로 높이 날랐다가 무밭에 내려앉아 무를 계속 먹었다. 청년들은 깜짝 놀랐다. 마을 청년들이 무우 도둑인 용마를 잡으려고 하여도 용마의 용맹에 잡을 수 없었다. 마을이 무우 농사를 걱정하였다. 농사를 망치는 그 용마를 잡기 위해 마을 사람들이 갖은 노력을 다해 보았지만 힘세고 날랜 용마를 어떻게 해 볼 도리가 없어서 고심하였다.

마을 사람들은 기골이 장대하고 무술에도 능하여 무과에 합격하고도 부모를 공양하기 위하여 출사하지 않은 이의립에게 용마를 잡아달라고 하였다. 이의립은 달 밝은 밤 연못에서 용마가 나오기를 기다렸다. 날쌘 이의립이 용마 등에 올라타면서 이르기를 '내가 오늘은 너를 길들여주마' 하였다. 그랬더니 놀란 용마가 천방지축으로 날뛰면서 이의립을 떨어뜨리려고 하였지만 허사였고, 그 힘겨루기는 오랜 시간을 끌게 되어 새벽이 거진 다되었을 즈음 용마가 이의립에게 무릎을 꿇었다. 날이 밝아지니 용마는 되돌아가지도 못하고 이의립의 손에 남게 되었다. 청년 이의립은 용마를 타고 다니면서 무술을 읽혔다. 정유재란이 발생하여 이의립은 용마를 타고 의병으로 출정하기 결정하였다.

그 때 정유재란이 일어나서 영남 일대에 의병이 일어났는데, 이의립은 그 말을 타고 전쟁터에 나가려고 마음먹었다. 그래서 하루는 그 말의 날램을 시험하려고 말 등에 올라타서 목표 지점을 오늘날의 생초 방향으로 정하고 활시위를 당겨서 화살을 쏘아 놓고 용마의 엉덩이에 채찍을 때렸다. 말을 달려 화살이 떨어지는 위치에 도착하여 화살을 찾았으나 화살이 보이지 아니하였다. 화살이 간 곳 없으므로 말의 날램이 화살에 미치지 못한 것으로 생각한 이의립은 용마에게 "화살보다 느린 용마를 타고 어찌 출정할 수 있느냐?"고 허리에 찬 칼을 뽑아 말의 목을 후려졌다.

그러고 나서 칼을 칼집에 꽂으려는 순간 화살이 그제야 '윙'하고 날아오는 것이 아닌가. 놀란 이의립은 자기의 경솔함을 뉘우치고 용마를 후하게 묻어 장사 지냈다. 용마의 목을 베었던 곳은 사라골로 전해지고 있고, 생초면 사람들은 이곳을 사라골이라고 부른다. 이의립은 정유재란에 출정하여 홍의장군 곽재우와 의병활동을 하였고 큰 공을 세웠다. 이의립은 정유재란이 끝난 뒤 초계군수와 경상좌수사를 지냈고 사후에 병조판서에 제수 되었는데, 그가 바로 유이태의 외증조부이다.

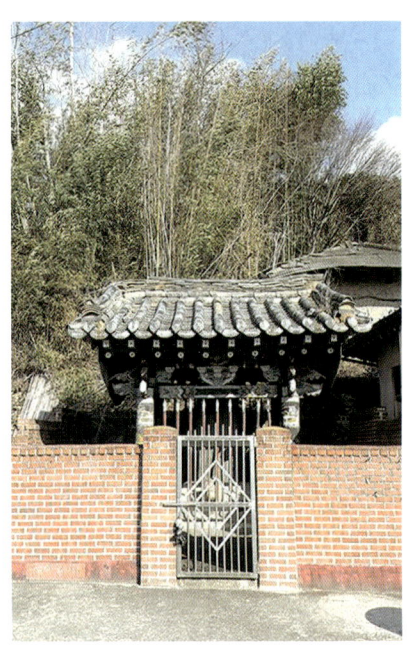

경상좌군절도사 이의립 공적비

❖ 묘 소 : 산청군 생초면 갈전리 산35-1 (명주동)

왕산(王山)의 정기가 봉화산으로 내려와 명주동까지 도달한다고 한다. 경호강이 감싸 도는 갈전리 명주동 유이태의 묘소는 백호가 여러 번 겹쳐 보호 받는 자리로 아랫사람 또는 부하를 상징하니 세월이 많이 흐른 뒤에도 많은 사람들로부터 추앙을 받는 자리라고 한다. 묘소의 영향으로 유이태는 사후부터 현재까지 많은 사람들의 입에서 회자되고 있다.

유이태 묘소는 부친 유윤기, 모친 강양이씨와 후손들과 함께 산청군 생초면 갈전리 산 35-1번지 명주동(대전통영고속도로 옆)에 있다. 유이태의 모친 묘소는 신연리 안처동 친정 조부 경상좌수사를 지낸 이의립의 묘소 아래에 있었다. 그러나 진주·거창간 새로운 3번국도가 개통되면서 남편과 아들이 잠들고 있는 명주동으로 이장되었다.

유이태의 묘소는 명묘로 알려져 있는데 1936년 일제강점기에 충남 공주의 유학자 이병연이 발행한 『조선환여승람 산청군』의 <명묘편>에도 유이태 묘소가 수록되어 있다.

見名望篇. 墓在生草面明珠洞 戌坐.

유이태를 알려면 명망편을 보아라.
묘소는 생초면 명주동에 있고 술자이다. 『조선환여승람』.

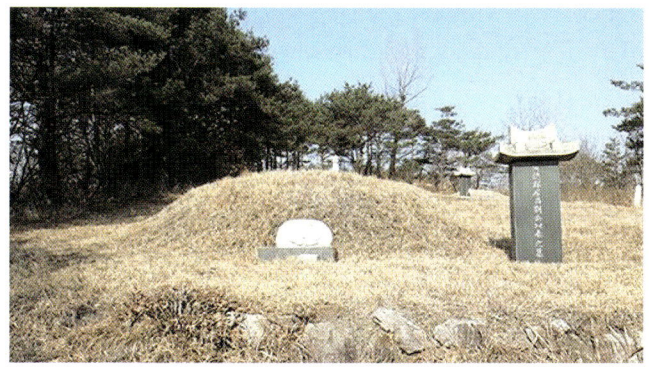

유이태 묘소

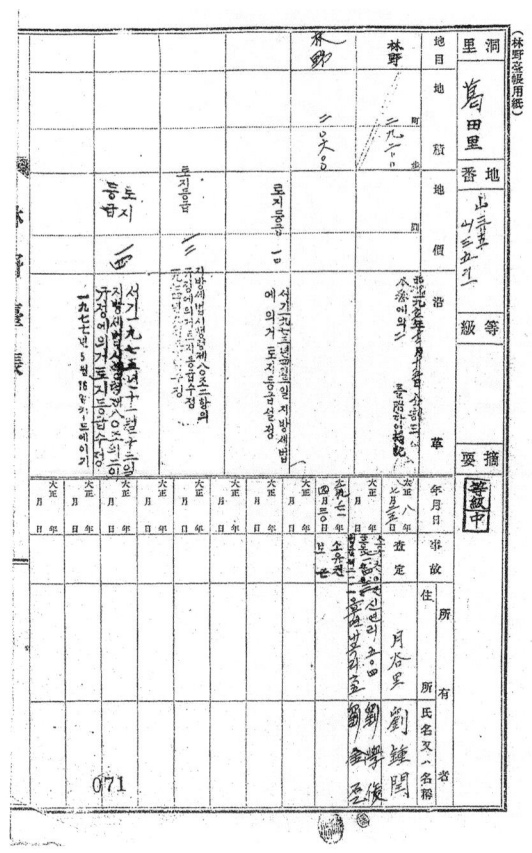

유이태 묘소 임야대장

　　유이태의 묘소는 일제 강점기 이전부터 그의 후손 9세손 유종윤의 소유이었다. 1971년 유종윤의 소유에서 종손인 유금돌 소유로 변경되었고 후손들은 유이태 묘소를 그의 사후에서부터 지금까지 타인에게 매각하지 않고 현재까지 소유하고 있다.

　　유이태의 묘소를 답사한 결과 묘비의 『묘갈문』에는 어떤 영문인지 알 수 없으나 필자가 연구한 내용과 많은 차이가 있었다. 『의약동참선생안』에는 유이태 숭록대부안산군수로 기록되어 있는데 묘비 『묘갈문』에는 '통덕랑유공이태지묘(通德郞劉公以泰之墓)'로 기록되어 있고 출생년도에 대한 기록은 보이지 않았다. 묘비석의 『묘갈문』을 새로이 건립해야 할 것으로 보인다.

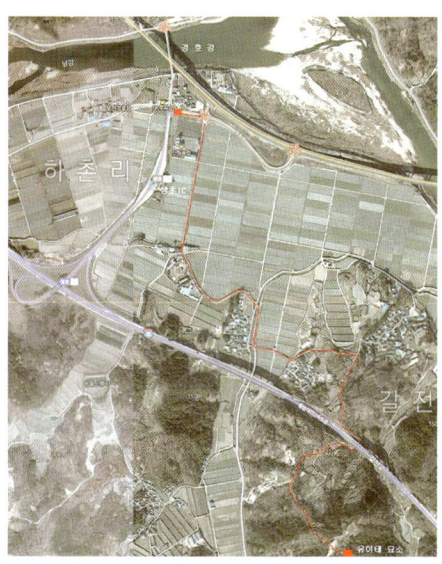

유이태 묘소 찾아가는 약도

→ 찾아가는 방법

서울이나 부산에서 고속도로를 이용하여 묘소를 방문하려면 대전/통영고속도로에서 생초IC를 나와 50미터 직진하여 오른쪽으로 가면 평촌마을이 있다. 평촌마을 맞은편에 있는 마을이 율촌이다. 율촌마을로 들어가서 율촌 마을회관의 옆 오른편 산길을 가면 언덕에 있는 이동통신 안테나 밑을 지나게 되고 조금 더 진행하면 고속도로 아래를 통과하게 된다. 고속도로 밑을 통과하여 직진하면 삼거리가 있다. 율촌마을회관 입구에서 삼거리까지 740미터이다. 이곳 삼거리에서 왼편으로 30미터 가서 오른편으로 직진하여 300미터 올라가면 넓은 평지가 있다. 이곳에서 고속도로를 바라보면 커다란 높이의 나무가 보인다. 이 나무 아래에는 여러 개의 묘소가 있다. 두 번째가 유이태 묘소이다.

❖ 서 실 : 산청군 생초면 신연리 509번지

1936년 이전의 생초천 물길은 현재의 물길과는 달랐다. 1936년 병자년 대홍수 이전에는 물길이 현재의 반대편인 송정(松亭) 들판 가운데로 흘렀다. 1936년 이전에는 현재의 물길인 이곳에 소나무가 빽빽이 들어차 있었고 경관이 수려하였다고 전해지고 있다.

서실의 뒤편 북쪽으로는 월곡리 들판과 북동쪽으로 응봉산이 있고 전방 남쪽으로는 필봉산과 왕산이 있다. 서실 동쪽 왼편에는 생초천과 대모산이 있고 서쪽 오른편에는 농밧재가 있다.

유이태가 말년에 후학을 가르치고 휴식을 취하며 두창을 피하였던 서실은 유이태의 가문과 생초면 사람들에게 구전으로 전해져 왔었다. 서실의 관련 기록이 문헌에 보이지 않으나 『유이태유고』에 박계량이 쓴 글에는 "서실이 건립되었다."라는 내용이 기록되어 있다.

이 서실은 1713년 봄에 착공하여 1714년에 봄에 완공되었다.

吾公晚有棲息之計 創營書室 已有年餘 而當此今春 兼有避痘之所.
齊起一隣 不日成之 吾公喜有得所 數巡來往. ≪박계량≫

우리 공(公)께서 만년(晩年)에 서식지계(棲息之計 : 머물 곳을 마련하려는 계획)를 세우시고 서실(書室)을 지으셨던 것이 이미 일 년이 넘었는데 올 봄에 두창(痘瘡)을 피하는 장소로 삼으셨다. 한 마을이 일제히 일어나 얼마 안 되어 완성하니 우리 공(公)께서는 서실을 얻게 된 것을 기뻐하셔서 여러 차례 내왕(來往)하셨다. ≪박계량≫

유이태서실 원문

1770년 전후에 유이태의 종손이며 현손 유서룡(劉瑞龍)은 신연마을에서 서실이 있는 송정마을로 이주하였다. 유서룡은 두 아들을 두었으나 장남 유경필은 후사를 잇지 못하여 양자(養子)를 들였다. 차남 유경찬은 아들을 두었는데 그의 후손317)들이 유이태가 건립했던 '유이태서실'에서 거주하면서 관리했었고 세월이 흐르면서 서실이 허물어져 '유이태서실' '터'를 현재까지 소유하고 있다.

2009년 산청군청에서 발행한 책자 『2009 산청의 한의학 전통과 한의학 연구』에는 '유이태서실'을 '류의태서실'로 바꾸어 아래와 같이 기록되어 있다.

이 밖에도 류의태의 발자취에 관련된 사연으로는 류의태가 직접 지었다는 서실書室. 105) 가문과 생초면민 그리고 인근의 주민들은 신연당이 지은 서실이 있었다는 이야기는 있었으나, 실제로 있었는지는 확인되지 못했고, 그 위치 또한 어디인지 전해지지 않고 있었다. 신연당 문집을 본바 문장은 찾을 수 있었다. [오공께서 만년에 棲息之計를 세우시고 서실을 창영創營하신 것이 이미 일년이 넘었는데 올 봄에 두창을 피하는 장소로 삼으셨다. 한마을이 일제히 일어나 얼마 안되어 완성되니 오공께서는 서실을 얻게 된 것을 기뻐하셔서 여러 차례 내왕하셨다.] 글 朴季亮 박계량(字 : 汝明, 1686~727) 반남박씨 족보 1981년 9권 25p318)

이곳에도 '유이태서실터'라는 안내판이나 표지석이 없으며 3번국도에서 이곳을 찾아가는 이정표도 없다.

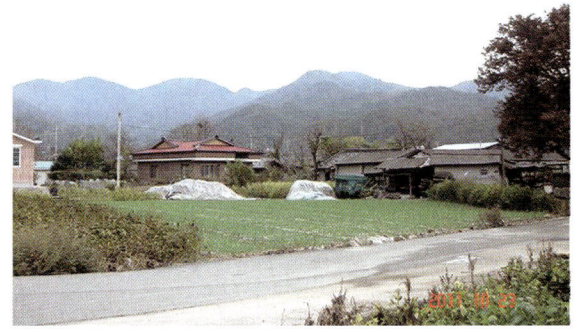

유이태 서실 터

---
317) 7세손 유재수, 8세손 유상연(유상인), 9세손 유학선, 10세손 유성열 소유로 되어 있다.
318) 『2009 산청의 한의학 전통과 한의학 연구』. 산청군청. 2009. 95~96p.

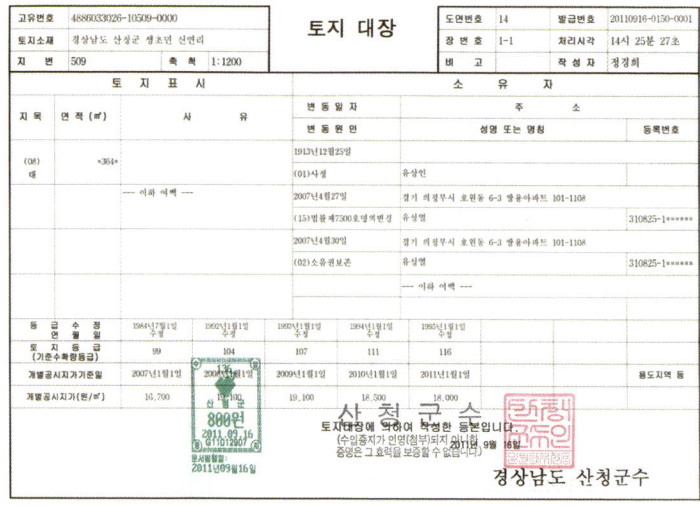

유이태 서실 토지대장

→ 찾아가는 방법

서울이나 부산에서는 고속도로를 이용하여 이곳을 방문하는 것이 편리하다. 대전/통영고속도로 생초IC를 나와서 300m 직진하면 3번국도가 있다. 3번국도에서 오른쪽 진주방향으로 2.5km 내려오면 생림교가 있고 생림교 왼편으로 산청군도가 있다. 생림교에서 산청군도를 1km 직진하면 오른편에 마을이 있다. 이 마을이 송정이다. 유이태가 한양에 어의로 재임하고 있을 때 마을 사람들이 합심하여 건립한 서실이 있던 곳이다.

❖ 약수터

물은 일상생활에서 늘 쓰이지만 사람들은 물을 소홀히 생각한다. 물은 몸에도 매우 중요하지만 약을 달일 때에도 중요하다.

『동의보감』에서는 물을 어떻게 기술하고 있는지 살펴보자. 『동의보감』 수부(水部)에 정화수(井華水), 한천수(寒泉水), 국화수(菊花水), 납설수(臘雪水), 춘우수(春雨水), 추로수(秋露水) 등 33종의 물을 설명하고 있다.

정화수는 새벽에 처음 길은 물이다. 약을 먹거나 약을 달일 때 쓴다.

한천수는 좋은 우물물로 소갈. 반위. 열리. 열림에 주로 쓰며 칠창을 씻어내고 대소변을 잘 나오게 한다. 『본초』

국화수는 국화 포기 밑에서 나는 물로 국영수라고도 한다. 성질이 따뜻하고 맛은 달며 독이 없다. 풍비(風痹)와 현모를 치료한다. 풍을 없애고 쇠약한 것을 보하며 얼굴색을 좋게 한다. 오랫동안 먹으면 오래 살고 늙지 않는다. 또, 성질이 차고 맛은 달며 독이 없다. 유행병과 온역을 치료하고, 술 먹은 뒤에 갑자기 고열이 나면서 황달이 생긴 것을 치료하며, 온갖 독을 풀어준다. 또, 눈을 씻으면 열나고 충혈이 된 것을 없애준다. 『본초』

추로수는 가을의 이슬 물로 소갈을 멎게 한다. 몸을 가볍게 하고 배고프지 않게 하며 피부를 윤기 나게 한다. 온갖 풀잎의 끄트머리에 있는 이슬은 온갖 병을 낫게 한다. 측백엽 위의 이슬은 눈을 밝게 한다. 추로수는 수렴하고 숙살하는 기운을 받으니 사수를 없애는 약을 달이거나 나충 및 개선충을 죽이는 약을 개어 붙이는 데 쓸 수 있다. 『정전』

번로수는 가을이슬이 빈번할 때의 이슬이다. 대야에 받아먹으면 오래 살고 배고프지 않게 된다. 『본초』

산청군에는 산청군 오부면 내곡리의 '마음병치료약수터'(일명 찬샘이)와 산청군 금서면 화계리의 '장군수약수터'(일명 약물통, 왕산약수터) 등 두 개의 유이태약수터가 있다.

❖ **마음병치료약수터** : 산청군 오부면 내곡리 산2임(황새봉 아래)

어느 집 젊은 머슴이 목이 말라서 찬샘이에서 약수를 엎드려 먹었는데 뱀이 자신의 입 안으로 들어가는 그림자를 찬샘이에서 보았다. 그는 뱀이 자신의 입안을 거쳐서 뱃속으로 들어간 것으로 생각하였다. 그 뒤로 그는 배가 불러오면서 죽음을 기다리고 있었다. 주인이 누워 있는 환자인 머슴을 유이태 의원에게 데리고 가서 치료를 요청하였다. 유이태는 그 환자와 찬샘이 약수터에 함께 가서 재차 약수를 마시게 하고 입안에서 뱀이 입 밖으로 나오게 하는 장면을 연출하였다. 이리하여 뱀이 입 밖으로 나왔다고 생각하게 하여 젊은 머슴의 마음병을 치료하였다고 한다.

유이태가 청년에게 약수를 먹여 병을 낫게 한 후 사람들은 이곳을 '마음병치료약수터'로 부르고 있다. 그러나 이곳을 '마음병치료약수터'라고 알리는 안내판은 없다. 군도를 조성하면서 옛 모습을 고려하지 않고 임의로 만들어 옛 모습은 사라졌다.

'마음병치료약수터'는 생초천의 옆인 산청군 오부면 내곡리 산2임 황새봉 목 부분 아래에 있다.

2009년 산청군청에서 발행한 『2009 산청의 한의학 전통과 한의약 문화연구』319)에는 '마음병치료약수터'가 '류의태약수터'로 바뀌어 기록되어 있다.

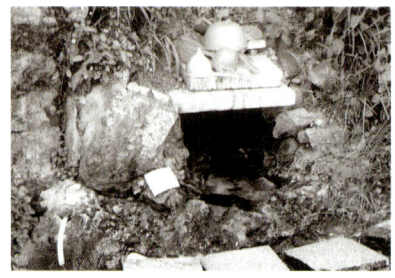
1970년대 마음병치료약수터

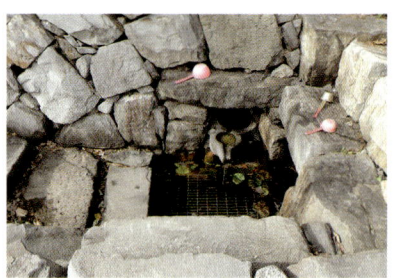
2015년 마음병치료약수터

≪찬샘이와 심리치료≫

구전 제공자 : 이호원(李灝源, 前오부초등학교 교감, 1928~2005,
경남 산청군 오전리 902번지

어느 집 머슴이 갑자기 병에 걸려 시름시름 앓았다. 그는 식음을 전폐하고 죽기만을 기다렸다. 주인이 머슴을 살리기 위하여 백약을 써 보아도 아무런 효험이 없었다. 머슴은 이제 죽을 날만 기다리고 있었다. 병에 걸린 그 환자가 어느 날 유이태 선생을 찾아가 "내 배속에 뱀이 들어갔으니, 이제 죽을 수밖에 없습니다."고 하소연 하였다. 유이태 선생이 아무리 생각하여 보아도, 뱀이 입으로 들어 갈 수 없다고 생각하였다. 이리하여 "어떻게 뱀이 입에 들어갔느냐?"고 물으니, 환자는 "가마실에서 거울을 베어 지게에 지고 집으로 돌아오다가 찬샘이 약수터에서 물을 먹으려고 입을 벌려 물을 삼키자, 찬샘이에 있던 꽃뱀이 물과 함께 목 안으로 들어갔습니다."라고 하였다.

---

319) 『2009 산청의 한의학 전통과 한의학 연구』, 산청군청, 2009, 83-84p 참조.

유이태 선생은 그 환자와 함께 찬샘이 약수터를 갔다. 그 환자에게 그 때와 같이 머리에 몽둥이 수건을 매고 뒤쪽에 댕기머리를 꽂게 한 후 유이태 선생이 "물을 먹어보라."고 하니, 그 환자가 엎드려서 엉덩이를 들어 찬샘이에 입을 벌려 물을 먹으려고 하는데 머리에 꽂은 댕기머리가 찬샘이 물에 비치자 뱀이 나오는 것을 보았다. 그러자 그 댕기머리를 빼어버렸다. "이제 뱀이 사라졌다(나왔다)."라고 하니 환자가 찬샘이 물속에 들어 있던 뱀이 입 밖으로 나가는 것을 보았다. 환자는 "내 배에서 뱀이 나왔다."하면서 기뻐서 고맙다고 인사를 하였다. 그리고 집에 돌아오니 차츰 병이 나아 건강을 되찾게 되었다고 한다. 환자가 물을 먹을 때 샘물에 비친 댕기머리가 물속에서 꽃뱀과 같이 보여 고개를 드니 그것이 들어 간 것으로 착각하고 뱀을 먹었다고 혼자서 마음의 병이 들었던 것이다. 유이태 선생은 환자가 이렇게 하여 병이 난 것을 알았기에 약으로 낫을 수 없고 심리요법으로 치료를 하여야 한다고 생각하여 환자를 찬샘이로 데리고 가서 물을 먹게 하면서 그 꽃뱀이 입안에서 나오는 것처럼 연출하여 환자를 치료한 것이다.

→ 찾아가는 방법

서울이나 부산에서는 고속도로를 이용하여 이곳을 방문하는 방법이 편리하다. 대전·통영고속도로 생초IC를 나와 300m 직진하면 3번국도가 나온다. 3번국도에서 오른쪽 진주방향으로 2.5km 가면 생림교가 있다. 생림교 왼편에 산청군도가 있고 생림교에서 월곡 방향으로 산청군도를 1km 직진하면 오른편에 마을이 있다. 이 마을이 송정이며 '유이태서실'이 있었던 장소이다. 여기서 압수 방향으로 1.1km 올라가면 왼편에 물결이 소용돌이치는 필소가 있다. 이곳은 유이태가 말년에 휴식을 취하면서 낚시를 하였던 곳이다. 이곳에서 오부면 오전리 방향으로 1.8km가면 황새봉이 있는데 황새봉 중턱 아래 길옆에 찬샘이가 있다. 이 도로는 산청 황매산 철쭉제 기간에는 서울, 대전, 인천, 광주, 전주 등에서 오는 관광버스와 승용차들이 반드시 이곳을 통과는 곳이지만 산청군청에서 유적지로 지정하지 않아 안내판 등이 설치되어 있지 아니하여 관광객들은 명의 유이태가 환자의 마음병을 치료하였다는 '마음병치료약수터'를 잘 모르고 지나간다. 반면 인근의 주민들은 현재도 '마음병치료약수터'의 물을 용기에 담아가고 있다. 군도를 건설하면서 설화가 전해져 내려오는 유이태 '마음병치료약수터'는 옛 모습이 사라지고 말았다. 생림교에서 약수터까지는 3.8km이다.

❖ **장군수약수터** : 금서면 화계리 왕산(금서면 화계리 산16-1임)

산청군 금서면 화계리 왕산에 구형왕릉이 있고 왕릉 앞산 위로 올라가면 약수터가 있다. 명의 유이태가 한약을 달이기 위하여 이 약수터의 약수를 장군에 담아서 생초 신연까지 가지고 갔다는 설화가 전해지고 있다. 산청군 금서면과 생초면, 함양군 유림면 사람들은 이 약수터를 '장군수약수터'로 부른다. '장군수약수터'는 일명 '약물통' 또는 '왕산약수터'로 부르고 있다.

〈장군수〉

구연자 : 강무성 (산청군 금서면 화계리 652번지.) 일자 : 2000년 3월

"산청 생림에 유이태 의원이 있었어. 참으로 명의야. 중국에 불려가 황제 병을 치료했어. 유의원이 화계에 자주 왔어. 왕산에 가면 약물통이 있어. 약물통 약수를 장군에 담아가지고 지게에 지어 생림까지 가지고 가서 약을 달였대. 그래서 우리 동네 사람들이 유이태가 장군에 담아서 날랐다고 하여 장군수로 불렀다."

산청군청에서 『소설 동의보감』에 서술되어 있는 '왕산약수터'를 관광사업화하기 위해 '柳義泰약수터'로 이름으로 만들어 약수터 안내문과 이정표를 세웠다. 그 결과 외부에서 이곳을 방문한 관광객, 등산객들 그리고 기자들과 여행 작가들이 잘못 표기된 약수터 안내문 내용과 이정표

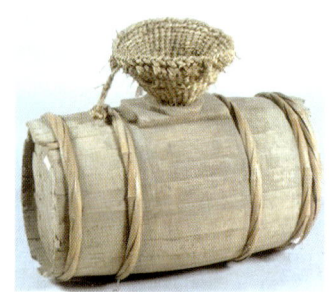

물을 담는 장군

를 읽고 '柳義泰약수터' 후기를 인터넷에서 올리고 있다.

이 약수터 안내문에는 『산청군지』에 채록되어 있는 유이태의 '천연두골만년수(삼인수)' 설화가 '柳義泰설화'로 바뀌어 기록되어 있다.

2009년 산청군청에서 발행한 『2009 산청의 한의학 전통과 한의약 문화연구』320)에서도 유이태 '장군수약수터'를 '류의태약수터'로 아래와 같이 기록하고 있다.

이 약수터는 '장군수'라고 부르기도 하는데 구전에 따르면 류의태 선생이 약을 달이기 위하여 장군에 약수를 담아 날랐다하여 그렇게 부른다고 한다.321)

---

320) 『2009 산청의 한의학 전통과 한의학 연구』. 산청군청. 2009. 83-84p.
321) 『2009 산청의 한의학 전통과 한의학 연구』. 산청군청. 2009. 83-84p.

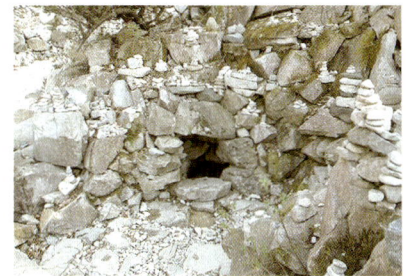
유이태 장군수약수터 (2000년)

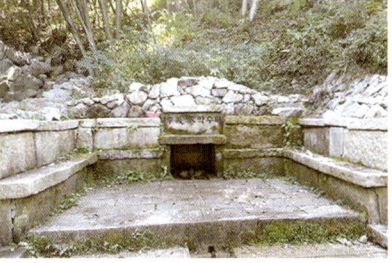
이름이 변경된 유이태 장군수약수터 (2015년)

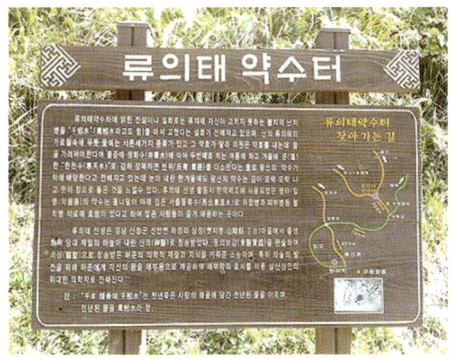
<장군수약수터 안내판>

➔ 찾아가는 방법

서울이나 부산에서 고속도로를 이용하여 이곳을 방문하는 것이 편리하다. 서울이나 부산에서 이곳을 방문하려면 내비게이션에 덕양전을 설정한 후 대전/통영 고속도로 생초IC를 나와서 첫 사거리 신호대에서 좌회전하여 금서면 화계리 방향으로 직진하라. 생초IC에서 덕양전까지는 6.2km이다. 구형왕릉에 도착하면 '류의태약수터'라는 이정표가 나온다. 이 안내판을 따라 왕산으로 올라가면 '장군수약수터'에 도달한다.

산청IC에서 덕양전까지는 9.7km이다. 금서면 화계리에 도착하면 덕양전을 쉽게 찾을 수 있다. 덕양전에서 전구형왕릉 주차장까지는 950m이다. 전구형왕릉 주차장에서 1.5km를 가면 유이태 '장군수약수터' 입구가 있다. 이곳에서 차를 주차한 후 왼편으로 100미터 걸어 올라가면 '장군수약수터'가 있다. 아래 설화는 『산청군지』에 채록되어 있다. 산청군청에서는 '류의태약수터'를 소개하는 안내판에 이 설화의 주인공을 류의태로 소개하고 있다.

<명의(名醫) 유이태(劉以泰)>

출전 : 제4편 민속과 종교. 산청군지 상권. 2006년 687-688p
구연자 : 배근혁 생초면 어서리 어서1구. 1998. 7. 28

전라도 어느 마을에 사는 사람이 자기 모친이 병이 들어서 병구완을 했는데 백약을 써도 병이 치유되지 않았다. 그러던 중 경상도 땅의 유이태가 명의라는 소문을 듣고는 오뉴월에 자기 어머니를 업고 그 험한 지리산 자락의 고개들을 넘고 넘어서 유이태를 찾아 왔다. 유이태는 업혀 온 환자를 진맥하여 보고 나서는 약도 주지 않고 업고 가라고 했다. 그래서 이 사람이 너무나 서운하여, "선생님이 용하다는 소문을 듣고 전라도에서 여기까지 어머니를 업고 왔는데 약도 주지 않고 업고 가라고 하니 이렇게 섭섭할 데가 어디 있겠습니까? 어머니의 병이 나을 수 있다면 어떤 짓이라도 하겠으니 그 방도나 약을 좀 알려주십시오."하고 애원 했으나 유이태는 이 병에는 나을 약이 없으니 그냥 업고 가라고 하고는 더 이상 이 사람을 쳐다보지도 않았다. 그는 하는 수없이 어머니를 업고 유이태에게 괘씸한 생각을 품고 전라도에 있는 집으로 돌아오게 되었는데, 어느 산등성이 고개에 올라서니 등에 업힌 모친이 목이 마르다며 물을 달라고 했다. 그래서 모친을 내려놓고 사방에 물을 찾으니 산꼭대기 어디에서도 물을 구할 수 없었다. 그래도 이 사람은 포기 하지 않고 험한 산골짜기를 뒤지며 이곳저곳에서 물을 찾던 중 어느 바위 밑을 보니 밥그릇만한 그릇에 물이 고여 있는 것을 보았다. 그래서 이 사람은 깨끗하지는 않으나 못하나 우선 어머니의 갈증을 조금이라도 풀어 드려야 된다는 마음에 이 그릇의 물을 가지고 와서 모친에게 드렸다. 그런데, 이 사람의 모친은 그 물을 쭉 마시고 나서는 조금 있다가 "그 물이 무슨 물이냐? 그 물을 마시고 났더니 속이 시원하고 몸의 통증이 거짓말 같이 가라앉으니 이상도 하구나."했다. 과연 집으로 돌아온 그 모친의 병은 깨끗이 완치되었다. 그런 후 이 사람은 유이태 처사에 몹시 괘씸한 생각을 지니고 있었는데 어느 때 시간을 내어서 유이태를 찾아가서 따졌다. "전일 내가 병든 자친을 모시고 왔을 때 선생은 약이 없다고 하면서 도저히 나을 수 없다고 했는데 우리 모친의 병은 깨끗이 치유 되었습니다. 선생의 의술은 사술이 아니지요?"했다. 그랬더니 유이태는 빙긋이 웃으며 "그 병에 대한 약이 없는 것이 아니라 약이 있기는 있는데 그 약은 구할 수 없는 약이기 때문에 약이 없다고 한 것이오. 그 약을 구할 수 있는 사람은 하늘이 낸 출천지효자(出天地孝子), 즉 하늘을 감동 시킬 수 있는 효자가 아니면 얻기 어려운 약이기 때문이었소." 했다. "도대체 어떤 약인데 그렇단 말이오?" 하니 "천연두에 만년수라는 약인데 천년을 묵은 죽은 사람의 해골에 만년이 되도록 고여 있는 물이 바로 그 약이오. 그러니 수백 년 동안 해골 안에 고여 있는 물을 마셔야 낫는 병이기에 그 약을 일러주지 못한 거요. 그런 약을 어떻게 구할 수 있단 말이오." 했다. 유이태는 무릎을 치며 "바로 그 밥그릇이 해골이며 그 물이 해골 속에 고인 물이오." 하면서 "당신은 하늘이 낸 효자이기에 하늘이 당신의 효심에 감복하여 당신을 도와 준 것이오." 했다.

❖ **낚시터** : 산청군 생초면 월곡리 산107임 압수마을 입구 필소

응봉산(鷹峰山) 정상에서 남서쪽 아래 동네를 내려다보면 마치 한 마리 오리가 동네 앞을 감싸고 있는 모습이다. 달이 떠 있는 골짜기에 오리가 물에서 놀고 있는 모습을 표현한 동네를 월곡리(月谷里) 압수(鴨水)라고 부른다. 압수 앞에는 생초천이 흐르고 있다.

생초천의 발원지는 옛날에 왕씨(王氏)들이 많이 살았다는 전설이 내려오는 오부면 왕촌리 왕촌 뒷산이다. 왕촌 뒷산에서 흘러나온 물은 중촌 마을, 오전 마을, 신기 마을 앞을 흘러 '마음병치료약수터' 옆을 지나 고동실322)에서 잠시 머물다가 내려간다. 고동실에서 내려온 물은 필소(沼)의 바위에 부딪쳐 하얀 거품을 만들면서 선회하다 송정과 사라골 옆을 거쳐 남강의 상류인 경호강으로 흘러들어 간다.

유이태는 환자를 치료하다가 마음을 가다듬기 위하여 낚시를 하였다고 전해지고 있는데 산청군 생초면 신연리 송정마을에 거주하였던 민영채의 증언에 따르면 유이태가 말년에 이곳에서 낚시를 즐겼다고 한다. 그 낚시터는 산청군 생초면 월곡리 압수마을 입구에 있다.

필소 앞에는 일제강점기 이전부터 물레방아가 있었지만, 지금은 흔적조차 없다.

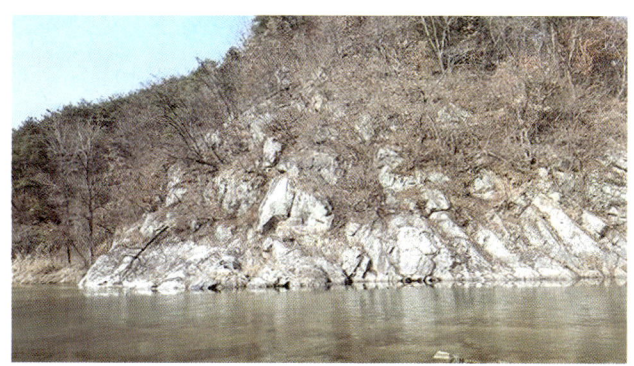

유이태낚시터

---

322) 고동실은 고통이 많이 서식하기에 붙여진 명칭이다.

1970년대 이전 필소의 물 깊이는 어른들 키보다 훨씬 깊었다. 여름이면 더위를 식히기 위해 어른이나 아이를 모두 이곳에서 수영을 즐겼다. 이곳에는 사시사철 많은 민물고기들이 서식하여 잡던 곳이기도 했다. 현재는 필소에 모래가 쌓여 깊지 않다. 이곳을 알리는 '유이태낚시터' 안내판은 설치되어 있지 않다.

　그런데 산청군청에서 발행한 『2009 산청의 한의학 전통과 한의약 문화연구』 책자에는 아래와 같이 '류의태낚시터'로 기록되어 있다.

> 류의태가 말년에 낚시를 즐겼다는 낚시터에 관련된 유적지가 있다는 설이 전해지나 설화에서는 확인할 수 없다.106) (고증 : 민영채(192?-2002 : 경남 산청군 생초면 신연리 송정) : 필소(위치 : 산청군 생초면 월곡리 압수) : 신연당께서 말년에 낚시를 즐겼다고 전해지는 곳323)

> ➔ 찾아가는 방법
> 　대전통영고속도로 생초IC를 나와 300m 직진하면 3번국도가 나온다. 3번국도에서 오른쪽 진주 방향으로 2.5km 가면 생림교가 있고 왼편에 산청군도가 있다. 생림교에서 월곡 방향으로 산청군도를 1.5km 직진하면 오른쪽에 마을이 있는데 이 마을이 송정이며 '유이태서실'이 있었던 곳이다. 여기서 압수 방향으로 1.0km 올라가면 압수마을이다. 압수마을 입구 왼편에 필소가 있다.

❖ **매봉재** : 산청군 생초면 월곡리 압수와 오부면 신기

　매봉재가 있는 응봉산은 해발 350미터이다. 응봉의 한자는 매 '응(鷹)' 봉우리 '봉(峰)'이다. 생초면과 오부면 사람들은 응봉이라고 부르지 않고 매봉으로 부른다. 응봉산 정상에 올라서면 지리산·왕산·필봉산 그리고 황매산이 보인다. 응봉산 정상에서 경호강을 바라보면 아름다운 경치가 등산객들의 발길을 멈추게 한다. 생초면 신연마을에서 합천을 방문하려면 반드시 매봉재를 넘어야 하며 오부를 통과해야만 합천을 갈 수 있다.

　유이태는 합천을 자주 다녔다고 전해져 오고 있다. 매봉재는 유이태가 합천을 왕래하면서 넘던 고개이다. 사람들은 매봉재를 오르면서 힘이 들면

---
323) 『2009 산청의 한의학 전통과 한의학 연구』, 산청군청, 2009, 95-96p.

정상에서 쉬어 갔다. 유이태도 이곳의 정상에서 쉬어 갔었다고 전해지고 있다. 그러나 유이태가 쉬어갔다고 알리는 안내판은 설치되어 있지 않다.

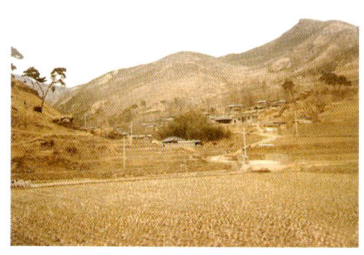
매봉재(1980년 3월 15일)

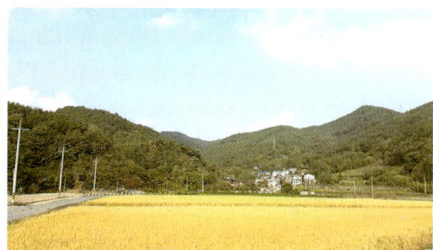
매봉재(2015년 10월)

→ 찾아가는 방법
대전·통영고속도로 생초IC를 나와 300m직진하면 3번국도가 나온다. 3번국도에서 오른쪽 진주방향으로 2.5km가면 생림교가 있다. 생림교 왼편에 산청군도가 있다. 생림교에서 월곡 방향으로 산청군도를 1.5km 직진하면 오른쪽에 마을이 있다. 이 마을이 송정이며 '유이태서실'이 있었던 곳이다. 여기서 압수 방향으로 1km 올라가면 압수마을이다. 압수마을 뒷산이 응봉산이다. 응봉산에는 '매봉재'가 있다.

❖ 관 동 : 산청군 생초면 신연리 관동(관말)마을

임금의 환후(患候)가 발생하면 내의원의 어의들이 병을 치료한다. 그러나 어의들이 임금의 환후를 치료하지 못하면 전국의 명의들을 대궐로 불러들여 임금을 치료하게 한다. 이것을 '의약동참'이라고 한다.

유이태는 1710년과 1713년 나라에서 의약에 동참하라는 명(命)을 받고 한양을 방문한 바 있다. 1713년 11월 국왕 숙종의 위급한 환후가 발생하였고 12월 초에 나라에서 경상관찰사에게 명(命)하여 산음현 생림촌의 명의 유이태를 한양으로 긴급히 소환하였다. 유이태는 경상관찰사가 제공한 말을 타고 관동에서 한양으로 출발하였다. 생초면 사람들은 유이태가 말을 타고 떠난 장소를 '관동' 또는 '관말'이라고 부른다. 그러나 이곳을 안내하는 안내판은 설치되어 있지 않다.

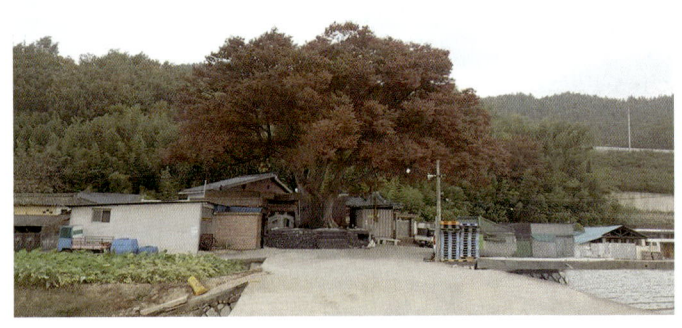

관동·관말 마을

→ 찾아가는 방법
대전·통영 고속도로 생초IC를 나와서 300m 직진하면 3번국도가 나온다. 3번국도에서 오른쪽 진주방향으로 2.5km 내려오면 왼편이 신연마을이 나온다. 신연마을은 유이태가 인술(仁術)을 폈던 곳이다. 신연마을에서 800m 진주 방향으로 내려가면 왼편에 마을이 있는데 이곳이 관동 또는 관말이다.

❖ 생림(生林)과 경호강(鏡湖江)

『유이태유고』에 생림과 경호강에 관한 기록이 남아 있다. 경호강은 진주시·산청군·함양군에 걸쳐 있는 남강 상류의 하천이다. 지리산에서 흘러내려오는 임천과 덕유산에서 흘러내려오는 남강천이 마주치는 곳이 산청군 생초면 어서리 강정이다. 경호강은 두물머리 강정에서 시작하여 진주 진양호까지 80여리(약32km)에 걸쳐 흐른다. 경호강은 단순한 강이 아니다. 유이태의 지나온 세월과 의술활동이 고스란히 담겨진 강이다. 유이태의 사우(師友)들이 「조사(弔詞)」를 보낼 때 경호강에 유이태를 그리는 그의 마음을 맡겼던 것을 볼 수 있다.

참봉 정중원은 "산음에는 옛집만 남아 있고 경호강에 처량한 바람이 분다."라며 유이태를 그리워하였다.

稽山餘古宅(계산여고댁)   산음에 고택만 남아 있고
鏡水凄風吹(경수처풍취)   경호강에 처량한 바람 부네. ≪參奉 정중원≫

찰방 이세일 또한 유이태가 없는 생림을 생각하면서 쓸쓸한 감회를 적고 있다. "이곳을 지나니 가슴이 저리며 그토록 보고 싶던 벗은 떠나고 하얀 눈발이 날리는 이곳에 서니 애잔하게 가슴을 쓸어낸다."라고 말하였다.

欲知舊客傷心地(욕지구객상심지)	옛 나그네 마음 상한 것을 알고자 하니
正想山陰雪滿船(정상산음설만선)	바로 산음(山陰)에서 가득 눈 실은 배를 상상하네.
回首生林跡已陳(회수생림적이진)	생림(生林)을 돌아보아도 자취는 이미 아득하니
不堪題詠淚沾巾(불감제영루첨건)	만시를 지으면서 눈물이 수건을 적시네.

≪찰방 이세일≫

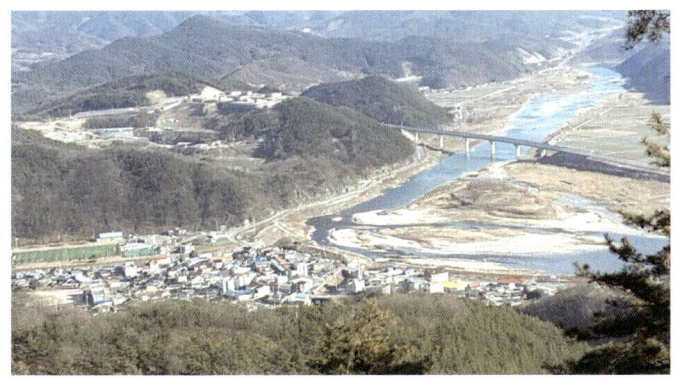

경호강과 생림 그리고 생초면 소재지

〈소년과 지네〉

구연자 : 유우윤(劉又潤). 경남 산청군 생초면 월곡리 624. 1963년 1월.

어느 날 신연당 유이태 의원이 마산을 가던 도중 어느 커다란 동네 앞을 지나가는데 커다란 기와집에서 여인들이 아이를 살려달라고 울부짖는 소리가 났다. 가던 걸음을 멈추고 그 집으로 갔다. 유이태 의원이 기와집 대문을 두드리니 하인이 나왔다. 하인에게 주인을 뵙고 싶다."라고 이야기하니 하인이 유이태 의원을 주인에게 인도하였다. 유이태 의원이 그 집 주인에게 "무슨 일이 났느냐?"고 물으니 주인이 "조금 전까지도 잘 놀던 우리 손자가 갑자기 사경을 헤매고 있다."고 하였다. "나는 산청에 살고 있는 유이태라는 의원이오. 손자의 상태를 살펴보고 싶습니다."라고 하니 주인이 유이태 의원 손을 잡고 "우리 손자를 살려 달라."고 하면서 안채로 유이태 의원을 모시고 갔다. 환자를 진맥하여 보니 온 몸에 독이 퍼지고 있는 상태이었다. 유이태 의원이 아기 어머니에게 "왜 잘 놀던 아이가 갑자기 이렇게 되었느냐?"고 물으니 아기의 어머니가 "마루 구석의 함지박에 있던 피리를 불다가 갑자기 이렇게 되었다"고 하였다. 유이태 의원이 그 집 하인에게 "살아 있는 닭 한 마리와 잘 드는 칼을 긴급히 가져오라."고 하였다. 유이태 의원은 하인이 잡아온 살아있는 닭의 모가지를 칼로 싹둑 자르고 난 후 피가 흐르는 닭 모가지를 아기의 입을 벌려 넣으니 아기의 입 안에서 지네 한 마리가 튀어 나왔다. 그제서야 사경을 헤매던 아기는 경기를 멈추게 되었다. 아이는 차츰차츰 생기가 돌게 되었다. 아기에게 먹을 약을 지어 주고 가던 길을 가셨다. 아기의 할아버지가 "나의 외동 손자의 생명의 은인이니 소원을 말하라.고 하니 "의원은 환자를 돌보는 것이 하늘이 내린 명령인바 소원은 없다. 다만 손자를 잘 키우라."고 하면서 유이태 의원은 어떤 사례도 받지 않고 가던 길을 갔다.

2) 거창 유적지

선사시대부터 일찍이 삶을 터전을 마련하여 인간이 살기 시작한 거창군은 삼국시대에는 신라, 백제, 가야 문화의 각축장으로 고대문화가 융성하였다. 넓은 뜰, 넓은 벌판을 뜻에서 거열, 거타 등으로 불리어오다가 통일신라시대 757년에 처음으로 거창군으로 칭하였다. 고려시대에 거창현, 감음현, 가소현으로 분리 통합과정을 거쳐 조선시대 1414년에 제창현으로 칭하다가 1739년에 거창부로 승격하고 1895년에 거창군으로 개칭한 후 오늘에 이르고 있다. 영·호남의 접경지(88고속도로 통과)로 경남 최 서북부에 위치한 교통의 요충지이다. 표고 200m이상으로 기온의 연교차 및 일교차가 심한 내륙고산분지로 3대 국립공원(지리산·덕유산·가야산)중심부 위치하여 자연경관 수려하며 수승대관광지, 금원산자연휴양림, 월성계곡, 가조온천 등 관광지가 있다.

유이태가 태어났던 거창군 위천면에도 많은 유적지가 남아 있다. 유이태의 '생가', 학문을 배웠던 '서당', 1714년 숙종의 병환을 치료하고 어의를 사임한 후 산청으로 돌아오면서 거창 위천을 들러 참봉 정중원과 술잔을 주고받으면서 대화를 나누었던 '동계저택', 서당을 다닐 때 여우 처녀와 사랑을 나누었던 '이태사랑바위', 뱀을 치료해 주고 보은으로 사침(蛇針)을 받은 '침대롱바위', 선조들이 잠들어 있는 선영 '황산', 조부를 문안드리기 위하여 넘었던 '다름재' 등의 유적지가 있다.

❖ 생 가 : 거창군 위천면 사마리 위천중학교

거창군 위천면 사마리(현재 지명 장기리)는 유이태의 조상들이 대대로 살던 곳이다. "충신은 불사이군이다."라고 하면서 출사하지 않고 후학을 가르친 10대조 유환, 양령대군의 손서인 7대조 유귀손, 1597년 정유재란 때 함양군 안의면 황석산성에서 순절한 의병장인 고조부 유명개, 효자로서 나라로부터 복호를 받은 조부 그리고 부친이 태어났던 곳이다.

전해오는 말에 따르면 유이태는 거창 위천에서 태어났다. 그가 10세 전후에 생림 신연으로 옮겨가서 생가의 정확한 위치를 알 수는 없으나 위천중학교의 터라고 전해지고 있다. 명의가 태어난 장소는 길지(吉地)라 학교 등 사람이 많이 모이는 장소로 바뀐 곳이 많다고 전해지고 있다.

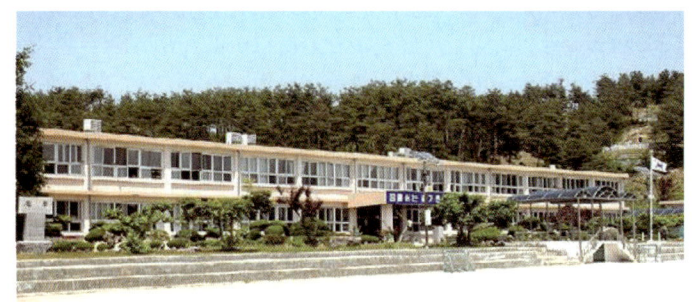

생가 : 거창군 위천면 사마리 위천중학교

→ 찾아가는 방법
거창읍에서 진주방향 3번국도와 안의읍에서 거창읍 방향 3번국도를 가면 마리면 삼거리에 도착한다. 이곳에서 위천 수승대 방향으로 들어오면 오른편에 위천중학교가 있다. 마리면 삼거리에서 위천중학교까지는 약 7.1km이다. 위천중학교에 있는 터의 한 부분이 유이태가 태어난 곳이라고 전하는 사람이 있다.

❖ **이태사랑바위** : 위천면 황산리 산40-1임

'이태사랑바위' 설화는 『거창군지』324)와 『거창의 명승지의 역사와 전설』325)에 채록되어 있다. 위천중학교에서 거창의 명승지인 수승대로 가는 중간쯤 왼편에 커다란 바위가 있다. 이 바위는 '이태사랑바위' 또는 '척수대'라고 불린다. '이태사랑바위'는 유이태가 외가가 있는 산청군 생초면 신연리로 이주하기 이전에 사마리에서 수승대 구주서당(龜州書堂)을 다닐 때 여우처녀와 사랑을 나누었던 곳이다. 이때 유이태는 여우처녀로부터 신기한

---

324) 제5편 민속문화 제1장 설화. 『거창군지』. 거창군청. 19997년 6월. 1101-1102p.
325) 박종섭. 『거창의 명승지의 역사와 전설』. 문창사. 1997. 64-66p.

구슬을 받고 기억력이 천재가 되었다는 전설이 전하여 내려오고 있다.

2009년 산청군청에서 발행한 『2009 산청의 한의학 전통과 한의약 문화연구』에는 유이태를 아래와 같이 '류의태'로 바꾸어 기록하고 있다.

> b의 설화내용 중 다시 "거창군 위천면 서마리"라는 지역이 나오는데 이 설화의 내용 중 류의태가 구미호에 홀린 설화의 내용을 살펴보면 전설속 류의태가 밤마다 류의태를 기다리는 장소인 수승대搜勝臺에 관한 이야기가 나온다.326)

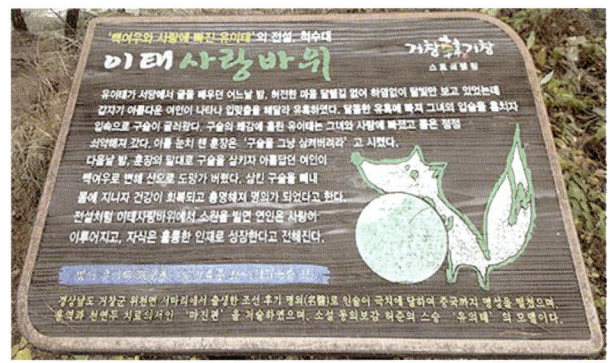

이태사랑바위 안내판

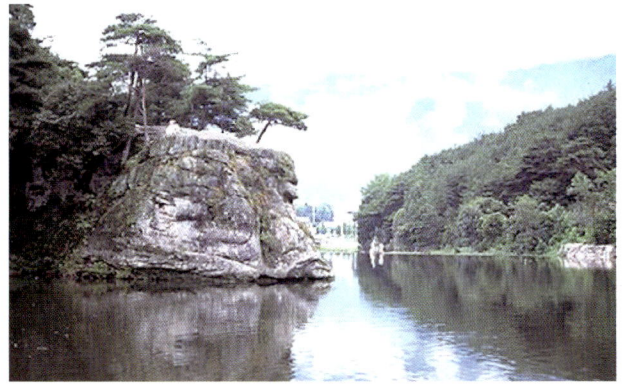

수승대에서 바라본 이태사랑바위 사진 : 거창군청 제공

→ 찾아가는 방법

거창읍에서 진주방향 3번국도와 안의읍에서 거창읍 방향 3번국도를 가면 마리면 삼거리에 도착한다. 이곳에서 위천 수승대 방향으로 들어오면 오른편에 위천

---

326)『2009 산청의 한의학 전통과 한의학 연구』, 산청군청, 2009, 86p.

중학교가 있고, 마리면 삼거리에서 위천중학교까지는 약 7.1km이다. 여기서 수승대 방향으로 들어오면 수승대 50m 전방의 왼쪽편이 '이태사랑바위'이다. 이곳이 유이태가 여우 처녀와 사랑을 나누었다는 안내판이 설치되어 있다.

〈유이태와 여우 처녀〉

구연자 : 유경연(1933- , 거창군 위천면 장기리)

조선 숙종조에 유이태라는 유명한 의원이 있었다. 왕조실록에 의하면 숙종 39년에 국왕의 병환으로 전국의 명의를 불러 진료하게 한 일이 있었다. 그는 거창군 위천면 서마리에서 출생한 거창인이다. 그가 어천(지금 수승대 입구에 있는 속칭 어나리)에 있는 서당에서 글공부를 할 때의 일이다. 유이태가 밤늦게까지 공부를 하고 있으면 밤마다 예쁜 아가씨가 나타나서 유혹을 하였다. 그럴 때마다 그는 마음을 굳게 가지어 독서에 전념하였는데 어느 날 달 밝은 밤에 이상하게 마음이 허전하여 수승대에 올라 중천의 달을 보고 있는데 또 그 미녀 아가씨가 나타나 단 한번만 입맞춤이라도 하여 달라고 애원을 하니 그는 그녀의 간절한 청을 거절할 수가 없어 단 한번만 입맞춤하기로 하였다. 그녀와의 접촉에서 더할 수 없는 황홀감과 달콤함을 실감하고 신비로운 향기에 도취되어 있는데 그녀의 혀끝에서 감미로운 구슬이 굴러 들어와 형용하기 어려운 쾌감에 젖을 때면 구슬은 다시 그녀의 입으로 빨려 갔다. 이렇게 두 사람의 입으로 구슬이 내왕을 거듭하는 동안의 긴 애무 끝에 그녀는 작별을 고하고 사라졌다. 이와 같은 일이 연일 계속되어 유이태는 밤이면 그녀를 그리워하게 되고 일각이 여삼추라 이러한 밤이 수십 일 계속되는 동안에 유이태의 안색은 점점 창백하여지고 몸은 야위어 갔다. 이상하게 생각한 서당 훈장은 그에게 사연을 물으니 자신의 쇠약을 근심하던 그는 그 사유를 순순히 고했다. 고백을 들은 훈장은 심사숙고한 끝에 "그 구슬이 너의 입에 굴러들 때 삼켜라"고 하였다. 그날 밤에도 예외 없이 두 남녀의 밀회는 계속되고 있었다. 문득 스승의 말씀이 떠올라 굴러 들어온 구슬을 눈을 딱 감고 꿀컥 삼켰다. 그리하였더니 그렇게도 아름다웠던 그 아가씨는 순식간에 비명을 지르면서 한 마리의 흰여우가 되어 달아나는 것이 아닌가. 훈장에게 그 사실을 알리니 다음날 뒷간에서 그 구슬을 찾아와 소중히 간직하라고 하였다(『거창군지』와 『위천면지』에 채록된 내용과 유사하다).

❖ 서 당 : 위천면 황산리 수승대 내 구주서당

서부경남 지역에서는 예로부터 안의삼동(安義三洞)의 경승(景勝)을 찬미하였다. 안의삼동은 함양의 화림동과 심진동, 거창의 원학동을 일컫는 말이다. 원학동의 제일의 경관은 수승대이다. 이곳은 조선 중기의 문인 신권327)이 관직에 나가지 않고 자연을 벗 삼아 후학을 양성했던 곳이다.

유이태는 10세 전후에 외가인 산음현 생림촌 신연으로 이주하기 전에 수승대 근처의 서당에 다녔다고 설화에 기록되어 있다.328) 그 당시 (1660년대) 위천면에는 구주서당 이외는 없었다고 전해지므로 유이태는 구주서당(龜州書堂)에 다닌 것으로 추정된다.

구주서당은 거창군 위천면 황산리에 있었다.

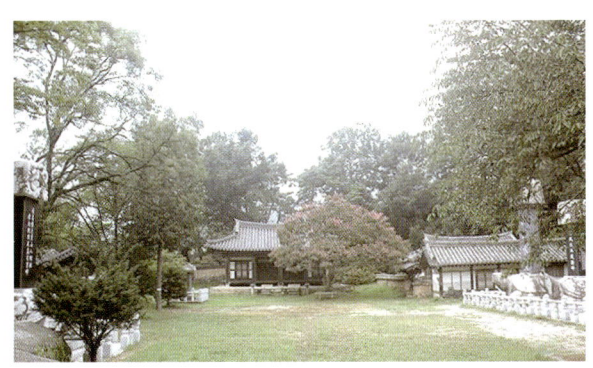

구주서당(거창군청 제공)

1694년 지방 유림이 요수 신권의 학문과 덕행을 추모하기 위하여 이곳에 서원을 창건하여 위패를 모셨고 그 서원의 명칭은 구연서원으로 변경되었다. 그러나 대원군의 서원 철폐령으로 철거되어 위치만 전해지고 있는데 수승대 내에 위치하고 있다.

→ 찾아가는 방법
거창읍에서 진주방향 3번국도와 안의읍에서 거창읍 방향 3번국도를 가면 마리면 삼거리에 도착한다. 이곳에서 위천 수승대 방향으로 들어오면 수승대가 있다. 마리면 삼거리에서 수승대까지는 약 7.7km이다. 수승대 내에 구주서당이 있던 자리가 표시되어 있다.

---

327) 신권(愼權, 1501-1573). 자 언중, 호 요수. 선교랑 훈도. 처부 지평에 증직 진사 석천 임득번. 구암 이정과 갈천 임훈 학문 연마. 묘 안의현 초점 선영.
328) 제5편 민속문화 제1장 설화. 『거창군지』. 거창군청. 19997년 6월. 1101-1102p.

❖ 동계고택 : 경상남도 거창군 위천면 강동1길 13 정온 생가

고조부와 조부가 잠들어 있는 선영과 처가가 있는 위천을 방문할 때면 유이태는 위천의 여러 사우들과 대화를 나누었다. 그리고 병자들을 치료하였다.

유이태는 어의를 사임하고 한양에서 산음으로 돌아오면서 선영이 있는 거창군 위천을 들렀다. 그는 위천 강천 참봉 정중원의 집에서 1714년 8월 15일 추석까지 술잔을 나누면서 정중원에게 산음에서 출발하여 한양에서 있었던 일들에 대해 설명하고 담소를 나누었다. 이때 정중원은 귀밑머리가 백발이 된 유이태를 바라보면서 세월의 무상함을 노래하였다.

去時雨雪霏(거시우설비)	(지난해 겨울) 떠날 때에 눈비가 내렸는데
歸來老炎曦(귀래로염희)	돌아올 때에는 늦더위가 한창이라.
試看其鬢髮(시간기빈발)	그(유이태)의 귀밑머리 보니
斗覺白差差(두각백차차)	어느 덧 하얗게 되었더라.
把我一杯酒(파아일배주)	나와 한 잔의 술을 마시면서
中秋申閑媚(중추신한미)	추석까지 한가롭게 보냈다. 《참봉 정중원》

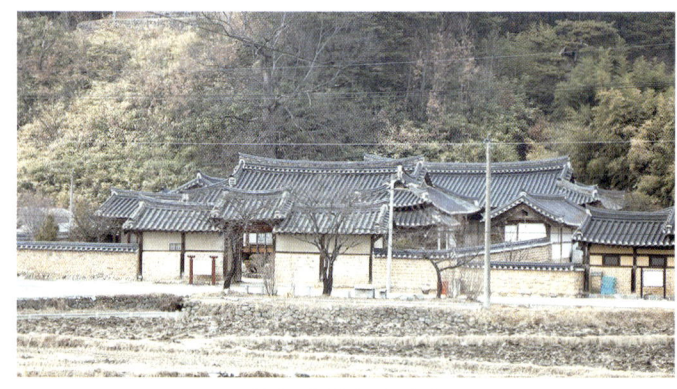

동계고택 (거창군청 제공)

➜ 찾아가는 방법

거창읍에서 진주방향 3번국도와 안의읍에서 거창읍 방향 3번국도를 가면 마리면 삼거리에 도착한다. 이곳에서 위천면 수승대 방향으로 들어온다. 마리면 삼거리에서 위천교까지는 7km이다. 위천교 사거리에서 좌회전하여 위천교를 건너 강천리로 들어가면 국가주요 민속문화재 동계 정온 고택이 있다. 위천교 사거리에서 600미터 거리이다.

❖ **침대롱바위** : 거창군 위천면 장기리 산3임

침대롱바위는 『거창군지』에 "마을 동남쪽 100m에 있다. 숙종 때의 명의 유이태가 나라에서 내린 '침을 받았던 자리'라고 한다."로 기록되어 있다.329)

어느 날 유이태가 집에서 쉬고 있는데 커다란 뱀이 유이태를 찾아와 병을 고쳐달라고 하였다. 유이태가 뱀의 입을 벌려보니 뱀의 이빨 사이에 사람의 비녀가 꽂혀 있었다. 유이태는 뱀의 이빨 사이의 비녀를 빼어주고 치료하여 주었다. 뱀은 병을 고쳐준데 대한 보은(報恩)으로 어느 날 그를 방문하여 아홉 개의 침을 전해주었다고 한다. 이 침(鍼)들을 사침(蛇針)이라고 불렀으며 사침에 대한 전설이 전해지는 이 바위가 '침대롱바위'이다. 위천면 사람들은 '침대롱바위'를 '침바우'로 부른다.

'침대롱바위'는 2009년 산청군청에서 발행한 『2009 산청의 한의학 전통과 한의약 문화연구』 책자에 유이태 이름을 아래와 같이 '류의태'로 바뀌어 기록되어 있다.

> 설화가 구전된 지역은 조금씩 달라도 그 내용의 맥이 류의태의 침대롱바위로 귀결된다.330)

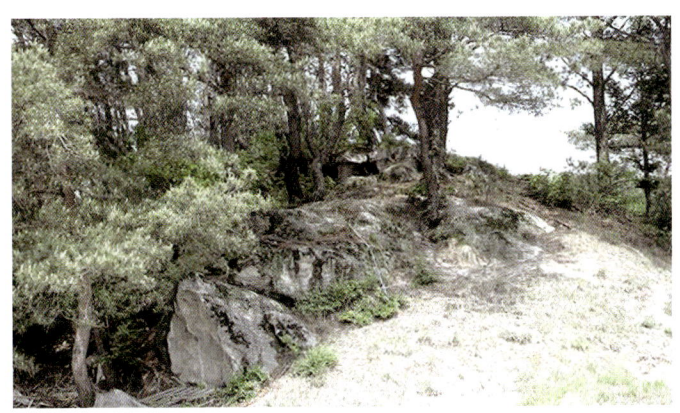

침대롱바위 (거창군청 제공)

---

329) 제2편 역사적인 변천. 위천면. 거창군지 1997. 210p.
330) 『2009 산청의 한의학 전통과 한의학 연구』. 산청군청. 2009. 86p.

신연당(新淵堂)과 사침(蛇針)

** 구연자 : 윤한거(1921-2002). 산청군 생초면 월곡리 311. 채록 : 2001년 3월

신연당 유이태가 의원으로서 명성을 떨치고 있던 어느 날 집에서 창문을 열고 책을 읽고 있는데, 사람 크기의 커다란 구렁이가 마루로 기어올라 왔다. 신연당이 뱀에게 "너는 야생 짐승인데 어떻게 사람의 집에 들어오느냐? 네가 나를 잡아먹으려고 왔느냐?"고 꾸중을 하였더니 뱀은 그런 뜻이 아니라는 것을 말하는 듯 고개를 좌우로 흔들었다. 그래서 신연당이 "네가 어디 아프냐?"고 물으니 그 뱀은 고개를 끄덕끄덕 하였다. 신연당이 "아픈 곳이 어디냐."고 물으니 뱀이 입을 벌려 주었다. 뱀의 입 안을 들려다 보니 이빨 사이에 사람의 비녀가 꽂혀 있었다. 비녀가 꽂혀 있는 곳에는 상처가 나서 고름이 가득하였다. 신연당은 그 뱀에게 "사람을 잡아먹었으니 너는 나쁜 짐승이다." 꾸짖으면서 "치료를 하여줄 수 없다."고 하니 그 뱀은 신연당에게 머리를 조아리고 잘못 빌었다. 신연당이 "다시는 사람을 잡아먹지 않는다고 약속을 하면 치료를 하여 주마." 라고 말하니 뱀은 머리를 숙이고 그리고 꼬리를 흔들며 약속을 하였다. 신연당이 뱀의 잇몸 깊숙이 꽂혀 있는 비녀를 빼주고 농이 있던 곳에 모든 고름을 빼내고 고약을 붙여 주었다. 치료를 받은 뱀은 고맙다는 인사를 하고 사라졌다. 한 달이 지난 어느 날 대낮에 신연당으로부터 치료를 받은 그 뱀이 아기 뱀들을 거느리고 신연당을 찾아왔다. 신연당이 뱀에게 꾸중을 하면서 "치료를 하여 주었으면 되었지 사람들이 놀랄 수 있는 데 무엇 때문에 왔느냐?"고 물었더니, 이번에는 고맙다는 인사를 하면서 혀를 내밀었다. 혀끝에는 반짝 반짝 빛나는 9개의 은침들이 있었다. 뱀이 혀를 길게 내어서 신연당에게 가져가라는 행동을 하였다. 신연당이 "이 침들을 내가 가지라는 말이냐?"고 물으니 그 뱀은 고개를 끄덕끄덕 하였다. 신연당이 뱀에게 "고맙다."고 하였더니 도리어 미안한 듯이 더 큰 것을 못해준 것을 아쉬워하면서 새끼들과 함께 신연당에게 절을 하고 집 밖으로 나갔다. 그 후 사침을 가져다 준 뱀들은 신연당 집과 동네에 나타나지 아니했다고 한다. 뱀은 자신을 치료하여 준 유이태 의원에게 침을 선물하는 것으로 보은을 한 것이었다. 이 침들은 사침으로 불렀으며 신연당이 사침을 환자의 몸에 꽂으면 환자는 전혀 통증을 느끼지 못하였고 사침을 맞은 환자는 모두 곧바로 완쾌하였다고 한다. 신연당의 침술은 전국에 알려지게 되었고, 명성을 날리게 되었다. 신연당의 사침도 신연당이 세상을 떠나면서 사라졌다고 전해지고 있다.

➜ 찾아가는 방법

거창읍에서 진주방향 3번국도와 안의읍에서 거창읍 방향 3번국도를 타고가면 마리면 삼거리에 도착한다. 이곳에서 위천면 수승대 방향으로 들어온다. 마리면 삼거리에서 위천교까지는 7km이다. 위천교 사거리에서 우회전하여 가면 왼편에 위천교회가 있고, 위천교회 입구 오른편 산에 '침대롱바위'가 있다. 위천교 앞 사거리에서 200미터 거리이다.

❖ 황 산 : 거창군 위천면 황산리 산15임

황산은 『한국구비문학대계』 거창군 위천면 「설화32」에 나온다.331) 거창군 위천면 「설화32」의 제목은 '신연당 유의태'로 기록되어 있다. 이 설화에 두 개의 지명-황산과 다름재-이 채록되어 있다. 황산은 유이태의 7대조 유귀손, 고조부 유명개, 조부 유유도가 잠들어 있는 곳이다.

2009년 산청군청에서 발행한 『2009 산청의 한의학 전통과 한의약 문화연구』 책자에서는 '신연당 유이태' 설화를 '신연당 류의태' 설화라고 바꾸어 기록하였고 거창군 위천면의 황산을 '전라북도 남원시 운봉읍 가산리'라고 사실과 다르게 기록하고 있다.332)

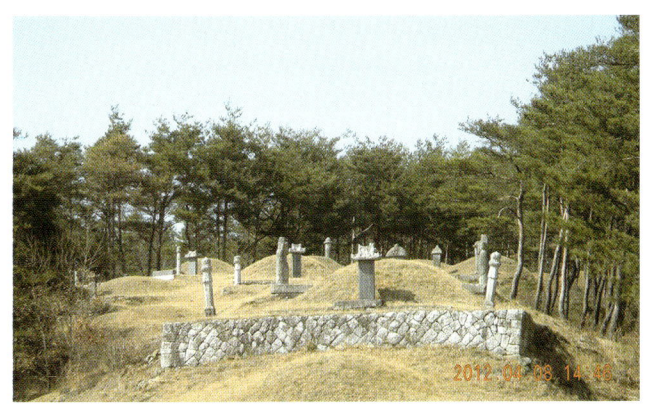

황산(유이태 선조들이 잠들고 있는 선영)

〈신연당 유이태〉

출전 :『한국구비문학대계』(신연당 유의태), 『거창군지』(신연당 유이태)

(전략) 이 조선 나라에 유의태 아이마 병을 못 나순다. 이래 돼가 주고 그래 참 그 나라에 가서 참 천자병을 낫았거등요. 그래 나수고(낫게하고) 나이 인제 그 나라에서 인자 벼실(벼슬)을 준기라 말이라. 그래 그 벼슬을 가주(가지고) 나오면, 우리나라에서는 참 그 벼슬을 받을 수가 없는 거예요. 왜 그러냐하면 그 벼슬을 받아 가주고 오

---

331) 신연당 유이태. 『한국구비문학대계』 8-8. 한국정신문화연구원. 1981. 486-489p.
332) 『2009 산청의 한의학 전통과 한의학 연구』. 산청군청. 2009. 89p.

만(오면) 우리나라에서는 아, 임금보담도 더 높은 벼실을 들다 보이는 것 같다 말이지요. 그 벼실을 가주고 고향에 돌아올 수가 없거등. 그래서 저어이 인자 그 벼실을 사면을 하고 그래 참 고향에 인자 돌아 오셨더라 말이지. (중략) 우리나라도 의술이 아 중국 겉은데(같은) 가서 천자병을 낫았으니까 그 참 약간 영광시런 얘기냐 말이요? 그래 인자 국가에서 갖다 말이지 벼실을 줄라꼬 하니까 비슬도 꼭 아니할라 하거등. "그러문 소원이 뭐냐?" 이라께 "아, 나는 소원도 별반 없심더. 우리 성반(姓班)에 성문(석물 : 상석)이나 좀 해돌라(하여달라)"꼬 이랬다 말이제. [청중 : 웃음] 그래서 여 다름재라 카는데 하고 여 황산이라 카는데 하고 그래 성문 이런 성문을 해 놓은기 시방도 있는 거 입니더. 그래 참 과거에는 참 뭐 (중략) 그런 성문 안 했었지요. 그런데 그 때 돌이 모든 혜석(惠石)이라 카거등요. (후략). 『한국구비문학대계』. 거창 위천면 설화32. 「신연당 유의태」

> → 찾아가는 방법
> 거창읍에서 진주방향 3번국도와 안의읍에서 거창읍 방향 3번국도를 가면 마리면 삼거리에 도착한다. 이곳에서 위천 수승대 방향으로 들어오면 수승대가 있다. 마리면 삼거리에서 수승대까지는 약 7.7km이다. 수승대 입구의 오른쪽이 황산마을이다. 수승대 주차장 입구에서 황산까지는 600미터 거리이다.

❖ **다름재** : 거창군 마리면과 위천면 중간에 위치한 고개이다.

다름재는 『한국구비문학대계』 거창군 위천면 「설화32」에 나온다.[333] 이 고개는 유이태가 나라로부터 복호를 받은 조부 유유도에게 문안을 드리기 위하여 넘어 다녔던 고개로 거창군 마리면 월계리에서 위천면 남산리 사이에 있다.

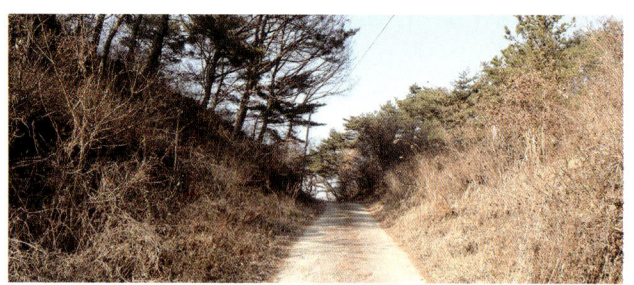

다름재 (조부를 뵙기 위하여 넘어 다녔던 고개)

---

333) 신연당 유의태. 『한국구비문학대계』 8-8. 한국정신문화연구원. 1981. 486-489p.

〈다름재와 거창 위천의 유적지〉

〈신연당 유의태〉

거창군 위천면 설화32. 1980.11.21., 구연자 : 유윤봉, 남 72세.

"저 유의태라 카는 이 어른은 참, 이 얘기는 보만 여러 가지로 많이 나와 있는데 이 어른이 참 호생(효성)이 지극할 뿐 아이라 의술에 참 매우 능했던 모냥이라여 우리 고향에는 여게 서바디(사마리)라 카는데 가마(가면) 유의태 침바우(침대롱바위) 라 카는기(라는 것이) 있고, 이 어른은 무슨 약을 물으로 가만(가면) 뭐이든지 고만 집어 (중략) 그래서 여 다름재라 카는데 하고 여 황산(유이태 선대의 묘가 있는 산 이름)이라 카는데 하고 그래 성문을 이런 성문을 해 놓은기, 시방도 있는 거 입니다. 그래 참 과거에는 참 뭐 다른 모도 대성받이 부자도 셌고 했지만 그런 성문 안 했었지요." (하략)

➔ 찾아가는 방법
거창읍에서 진주방향 3번국도와 안의읍에서 거창읍 방향 3번국도를 가면 마리면 삼거리에 도착한다. 이곳에서 위천 수승대 방향으로 2.7km 가면 왼편이 월계리이다. 월계리와 남산리 사이의 고개가 다름재이다.

3) 함양 유적지

❖ 도북(道北) 권희집

 유이태는 조부모가 생존해 있는 동안에 생초와 거창 위천을 자주 왕래하였다. 또한, 조부모가 세상을 떠난 후에도 변함없이 선영을 자주 참배하였다. 유이태가 산청 생초와 거창 위천을 왕래할 때 반드시 들렀던 마을이 있다. 그 마을은 도북으로 뒷산인 해발 553m의 골무산과 앞산인 해발 556m의 새암산으로 둘러싸인 분지형 마을이다. 도계촌(桃溪村)이라고도 불리며 생초와 안음(현재 지명 안의)를 중간에 있는 마을로 생초와 안의를 걸어서 왕래하는 사람들이 다니는 지름길이다.

 유이태의 둘째 딸은 권희의 셋째 며느리이다. 유이태는 위천을 왕래할 때 사돈을 만나고 딸의 얼굴을 보기 위하여 도북에 들렀다. 그는 권희와 함께 회포를 풀고 토론을 하였으며 도북과 인근 마을에 거주하는 사람들의 병을 치료하여 주었다.

> 忘年先後 臭蘭之交契䇲深 不余卑鄙 緦切之誠意 懇至華旆 故山之來往 過路必息 討論 阻䟽之緖懷 撥藥弘多. 《권희》
> 나이의 선후를 잊고 난초의 향기와 같은 교분이 깊고도 깊었네. 나를 천하게 대하지 않고 벗으로 배려하는 성의와 정성을 다하였다. (생초와 위천을) 내왕334)할 때 지나는 길에 반드시 쉬어갔으며 보지 못한 답답한 회포를 토론할 적에는 병을 치료하는 약과 같은 경우가 허다했다. 《권희》

 필자는 권희의 집 위치는 파악하지 못했다. 유이태가 위천과 생초를 왕래하면서 반드시 들렀던 도북 마을을 소개한다.

---

334) 산청 생초와 거창 위천을 오고 갈 때를 말한다.

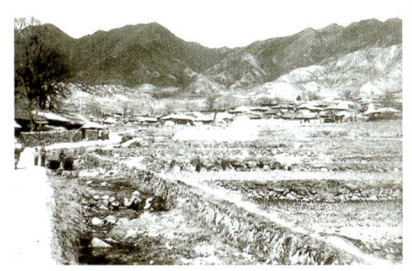
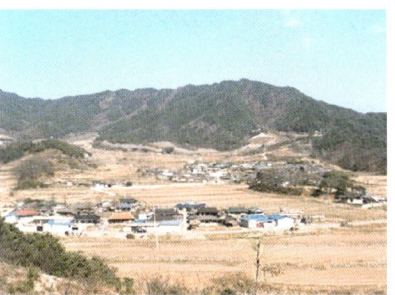

함양 도북 흑백(1970년)   함양 도북 칼라(2013년)(거창군청 제공)

→ 찾아가는 방법
생초에서 본통재를 넘어 3번국도를 따라 가다가 수동면 소재지 입구의 화산리 3거리가 있다. 이곳에서 남상면 방향 죽산리로 3.6km 직진하면 죽산 3거리이다. 죽산 3거리에서 왼편 하교리를 들어가 3.2km 직진하면 오른편에 마을이 있다. 이 마을이 도북이다. 안의읍에서 3번국도를 따라 수동으로 가면 내백리가 있다. 내백리 입구에서 좌회전한다. 여기서 3.8km 직진하면 왼편에 도북마을이 있다.

❖ 황암사

황암사는 함양군 서하면 황산리 38번지에 있다. 황암사는 1714년 건립되었다. 이곳에는 1597년 정유재란 때 왜적(가토 기요마사·加藤淸正 군대)들과 맞서 싸우다가 황석산성에 순절한 의병들의 위패를 봉안하고 있다.

황석산성의 남문은 안음현감 존재 곽준, 서문은 전함양군수 조종도, 북문과 동문은 전(前)김해부사 백사림이 지켰다. 황석산성의 군무장(軍務將)은 유명개이다. 왜적이 물밀듯이 몰려오자 백사림은 북문을 열고 달아났다.[335] 그러나 곽준, 조종도와 유명개는 이곳에서 왜군과 끝까지 싸우다 순절하였다.

전쟁이 끝난 후 나라에서는 곽준은 병조참의로 그리고 조종도는 이조판서에 추증되었다. 그러나 유명개는 나라로부터 아무런 포충의 은전이 내려오지 아니하였다. 이때 안음의 선비들은 유명개에게 포충의 은전을 요청하는 통문(通文)을 발의하였다. 훗날 안음의 선비들은 예조에 『정장문』을 올

---

[335] "18일에는 대장 백사림이 성을 버리고 도망가니 성이 드디어 함락되어 선생과 조종도공은 전사하셨다." 충열공기념사업회, 『존재곽준실기』, 충열공기념사업회, 1984. 11. 15. 55p.

렸고 고종 때 나라에서 유명개에게 감찰의 증직 벼슬을 내렸다.

1715년 1월 유이태는 안음현 선비 40인들이 모임을 갖고 정유재란 경남 안의면 황석산성에서 순절한 의병장 유명개의 사당(사우·祠宇)을 건립을 발의하였다.

유이태는 늙은 몸으로 안음현을 방문하여 선비들이 고조부의 사당 건립을 발의하는 것을 지켜보았다. 이때 안음의 선비들이 모인 장소는 안음의 정유재란에서 순절한 안음현감 곽준 전함양군수 조종도 그리고 군무장 유명개의 위패가 있는 황암사로 전해지고 있다.

〈通文〉
(肅廟乙未正月二十七日本縣士林邊碩濟愼紀成林東尙鄭重漸四十人齊發 建祠之文)
右文爲通議事. 存齋大笑軒兩先生, 殉節之所, 褒忠之典, 始擧於百年之後. 廟貌將成, 妥靈有期, 此實爲盛世之美事, 士民之所大幸. 而吾鄕又有不可泯滅者存焉, 座首義士劉公之從死於黃石, 內禁衛鄭公之死於晋陽, 是也. 劉公, 則郭公特授鄕任, 以掌軍務. (하략).

통문
(숙종 을미-1715년- 正月 二十七日 본현(本縣)의 사림(士林) 邊碩濟, 愼紀成, 林東尙, 鄭重漸 등 사십인이 사우를 건립할 것을 발의한 글)

오른쪽 글은 함께 의논할 것. 존재(存齋)·대소헌(大笑軒) 두 분 선생이 순절한 곳에 포충(褒忠)336)의 은전(恩典)337)이 백년이 흐른 뒤에 비로소 거행되었다. 묘우(廟宇)338)의 모습이 장차 이루어지려 하고 그 혼령을 모실 날이 멀지 않았으니 이는 실로 성세(盛世)339)의 아름다운 일이요 사민(士民)340)이 크게 다행으로 여기는 일이다. 우리 고을에 또 자취나 흔적이 없어지지 않고 보존될 만한 이가 있으니 좌수(座首) 의사(義士) 유공이 황석산성에서 죽은 것과 내금위(內禁衛) 정공341)이 진주에서 순절한 일이 그것이다. 곽공이 유공(劉公)을 특별히 향임(鄕任)342)에 임명하여 군무를 관장하게 하였다. (하략).

---

336) 커다란 충성.
337) 예식.
338) 신위를 모신 집.
339) 태평성대.
340) 양반과 평민을 아울러 이르는 말.
341) 정용(鄭庸, 1539-1593). 자 자상, 호 중재. 본관 진주. 조선 중기의 의병장.
342) 좌수(座首).

→ 찾아가는 방법

대전·통영 고속도로 서상IC를 나오면 삼거리가 있다. 이 삼거리에서 우회전하여 안의 방향으로 12km가면 왼편에 황암사가 있다. 대전·통영 고속도로 지곡IC를 나와 안의 방향으로 직진하여 6.5km가면 3번국도와 마주친다. 이곳에서 좌회전하여 600미터를 가면 교북교차로 삼거리가 있다. 이 삼거리에서 좌회전하여 4.5km가면 서하교가 있다. 서하교를 통과하면 오른편이 황암사이다. 지곡IC에서 황암사까지 약 11.6km 거리이다.

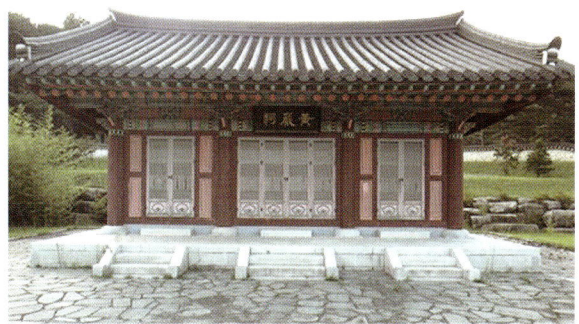

황암사 함양 서하 (함양군청 제공)

5. 설화 및 민속노래

유이태가 인술을 펼치며 병자들을 치료한 이야기들은 야담과 전설과 설화가 되었다. 그를 기억하는 노래가 아직도 사람들의 입으로 전하여 내려오고 있다.

1) 설 화

유이태 설화들은 위중한 병을 쉽게 고치는 비방(秘方)을 담은 이야기로 민중들의 슬기를 반영하고 있다. 그의 설화들은 『한국구비문학대계』에 17편이 수록되어 있고 다른 설화집들과 필자가 채록한 설화 등 모두 70여 편이 전해지고 있다. 유이태는 조선의 명의 가운데 가장 많은 의료설화를 남긴 의원이다.

유이태의 '유이태탕'과 '순산비방'은 『한국구비문학대계』에 채록되어 있고 『한국민족문화대백과사전』, 『두산백과사전』, 『국어국문학사전』에도 수록되어 있다.

필자는 『한국구비문학대계』와 다른 설화집에 채록되어 있는 설화, 산청군지와 다른 군지들에 채록되어 있는 설화들과 필자가 직접 수집한 유이태 설화들을 한 권의 책으로 그리고 유이태의 의료 설화 유형들을 분석한 책도 출판할 예정이다.

<드라마>와 『소설 동의보감』에는 한양에서 태의 양예수와 허준의 스승으로 묘사된 柳義泰가 침술 대결인 '구침지희(九鍼之戱)'를 벌이는 장면이 나온다. 이 '구침지희'는 유이태가 대구를 방문하던 도중 합천 근처의 마을에서 겪은 침술내기가 변형되어 <드라마>와 『소설 동의보감』에서 극적인 장면을 연출한 것이다. 이로 인해 많은 시청자들은 柳義泰라는 가공의 인물이 허준의 스승이라고 생각하지 않고 있다.

〈신연당(新淵堂)과 침술내기〉

구연자 : 유우윤(산청군 생초면 월곡리 624번지),
일자 : 1964년 1월. 거창유씨 가문에 전해오는 설화

신연당(新淵堂 : 유이태를 말함)께서 침술에 대가(大家)라는 명성을 떨치고 있던 젊은 시절 어느 날 대구에 볼일 있어서 합천 근처의 어느 고을 앞을 지나가는데 정자나무 아래 많은 사람들이 모여 있었다. 그 중 한 사람이 신연당을 알고 있었다. 그 사람이 동네 사람들에게 침술의 대가 명의 신연당이라고 소개하였다. 사람들이 신연당에게 다가와서 침을 놓아 달라고 하였다. 신연당의 침을 맞아 보니 통증이 없었다. 그 중 한 사람이 닭을 한 마리 잡아 와서 신연당에게 "신연당이 가지고 있는 9개의 모든 침을 닭에 꽂은 후 닭을 마당에 던졌을 때 닭이 쓰러지지 않고 잘 걸어가면 당신을 천하의 제일 명의라고 부르겠다."고 하면서 침술 내기를 두었다. 신연당은 "침은 내기를 두는 것이 아니고 오직 아픈 병자만 치료하는데 사용하는 물건이다."라고 사양하였더니 그 사람과 주변의 사람들이 "유이태는 명의도 아니고 겁이 많은 허명의 의사다."라고 조롱하여 하는 수 없이 닭에 단침에서 장침까지 9개의 침을 닭에 꽂은 후 닭을 마당에 던졌는데 닭은 침이 몸에 꽂히지 않은 상태와 같이 날개를 퍼덕이었으며 그리고 아무런 느낌도 없는 듯이 바르게 서서 걸어 다니면서 먹이를 먹었었다. 모여 있던 많은 사람들이 모두 머리를 허리를 숙이고 인사를 하며, "천하의 제일 명의는 산음의 유이태이다."라고 하였다.

〈4대 독자와 세 과부〉

구연자 : 김태곤(金台坤, 1931∼2006) 서울 동대문구 이문동2가 257-139
　　　　　　　본적 : 경남 산청군 생초면 어서리 302.
　　　　　　　일자 : 2000년 5월

어느 날 신연당이 친구들과 장기를 두고 있는데 환갑이 지난 여인네가 장기 두는데 와서 신연당에게 "유의원님, 우리집 외동 증손자가 병이 걸려서 큰일 입니다. 우리 증손자의 병이 없어지도록 약을 지어 주세요."라고 하였다. 두던 장기를 멈추고 "무슨 병이냐."고 물었더니 환갑이 지난 여인네가 탄식하면서 "우리 집에는 남편도 아들 하나 두고 죽었습니다. 아들도 젊은 나이에 아들 하나 놓고 이 어미 보다 먼저 죽었습니다. 그런데 손자가 장가를 갔는데 아들 하나를 놓고 젊은 나이에 이 할미 보다 먼저 죽었습니다. 이제 남은 것은 증손자 하나 밖에 없는데 증손자가 죽게 되었습니다. 제발 살려 주세요." 하였다. 신연당이 다시 병 증세를 물으니. 환갑이 지난 여인네가 "우리 증손자의 고환이 주먹 크기와 만큼 커져 있으니 이게 죽을 것이 아닙니까? 할애비도 아비도 이런 병으로 죽었으니 분명히 이 애도 죽을 것입니다." 신연당

이 여인네에게 두고 있던 장기판에서 때가 많이 붙어있는 졸(卒) 하나를 주면서 "이 것을 삶아 먹이면 그 병은 낫는다."고 하였다. 신연당은 두던 장기를 끝내고 집으로 돌아왔다. 며칠 뒤에 그 장소에서 친구들과 장기를 두고 있는데 지난번의 환갑이 지 난 여인네가 떡과 단술을 가지고 와서 장기를 두는 신연당에게 큰절을 하면서 "유의 원님 우리 증손자의 고환이 본래대로 되었습니다. 이제 죽지 않고 대를 이어 갈 수 있습니다. 정말 고맙습니다."하였다.

  환갑이 지난 여인네가 돌아간 다음에 친구들이 "장기 졸이 어떻게 약이 되느냐."고 신연당에게 물었다. 신연당이 "그 집 여인네들은 음기가 너무 세서 남자들이 요절을 하였다. 증손자는 4명의 음기가 센 여인네들이 그 애의 고환을 너무나도 많이 만져 음독 때문에 고환이 커졌다. 장기는 남자들만이 두는 것이다. 장기에는 양기만 모여 있다. 내가 장기의 졸(卒) 중에 가장 때가 많이 묻은 것을 준 것은 남자의 양기가 가장 많이 있는 것을 골라서 준 것이다. 이것을 삶아 먹으면 그 애의 고환에 들어 있는 음독(陰毒)과 장기 졸(卒)의 양기가 상극을 이루어 고환에 들어 있는 음독을 해독시 키는 것이다.

2) 민속노래(강강술래)

　MBC라디오가 전국 9개 도(道)의 민속노래를 채록하여 <한국민요대전CD>이라는 민속노래 모음집은 만들었다. <한국민요대전CD>에는 '강강술래'가 채록되어 있다. 충북에서 채록된 민속노래 가사에는 중국의 명의 편작이 나오며 경남에서 채록된 민속노래 가사에는 조선의 명의는 '유이태'이고 중국의 명의는 '화타'와 '편작'이라고 노래하고 있다.

우리나 동네 우리 동무	강강술래
잘도 한다. 잘도나 한다.	강강술래
뵈기도 좋다 우리 동무	강강술래
(중략)	
춘초는 연년이요	강강술래
왕소인들 귀불걸까	강강술래
하태 펜작 **유이태**도	강강술래
지병 날명을 몰라여서	강강술래
서산 행처 저문 날에	강강술래
실픈 혼백이 되어 있고	강강술래
우리가 살면 을매나 살까	강강술래
죽음에 들어 노소가 있나	강강술래
장안 청춘 소년들아 강강술래	
청춘세월로 허송을 마소!	강강술래
백발이 장차 미기 온다.	강강술래

(하략) 거제군 장목면 시방리/강강술래 노래 (1984, 10, 3/양또순, 여, 1906)

　'강강술래'를 불렀던 가창자는 나이 79세의 양또순이다. 그는 '강강술래'를 연회할 때 불렀던 것이 아니라 길쌈이나 여러 가지 일을 할 때와 심심할 때 불렀다고 말하였다. 채록한 장소는 내륙이 아닌 경남 거제군 장목면 시방리 바닷가이다. 채록자는 마산 MBC PD 전정효이다.
　이를 통해 유이태가 명의로서 널리 알려져 있었을 뿐만 아니라 일반 민중들의 마음속 깊이 자리 잡고 있었음을 알 수 있다.

Ⅳ. 인술을 펼친 심의(心醫) 유이태

 2015년 대한민국의 국민들은 중동호흡기 전염병 메르스의 공포에 떨었다. 조선시대에도 중동호흡기 전염병 '메르스'와 같은 무서운 전염병이 있었는데 바로 '홍역'이다.
 전염병 홍역이 마을을 스치고 지나가면 많은 사람들이 죽었다. 1600년대 후반까지 무서운 전염병 '홍역' 치료방법이 나오지 않았다. 또한, 의서『동의보감』에도 홍역 치료법은 수록되어 있지 않다.
 이러한 전염병의 공포 속에 떨고 있던 조선의 수많은 백성들을 구한 인물은 산음의 유이태로 조선인 최초로 홍역 치료 의서를 저술하였다.
 그런데 유이태가 인술을 펼치며 굶주림에 죽어가는 사람들을 구하였던 그의 고향 산청에는 '유이태'의 이름이 가상의 인물 '柳義泰'로 바뀌어 기록되어 있다. 이는 참으로 안타까운 일이다.
 유이태가 남긴 저서, 서실, 설화 속의 유적지(약수터·낚시터·침대롱바위·황산·다름재)와『한국구비문학대계』에 채록되어 있는 의료 설화들은 산청군청 문화관광과 담당자들에 의하여 허구의 인물인 柳義泰로 바뀌었다. 그들에 의하여 인위적(人爲的)으로 만들어진 柳義泰라는 허구의 인물은 실존인물이 되어 산청 동의보감촌의 상징적인 인물이 되었고, 가묘와 묘비·동상·기념비가 건립되었으며 한의학박물관과 산청박물관에 영정이 전시되었던 바가 있었고 그뿐만 아니라 산청군청 홈페이지에도 '산청을 빛낸 인물'로 선정되어 게시된바 있다.
 산청박물관에는 실존인물 유이태는 배제되고 허구의 인물 柳義泰의 영정이 전시되어 있다. 산청관광지도에도 실존인물 유이태의 '장군수약수터'는 없고 문헌에도 없는 허구의 인물인 '류의태약수터'가 표기되어 있다.
 실존인물인 유이태는 산청을 조선의 홍역 치료의 발상지로 만들었으며

『마진편』과 『인서문견록』 등 여러 권의 의서를 저술하였다. 그가 인술을 펼쳤던 혜민국(집)과 후학들을 가르쳤던 서실, 그가 잠들고 있는 묘소와 환자들의 병을 치료하였던 약수터 그리고 그가 휴식을 취하며 낚시를 하였던 낚시터 등 여러 유적지가 현존하고 있다.

유이태는 홍역전문치료서 『마진편』를 포함하여 모두 7권의 의서를 저술했다고 전해지나 현재 남겨진 저서는 『마진편』·『인서문견록』·『실험단방』 등 3권뿐이다. 2권은 1975년 대학교수라는 사람이 가져갔고, 다른 2권은 1941년대 초반에 화재로 소실되었다. 이외에도 유이태의 친구들이 그를 기리는 글을 묶은 『유이태 유고』, 예조에 올린 『유이태 효행장』과 경상도 감영에 올린 『정영장』 그리고 『간찰』이 전해지고 있다.

유이태는 입신양명(立身揚名)의 뜻을 접고 의학에 입문하여 일생동안 정도(正道)·효도(孝道)·의도(懿道)·의도(醫道)·수도(壽道) 등 5도(五道)를 실천하였다.

그는 굶주림에 죽어가는 사람들을 위해 자신이 가지고 있는 곡식뿐만 아니라 친구들의 곡식들을 빌려와 사람들에게 곡식을 나누어 주었다.

그는 조선의 의원 중에서 가장 많은 명의설화를 남겼으며 민속노래 '강강술래'에 채록된 조선의 유일한 의원이다. 그가 '강강술래'에 채록되어 있는 이유는 나라의 부름을 받아 어의를 지낸 기간을 제외하고는 오직 환자들과 생사고락을 함께하였던 민중의(民衆醫)로서 위민(爲民)·애민(愛民)의 박애정신으로 인술을 펼친 조선의 참 의원이었기 때문이다.

유이태는 참 의원의 도리를 지키면서 병에 걸려 찾아오는 환자들과 증세를 적어온 모든 사람들에게 남녀노소를 막론하고 귀천(貴賤)·친소(親疎)·빈부(貧富)·민관(民官)을 구분하지 않았다. 그는 오로지 지극 정성의 마음으로 환자를 위로하고 치료하였던 심의(心醫)이며 죽은 사람을 살린다는 신의(神醫)로 불려졌다.

허준의 스승으로 알려진
柳義泰는
누구인가?

二.
허준의 스승으로 알려진 柳義泰는 누구인가?

『동의보감』의 편찬자 허준의 생애 및 그가 남긴 업적에 대해 상세하게 아는 사람은 많지 않다. 설령 학문적 깊이가 있다 할지라도 그의 삶을 깊이 있게 조명한 연구는 거의 없는 실정이다. 그런데 소설과 드라마가 나오면서 허준에 대한 많은 정보들이 쏟아져 나오게 되었다.

1975년 소설가 이은성이 집필한 허준의 일대기에 관한 내용을 문화방송에서 <집념>이라는 드라마로 방영하였다. 방영 당시 허준의 스승인 유의태(柳義泰)는 크게 주목받지 못하였다. 이은성은 <집념>이 종영된 후 이 드라마를 바탕으로 1984년 11월 11일부터 부산일보에서 발행하는 일요건강에 '소설 동의보감'으로 연재하였다.

이은성이 세상을 떠난 후 1990년 창작과비평사에서 부산일보사의 일요건강에서 연재한 허준 일대기 '소설 동의보감'을 엮은 『소설 동의보감』을 간행하였다. 이 소설이 선풍적인 인기를 끌면서 수백만 부가 판매되었고 이로 인하여 많은 사람들은 살신성인으로 묘사된 허준의 스승 柳義泰를 알게 되었다.

1999년은 한의학에 대한 새로운 시각을 가지게 된 해이다. 그것은 드라마 <허준> 때문이었다. 이 드라마는 이은성의 『소설 동의보감』을 바탕으로 최완규가 드라마로 집필한 것으로 문화방송에서 방영되었다. 드라마

<허준>은 63.7%의 높은 시청률을 기록하여 국민드라마가 되었다. 매스미디어의 영향은 커다란 반향을 불러왔다. 대중들로 하여금 한의학에 대한 많은 관심을 가지도록 하였을 뿐만 아니라 대학을 진학하려는 고등학생들에게는 한의학도(韓醫學徒)가 선망의 대상이 되게 하였다.

　그러나 이은성의 『소설 동의보감』과 최완규의 드라마 <허준>은 독자들에게 한의학에 대하여 많은 관심 가지게 한 긍정적인 일면도 있지만 역사적 사실에 근거한 것이 아닌 픽션이며 역사를 왜곡했다는 점을 알아야만 한다. 또한, 시청자들이 드라마에서 제공하는 이러한 정보를 아무런 비판없이 받아들이고 있다는 점에서 작가들은 역사적 배경의 소설과 드라마를 만들 때는 신중을 기해야 하는 책임도 있다.

　<드라마>와 『소설』에서 혜성같이 등장한 인물이 있다. 바로 허준의 스승인 柳義泰이다. 그래서 학계에서도 허준의 스승인 柳義泰에 대한 인물에 대해 검증이 제기되었다.

　필자 또한 허준의 스승이 柳義泰라고 학계에 처음 발표한 학자를 만나 보았다. 『소설 동의보감』 작가 이은성이 세상을 떠났기에 『소설 동의보감』의 발문(跋文)을 쓴 분과 대화를 나누어 보았다. 또한, 드라마 <허준>의 집필자를 만나려고 하였으나 만나지 못하였다. 그러나 그가 드라마 <허준>에 대한 소회를 적은 글도 읽어 보았다.

　산청의 향토사에 柳義泰를 집필한 분에게 편지를 보내고 받았으며 전화로 대화를 나누어보았다.

　柳義泰를 산청의 의학 인물로 선정하여 한방단지를 만든 지방자치 단체의 전·현직 군수와 문화관광과 공무원들에게 편지를 보낸 바 있고 현직에 계신 분들을 만나서 대화를 나누었다.

　柳義泰 가묘 『묘갈문』에 기록되어 있는 진주유씨 가문의 한분에게 먼저 편지를 보냈고 그 이후에 만남이 이루어졌다.

　柳義泰를 『진주유씨족보』에 등재시킨 족보전문가를 만나서 등재한 연유를 질문하여 보았다.

　柳義泰의 가묘의 묘비에 『묘갈문』을 쓴 분에게 편지를 보내 질문을 하였고 그리고 전화 통화를 하였다.

　柳義泰의 유적지를 조성하고 동상과 기념비를 설치하도록 허락한 공무원을 만나보았다.

　柳義泰가 산청군에 실존했다는 출생지와 생몰연도를 기록한 군청에서 발행한 문헌을 검토하였다.

　柳義泰 설화집을 발행한 군수와 언론에 柳義泰의 설화와 민담이 있다고 주장한 공무원에게 편지를 보냈고 그들을 만나서 대화도 나누어 보았다.

　이러한 내용을 바탕으로 산청군청에서 실존인물로 만든 과정에 대하여 유의태·류의태(柳義泰)와 관련된 진실을 살펴보기로 하였다.

Ⅰ. 柳義泰와 허준은 언제 문헌에 나타났을까?

1. 유의태가 문헌에 나타난 때는 언제일까?

柳義泰가 문헌에 등장한 연도는 허준이 살았고 있을 당시가 아니라 『소설 동의보감』이 간행된 1990년와 박우사에서 『인물한국사』를 간행한 1965년이었다. 柳義泰가 세상에 널리 알려진 계기는 1990년에 간행된 『소설 동의보감』과 1999년에 문화방송에서 방영한 허준의 일대기를 그린 드라마 <허준>의 영향이었다.

1965년 출판사 박우사에서 한국을 대표하는 인물들을 모은 『인물한국사』를 간행하기로 결정하였다. 이때 박우사는 한의학 분야의 인물로 의서(醫書) 『동의보감』의 편찬자 허준(許浚)을 선정하였다. 박우사의 관계자는 경희대학교 한방병원장을 지낸 노정우 박사에게 「허준 약전」을 의뢰하였다. 이때 노정우는 柳義泰를 허준의 스승으로 만들어 『인물한국사』에 실었다.

> 그의 생애에 대한 뚜렷한 기록이 적어 이를 다방면으로 장시간을 두고 고증(考證) 답사한 결과 그는 지금의 김포군 양촌면 공암리 능곡동(金浦郡 陽村面 孔岩里 陵谷洞)에서 고고의 소리를 내었고 자라기는 경남 산청군(慶南 山淸郡)에서 였다고 믿어진다. 그의 선대(先代)는 거의 대대로 중선(中鮮)지방을 중심으로 거주하고 활동하였으나 허준의 할아버지가 경상도우수사(慶尙道右水使)를 오래 역임했고 그 할머니가 진주(晋州) 출신의 유(柳)씨인 점으로 미루어 그의 어렸을 때의 생장은 역시 경상도 산청이라고 생각된다. 더욱이 당시로부터 근세까지도 허·유 양씨가 그 지방의 쌍벽인 대성(大姓)이었던 사실과 그 당시 산청지방에 유의태(柳義泰)라는 신의(神醫)가 있었는데 그는 학식과 의술이 뛰어났을 뿐 아니라 인품이 호탕하고 기인(奇人)으로서 많은 일화와 전설을 남기고 있는데 이 유의태가 바로 허준의 의학적인 재질과 지식을 키워 준 스승이었다는 것이 여러 각도로 미루어 보아 부합되는 점이 있어 수긍이 간다. 이 유의태는 의술이 고명하고 박학다재일 뿐만 아니라 당시의 외척전횡(外戚專橫)의 정치와 양반계급의 횡포와 노략질 등 부패한 세태에 대한 매도(罵倒)와 의분으

로 날을 보냈었다. 그는 풍자와 정론(正論)으로 사회를 통박하고 늘 해어진 옷과 세립(細粒)을 쓰고 산천을 유랑하며 자유분방한 멋으로 생을 즐겼으므로 당시 경상도 일대의 뜻있는 인사들 사이에 흠모의 대상이 되었었다.[1]

노정우는 이 논문에서 허준이 태어난 곳이 김포군 양촌면 능곡리이고 어렸을 때에는 할머니의 친정에서 자랐을 것이라며 "경상도 산청군이라고 믿어진다."라고 기술하였다.

이어서 "조선 중기 진주 근처에는 허(許)씨와 유(柳)씨가 많이 살았다. 산청 지방에 柳義泰라는 신의(神醫)가 있었다. 柳義泰는 인품이 호탕한 기인으로 많은 일화와 전설을 남겼다. 柳義泰는 의술이 고명하며 박학다재하여 산천을 유랑하면서 자유분방한 멋으로 생을 즐겼다. 柳義泰는 당시 경상도 일대의 뜻 있는 인사들 사이에 흠모의 대상이 되었다."라고 말하였다.

이 논문에서 노정우는 柳義泰가 허준의 스승이라고 단정하지 않고 "유의태가 허준의 의학적인 재질과 지식을 키워준 스승이었다는 것이 여러 각도로 미루어 보아 부합되는 점이 있어 수긍이 간다."라고 말하였다.

현대 학계에서 발표된 논문 중 허준의 스승이 柳義泰라고 밝힌 첫 논문이자 마지막 논문이다.

---

[1] 노정우. 「허준 약전」. 『인물한국사』. 박우사. 1965. 358–359p.

2. 허준이 문헌에 나타난 때는 언제일까?

『소설 동의보감』과 드라마 <허준>에서 柳義泰의 제자로 알려진 '허준'에 대하여 기록한 고문헌이 전해지고 있다. 이 고문헌들은 『미암일기』와 『왕실기록』이다. 『미암일기』와 『왕실기록』을 통하여 살아있을 당시의 허준의 모습을 살펴보자.

1) 『미암일기』

한의학을 공부하는 사람들의 대부분은 『동의보감』을 필독한다. 1596년(선조 29) 허준이 선조의 명(命)을 받아 유의(儒醫) 정작2), 태의(太醫) 이명원, 양예수3), 김응탁4), 정예남5) 등과 함께 편찬하였다. 그러나 정유재란으로 『동의보감』 편찬이 잠시 중단되었다. 그 후에 선조가 허준에게 『동의보감』을 재차 명령하여 계속 편집하도록 하였고 내장방서(內藏方書) 500권을 내주어 고증하게 하였다. 편찬 사업 초반이었던 당시에 정유재란이 발생하였는데 전쟁이 끝나고 허준이 단독으로 집필하여 1610년(광해군 2년)에 완성된 의서이다.

『동의보감』은 중국과 일본에서 간행되기도 하였다. 필자의 가문에도 경상감영에서 간행한 『동의보감』과 중국 상해에서 간행된 『동의보감』을 소장하고 있다.

김두종, 미키 사카에, 홍문화, 노정우, 김호, 신동원 등 많은 역사학자들과

---

2) 정작(鄭碏, 1533년-1603). 자 군경, 호 고옥. 본관 온양. 조선 중기의 문신. 아버지 좌의정 순. 이조좌랑. 사평. 1596년(선조 28) 『동의보감』 편찬 참여.
3) 양예수(楊禮壽, ?-1597). 자 경보, 호 퇴사옹. 본관 하음. 내의원주부, 예빈시판관, 통정대부, 가선대부, 동지중추부사. 조선 중기의 의관. 태의(太醫)로 『동의보감』 편찬 참여. 박세거·손사명 등과 『의림촬요』 저술.
4) 김응탁(金應鐸). 생몰년 미상. 조선 중기의 의관. 『동의보감』 편찬 참여. 1596년(선조 29) 광해군의 병을 고친 공로로 내의(內醫)로 동반직(東班職)에 올랐다.
5) 정예남(鄭禮男). 생몰년 미상. 자 자화, 호 서주. 본관 온양. 선조 15년 식년의과 급제. 어의. 첨지중추부사. 허준·정작 등과 함께 『동의보감』 편찬 참여. 『서주유고』.

한의학자들은 허준에 대하여 많은 관심을 가졌고 연구하여 왔다. 여러 학자들이 허준의 어린 시절의 행적을 찾으려고 하였으나 그의 어린 시절을 기록한 고문헌을 지금까지 찾지 못하고 있다.

허준의 젊은 시절을 기록한 학자가 있다. 그 학자는 조선 중기의 문신으로 전라도 관찰사와 이조참판을 지낸 미암 유희춘(1513-1577)[6]이다. 그는 『미암일기』를 남겼는데 이 책에 허준 관련 젊은 시절의 기록하고 있다. 『미암일기』에 기록된 허준의 모습을 살펴보자.[7]

허준은 1568년 2월 20일 그의 나이 29세에 유희춘을 찾아갔다. 『미암일기』 2월 20일에는 허준에 대하여 아무런 내용이 없고 단순히 찾아와서 인사를 했던 사실만을 기록하고 있다.

1568년 2월 20일 "허준이 와서 인사를 했다." 『국역 미암일기』[8]

○ 承旨 李後白 奇大升이 모두 사람을 시켜 안부를 물었다.
○ 집에 돌아와 李璂과 前 洪原 李源明과 參奉 金汲의 명함을 보았다.
○ 許浚이 와서 인사를 했다.
○ 沈同知逢源(希容)에게 편지와 信物(情表物)을 보냈더니 沈이 기뻐하여 사례를 하고 날씨가 온화한 때에 초청을 하겠다고 하였다.
○ 祿米 10斗를 尹僉知行에게 보내 他米와 바꿔달라고 청했더니 尹公이 他米 10斗로 대신 보내주고 또 내가 金應敎에게 보낸 편지를 보고 답하기를 「金先生의 편지를 보고 君이 한없이 先生을 사모하고 尊禮하는 줄을 알았다. 비록 그 實德

— 202 —

「미암일기」 "허준이 와서 인사를 했다."

---

6) 유희춘(柳希春, 1513-1577). 자 인중(仁仲), 호 미암. 해남 출신. 본관 선산. 증조 유양수, 조부 유공준, 아버지 유계린, 어머니 사간 최보의 딸. 처부 송준. 1538년 별시 문과 병과 급제. 정언, 전라도관찰사, 이조참판. 증좌찬성. 담양의 의암서원, 무장의 충현사, 종성의 종산서원 제향. 저서 『미암일기』・『속몽구』・『역대요록』・『속휘변』・『천해록』・『헌근록』・『주자어류전해』・『시서석의』・『완심도』. 편서 『국조유선록』. 시호 문절(文節).
7) 29세의 허준 모습을 밝힌 학자는 김호이다. 필자는 김호의 박사 학위논문 읽은 후 국립중앙도서관 소장의 『미암일기』에 기록되어 있는 허준의 모습을 설명하였다.
8) 『미암일기』 1집. 담양향토문화사연구회. 1999. 202p.

한 달 보름이 조금 지난 4월 7일에 허준이 또 다시 찾아와서 "전라도의 우황을 내의원에 바쳤다"라고 말하였다. 이때 허준은 약재를 거래하고 있었던 것으로 보인다.

> 1568년 4월 7일. "허준이 왔다가 갔다."
> "허준이 와서 말하길 전라도의 약재 우황(牛黃)을 오늘 무사히 내의원(內醫院)에 바쳤다고 한다."『국역 미암일기』9)

또, 13일이 지난 후 허준이 유희춘에게 "좌전(左傳) 10책(冊)과 당본(唐本) 모씨시(毛氏詩)를 보내 왔다."라고 기록하고 있다.

> 1568년 4월 20일 "허준이 좌전(左傳) 10책(冊)과 당본(唐本) 모씨시(毛氏詩)를 보내 왔다." 『국역 미암일기』10)

허준의 나이 30세 이었을 때인 1569년 6월 6일을 보자. 유희춘이 허준을 초청하여 "나형(羅兄)의 병을 알아보아 달라."라고 부탁했다. 나형의 병을 살펴본 허준이 유희춘을 찾아와서 "기(氣)가 허(虛)해서 중풍(中風)이 된 것인데 아직 치료가 가능하고 강활산11)이 가장 묘하다."라고 말하였다.

> 1569년 6월 6일 "허준을 초청하여 나형(羅兄)의 병을 가봐 달라고 했더니 와서 하는 말이 '기(氣)가 허(虛)해서 중풍(中風)이 된 것인데 아직 치료가 가능하고 강활산이 가장 묘합니다.'하였다." 『국역 미암일기』12)

같은 해 1569년 윤6월 3일에는 미암 유희춘이 이조판서 홍담13)에게 편지

---

9) 『미암일기』 1집. 담양향토문화사연구회. 1999. 265, 286p.
10) 『미암일기』 1집. 담양향토문화사연구회. 1999. 289p.
11) 강활산(羌活散) : ① 시호(柴胡) 20g, 마황(麻黃)・방풍(防風) 각 12g, 양경골(羊脛骨: 불에 태워 가루낸 것) 8g, 강활(羌活) 6g, 초두구(草豆蔲) 4g, 당귀(當歸) 2.4g, 창출(蒼朮)・승마(升麻) 각 2g, 고본(藁本)・백지(白芷)・계지(桂枝) 각 1.2g, 세신(細辛) 0.5g. [『동의보감』 풍(風)・한(寒)・습(濕)의 사기로 이와 잇몸이 아프고 이가 흔들리며 머리가 아픈 데 쓴다. 위의 약을 가루 내어 더운물로 깨끗하게 입안을 가신 다음 쑤시는 이에 문지른다. ② 강활・황금・창출・감초 각 4g, 방풍 2.8g. [『급유방(及幼方)』] 열이 몹시 나고 몸이 무거우며 습열사(濕熱邪)로 설사를 하는데 쓴다. 위의 약을 1첩으로 하여 물에 달여서 먹는다. 『한의학대사전』.
12) 『미암일기』 2집. 담양향토문화사연구회. 1999. 28p.
13) 홍담(洪曇, 1509-1576). 자 태허. 귀해. 본관 남양. 증조 홍귀해. 조부 홍형. 아버지 정랑 언광. 어머니

를 보내 허준을 내의원에 천거하였다. 이 내용을 보면 허준은 『소설 동의보감』과 드라마 <허준>에서 널리 알려진 것처럼 의과 과거에 장원급제를 하여 내의원에 들어간 것이 아니고 유희춘의 천거로 내의원에 들어간 것으로 보인다.

> 1569년 윤6월 3일. "허준을 위하여 이판(吏判 : 이조판서)에게 편지를 보냈다. 내의원(內醫院)으로 천거를 해준 것이다." 『국역 미암일기』14)

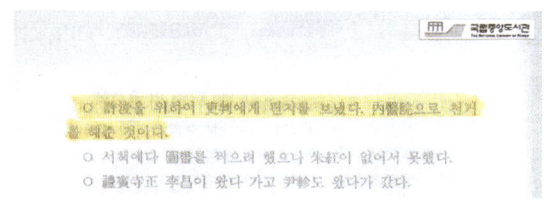

「미암일기」 "허준을 천거하였다"

그리고, 같은 해 7월 23일에는 미암은 허준을 집으로 불러서 설종병15)을 논의하였다.

> 1569년 7월 23일 "허준이 부름을 받고 와서 설종병(舌腫病)을 논의하고 갔다." 『국역 미암일기』16)

양윤의 딸. 영의정 홍언필의 조카. 1531년(중종 26) 사마시 급제. 도승지. 영중추부사, 예조판서, 지중추부사, 우참찬. 시호 정효(貞孝).
14) 『미암일기』 2집. 담양향토문화사연구회. 1999. 66p.
15) 혀에 종기가 나는 병.
16) 『미암일기』 2집. 담양향토문화사연구회. 1999. 56p.

2) 왕실 시절 기록에 나타난 허준

허준이 언제 내의원에 들어갔는지 기록으로 확인되지 않았다. 1569년 윤 6월 3일 미암 유희춘이 이조판서 홍담에게 허준을 내의원에 천거한 이후에 허준이 왕실기록에 나온 것을 살펴보자.

허준의 나이 36세 때인 선조 8년(1575) 2월 15일『조선왕조실록』에 처음으로 등장한다. 이때 어의 안광익과 허준은 임금 선조를 진맥한 후 '임금이 예전에 비해 무척 수척해 보이고 맥이 약하며 번열(煩熱)17)이 많아 차가운 음식 먹기를 좋아하고 문을 열어 놓고 바람을 들어오게 한다.'라고 말하였다.

> 『선조실록』"선조 8년(1575) 2월 15일.
> ○ 名醫安光翼、許浚入診上脈, 則上比前加瘦, 脾胃脈甚弱, 又頗煩熱, 喜食生冷, 開戶引風云。
>
> 명의(名醫) 안광익(安光翼)·허준(許浚)이 들어가서 임금의 맥(脈)을 진찰하고는 상이 전에 비해 더 수척하고 비위의 맥이 매우 약하며 또 번열(煩熱)이 많아 찬 음식 드시기를 좋아하고 문을 열어 놓고 바람을 들어오게 한다고 하였다."

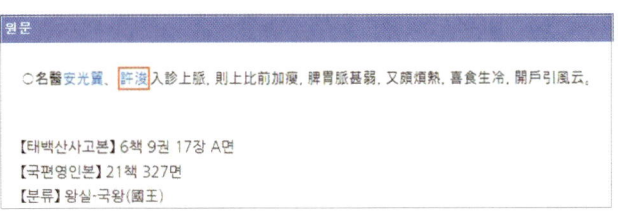

허준이 처음 등장한 『선조실록』 원문

그 다음으로 허준이 왕실기록에 나타난 해는 12년 후 허준 나이 48세이었던 1587년 선조 20년 12월 9일이다.

1587년 선조 20년 10-11월경에 임금 선조에게 환후가 발생한 것으로 보인다. 이때에 나라에서 의약을 시행하여 선조의 환후가 쾌차한 것으로 보

---

17) 번열(煩熱) : 몸에 열이 몹시 나고 가슴 속이 답답하여 괴로운 증상.

인다. 12월 9일 임금 선조는 의약에 동참한 여러 대신들과 어의들에게 상(賞)을 내렸다. 이때 허준은 임금으로부터 "사슴가죽 1장을 하사받았다."라고 기록하고 있다.

『선조실록』 선조 20년(1587년) 12월 9일.
임금의 건강이 정상으로 돌아왔기 때문에 내의원도제조(內醫院都提調) 유전(柳㙉), 제조 정탁(鄭琢), 부제조 김응남(金應南)에게 아다개(阿多介 : 모피로 만든 요) 1좌(座)를 내리라 명하고, 어의(御醫) 양예수(楊禮壽)·안덕수(安德秀)·이인상(李仁祥)·김윤헌(金允獻)·이공기(李公沂)·허준(許浚)·남응명(南應命) 등에게는 각기 녹비(鹿皮 : 사슴 가죽) 1영(令)을 내려 주었다.

3) 허준은 양예수의 문인이다

허준을 오랫동안 연구해온 여러 학자들도 허준이 어디에서 태어났고, 어디에서 자랐으며, 누구로부터 의학을 배운 것인지 찾지 못하였다. 현재까지 누구도 허준의 어린 시절과 허준의 스승을 밝혀내지 못하고 있다. 다만 허준이 양예수의 문인이라고 언급한 옛 문헌이 있다.

그 책은 경남 함양군수를 지낸 김려(1766-1822)[18] 저술한 『한고관외사(寒皐觀外史)』이다. 김려는 『한고관외사』에서 허준에 대하여 다음과 같이 말하고 있다.

> "양예수가 『동의보감』을 편찬하던 도중 완성하지 못하자 문인 허준이 이어받아 완성했다."[19]

> ②내의원 어의로서의 활동기: 1569년 30세에 내의원 의원으로 출사한 허준은 본격적으로 어의 양예수로부터 의학 수업을 받았다. 양예수와 허준의 사제 관계는 후일 "양예수가 『동의보감』을 편찬하던 중 완성하지 못하자 문인 허준이 이어받아 완성했다"[4]는 기록에서도 확인된다.

김호의 '허준은 양예수의 문인이다' 발표 논문

김려의 『한고관외사』에서 허준이 양예수의 문인이라는 것 이외에 현재까지 허준의 스승을 밝힌 고문헌은 현재까지 발견되지 않았다.

---

[18] 김려(金鑢, 1766-1822). 자 사정, 호 담정. 본관 연안. 조부 김희, 아버지 김재칠. 함양군수. 저서 『담정유고』 12권·『담정총서』 17권·『한고관외사』·『창가루외사』 등 야사 편집. 『우해이어보』.
[19] 김호.'동의보감의 역사와 이해.' 『지식의 지평』. 2013년 14호. 181p.

3. 설화 속의 유의태와 허준의 스승 柳義泰는 어떤 현대 문헌에 나타났을까?

『한국구비문학대계』를 비롯한 여러 설화집에 명의 유의태가 채록되어 있다. 그래서 우리들은 유의태를 실존인물로 오인하고 있다. 설화속의 한글 유의태와 허준의 스승으로 알려진 노정우가 임의로 만든 유의태(柳義泰)가 누구인가를 살펴보기로 하자.

1) 설화속의 유의태는 어디에 채록되어 있을까?

작가 이은성이 집필한 허준의 일대기 드라마 <집념>을 시청한 시청자들과 『소설 동의보감』을 읽은 독자들 그리고 최완규가 『소설 동의보감』을 바탕으로 집필한 드라마 <허준>을 시청한 대한민국 국민들은 柳義泰를 실존인물로 알고 있다. 그렇다면 허준의 스승이 아닌 전설이나 설화속의 한글이름 '유의태'는 어떤 설화집에 어떤 내용으로 채록되어 있을까?

1970년대 후반에 시작하여 1980년대 중반까지 한국정신문화연구원에서 전국의 설화들을 채록하여 『한국구비문학대계』를 간행하였다. 이 책에는 '유이태'·'유의태'·'유희태'가 채록되어 있다. 이 책의 내용들을 살펴보자.

『한국구비문학대계』의 거창군 위천면에서 채록한 설화에는 '신연당 유의태' 그리고 『한국구비문학대계』의 의령군 칠곡면에서 채록한 설화에서는 『마진편』의 저자를 '유의태'로 수록되어 있다.

1982-1986년 김승찬이 경남 창령군 고암면 계상과 울주군 상북면 지내리에서 채록한 설화에는 한글 '유의태'와 한자 '劉爾泰', 즉 '유의태(劉爾泰)'로 『경남 지방의 민담』 설화집에 기록되어 있다.

『영남 구전자료집2』에 채록되어 있는 산청군 생초면 설화와 『한국구전설화집1』에 채록되어 있는 청주시 상당구의 설화 그리고 『한국구전설화집14』에 채록되어 있는 충남 논산시 가곡면의 설화에는 한글 '유의태'로 기록되어 있다.

2) 허준의 스승으로 알려진 유의태(柳義泰)는 어떻게 방송에 등장하였을까?

앞서 언급했듯이 허준의 스승이 누구인지 알려지지 않은 상태에서 柳義泰를 허준의 스승으로 학계에 최초로 발표한 학자는 경희대학교 한방병원장을 지낸 노정우[20]이다. 그렇다면 누가 대한민국 국민들에게 柳義泰를 허준의 스승으로 널리 알렸을까?

대한민국 국민들에게 柳義泰를 허준의 스승으로 널리 알린 인물은 소설가이면서 드라마 작가였던 이은성[21]이다. 그는 1965년 노정우가 쓴 『인물한국사』의 「허준 약전」을 읽었던 것으로 보인다. 이은성은 의서 『동의보감』을 편찬한 허준의 스승을 柳義泰로 설정한 후 허준의 일대기를 그린 드라마를 집필하였고 1975년에 문화방송에서 드라마 <집념>으로 방영하였다. 1975년은 柳義泰가 방송에 처음으로 나타난 해이다.

이은성은 드라마 <집념>을 바탕으로 1984년 11월 11일부터 부산일보의 일요건강에 허준의 일대기를 그린 '소설 동의보감'을 연재하였다. 그러나 그는 柳義泰가 허준의 스승으로 널리 알려지기 이전 1988년 1월 심장마비로 세상을 떠났다.

1990년 창작과비평사에서 부산일보의 일요건강에 연재된 허준의 일대기 '소설 동의보감'을 모아 『소설 동의보감』으로 간행하였고 밀리언셀러가 되었

---

20) 노정우(盧正祐, 1918-2008), 일본 동경의 척식대학(拓植大學) 한방과 수료, 해방 후 화천온천(禾川溫泉) 공의(公醫), 동양의약대학 부교수, 경희대 한의대 교수, 경희대 부속한방병원 원장. 황해도 송화군 풍천 출신. 김영훈·조헌영의 문하생. 한의학을 연구하여 한의계를 학술적으로 이끈 인물. 『노정우 의학총서』·『현대인의 한방』·『약성요람』·『심초(三焦)를 주(主)로 한 명문(命門)(심포心包)에 관한 연구』·『한국의학사 - 주체이념을 모색함』·『소화기내과총론』·『사상의학연구』·『동의비전』. 출전 『근현대 한의학 인물실록』.

21) 이은성(?-1988), 경북 예천 출신. 1990년 발간되어 밀리언셀러가 된 『소설 동의보감』의 작가. 한의학 붐을 일으킨 인물. 1976년 '집념'으로 제12회 한국연극영화 TV 예술상 최우수 시나리오 수상. 1988년 타계하여 유작 『소설 동의보감』은 이은성이 각본을 쓴 1976년 MBC 드라마 '집념'을 소설화한 작품. <부산일보>에서 발행하는 『일요건강』에 1984년 11월 11일부터 연재되었다. 창작과비평사에서 1990년 3권의 책으로 간행. 중고교에서는 이 책을 읽고 독후감을 쓰는 대회를 개최했고 나라에서는 1991년을 허준의 해로 선포했다. 한의대 학생 중에는 『소설 동의보감』을 읽고 감명을 받아서 한의대에 진학했다고 하는 학생들이 많아졌다. 『근현대 한의학 인물실록』.

다. 『소설 동의보감』이 판매된 다음해 1991년 문화방송에서 허준의 일대기를 그린 드라마 <동의보감>이 방영되었으나 이때에는 柳義泰가 국민들에게 널리 주목받지 못했다.

1999년 최완규가 이은성의 원작 『소설 동의보감』을 바탕으로 드라마를 집필하여 문화방송에서 드라마 <허준>을 방영하였다. 선풍적인 인기에 힘을 입어 드라마 <허준>을 시청한 모든 시청자들은 柳義泰를 허준의 스승으로 믿게 되었다.

2013년 『동의보감』 간행 400주년 기념을 앞두고 최완규가 재집필한 드라마 <구암 허준>이 방영되었다.

II. 柳義泰는 『진주유씨족보』에 등재되어 있을까?

노정우는 『인물한국사』의 「허준 약전」에서 진주 근처의 대성(大姓)으로 허씨와 유씨를 언급하였다. 그는 「허준 약전」에서 유의태를 "유의태(柳義泰)는 허준의 의학적인 재질과 지식을 키워 준 스승이었다는 것이 여러 각도로 미루어 보아 부합되는 점이 있어 수긍이 간다."라고 말하였다. 그렇다면 柳義泰가 『진주유씨족보』에 등재되어 있는지를 살펴보자.

『진주유씨족보』가 간행된 년도는 1762년, 1804년, 1845년, 1874년, 1918년, 1983년, 2005년이다. 『진주유씨족보』에서 柳義泰라는 이름이 어떤 내용으로 기록되어 있는지 확인해 보자.

1. 1762년 간행된 『진주유씨족보』

진주유씨 가문에서 족보를 처음으로 간행한 년도는 1762년이다. 1762년에 간행된 최초의 『진주유씨족보』에 柳義泰가 등재되어 있는지 확인하였으나 柳義泰라는 이름은 없었다. 1762년에 간행된 족보에 의하면 유운(柳蕓)의 아버지는 유응성이다. 유운은 자녀를 두지 못하여 후손이 없는 것으로 기록되어 있다.[22]

응성(應星)　　　以文行鳴世墓配幷失壬亂(이문행오세묘배병실임란)
운(蕓)　　　　　无后(무후)

---

22) 필자가 1762년 간행『진주유씨족보』를 읽었을 때는 유운을 찾지 못했다. 2012년 12월 31일 산청군 신안면 하정리 진주유씨 류근모가 제시한 2005년에 간행된 『진주유씨족보』에서 柳義泰가 유운 이름에 기록되어 있어 1762년 『진주유씨족보』를 그대로 옮겨왔다.

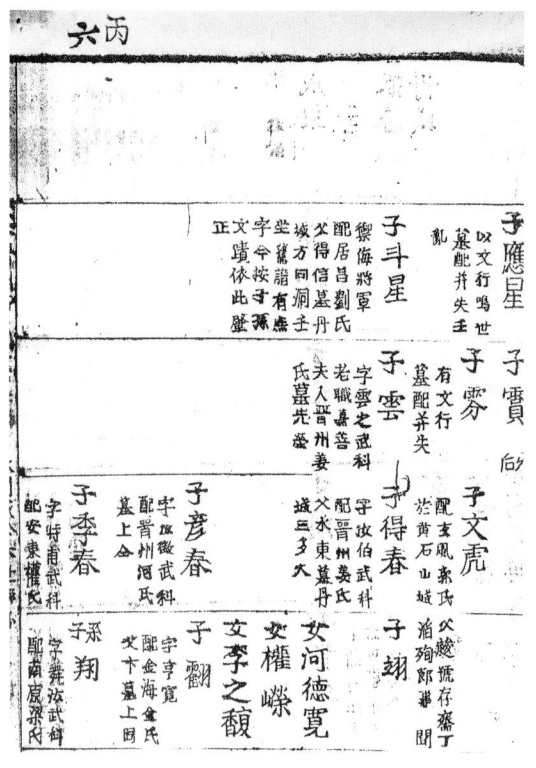

1762년 간행 「진주유씨족보」

2. 1804년, 1845년, 1918년, 1983년 간행된 『진주유씨족보』

2013년 6월 4일 강동구 천호동에 소재하고 있던 진주유씨종친회를 방문하여 1804년, 1845년, 1874년, 1918년, 1983년에 간행된 『진주유씨족보』에 柳義泰가 등재되어 있는지를 확인하였다. 1762년 진주유씨의 최초 족보에도 柳義泰라는 이름이 등재되지 않았듯이 1804년부터 1983년에 간행된 『진주유씨족보』에도 柳義泰라는 이름은 없었다. 1983년에 간행된 족보에 유운(柳雲)는 아래와 같이 등재되어 있다.23)

응성(應星)   以文行鳴世 墓配幷失 壬亂(이문행오세 묘배병실 임란)
운(雲)   无后(무후)

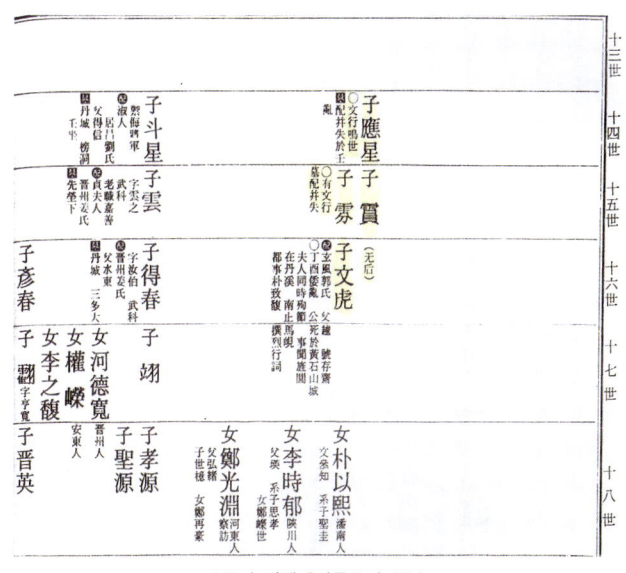

1983년 간행 『진주유씨 족보』

---

23) 필자가 1762년 간행『진주유씨족보』를 읽었을 때는 유운을 찾지 못했다. 2012년 12월 31일 산청군 신안면 하정리 진주유씨 류근모가 제시한 2005년에 간행된 『진주유씨족보』에서 柳義泰가 유운 이름에 기록되어 있어 1762년『진주유씨족보』를 그대로 옮겨왔다.

3. 2005년에 간행된 『진주유씨족보』

　2005년에 간행된 『진주유씨족보』에는 1762년부터 1983년에 간행된 『진주유씨족보』에 없었던 柳義泰가 등재되어 있었다. 그 내용을 보면 유운(柳賁)이라는 이름을 설명한 부분에 일명 "義泰(의태) 의술대명사 신의 의태 허준의 스승"이라 기록되어 있었다.

　아래는 산청군 신안면 하정리 진주유씨 가문의 류근모가 제공한 2005년에 간행된 『진주유씨족보』의 柳義泰에 등재되어 있는 내용이다.24)

응성(應星)	문학을 잘하시기로 세상에 이름을 떨치셨다. 묘 두분 모두 임진란으로 실전함.
운(賁)	无后(무후) 일명 義泰(의태) 의술대명사 신의 의태 허준의 스승. 묘 경남 산청군 금서면 특리 한방 승지내. 류의태약수터 필봉산 능선유함.

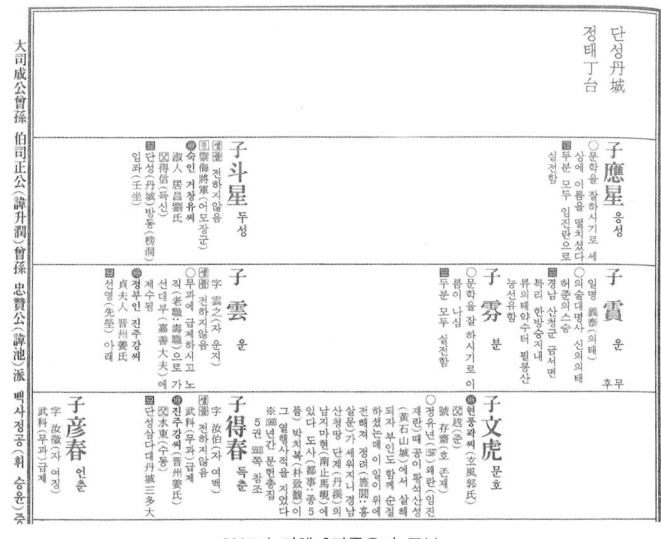

2005년 간행「진주유씨 족보」

---

24) 필자가 1762년 간행 『진주유씨족보』를 읽었을 때는 유운을 찾지 못했다. 2012년 12월 31일 산청군 신안면 하정리 진주유씨 류근모가 제시한 2005년에 간행된 『진주유씨족보』에서 柳義泰가 유운 이름에 기록되어 있어 그대로 옮겨왔다.

Ⅲ. 산청군청에서는 어떻게 유의태(柳義泰)를 실존인물로 만들었을까?

1. 드라마 〈집념〉과 『소설 동의보감』으로 산청이 널리 알려졌다

1995년부터 우리나라는 지방자치를 실시하였다. 대한민국의 모든 지방자치단체들은 지역경제를 활성화시키기 위하여 관광테마를 준비하고 있었다. 산청군청도 지역경제 활성화의 일환으로 관광계획을 세워 관광단지를 조성하기 시작하였다.

1975년 이은성이 집필한 드라마 〈집념〉이 문화방송에서 방영되었다. 드라마 〈집념〉에서 탤런트 김인태가 柳義泰로 김무생이 허준으로 출연하여 두메산골 산청을 대한민국 국민들에게 알렸다.

드라마 〈집념〉이 30회가 방영되었을 무렵 시청률 문제로 드라마는 종영 압박을 받았다.[25] 이 때문에 드라마 〈집념〉은 종영된 이후에는 산청은 한의학의 중심지임을 시청자들에게 깊이 인식시키는 계기가 되지는 못했다. 그러나 필자는 고향과 가문의 내용이 포함되어 있어 드라마가 방영되는 기간에는 정말 재미있게 보았다.

이은성은 드라마 〈집념〉을 바탕으로 1984년 11월 11일부터 부산일보에서 발행하는 '일요건강'에 허준의 일대기 '소설 동의보감'을 연재하였다. 1988년 이은성은 심장마비로 세상을 떠났다. 1990년 창작과비평사에서 부산일

---

[25] 『소설 동의보감』 하편. 창작과비평사. 309p.
"당시 담당 프로듀서였던 표재순(表在淳)씨의 회고에 의하면 이은성의 집념이 30회 가량 반영되었을 무렵부터 경쟁 방송국과의 시청률 운운하는 얘기와 더불어 중도폐기의 압력이 위로부터 들어왔다고 한다. 그래서 그런 압력을 피해나가는 방편 겸 생활정보를 드라마 속에 넣는다는 의미로 한방의 단방처방을 줄거리에 맞추어 삽입시켰는데 이것이 중노년층의 호응을 얻은 덕분에 그나마 연명이 가능했었다는 것이다."

보의 '일요건강'에 연재되었던 '소설 동의보감'을 모아 상·중·하 3권의 『소설 동의보감』을 간행하였다. 『소설 동의보감』이 밀리언셀러가 되면서 산청이 한의학으로 국민들에게 널리 알려졌고 柳義泰는 살신성인의 스승으로 독자들에게 깊은 인상을 주었다.

2. 한의학을 관광 테마로 결정하였다

창작과비평사에서 간행한 『소설 동의보감』이 밀리언셀러가 되면서 산청은 한의학의 메카로 전국에 널리 알려지게 되었다.

『소설 동의보감』에는 "함경도 용천군수의 서자 출신의 허준이 산음으로 옮겨와 산음 출신의 의원 柳義泰 밑에서 의학 공부를 배웠다. 허준을 가르친 柳義泰는 침술의 대가(大家)로서 한양에서 태의(太醫)인 양예수와의 침술내기 '구침지희(九鍼之戱)'26)에서 승리하였다. 柳義泰는 위암이 걸려 죽기 전에 밀양의 얼음골로 제자 허준을 불러 자신의 위를 해부27)하도록 하였던 살신성인의 스승이다."라는 내용이 서술되어 있다.

산청군청은 柳義泰를 산청 출신의 의원이라 여기고 한의학 상징인물로 선정하여 한방단지 건립을 결정하였다. 산청군청이 한방단지 건립을 준비하는 동안 1999년 문화방송에서 이은성 원작 『소설 동의보감』을 바탕으로 최완규가 집필한 드라마 <허준>이 방영되었다. 드라마 <허준>의 높은 시청률은 산청군청의 한방단지 건립에 커다란 보탬이 되었다.

---

26) 이은성. 『소설 동의보감』 상권. 창작과비평사. 1990. 258-267p.
27) 이은성. 『소설 동의보감』 중권. 창작과비평사. 1990. 227-251p.

3. 산청군청의 한방단지 상징인물을 선정되다

보통 그 지역을 대표하는 인물을 선정할 때는 학계 또는 연구기관에 의뢰하여 선정된 인물을 철저히 조사해야 한다.

그 인물의 본관(本貫), 출생년도와 세상을 떠난 년도, 묘소의 『묘갈문』, 친가, 외가 및 처가의 『족보』, 출생지와 살았던 지역, 남긴 『저서』, 『유고』와 유품, 출생지 지역과 활동지에서 발행한 문헌에 등재된 기록, 『왕실기록』과 사우들이나 지인(知人)들의 『문집』 등을 철저하게 조사한다. 그런 다음에 그 지역을 상징하는 인물로 알리는 것이 올바르다.

산청군청은 문화방송의 드라마 <허준>과 창작과비평사의 『소설 동의보감』에서 허준이 산청 출신의 柳義泰 문하에서 의학을 배웠다는 내용 자체를 역사적인 사실로 받아들인 것으로 보인다. 산청군청은 학계의 철저한 고증을 거치지 않은 상태에서 柳義泰를 산청을 대표하는 의학인물로 선정하고 말았다.

산청군청에서 柳義泰를 한의학단지 상징인물로 선정한 것을 알게 된 산청의 유림(儒林)28)들과 묘금도유씨(劉氏) 가문은 산청군수와 문화관광과 담당공무원들에게 柳義泰 실존하지 않았고 유이태(劉以泰)만 실존하였다는 사실을 여러 차례 말하였다.

그러나 한의학단지를 건립하려고 준비하고 있던 산청군수를 비롯한 문화관광과 담당자들은 이러한 의견들을 전혀 반영하지 않았다.

---

28) "유학(儒學)을 공부하며 유교적 신념을 고수하는 사람" 또는 "성균관과 향교를 드나들며 학문을 하며 제사를 지내는 사람."

4. 柳義泰가 산청에 실존하였다는 논리는 무엇인가?

 산청군수와 문화관광과 담당자들은 柳義泰가 산청에서 태어나서 의술활동을 하였고 방송의 영향으로 널리 알려진 실존인물의 명의라고 주장하였다. 그렇다면 산청군에 柳義泰라는 인물이 과연 실존했을까? 또한, 산청군청이 건립한 산청한방단지의 건립 근거는 무엇일까? 산청군청 문화관광과 담당자들이 주장한 근거를 살펴보자.

1) 산청군청이 제시한 유의태(柳義泰)의 실존 근거 3가지

柳義泰를 산청한방단지의 상징인물로 선정한 산청군청 문화관광과 공무원들은 한방단지의 건립에 필요한 역사 및 柳義泰와 허준에 대한 인물 연구를 하였던 것으로 보인다. 그리고 한방단지로 나아가기 위해서는 한의학단지를 상징할 수 있는 인물이 필요하였기에 柳義泰가 기록되어 있는 학술문헌과 설화집을 조사하였던 것으로 보인다.

학술논문을 살펴보자. 학술논문에 허준의 스승이 柳義泰라는 이름을 처음으로 발표한 학자는 앞에서 언급한 경희대학교 병원장을 지낸 **노정우**이다. 그는 이 논문에서 유의태를 한글 유의태와 한자 柳義泰라는 이름으로 기록하여『인물한국사』「허준 약전」에 수록하였다.

전설·야담·신화·설화집을 살펴보자. 한글 유의태로 채록되어 있는 전설·야담·신화·설화의 대표적인 문헌은 한국정신문화원에서 간행한『한국구비문학대계』이다.

1999년 필자는 산청군청을 방문하여 산청군청 문화관광과 김동환 과장과 김일곤 계장에게 柳義泰는 산청에 실존하지 않았고 유이태만 실존하였든 사실을 여러 차례 제시하였다. 그러나 그들은 柳義泰가 실존했다고 주장하면서 필자에게 유의태의 실존 근거로

① 노정우가 박우사의『인물한국사』에 기고한「허준 약전」
②『한국구비문학대계』의 유의태 설화
③『소설 동의보감』과 <드라마 허준>을 제시하였다.

유의태(柳義泰)는 산청군에 실존하지 않았다는 필자의 의견은 산청군수와 문화관광과 김동환 과장에게 전혀 받아들여지지 않았다.

2) '서자(庶子)는 족보에 등재되지 않는다.'

『소설』과 <드라마>의 영향으로 柳義泰가 허준의 스승으로 널리 알려지면서 학계와 언론 그리고 일반 국민들이 허준의 스승에 대한 검증이 시작되었다.

이때부터 산청군청 문화관광과 담당자들도 柳義泰를 연구한 것으로 보인다. 산청군청 문화관광과 공무원들도 柳義泰와 허준을 연구했으나 노정우가 박우사에 발표한 『인물한국사』 「허준 약전」, 이은성의 『소설 동의보감』, 드라마 <허준>, 『한국구비문학대계』의 유의태 설화 등의 근거들은 柳義泰가 산청군에 실존했다는 확실한 근거가 되지 않는다는 것을 알게 된 것으로 보인다.

따라서 산청군청 문화관광 담당자들은 『진주유씨족보』에서 柳義泰를 찾아 보았을 것으로 추정된다. 그러나 1762년 진주유씨가문에서 발행한 최초의 족보에서부터 한방단지 건립 당시(1983년)에 간행된 『진주유씨족보』에는 柳義泰가 등재되어 있지 않았다.

한의학단지를 조성하려는 산청군청은 柳義泰가 『진주유씨족보』에는 등재되어 있지 않더라도 산청에서 실존했다는 논리가 반드시 필요하였다. 그런 연유로 산청군청은 새로운 논리를 만들었다. 그 논리는 '**서자(庶子)는 족보에 등재하지 않았다.**'는 서자설(庶子說)이었다.

2005년 산청군청은 한의학단지에 柳義泰 가묘를 조성하면서 묘비를 세웠다. 동의보감촌의 柳義泰 묘비의 『묘갈문』에 柳義泰의 생몰년도와 조부를 비롯한 가계를 밝히면서 조선시대에는 '**서자는 족보에 등재하지 않았다.**'라는 서자설(庶子說)을 기록하였다.

> 류의태 선생은 서기 1956년 경남 산청군 신안면 하정리 상정(당시지명 산음현 정태)에서 진주류씨(晉州柳氏) 十三세조(池 一四六一年生) 十四세조(夢星一四八五年生) 집안의 서자 신분으로 출생하여 서기 1580년에 별세한 것으로 전해 오고 있으나 정작 류씨 집안의 족보에는 흔적이 없어 매우 안타까울 따름이다. 그러나 당시의 풍습으로 볼 때 양반은 의술을 공부하지 않았고 서자이기 때문에 그 기록을 찾아보기 더

욱 어렵다. (중략) 그동안 서자 신분이라는 이유로 선생의 업적을 발굴하는데 소홀했으나 최근 방송국에서 동의보감 허준 드라마가 방영되고 허준의 스승인 류의태 선생에 대한 세인의 관심이 집중되면서 선생의 행적이 재조명되고 있고 특히 산청군이 이곳 전통한방휴양관광지에 선생의 단소(壇所)를 마련하여 류의태 선생의 인간에 대한 깊은 사랑을 높이 기리고자 함은 퍽 다행스런 일로 여겨진다. 이천규. 『류의태묘갈문』.

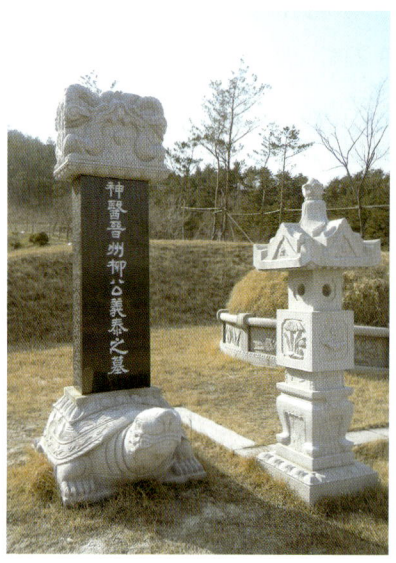

동의보감촌 류의태 묘비

3) 유의태(柳義泰) 설화와 민담이 있다

산청군청에서 필자에게 柳義泰가 실존했다고 처음으로 제시한 3개의 근거는 다음과 같다.
① 노정우가 『인물한국사』에서 허준의 스승으로 만든 柳義泰
② 『한국구비문학대계』 유의태 설화
③ 『소설 동의보감』과 드라마 <허준>에서 허준의 스승으로 살신성인으로 묘사된 柳義泰.

산청군청은 위의 『소설 동의보감』의 柳義泰 가계와 『진주류씨족보』의 柳義泰 가계가 일치하지 않은 것이 논란이 될 것을 이미 알았을 것이다.
또한, 산청군청이 柳義泰가 산청에서 의술활동을 했다는 두 번째 주장 - 柳義泰 가묘 묘갈문의 '서자(庶子)는 족보에 등재되지 않는다.' - 의 서자설(庶子說) 논리도 柳義泰가 산청에서 실존하였으며 의술활동을 하였다는 주장을 뒷받침할 수 없었다.

산청군청 문화관광과에서 보내온 공문

그래서 산청군청에서는 柳義泰가 산청에서 실존했고 의술활동을 했다는 또 다른 논리가 필요하였다. 그것은 누구도 증명할 수 없는 "산청에 柳義泰 설화와 민담이 있다."라는 것이다.

설화와 민담이 있다는 것을 증명하기 위하여 2009년 산청군청은 산청군수 이름으로 류의태(柳義泰)의 설화를 만들어 기록한 설화집 『동의보감·산청 허준과 류의태 이야기』를 출판하였다.

산청군청 문화관광과장은 2009년 12월 19일자 조선일보 인터뷰에서 "'류의태'와 '유이태'는 다른 사람"이라고 했다.

또, 그는 "유이태는 거창유씨의 조상이다. 류의태는 산청군에서 의술을 펼쳤던 다른 인물로 역사적 기록은 남아

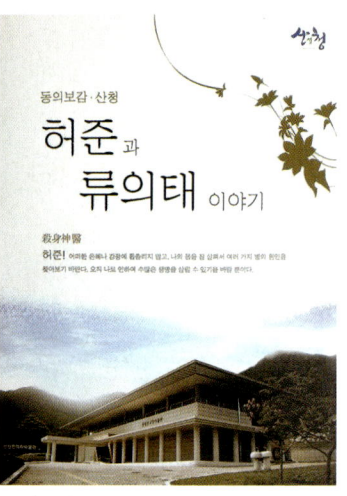

「동의보감·산청 허준과 류의태 이야기」 표지

있지 않지만 산청에서 의술을 펼치며 허준을 가르쳤다는 **설화와 민담이 있다.**" "산청에 모여 사는 진주류씨의 조상으로 파악된다."고 말했다.

> 산청군의 입장은 다르다. 강순경 산청군청 문화관광과장은 "'류의태'와 '유이태'는 다른 사람"이라고 했다. 유이태는 거창유씨의 조상이고, 류의태는 산청군에서 의술을 펼쳤던 다른 인물이라는 것이다. 그는 "역사적 기록은 없지만 산청에서 류의태가 의술을 펼치며 허준을 가르쳤다는 설화와 민담이 있었다."며 "산청에 모여 사는 진주류씨의 조상으로 파악 된다."고 했다. 『조선일보』 2009년 12월 19일.

5. 『선비의 고장 산청의 명소와 이야기』 간행

산청군청 문화관광과 담당자들은 柳義泰가 옛 문헌과 고증된 문헌에 기록되어 있지 않다는 것을 알았던 것으로 보인다. 또한, 1983년에 간행된 『진주유씨족보』에도 柳義泰가 없었음을 알았던 것으로 보인다.

한방단지를 조성하여 지역의 관광테마를 마련하고자 했던 산청군청은 柳義泰가 산청에서 태어나고 의술활동을 하였다는 새로운 근거가 필요하였다.

이에 산청군수 권순영은 산청의 향토사학자 손성모에게 향토설화집의 집필을 권유하였다. 또한, 산청군의 문화관광을 책임지고 있는 문화관광과장 김동환도 향토사학자 손성모에게 柳義泰와 관련하여 고증되지 않은 자료들을 제공하였다. 김동환으로부터 자료를 받은 손성모는 산청의 향토사에서 柳義泰를 허준의 스승으로 서술하였는데 그 책은 2000년에 간행된 '『선비의 고장 산청의 명소와 이야기』'[29]이다.

> 건강체험 마을에는 약초를 주 원료로 한 치료기능을 갖춘 편의시설, 찜질방과 건강체험관, 기공수련원, 건강상태 측정실 등을 갖추며 그 밖의 판매시설로서 민속식당, 약초다원, 특산품 판매장, 저자거리 등을 갖춘다.
> 위락시설로는 다양한 전통놀이를 즐길 수 있는 놀이 촌과 이벤트 광장을 조성하여 약초와 의약에 관련되는 이벤트 축제의 장으로 활용토록 한다.
> 류의태(柳義泰)는 조선 중기 명종 때의 명의로서 산청군 신안면 하정리(상정마을)에서 출생(1516년 추정)하여 한국의학의 근간을 세운 전통의학의 선구자요 태두이다. 의술이 고명하고 박학 다재할 뿐 아니라 성품이 호탕하고 강직하여 당시 외척전횡(外戚專橫)의 정치와 양반계급의 횡포 등 부패한 세태에 분노를 느끼고 산청의 심산유곡 등 자연 속에서 약학과 의학연구에 몰두하였다. 이에 풀

381

류의태의 출생지 연도 「선비의 고장 산청의 명소와 이야기」

---

29) 손성모, 「한의학 성지」, 『선비의 고장 산청의 명소와 이야기』, 현대문예, 2000.

이 책에는 고문서와 『진주유씨족보』에 등재되어 있지 않은 柳義泰의 출생지를 '산청군 신안면 하정리 상정마을'[30]이라고 밝혔다. 또한, 기록에도 없는 柳義泰의 출생년도를 '1516년'[31]이라 밝혔으며 의술활동을 하였던 장소를 '금서면 화계리'[32]라고 기술하고 있다.

---

30) 손성모. 「한의학 성지」. 『선비의 고장 산청의 명소와 이야기』. 현대문예. 2000. 381p.
31) 손성모. 「한의학 성지」. 『선비의 고장 산청의 명소와 이야기』. 현대문예. 2000. 381p.
32) 손성모. 「한의학 성지」. 『선비의 고장 산청의 명소와 이야기』. 현대문예. 2000. 382p.

6. 실존인물 柳義泰의 완성

산청군청은 柳義泰를 한의학계에 실존한 위대한 인물로 만들기 위하여 柳義泰에 행적에 관한 향토사 문헌 간행을 적극 도왔다. 그리고 '산청을 빛낸 인물'로 선정하여 한의학박물관에 柳義泰의 영정을 전시하였으며 산청군청 홈페이지에도 柳義泰를 소개하며 채록된 사실이 없음에도 불구하고 柳義泰 설화로 게재하였다. '柳義泰·허준 상(賞)'을 만들어 시상하였고 '柳義泰유적지'33)도 건립하였다. 산청군 관광지도에 柳義泰 유적지를 표기하여 배포하였고, 관광앱(App)에 柳義泰 유적지를 제작하여 Play 스토어에서 무료로 다운로드할 수 있도록 하였다. 또, 언론에 柳義泰의 설화가 있다고 발표하는 등 다양한 방법으로 柳義泰를 홍보하였다.

1) 산청군청이 류의태를 실존인물로 만들기 위하여 간행한 문헌

산청군청은 류의태34)가 실존하였고 의술 활동하였던 명의라는 것을 증명하는 국가에서 발행한 문헌들이 필요했다. 그래서 3종의 문헌들을 산청군청의 이름으로 발행하였다.

---

33) 가묘·묘비문·동상·기념비·약수터.
34) '柳'를 '유'로 불리어지다가 최근에 '류'로 불리며 표기하고 있다. 류의태는 柳義泰이다.

(1) 『2009 산청의 한의학 전통과 한의약 문화연구』

산청군청은 류의태가 실존했다는 근거가 필요하였다. 이에 2009년 산청 군청에서 산청군청 이름으로 『산청의 한의학 전통과 한의약 문화연구』라는 책자를 간행했다.

『산청의 한의학 전통과 한의약 문화연구』에는 류의태에 대하여 다음과 같이 기록하고 있다.

① 1516년(중종 11년) 산청군 신안면 상정마을에서 태어났고 금서면 화계 지구에서 의술활동을 하였다.35)

② 산청에는 류의태, 서울에는 허준, 함경도에는 이경하, 진도에는 추명의, 제주도에는 진좌수가 있다.36)

③ 설화를 통해 드러난 류의태의 의학적 면모를 크게 네 가지로 나누어 볼 수 있는데, 첫째는 침에 능했다는 점, 둘째는 난산 및 부인병을 많이 치료했다는 점, 셋째는 심리치료에도 능했다는 점, 넷째는 대상의 지위에 관계없이 많은 사람들을 치료했다는 점이다. 그리고 다음 장에서 이를 종합하여 설화 속에 내포하고 있는 사회적 의미와 설화를 통해 드러나는 류의태의 명의관에 대한 관점을 밝혀보고자 한다."37)

④ 이 밖에도 이방의 부인 난산에 본관사또의 이름을 종이에 써서 달여 먹게 한다든지, (중략) 난산에 열린 문고리를 삶아 먹게 했다는 것, (중략) 설화의 내용에서도 류의태가 병 치료에 있어서 사람의 심리 상태가 병과 그 치료에 큰 영향을 미친다는 것을 주지하고 있었다는 점을 알게 해준다. 또한, 민생들이 약도 없이 '류의태탕'이라고 써서 달여 먹고 병이 낫기를 바랐다는 부분은 당시 사람들의 류의태의 의술에 대한 무한한 신뢰를 보여주는 대목으로 그의 명성이 얼마나 뛰어났는지를 새삼 깨닫게 해주는 부분이라고 할 수 있다.38)

---

35) 『2009 산청의 한의학 전통과 한의약 문화연구』. 산청군청. 2009. 73p.
36) 『2009 산청의 한의학 전통과 한의약 문화연구』. 산청군청. 2009. 73p.
37) 『2009 산청의 한의학 전통과 한의약 문화연구』. 산청군청. 2009. 120p.

⑤ 류의태의 저서가 3권이 남아 있다.[39]
⑥ 산청군 금서면 화계리 왕산에 위치해 있는 '류의태약수터'[40], 오부면 오전리 황새봉 약수터, 위천면 서마리의 '침대롱바위'[41], 위천면 '수승대'[42], '다름재'[43], '황산'[44], 안동준의 『진주 옛이야기』에 '류의태의 유적지'[45]들이 있다.

---

38) 『2009 산청의 한의학 전통과 한의약 문화연구』. 산청군청. 2009. 130p.
39) 『2009 산청의 한의학 전통과 한의약 문화연구』. 산청군청. 2009. 138p.
40) 『2009 산청의 한의학 전통과 한의약 문화연구』. 산청군청. 2009. 83-84, 138p.
41) 『2009 산청의 한의학 전통과 한의약 문화연구』. 산청군청. 2009. 84, 86-88, 138p.
42) 『2009 산청의 한의학 전통과 한의약 문화연구』. 산청군청. 2009. 84, 86-88, 138p.
43) 『2009 산청의 한의학 전통과 한의약 문화연구』. 산청군청. 2009. 89-90, 138p.
44) 『2009 산청의 한의학 전통과 한의약 문화연구』. 산청군청. 2009. 89-90, 138p.
45) 『2009 산청의 한의학 전통과 한의약 문화연구』. 산청군청. 2009. 91-93, 138p.

(2)『지리산 산청 약초와 민간요법 기행』

2009년 12월 22일 산청군청은『지리산 산청 약초와 민간요법 기행』[46]을 간행하였다. 이 책에는 약초 관련 명의에 관한 설화를 소개하고 있다.『한국구비문학대계』에 채록되어 있는 유이태·유의태·유희태 설화와 곽의숙의『한국의료설화연구』에 채록되어 있는 명의 이름이 기록되어 있다. 그러나 이『지리산 산청 약초와 민간요법 기행』에서는 '유이태'와 '유의태'를 '류의태'로 표기하였다.

제 목	채 록 지	구연자
류의태와 꾀병아이	경남 산청군 생초면 구평리 구평마을	배위병
명의 류의태 이야기	경남 산청군 생초면 구평리 구평마을	배위병
명의 류의태	경남 진주시 사봉면 무촌리 지하	이민호
명의 유희태	경상남도 진양군 금곡면	류성만
명의 유희태(1)	경상남도 의령군 의령읍	남길우
명의 유희태(2)	경상남도 의령군 의령읍	남길우
명의 유희태(3)	경상남도 의령군 의령읍	송판용
명의 류의태와 공주의 이상한 병	경상남도 의령군 칠곡면	전용재
류의태 의원도 못 고치는 병이 있었다.	경상남도 의령군 봉수면	허달룡
무식장이가 고친 난치병	경상남도 의령군 칠곡면	전용재
산신령이 돌본 유의태	경상남도 의령군 봉수면	서기율
신연당 류의태	경상남도 거창군 위천면	유윤봉
명의 류의태	경상남도 거창군 남상	이민호
명의(名醫) 류의태	경상남도 월성군 현곡면 가정1리	김원락
명의(名醫) 유의태	경상남도 성주군 대가면	공덕진
용녀를 고친 명의의 한계	경상북도 안동시 임동명 수곡동 무실	류재희
사침과 명의	경상북도 포항시 북구 흥해읍 초곡동	강삼석
유이태탕	경상북도 월성군 외동면	박동준

---

[46] 산청군수,『지리산 산청 약초와 민간요법 기행』, 산청군청, 2009.

(3) 『류의태와 허준 이야기 설화집』

2009년 산청군청은 산청군수의 이름으로 류의태의 설화가 수록되어 있는 설화집 『동의보감·산청 허준과 류의태 이야기』를 출판하였다. 이 책에서 유의태의 아들은 『소설 동의보감』에 나오는 유도지(柳道知)가 아닌 류명재로 되어 있다. 류명재는 한성의 의원직을 그만두고 산청에 내려온지 이미 여러 해가 되었으며 산음에서 덕망있는 의원으로 가업을 이어가고 있다고 묘사되어 있다.

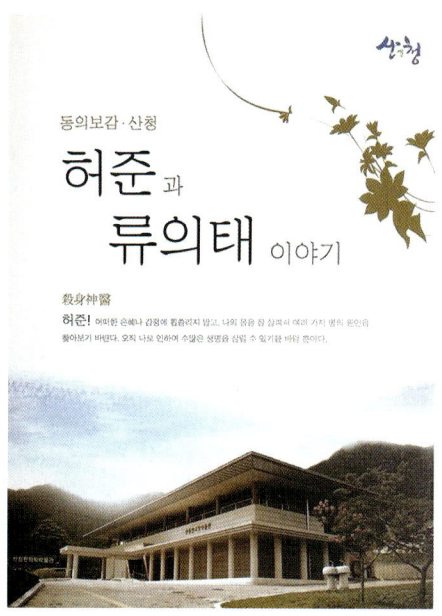

『동의보감·산청 허준과 류의태 이야기』 표지

2) 류의태(유의태)·허준 상(賞)을 제정하였다

 산청군청은 산청을 한의학(韓醫學)의 메카로 만들고자 하였으며 류의태를 한의학계의 위대한 인물로 널리 알리고자 하였다. 그래서 한의학을 발전시킨 분들에게 시상할 상(賞)을 제정하였다. 이 상(賞)의 명칭은 柳義泰 이름이 들어있는 '柳義泰·허준 상(賞)'이다. 산청군청은 한의학 발전에 이바지한 분을 선정하여 柳義泰·허준 상(賞)에 상패와 함께 상금을 주었고 2004년부터 계속 매년 수상자를 선정하고 있다.

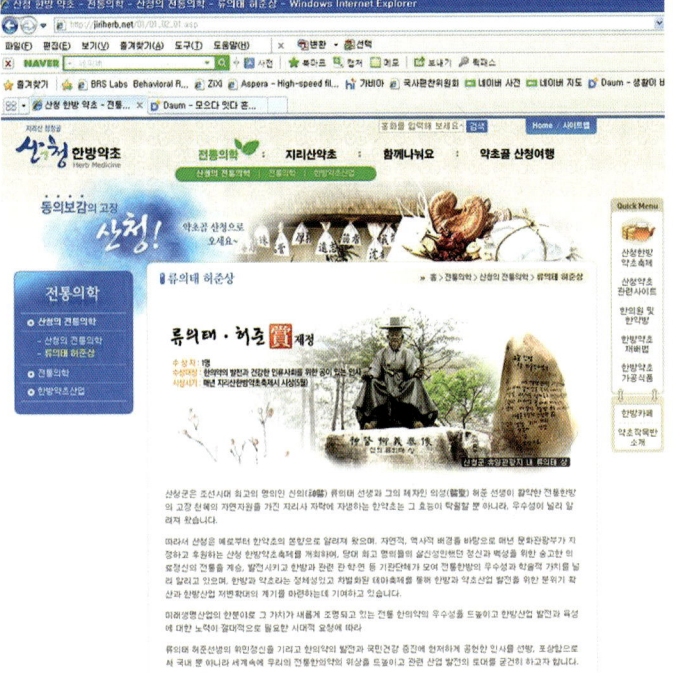

류의태·허준 상

3) 산청의 박물관에 柳義泰 영정 전시하고 있다

 산청군은 산청의 유물들을 전시하고 있는 산청박물관과 의학 관련 유물들을 전시하고 있는 한의학박물관을 건립하였다. 이들 박물관에서 어떤 내용으로 류의태(柳義泰)를 전시하고 있는지를 살펴보자.

(1) 산청박물관

 산청박물관에는 중국에서 붓 대롱에 개량종 목화씨를 넣어서 가져온 문익점, 조선 중기 유학자 남명 조식, 불교 조계종 종정을 지낸 성철 스님 그리고 허구의 인물 류의태(柳義泰) 등 네 명의 영정이 전시되어 있다.

> 신의 류의태 선생 :
> 조선시대(중종~선조)의 명의로 당대 제일의 하늘이 내린 신의로 칭송받았다. 선생은 신안면 하정리 상정에서 출생하여 금서면 화계 마을을 근거지로 의술 활동을 한 것으로 전해진다.
>
> 인간에 대한 지극한 사랑에 바탕을 두어 의술을 제자 허준(동의보감 저자)에게 가르치고 자신의 몸을 해부용으로 제공한 살신성인을 실천한 스승으로 회자되고 있다. 또한, 선생이 한방제조에 사용하였다고 전해오는 류의태 약수터도 왕산 기슭에 위치하고 있어 많은 사람들이 즐겨 애용하고 있다.

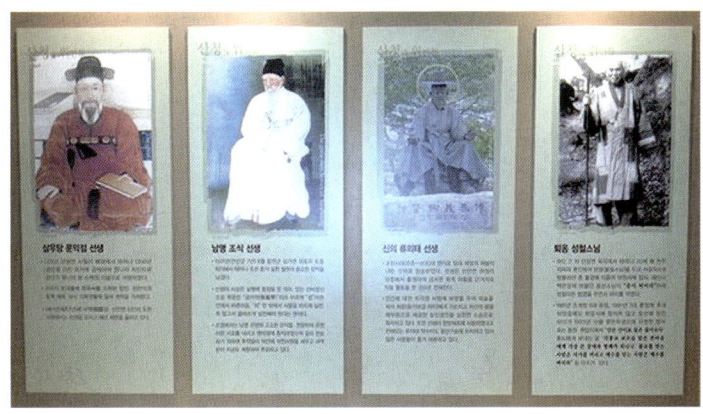

산청박물관 류의태 영정 전시

(2) 한의학박물관

산청군청은 한의학박물관이 건립되자 관광객들이 볼 수 있도록 류의태(柳義泰)의 영정을 제작하여 한의학박물관 전시실에 전시하고 다음과 같이 해설(解說)을 붙여 놓고 있었다.

류의태(柳義泰)

1516년(중종 11년) 신안면 상정마을에서 출생. 당대 최고의 신의(神醫)로 알려져 있으며 금서면 화계지구에서 의술활동을 하였다. 허준의 스승으로 선생의 몸을 제자 허준에게 시술토록 하여 해부학의 효시를 이룬 살신성인의 의술가였다.

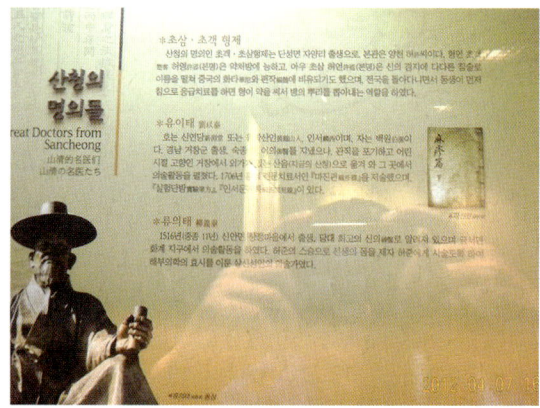

한의학박물관 류의태 영정

(3) '유이태탕'을 '초객탕'으로 바꾸다

『한국구비문학대계』에 '유이태탕'이 채록되어 있다. 또한, 『한국민족문화대백과사전』・『두산백과사전』・『국어국문학사전』 등에 유이태의 '유이태탕'이 수록되어 있다. 그러나 산청한의학 박물관에는 '유이태탕'은 어디에도 없고 '유이태탕'과 내용이 동일한 '초객탕'만 소개되어 있었다.

초객탕 설화

어느 댁의 과년한 딸이 이름 모를 병에 걸려 온갖 약을 다 써보았으나 백약이 무효였다. 수소문 끝에 초객, 초삼 형제를 찾아가보라는 말을 들었으나 병세가 깊은 딸을 데리고 천리 길을 나설 엄두가 나지 않아 신통한 의원의 이름자라도 적어 신통력을 빌려볼 요량으로 '초객탕'이라 써 붙였다고 한다. 이를 마시고 딸의 병은 씻긴 듯 나았다고 하는데 당시 초객, 초삼 형제가 의술이 뛰었는지 보여주는 설화이다.

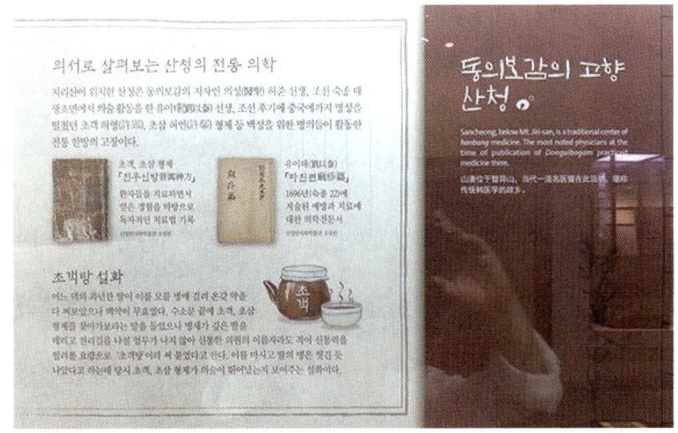

한의학박물관 초객탕

4) 산청군청 홈페이지에 류의태(柳義泰)를 게재하였다

(1) 류의태가 산청을 빛낸 인물로 선정되었다

산청에는 중국에서 개량 목화씨를 가져온 문익점, 고려 말기의 충신 민안부, 조선 중기의 학자 남명 조식과 덕계 오건, 조선 말기의 유학자 면우 곽종석, 조계종 종정을 지낸 성철 스님, 국악자 기산 박헌봉, 목민관으로 선정을 베풀었으며 경상좌도수군절도사를 지낸 이의립, 사대부 가문의 후손이며 유학자 의원으로서 다섯 가지도(道)를 펼치며 산청을 홍역 치료의 발상지를 만들었고 숙종 어의를 지낸 유이태 등 산청을 빛낸 유명한 인물들이 있다.

어떻게 된 영문인지는 알 수 없으나 고증된 기록과 문헌에 등재되어 있고 산청을 빛낸 경상좌수사 이의립과 숙종 어의 유이태는 배제되고 어떠한 기록이나 문헌도 없는 柳義泰가 산청을 빛낸 인물로 선정되어 홈페이지에 실려 있다.

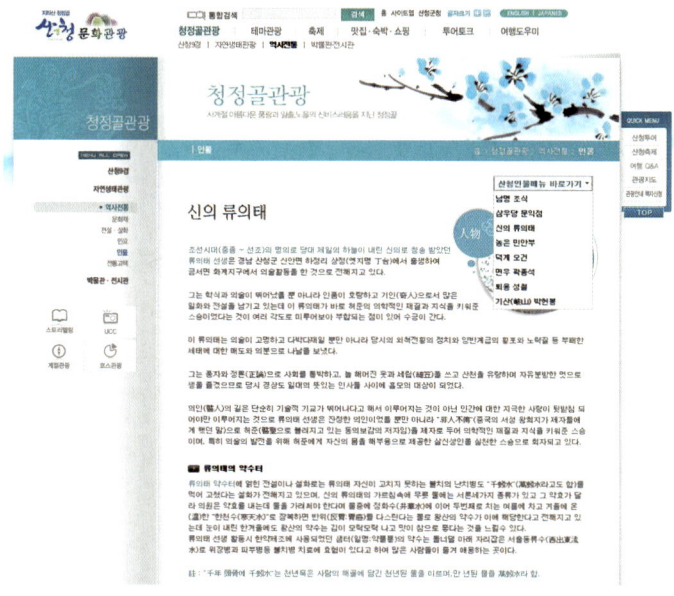

"산청을 빛낸 인물들"(산청군청 홈페이지)

(2) 설화를 홈페이지에 게재하다

산청군청 홈페이지에는 산청의 여러 종류의 설화들이 게재되어 있다. 이들 설화들 중에 『한국구비문학대계』에 채록되어 있는 유이태 설화도 포함되어 있는데 산청군청의 홈페이지에는 류의태 설화로 바뀌어 아래와 같은 내용으로 게재되어 있다.

류의태 설화

한양에서 떵떵거리고 살던 김판서에게는 두 아들과 별당이라는 딸이 하나 있었다. 그런데 그 딸이 18세가 되던 해에 엄청난 일이 벌어졌다. 처녀의 몸으로 배가 산등성이처럼 불러졌던 것이다. 별당은 물론 결백을 주장했으나 식구들은 창피하다고 할 뿐 별당의 말을 믿으려 들지 않았다. 딱한 것은 그 시대는 처녀가 임신을 그것도 판서의 여식이 그랬다면 망신은 고사하고 집안이 거덜 날 판이었다. (중략) 그때 옆에서 듣고 있던 김판서의 부인이 매달리듯 물었다. 어떻게든 딸을 구하고 싶은 모성은 기적이란 말에 일루의 희망을 걸었다. 그러나 류의태의 대답은 밑도 끝도 없이 더욱 암담할 뿐이었다. 별당을 데리고 천리 밖을 나서면 행여 무슨 수가 날 수도 있겠으나 그마저 믿을 수 없다는 것이다. (중략) 이 냄새를 맡은 별당은 작은 오라버니에게 한 그릇 갖다 달라고 청했다. 이 말을 옆에서 들은 어머니와 그 오라버니도 눈짓으로 갖다 주라고 일렀다. 내일이면 버리고 갈 자식인데 그만한 청을 못 들어 줄 리가 없었다. 다만 평소 육식을 잘 먹지 않던 별당이 노루국을 청하니 세 사람은 어리둥절한 모양이었다. (하략)

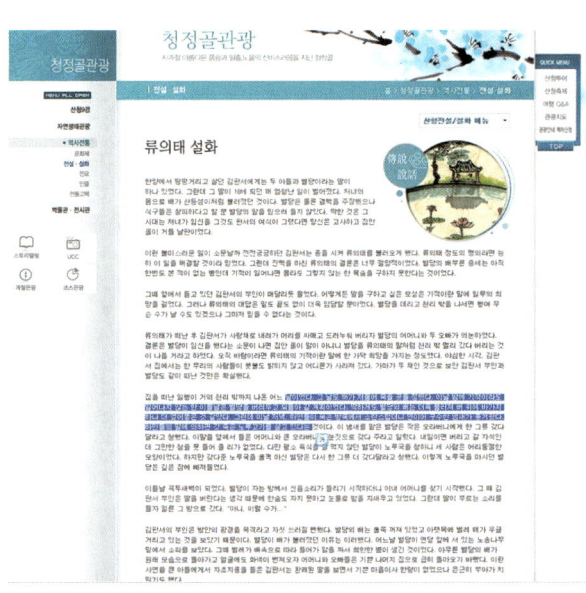

류의태 설화 산청군청 홈페이지

(3) 산청군청 홈페이지의 류의태(柳義泰) 관련 28개 항목

산청군청의 홈페이지를 살펴보았더니 '산청을 빛낸 인물', '전설', '동의보감촌' 소개, 문화해설사 소개, 약수터, 관광 코스 등 28개의 항목에 류의태를 홍보하고 있다.

〈산청군청 홈페이지 柳義泰 소개 항목〉

등재항목	인 물	柳義泰
산청을 빛낸 인물		8인 중 1인
인물 소개 화면		소개
전설·설화 화면		소개
동의보감촌 화면		소개
약수터(산청스토리) 화면		소개
한의학 박물관 동상(홍보 갤러리) 화면		소개
한의학 명의 화면		소개
한의학 명의 및 한의서		소개
산청군청 홈피 테마관광 스토리텔링 동의보감촌		소개
테마관광 당일코스 약수터 화면		소개
관광코스 화면		소개
약초골 산청 화면		소개
홍보갤러리 한의학 박물관 동상 화면		소개
산청한방약초축제 (산청여행스토리) 화면		소개
약초골 산청여행 산청한방약초축제 설명 화면		소개
관광코스(약수터) 화면		소개
산청군청 관광지도(약수터) 화면		소개
문화해설사 담당 화면		소개
류의태·허준 상(賞)		소개
'어린이산청'에서 '산청을 빛낸 인물' 화면		소개
어린이산청에서 소개한 화면		소개
산청군청 홈페이지 검색 화면		소개
총 페이지		28 페이지

** 본 비교표는 2015년 10월 1일 산청군청 홈페이지 게시된 내용을 기준으로 작성하였다.

5) 류의태 유적지를 건립하였다

산청군청은 류의태를 널리 알리기 위하여 유적지를 조성하였다. 약수터를 만들어 약수터 안내판과 이정표를 설치하였으며 산청군 관광지도와 관광지 안내판에 류의태를 표기하였다. 또한, 산청을 찾아오는 관광객을 위하여 관광 산청앱(App)을 만들어 무상으로 배포하고 있다.

(1) 류의태 가묘, 묘비석, 동상과 기념비

산청군청은 류의태를 산청의 한의학 상징인물로 선정하였다. 산청 한방단지를 찾는 관광객들은 류의태의 묘소를 구경하고 묘비의 『묘갈문』을 읽을 수 있다. 이를 위해 산청군수를 비롯한 문화관광과 담당자들은 묘소를 조성하였던 것으로 보인다. 2005년 산청군청은 한방단지 내에 柳義泰 가묘를 조성하고 묘소 앞에 묘비를 세웠다.

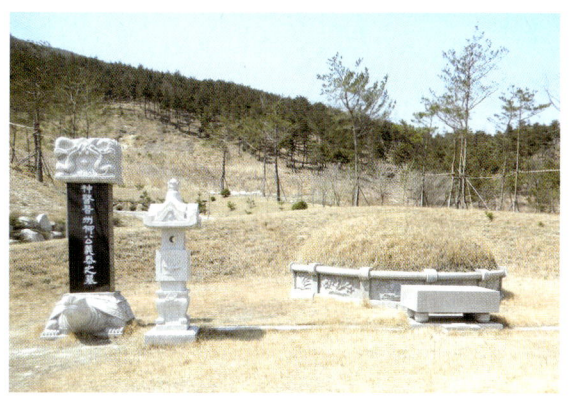

동의보감촌에 조성되어 있는 류의태 가묘

한의학박물관 전면 왼편에 柳義泰 동상이 있다. 어떤 연유로 柳義泰 동상을 세웠는지 알 수 없으나 2005년에 건립되었다고 동상에 기록되어 있다. 그리고 매년 산청한방축제가 열리는 기간에 柳義泰 동상 앞에서 柳義泰를 기리는 행사를 하고 있다.

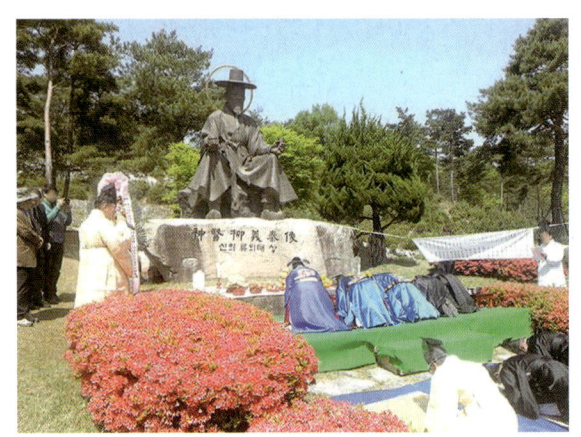

동의보감촌에 건립되어 있는 류의태 동상 앞에서 올리는 제

한의학박물관 전면 왼편에 두 개의 柳義泰 기념비가 세워져 있다. 이 기념비에는 시인들이 柳義泰를 칭송하는 시가 새겨져 있다. 기념비의 시에서 "柳義泰는 중국의 명의 화타보다 위대하며 동방 제일의 명의 허준을 배출하였다. 자신의 몸을 해부용으로 내어놓은 살신성인의 스승이자 성인(聖人)이다."라고 노래하고 있다.

> 하늘은 짐짓 솔 심을 자리에 솔 심는다 하더니. 이 나라 제일 진산(鎭山) 지리산 아래 공을 태어나게 하여 백성들의 몸을 돌보게 하고 이렇다 할 여러 제자들을 길러 조선의 도규술(刀圭瑟 : 의술)을 만방에 떨쳤도다.

> 혹자는 일러 중국의 화타(華佗)가 어떻다 하나 공의 공적에 미치지 못할뿐더러 공은 허준(許浚) 선생을 키워 공의 뒤를 이은 동방 제일의 명의(名醫)로 만들었는데 이를 위하여 공의 옥체를 선생의 해부 실습용으로 헌사 하였음을 상기할 때 제 살을 찢어 제자의 학문을 도운 일은 고금에 없으므로 공을 가히 성인이라 일러 마땅하리로다.

> 공의 치적이 이러하매 한 선각(先覺)이 있어 이 고장 명예를 길이 전하고 장송(長松)의 명의들이 연이어 태어나고 사회를 위해 봉사할 지사(志士)들이 계속 되기를 기원하는 의미를 담아 이 비를 세움에 우리 모두 찬(讚)하기를 아껴 말지어다.

> 2005년 5월 3일

> 부산대학교 교수 문학박사 임종찬 짓고
> 경상남도산청교육청 장학사 이천규 쓰다

류 의 태 - 살신성인

현경 황 보 광

생전에는 백성들의 목숨
내 몸보다 중히 여겨 구하셨고
사후에는 불치병 치료위해
몸소 얼음골 비사(祕史)
실험대상이 되셨던 선현이여!
역사는 증명하고 있다
스스로 자신에게 엄하였고
제자들에게 모범이 되셨던 스승님
사오백년이 지난 지금도
앞으로 수수백년 스승님의 뜻
영원하리
우리 모두의 가슴속에
연꽃으로 피어나리

2005. 5. 3.
산정 김 상 세

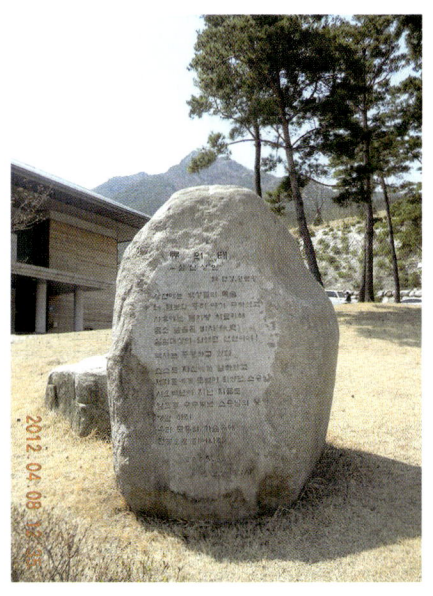

동의보감촌 한의학 박물관 왼편에 건립되어 있는
류의태 기념비

(2) 柳義泰약수터 조성과 약수터 안내판 및 이정표를 설치하였다

금서면 화계리 왕산에는 금서면과 유림면 그리고 생초면민들에게 널리 알려진 약수터가 있다. 이곳 사람들은 이 약수터를 '약물통' 또는 유이태의 '장군수약수터' 또는 '왕산약수터'라고 부른다.

유이태 '장군수약수터'로 불리는 이유는 생초에서 의술활동을 하고 있던 신의(神醫) 유이태가 한약을 달이기 위하여 장군에 물을 담아서 생초까지 날랐다는 전설이 전해지고 있기 때문이다.

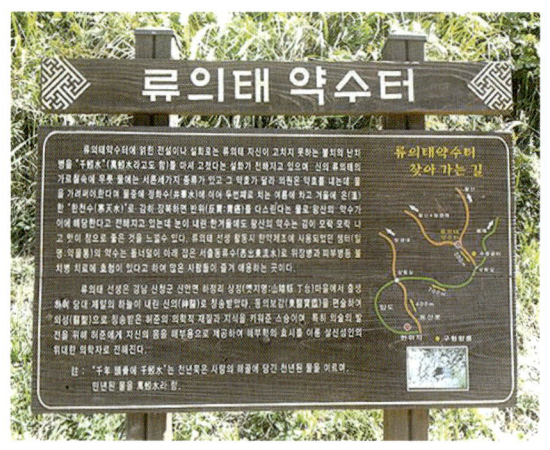

산청군이 조성한 허구의 인물 류의태 약수터 안내판

그런데 산청군청은 약수터 앞에 안내판을 설치하였다. 약수터 안내판에는 '천연두골만년수(삼인수)' 설화가 기록되어 있다. '천연두골만년수(삼인수)' 설화는 『산청군지』와 『한국구비문학대계』에 채록되어 있는 명의 유이태 설화이다. 어떤 이유인지는 알 수 없으나 산청군청은 약수터 안내판의 '천연두골만년수(삼인수)' 설화의 주인공을 柳義泰로 바꾸어 기록하고 있다.

산청군청은 홈페이지에도 이 약수터를 소개하고 있다.

산청군청은 산청에서 동의보감촌으로 가는 도로와 대전·통영 고속도로 생초IC 입구에 柳義泰약수터로 가는 이정표를 설치하였다.

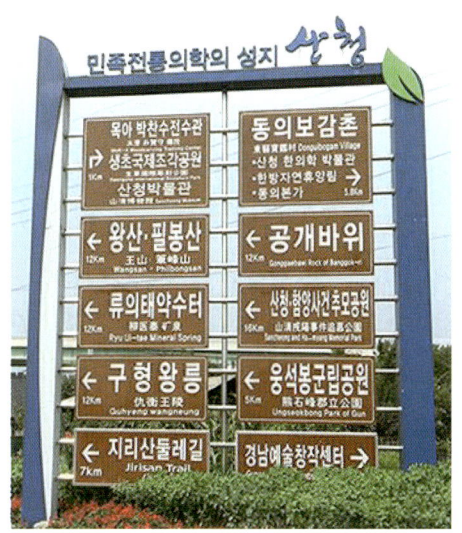

생초IC 입구의 류의태 약수터 이정표

6) 산청군 관광지도와 관광지 안내문에 류의태(柳義泰) 표기

관광객들은 어떤 지역을 처음 방문할 때 먼저 준비하는 것은 그 지역의 관광지도이다. 산청군을 관광하는 관광객들에게 배포되는 산청관광지도에 '柳義泰약수터'가 표기되어있다. 산청의 유적지 입구 안내판에도 '柳義泰약수터'로 표기되어 있다.

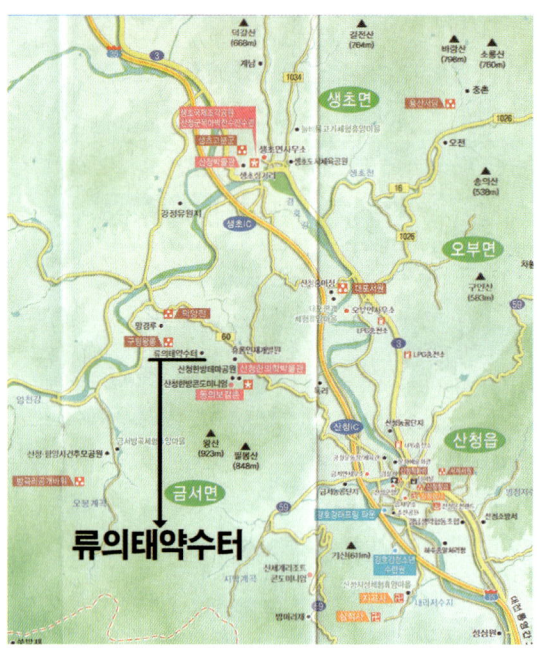

산청군 관광지도의 류의태 약수터

7) 산청군 관광앱

요즈음의 사람들은 스마트 폰을 이용하여 자신이 찾고자 하는 정보를 찾는다. 이에 산청군청은 산청을 찾는 관광객들을 위하여 산청군청 홈페이지의 내용과 동일한 관광 앱을 제작하여 배포하고 있다. 이 앱에는 산청의 관광지뿐만 아니라 류의태와 류의태 유적지가 소개되고 있다.

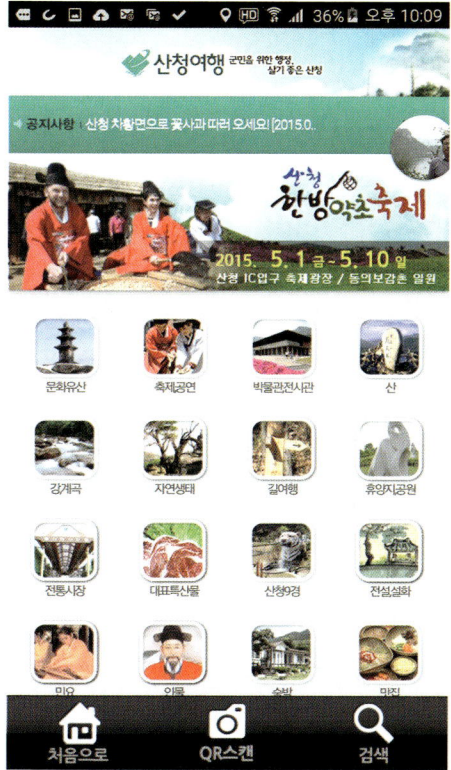

산청군청 관광 앱

Ⅳ. 진주류씨는 柳義泰를 어떻게 족보에 등재하였는가?

1762부터 1983년에 간행된 『진주류씨족보』에는 柳義泰가 등재되어 있지 않았으나 2005년에 간행된 『진주류씨족보』에는 柳義泰가 등재되어 있다.

필자는 진주류씨 가문의 두 분을 통해 柳義泰가 『진주류씨족보』에 등재된 내용을 들었다.

1. 진주류씨 류근모 문의

산청한방단지 柳義泰의 가묘 묘비 『묘갈문』을 쓴 분은 이천규이다. 그는 『묘갈문』에서 "진주류씨 가문에서 제공한 초안을 바탕으로 『묘갈문』을 쓰게 되었다."라고 밝혔다.

> 이 글은 현재 산청군 신안면 하정리 정태에 사는 진주류씨 가문의 류근모(柳根模)씨가 이 고장의 사학자이인 오림 김상조(梧木 金相朝)47)와 지방사학자이며 한약방을 운영하신 故 권재우님과 故 강연우님, 류영춘님, 류무림님의 조언과 진주류씨 족보를 바탕으로 초안해 온 것을 첨삭하고 정리하여 비문을 작성하였다." 글쓴이 이천규. 『류의태 가묘묘갈문』

『묘갈문』에는 산청군 신안면 하정리 정태에 거주하는 진주류씨 가문의 류근모가 기록되어 있다.

2012년 12월 30일 산청군 신안면 원지에 있는 다방에서 류근모를 만났다. 필자는 그에게 『진주유씨족보』에 柳義泰가 등재되어 있는지에 대해 문의하였다.

그는 필자에게 2005년에 간행된 『진주유씨족보』를 보여 주었으며 그는 "어릴 때 어른들로부터 들은 이야기이며 중앙에 가면 柳義泰 관련 자료가

---

47) 함양 사천 통영군수와 경상남도사 편찬위원장 중앙문화재 전문위원을 역임하였다.

있다."라고 말하였다. 그러나 필자에게 1762년 족보에 기록되어 있지 않던 柳義泰가 2005년에 간행된 『진주유씨족보』에 등재된 내용은 말하지 않았다.

> "어릴 때 어른들로부터 전해들은 이야기다. 중앙에 가면 관련 자료가 있다. 두 분 자매가 있었는데 한분은 허준 조부 허혼(許混)에게 시집을 갔고, 다른 한 분도 양천허씨(許琛)에게 시집갔다. 서자는 『진주류씨족보』에 실리지 않는다. 고(故)김상조, 고(故)권재우, 고(故)강연우의 고증을 받았다."고 하였고, 2005년에 발행된 『진주류씨족보』를 제시하였다. 2013년 12월 30일 류근모와의 대화에서.[48]

---

48) 유철호. 조선의 명의 유이태(劉以泰·劉爾泰) 연구. 대한한의학원전학회지 제26권 4호. 2013. 11. 143p.

2. 진주류씨 족보전문가 류보형

2009년 12월 19일자 「조선일보」에 柳義泰가 족보에 실린 내용의 기사가 실렸다. 조선일보는 진주류씨 족보전문가로서 柳義泰에 관하여 인터뷰한 인물을 류보형이라고 기록하고 있다. 그는 「조선일보」 인터뷰에서 "柳義泰가 진주류씨인지를 조사하였다."라고 말하면서 "柳義泰가 문헌에는 없지만 설화·드라마·소설 등에 나타난 것을 보고 우리조상이라고 판단하여 『진주유씨족보』에 등재하였다."라고 밝혔다.

> "드라마가 나오고 '류의태 선생이 우리 조상 아니냐는 이야기가 나와 조사했다" "이렇다 할 문헌은 없어도 설화나 상황적으로 요인을 볼 때 우리 조상이라는 판단이 들어 족보에 올렸다." 「조선일보」 2009년 12월 19일 기사.

조선일보 기사 내용

V. 유철호가 밝힌 柳義泰의 진실은 무엇일까?

산청군수를 비롯한 관련 공무원들은 '한방테마'를 주제로 사업을 시작할 때부터 현재까지 柳義泰가 산청에서 의술활동을 하였던 의원이라고 주장하고 있다.

산청군청 담당자들은 柳義泰를 '산청을 빛낸 인물'로 선정하여 산청군청의 홈페이지에 게재하였다. 그리고 산청군에 두개의 박물관이 건립되자 박물관 전시실에 柳義泰의 영정을 전시하였다.

산청군수로부터 향토사 집필 권유를 받고 산청문화관광과장으로부터 자료를 받은 산청의 향토사학자는 산청의 향토사를 집필하면서 柳義泰의 출생지[49], 태어난 년도[50], 세상을 떠난 년도[51], 의술활동을 하였던 마을[52] 이름까지 기술하였다.

동의보감촌 내에 넓은 땅을 마련하여 柳義泰 묘소를 만들고 묘비를 세웠다. 또한 柳義泰 동상과 기념비를 건립하였으며 동상 앞에서 매년 그를 기리는 제(祭)를 올리는 행사를 하고 있다.

산청군청은 柳義泰·허준 상(賞)을 제정하여 한의학에 발전에 공헌한 분을 선정하여 상(賞)을 주었으며 柳義泰 행적을 밝힌 3종류의 책자들을 간행하였다.

또한, 柳義泰약수터를 조성하여 약수터 안내판과 도로변에 柳義泰약수터를 찾아가는 이정표를 세웠으며 산청관광지도에 표기하였다.

다른 한편으로는 진주유씨 가문에서 柳義泰를 2005년에 간행된 『진주유씨족보』에 등재하였다.

---

[49] 손성모. 「한의학 성지」. 『선비의 고장 산청의 명소와 이야기』. 현대문예. 2000. 381p.
[50] 손성모. 「한의학 성지」. 『선비의 고장 산청의 명소와 이야기』. 현대문예. 2000. 381p.
[51] 손성모. 「한의학 성지」. 『선비의 고장 산청의 명소와 이야기』. 현대문예. 2000. 381p.
[52] 손성모. 「한의학 성지」. 『선비의 고장 산청의 명소와 이야기』. 현대문예. 2000. 382p.

필자는 柳義泰에 대하여 아래와 같이 내용을 조사하고 연구하였다.

① 柳義泰를 학계에 발표한 학자는 어떤 연유로 柳義泰를 허준의 스승으로 발표하였는지?

② 소설가 이은성은 柳義泰를 어떤 근거로 허준의 스승으로 묘사했는지?

③ 드라마 <허준>의 작가 최완규는 柳義泰에 대하여 어떻게 말하고 있는지?

④ 산청군청의 담당공무원들이 실존했다고 주장하는 柳義泰가 고문헌에 기록되어 있는 인물인지?

⑤ 柳義泰의 생몰연도와 출생지를 밝힌 향토사학자 손성모가 어떤 연유로 산청의 향토사를 집필하였는지?

⑥ 동의보감촌 柳義泰 가묘 『묘갈문』을 쓴 이천규에게 柳義泰 관련하여 고증된 자료가 있는지?

⑦ 진주유씨 가문의 류근모와 류보형에게 柳義泰 관련 고증된 자료를 소장하고 있는지?

⑧ 산청군 동의보감촌에 유의태 유적지를 만든 전·현직(前·現職) 산청군수와 산청문화관광과장들에게 柳義泰가 실존인물이라는 것을 증명하는 고문헌이 있는지?

⑨ 柳義泰를 산청을 빛낸 인물로 선정하였으며 책을 간행한 담당 공무원들에게 柳義泰가 실존인물이라는 고문헌이 있는지?

상기에 관련된 모든 분들에게 편지를 보내서 관련자료를 요청하였고 또한, 만나서 대화를 나누며 확인한 柳義泰의 진실을 살펴보기로 하자.

1. 노정우가 밝힌 柳義泰의 진실

柳義泰가 실존인물인지를 확인하려면 柳義泰를 문헌에 처음으로 발표한 인물을 만나서 그의 의견을 알아보는 것이 가장 정확하다. 柳義泰를 처음 문헌에 발표한 사람은 누구일까?

필자는 柳義泰를 허준의 스승으로 학계에 처음 발표한 학자가 경희대학교 한방병원장을 지낸 노정우 박사라는 것을 풍문(風聞)으로 알게 되었다.

1980년대 후반부터 필자는 노정우와 대화를 나누기 위하여 그를 찾았다. 그가 미국으로 이민 갔다는 풍문을 듣고 하와이와 LA 한인회에 전화를 걸어 그의 소재지를 파악하려고 하였으나 찾을 수 없었다.

필자는 산청군청에서 산청한방단지의 상징적인 인물로 柳義泰를 선정하여 산청한방단지를 만들었다는 소식을 들었다. 1999년 산청군청을 방문하여 문화관광과장 김동환과 계장 김일곤에게 "柳義泰가 실존인물이 아니며 허구의 인물이다."라고 말하였다.

필자는 그 후에도 산청군청 문화관광과장 김동환과 계장 김일곤에게 柳義泰가 허구의 인물이라고 여러 차례 말하였다. 필자의 지속적인 주장에 그들은 柳義泰를 학계에 최초로 발표한 노정우 박사와 한의학자 류(柳)모 박사53)의 전화번호를 알려주었다.

2000년 2월 1일 필자는 서울시 강남구 포이동(현재 서초구 양재동) 삼호물산 근처에서 한의원을 경영하고 있던 노정우와 柳義泰가 허준의 스승이라는 근거에 대하여 대화를 나누었다. 필자는 그에게 질문을 하였다.

"유의태(柳義泰)를 허준의 스승으로 이야기하게 된 근거가 있습니까?"
〈2000년 2월 1일 노정우와의 대화에서〉.54)

---

53) 류근철 박사를 말한다.
54) 유철호. 「조선의 명의 유이태(劉以泰・劉爾泰) 연구」, 『대한한의학원전학회지 제26권 4호』, 대한한의학원전학회, 2013. 11. 121p.

그는 필자에게 "『양천허씨족보』에서 허준의 가계를 조사하였는데 허준의 조부가 경상우수사를 지냈고 조모는 진주유씨(晉州柳氏)라는 것을 알게 되었다. 허준이 할머니의 친정인 진주 근처에서 어린 시절을 보낸 것으로 추정하고 평소에 교류가 있던 진주에 거주하는 경남 합천 출신의 한의학자(韓醫學者) 허(許)모에게 전화하여 허준의 가계를 설명한 후 진주 근처의 유명한 명의(名醫)를 문의하였다."라고 말하였다. 노정우로부터 전화를 받은 허모는 노정우에게 "수백 년 전에 산청에 유명한 명의 유이태가 있었다."고 말하였다.

산청의 명의 유이태의 전설은 일제강점기 이전부터 현재까지 경상도, 전라도와 충청도 등에 널리 알려져 있었다. 그에 관한 설화가 채록된 지역들과 설화들을 구연한 구연자들에 따라 이름이 '유이태'·'유의태'·'유희태'로 채록되어져 있었다.

노정우는 허모가 말한 명의(名醫) 유이태이라면 허준의 스승이 될 만하다고 보았고 전설과 설화에 나타나는 산청의 명의 유이태를 진주유씨 가문 출신으로 추정한 것으로 보인다.

그 후 그는 철저한 고증 없이 "진주 근처의 대성(大姓) '**진주유씨**(晉州柳氏), 이름은 의로울 '의(義)', 클 '태(泰)'로 만들어 『인물한국사』「허준 약전」에 유의태를 허준의 스승으로 발표하였다."라고 필자에게 말하였다.

"1965년 모백과사전에서 허준의 약전을 써 달라는 요청을 받고 허준을 연구하였다. 허준에 대한 정보가 너무 없었다. 족보를 조사해 본 결과 허준의 조부가 경상우수사, 조모가 진주유씨로 되어 있어 진주와 관련되어 있다고 생각하여 진주에 거주하는 허모에게 전화하여 '허준의 조부가 경상우수사, 조모가 진주유씨로 되어 있어 허준이 진주와 관련 있는 것으로 보였다. 진주 근처에 유명한 한의로부터 의술을 배운 것으로 판단된다. 혹시 유명한 한의가 있었느냐?"고 존재 여부를 허모에게 물었다. 허모55)가 '산청에 수백 년 전부터 유이태라는 전설적인 명의가 있었다.'고 답변하여 '사실을 확인하지 않고 진주근처의 대성인 '**진주유씨**(晉州柳氏)' 의로울 '의(義)' 클'태(泰)' 유의태로 허준의 스승으로 발표하였다.' 〈2000년 2월 1일 노정우와의 대화에

---

55) 필자가 한의학을 공부하는 분에 질문하였더니 합천 출신으로서 『동의보감』을 최초로 국역한 허민 선생이라고 말하였다.

서〉.56)

필자는 노정우에게 "진주 근처에 전해지는 柳義泰 설화는 없고 유이태 설화만 있으며 필자의 외가는 산청군 금서면 화계이다."라고 말하였다.

"저는 1951년 산청 생초에서 태어나 초등학교와 중학교를 생초에서 졸업하였고 외가도 산청군 금서면 화계이다. 어린 시절 외가에서 많이 머물렀다. 외증조부님께서는 문집을 남기셨고, 외조부께서는 산청향교 전교를 지내셨다. 매년 여름과 겨울방학 때 외증조부님 재실(西湖齋)에서 지냈기에 외조부님, 외가 동네의 나이 많으신 할아버님들로부터 구전이야기도 들었다. (중략) 1973년 타향으로 이사하기 전까지 산청 생초에서 살았다. 어느 누구도 저에게 柳義泰 구전 설화에 대하여 이야기한 적이 없다. 산청에는 거창유씨 유이태의 구전 설화만 전해지고 있다." 〈2000년 2월 1일 노정우와의 대화에서〉.57)

그는 필자에게 "사실을 확인하지 못한 자신의 오류를 인정한다."라고 말하였다. 그리고 그는 필자에게 "허준의 스승에 대해서는 역사학자들이 반드시 밝혀내야 할 몫이다."라는 말을 하였다.

"사실을 확인하지 못한 점에 대한 오류는 인정한다.
허준의 스승은 역사학자들이 밝혀내야 할 몫이다.
거창유씨 가문에 미안하다." 〈2000년 2월 1일 노정우와의 대화에서〉.58)

필자는 노정우와의 대화를 끝낸 그날 오후 늦게 대화 내용을 당시 허준을 오랫동안 깊게 연구한 규장각 연구원 김호에게 전달한 바 있다.

---

56) 유철호. 「조선의 명의 유이태(劉以泰・劉爾泰) 연구」. 『대한한의학원전학회지 제26권 4호』. 대한한의학원전학회. 2013. 11. 121p.
57) 유철호. 「조선의 명의 유이태(劉以泰・劉爾泰) 연구」. 『대한한의학원전학회지 제26권 4호』. 대한한의학원전학회. 2013. 11. 121p.
58) 유철호. 「조선의 명의 유이태(劉以泰・劉爾泰) 연구」. 『대한한의학원전학회지 제26권 4호』. 대한한의학원전학회. 2013. 11. 121p.

2. 허준은 어떻게 내의원 의관이 되었을까?

허준은 청년기 시절을 어디에서 보냈을까? 이은성은 드라마 <집념>과 『소설 동의보감』에서 "허준은 평안도 용천에서 태어나서 성장하다가 산청으로 이주하여 산청에서 의술활동을 펴고 있던 유의태(柳義泰)에게 의술을 배웠으며 의과에 장원급제하여 내의원에 들어간 것."으로 기술하고 있다.

산청군청 문화관광과 공무원들과 산청 동의보감촌 柳義泰의 가묘『묘갈문』에는 "허준이 산청군 신안면 외고리 양지마을(구담 : 龜潭)에 살았고 금서면 화계마을에서 柳義泰로부터 의술을 배웠다."라고 기록하고 있다.

그러나 앞서 언급했듯이『미암일기』1569년 윤6월 3일에 유희춘이 "이조판서 홍담(洪曇)에게 편지를 보내 허준을 내의원 의관으로 천거해 주었다."라고 기록하고 있다.

> "허준을 위하여 이판(吏判 : 이조판서)에게 편지를 보냈다.
> 내의원(內醫院)으로 천거를 해준 것이다."『미암일기』1569년 윤6월 3일[59]

1569년의 기록을 보면 그 당시 유희춘은 내의원에 들어가기 이전의 허준을 알고 있었음을 알 수 있다.

유희춘은 자신의 집에서 젊은 시절의 허준을 여러 차례 만나보았다. 또한, 유희춘은 허준을 내의원에 들어가도록 이조판서 홍담에게 추천하였고 뒤를 돌보아 주었던 고관(高官)이며 대학자이다. 그렇다면 허준을 만난 적이 없는 작가 이은성이 집필한 드라마 <집념>과 『소설 동의보감』에서 묘사된 내용과 산청 동의보감촌 柳義泰의 가묘에 기록되어 있는 내용들이 사실일까? 아니면 유희춘이 거짓말을 만들어 기록했을까?

이은성과 산청군청이 허준의 어린 시절을 만들어낸 이야기라고 보는 것이 타당하다. 276-279p에 밝힌『미암일기』에 기록된 허준을 보는 것이 이해를 도와 줄 것이다.

---

[59]『미암일기(眉巖日記)』2집, 담양향토문화사연구회, 1999. 66p.

3. 이은성은 柳義泰를 어떻게 묘사하고 있나?

작가 이은성은 드라마 <집념>과 『소설 동의보감』에서 柳義泰에 대한 인물에 대해 이렇게 소개하였다.

> "柳義泰는 버들 유씨로 침술의 대가(大家)이며 산음(현재 산청)에서 의술 활동을 펼치면서 후일 『동의보감』을 편찬한 허준에게 의술을 가르쳤고, 후에 위암에 걸린 자신의 몸을 제자 허준에게 밀양 얼음골에서 해부하게 하였던 살신성인이다."60)

필자는 이은성이 왜 柳義泰를 허준의 스승으로 설정하게 되었는지 그 경위를 알아보기 위해 그를 찾았다. 『소설 동의보감』을 출판한 창작과비평사에 전화하여 이은성 자택 전화번호를 받은 후 1990년 8월 초순 이은성의 집으로 전화를 하였다. 그는 이미 세상을 떠나서 어떤 연유로 柳義泰를 허준의 스승으로 설정하였는지 당사자의 입장을 들을 수 없었지만 다행스럽게도 필자는 그의 부인과 전화로 대화를 나누었다. 필자는 이은성 부인에게 허준의 스승을 柳義泰로 발표한 연유를 질문했는데 그는 다음과 같이 답하였다.

> "나는 잘 모른다. 『소설 동의보감』을 집필할 때 이은성 선생 곁에서 도와준 중앙일간지 이○○ 편집위원이 내용을 잘 알고 있다. 그분을 만나서 내용을 알아보라." 1990년 8월 초순. 이은성 부인과의 대화에서.61)

1990년 8월 중순 무더운 여름 날 어느 중앙일간지를 방문하여 이모 편집위원과 대화를 나누었다. 필자는 그에게 유의태를 허준의 스승으로 설정한 연유를 물었다.

---

60) 『소설 동의보감』 내용을 축약하였다.
61) 유철호. 「조선의 명의 유이태(劉以泰・劉爾泰) 연구」. 『대한대한의학원전학회지 제26권 4호』. 대한한 의학원전학회. 2013년 11월 121p.

"이은성 선생 부인께서 '소설을 쓸 때 이○○ 위원이 많이 도와주었다.' '만나서 이야기하라.'고 하여 왔다. 산청에는 유의태(柳義泰)는 없고 명의 유이태(名醫 劉以泰)만 있다. 구침지회는 거창유씨(居昌劉氏) 가문에 전해오는 유이태 설화이다. 유의태를 허준 스승으로 사용한 연유가 무엇인가? 어떻게 된 것이냐?" 중앙지 편집위원 이모와의 대화에서.62)

그는 필자에게 이은성이 柳義泰를 허준의 스승으로 설정한 연유를 답변하지 않았다. 다만 그는 필자에게 "유이태의 의술활동 연대와 허준의 활동 연대가 일치하면 柳義泰에서 유이태로 바꾸어 주겠다. 『거창유씨족보』를 복사해 오라."라고 말했다.

"『거창유씨족보』를 복사해 오라. 년도가 일치하면 유의태에서 유이태로 바꾸겠다." 1990년 8월 중순. 중앙지 편집위원 이모와의 대화에서.63)

2000년 2월 1일 필자는 허준 연구자 김호와 함께 서울시 강남구 선릉역 근처 음식점에서 중앙지 전(前) 편집위원 이모씨를 두 번째 만났다. 필자는 그에게 "이은성이 『소설 동의보감』에서 어떤 근거로 柳義泰를 허준의 스승으로 설정하였는지?"를 재차 질문하였다. 그러나 그는 필자에게 柳義泰가 실존했다는 어떠한 근거를 제시하지 않았고 "자료가 모아지면 『소설 동의보감』 후반부를 쓰고 싶다."라고 말하였다.

"소설을 쓸 때 이은성 선생과 함께 경희대를 수차례 방문했었다. 이은성은 대단한 통찰력을 가지고 있었다. 柳義泰를 사용하게 된 이유를 이야기해 줄 수 없다. 자료가 모아지면 『소설 동의보감』 후반부를 쓰고 싶다." 2000년 2월 1일 중앙지 편집위원 이모와의 대화에서.64)

---

62) 유철호. 「조선의 명의 유이태(劉以泰·劉爾泰) 연구」. 『대한한의학원전학회지 제26권 4호』. 대한한의학원전학회. 2013년 11월 121p.
63) 유철호. 「조선의 명의 유이태(劉以泰·劉爾泰) 연구」. 『대한한의학원전학회지 제26권 4호』. 대한한의학원전학회. 2013년 11월 121p.
64) 유철호. 「조선의 명의 유이태(劉以泰·劉爾泰) 연구」. 『대한한의학원전학회지 제26권 4호』. 대한한의학원전학회. 2013년 11월 121p.

필자가 이모씨를 만났을 때 그는 필자에게 "이은성이 柳義泰가 실존인물이라는 증거"와 "이은성이 柳義泰와 관련된 고증된 자료를 가지고 집필하였다."라고 말하지 않았다. 또한, 그가 『소설 동의보감』 하권 후반부에 적은 『소설 동의보감』의 발문에서도 이은성이 柳義泰가 허준의 스승으로 설정한 배경이나 그 경위를 말하지 아니하였다.

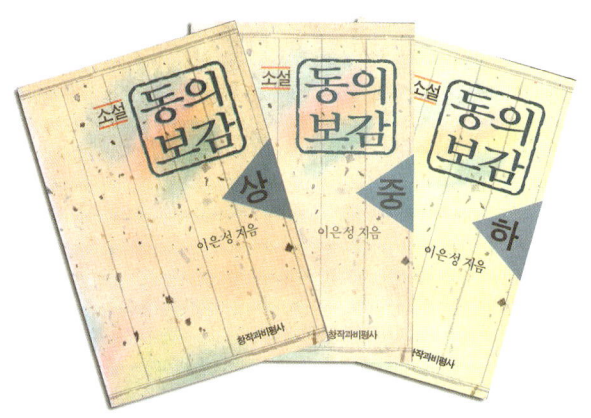

「소설 동의보감」 표지

필자의 견해로는 소설가 이은성이나 이은성 친구인 이모씨도 柳義泰가 실존인물이라는 증거는 없었던 것으로 추정된다.

4. 최완규는 柳義泰를 어떻게 말하였을까?

1999년에 방영하여 2000년 종영된 드라마 <허준>은 柳義泰를 살신성인의 스승으로 묘사하여 국민들에게 커다란 반향을 불러오게 하였다.

드라마 <허준>의 내용은 역사적 사실과 아무런 연관성이 없는 픽션이다. 柳義泰는 가공의 인물로 산청군 금서면에서 의술활동을 한 사실이 없다. 또한, 허준이 활동한 시대에 홍역이 발병하였다는 역사적 기록이 없음에도 불구하고 드라마 <허준>에서는 허준이 홍역을 치료한 것으로 묘사하였다.

드라마 <허준>에서 묘사되어 있는 柳義泰와 태의 양예수와의 침술대결인 '구침지희(九鍼之戲)'[65]는 실존인물 산청의 명의 유이태가 대구를 방문하던 도중 합천의 어느 마을 입구에서 있었던 침술내기 내용과 비슷하다. 이 설화에서 의원은 유이태에서 柳義泰로, 침술대결의 장소는 합천의 어느 마을에서 한양으로, 침술대결 당사자들은 마을 사람들에서 양예수로 바꾸어져 있다.

필자는 드라마 <허준>이 방영되고 있을 때 역사적 사실과 다르다는 것을 알려주기 위하여 드라마 <허준> 집필자 최완규를 만나려 했었다. 문화방송 드라마 제작국에 두 번 전화를 걸어 필자의 연락처를 남겼으나 최완규는 전화를 걸어오지 않았다. 그 이후에는 연락할 방법이 없어 현재까지도 그를 만나지 못하고 있다.

최완규는 드라마 <허준>이 종영된 이후에 『문학포럼』 2000년 가을호 <혁명의 길>에서 허준의 생애와 그의 스승 유의태(柳義泰)에 관한 진실 논란에 대한 답변을 발표하였다. 그는 "소설의 내용이 역사적 사실을 근거로 한 것이 아니다." "허준이 내의원에 들어간 것은 과거(科擧)에 급제한 것이 아니고 미암 유희춘의 추천이며 허준의 스승으로 묘사된 유의태는 허준의 사후 100년 뒤에 나타난 유이태를 모델로 하였다."라고 말하였다. 그가 <혁명의 길>에서 밝힌 내용은 다음과 같다.

---

[65] 『소설 동의보감』 상권. 창작과비평사. 1990. 258-267p.

이 같은 인물구성을 마치고 실제 집필에 들어간 후 허준에 대한 역사적 사료를 찾으면서 커다란 벽에 부딪치게 되었다. 허준에 대한 역사적 사료가 거의 없었다. 이은성 선생의 『소설 동의보감』은 몇 가지 사실만 제외하면 거의가 픽션으로 꾸며진 이야기였고 일부 스토리는 역사적으로 확인된 사실마저 뒤집어엎은 경우도 있었다. 그 대표적인 예가 허준이 내의원에 들어간 것은 소설에서 표현된 것처럼 과거가 아니라 미암 유희춘의 천거에 의해서이고 허준의 스승으로 묘사된 유의태는 허준 사후 백년 후의 인물인 유이태라는 점 등이다. 얼마간 고민은 했지만 결론은 원작대로 가기로 했다. 『문학포럼』 2000년 가을호. 〈혁명의 길〉

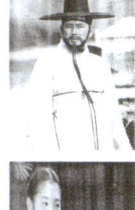

「문학포럼」 2000년 가을호 <혁명의 길> 최완규 글

5. 『선비의 고장 산청의 명소와 이야기』에 등장하는 柳義泰

　산청군청은 柳義泰가 옛 기록과 고증된 문헌에 기록되어 있지 않았고 1983년에 진주유씨 가문에서 간행한 『진주유씨족보』에 柳義泰가 등재되어 있지 않았다는 것을 알고 있었던 것으로 보인다. 산청군의 관광테마를 한의학단지로 만들고자 하였던 산청군청은 柳義泰가 산청에서 태어나고 살았다는 근거가 필요하였던 것으로 보인다.

　이에 산청군수 권순영은 산청군에 거주하던 향토사학자에게 산청의 향토설화집 집필을 권유하였다. 또한, 산청군 문화관광을 책임지고 있는 문화관광과장 김동환은 향토사학자에게 柳義泰 관련된 고증되지 않은 자료들을 제공하여 산청의 향토 설화집을 집필케 하였다. 그 향토사학자는 단성면에 거주하고 있던 손성모로 산청군청이 제공한 자료를 바탕으로 柳義泰를 『선비의 고장 산청의 명소와 이야기』를 하여 2000년에 간행되었다. 이 책에는 숙종 어의를 지낸 유이태의 여러 설화들도 수록되어 있다.

　『선비의 고장 산청의 명소와 이야기』에는 족보와 고문서에도 기록되어 있지 않은 柳義泰의 출생지인 산청군 신안면 하정리 상정마을66), 출생년도 1516년67) 및 의술활동을 하였다는 금서면 화계리68) 등이 기록하고 있다.

　　조선 명종 때에 산청군 신안면에서 명의 류의태(柳義泰)가 나서 이름을 떨쳤으니 그의 외손 허준이 여기 와서 의술을 배우게 되었다.69) (중략). 류의태(柳義泰)는 조선 중기 명종 때의 명의로서 산청군 신안면 하정리(상정마을)에서 출생(1516년 추정)하여 한국의학의 근간을 세운 전통의학의 선구자요 태두이다. 의술이 고명하고 박학다재할뿐 아니라 성품이 호탕하고 강직하여 당시 외척전횡(外戚專橫)의 정치와 양반계급의 횡포 등 부패한 세태에 분노를 느끼고 산청의 심산유곡 등 자연 속에서 약학과 의학연구에 몰두하였다. 이에 풀뿌리, 나무껍질, 흙, 돌 등 자연 속의 생약성분을 인체에 연결시켜 치병에만 전념하였다. 해박한 지식과 정론으로 부패한 사회를 비판하여 늘 헤어진 옷과 폐립을 쓰고 산천을 유람하며 환자를 치료하고 자유분방한 멋

---

66) 손성모. 「한의학 성지」. 『선비의 고장 산청의 명소와 이야기』. 현대문예. 2000. 384-393p.
67) 손성모. 「한의학 성지」. 『선비의 고장 산청의 명소와 이야기』. 현대문예. 2000. 381p.
68) 손성모. 「한의학 성지」. 『선비의 고장 산청의 명소와 이야기』. 현대문예. 2000. 382p.
69) 손성모. 「한의학 성지」. 『선비의 고장 산청의 명소와 이야기』. 현대문예. 2000. 382p.

으로 일생을 보냈으며 당대 제일의 하늘이 내린 신의로 칭송 받았다. 괴팍한 성품으로 제자를 양성치 않다가 허준을 만나 그의 천부적인 재능과 성실함을 꿰뚫고 의술을 전수하였으며 특히 의술의 발달을 위해 제자에게 자신의 몸을 해부용으로 제공한 살신성인의 스승으로 전해지고 있다. 당시 한약제조에 사용하던 약수로 전해지는 샘터가 금서면 화계리에 현존하고 있어 오늘날까지 많은 사람의 내방이 이어지고 있다.

허준은 조선시대의 의학자로 자는 청원, 호는 구암이다. 1546년 경기도 양천에서 태어나 어릴 때 할머니의 고향인 산청으로 이주하여 신의 류의태 선생에게서 의술을 전수 받았으며 1615년 8월, 70세를 일기로 세상을 떠났다.[70]

2013년 9월 24일 필자는 『선비의 고장 산청의 명소와 이야기』 집필자 손성모에게 전화와 편지로 柳義泰의 실존과 출생지 '산청군 신안면 하정리 상정마을' 그리고 출생년도 '1516년'을 고증하는 문헌이 있는지를 질문했다.

그는 필자와의 전화 통화에서 『선비의 고장 산청의 명소와 이야기』를 집필한 배경을 설명하였다.

"(전략) 산청군수 권순영이 산청의 전설에 관한 향토사를 써 달라고 하였다. 김동환 문화관광과장과 군에서 제출한 자료를 보고 쓴 것이다. 노정우가 쓴 것이 포함되어 있었던 것으로 알고 있다. 내가 보고 겪은 것은 아니다.(하략)." 2013년 9월 24일 손성모 전화 통화 내용.[71]

뒤이어 필자에게 보내온 편지에서 그가 당시 『선비의 고장 산청의 명소와 이야기』를 쓰게 된 자신의 입장을 상세하게 밝혔다.

"일전에 통화내용은 앞서 여러 차례 서면으로 문의해 오기에 그 성의로 보아 대화했던 것인데 그것을 논문으로 발표한다고 하니 그때 내가 말한 요지를 확실하게 서면으로 알려야 되겠기에 직접 써서 보냅니다. (중략)." ① 1999년 당시 산청군 권순영 군수가 나에게 향토 사료에 관한 책을 한번 만들어보라고 권유하기에 전해오는 이야기들을 모아서 써 보기로 하였다. (중략). ③ 그때 산청군청에서 김동환 문화관광과장으로부터 다양한 자료를 제공받았다. ④ 한의학성지편의 자료는 그 당시 산청지방에서는 허준이 유의태(발음 나는 대로)의 제자라는 말과 신연당 유이태는 허준보다

---

[70] 손성모. 「한의학 성지」. 『선비의 고장 산청의 명소와 이야기』. 현대문예. 2000. 381-382p.
[71] 유철호. 「조선의 명의 유이태(劉以泰・劉爾泰) 연구」. 『대한한의학원전학회지 제26권 4호』. 대한한의학원전학회. 2013년 11월 142p.

1세기 뒤의 인물이니 柳義泰가 정태柳氏에 있었다는 말이 보편화되어 있었고 따라서 산청군에서도 그렇게 알고 있었다. ⑤ 그때 정태柳氏들은 족보에 등재되어 있지는 않지만 누락될 수도 있는 일이라고 하였고 그 뒤에 듣고 듣는 바로 족보에 등재하여 있다고 하였다.(족보사본 별첨) (중략) 앞으로 산청군청에서 그 점을 확산시킨다면 신의로서의 지위도 높여지리라 보고 그렇게 하는 것이 산청한의박의 발전에 도움이 되리라 봅니다. (하략). 손성모 편지. 2013년 10월 02일 마산월영동우체국 내용증명 번호 3616903003045.[72]

그가 보내온 편지 봉투 안에는 柳義泰가 등재된 2005년 간행된 『진주유씨족보』 복사본이 들어 있었다.

그가 필자에게 전화로 말한 내용과 보내온 편지 내용을 종합하여 검토해 본 결과 손성모에게 柳義泰가 산청에서 태어났으며 의술활동을 하였다는 고증된 사료가 없다는 것을 알게 되었다.

손성모는 산청군청에서 유이태를 잘 홍보하면 산청의 한의학 발전에 커다란 도움이 될 것이라는 제안을 편지 말미에 덧붙였다. 필자는 그의 요청에 따라 그가 보내온 편지 사본은 사진으로 이 책에 넣지 않는다.[73]

---

[72] 유철호. 「조선의 명의 유이태(劉以泰·劉爾泰) 연구」. 『대한한의학원전학회지 제26권 4호』. 대한한의학원전학회. 2013년 11월 142p.
[73] 산청군청에서 柳義泰를 실존인물로 만든 과정을 밝혀 주셔서 감사 말씀드린다.

6. 柳義泰는 진주유씨일까?

노정우가 『인물한국사』「허준 약전」에 발표한 내용에는 柳義泰의 가계가 기술되어 있지 않았으며 본관이 '진주유씨'라고 기록되어 있지도 않았다. 다만 산청지방의 '유의태(柳義泰)'로 기록되어 있을 뿐이다. 유씨(柳氏)는 진주유씨 이외도 문화유씨, 풍산유씨, 전주유씨 등 여러 본관의 柳氏들이 있다.

『소설 동의보감』에는 柳義泰의 본관이 기록되어 있지 않았고 '버들柳氏'74)로 기록되어 있으며 柳義泰의 가계가 상세히 서술되어 있다. 柳義泰의 조부 유술이(柳術伊)는 '운초에게 배운 안마를 하는 의원'75)이고, 부친 유홍삼(柳興三)은 '비전의 유가고약을 파는 행상'76)이며, 아들 유도지(柳道知)는 '의과에 합격하여 종8품 혜민서 봉사로서 중국에 다녀온 사람'77)이라고 하였다. 또한, 柳義泰의 처는 '오(吳)씨'로 기록되어 있다.

산청군청 문화관광과 담당자들은 "진주유씨 가문에 柳義泰가 등재되어 있다."라고 말하였다. 산청 동의보감촌에 있는 柳義泰의 가묘『묘갈문』에는 柳義泰의 가계가 기록되어 있다.

그러면 2005년에 간행된 『진주유씨족보』에 등재된 柳義泰, 柳義泰 가묘의『묘갈문』에 기록된 류의태(柳義泰), 『인물한국사』에 발표된 유의태(柳義泰)와 『소설 동의보감』에 허준의 스승으로 묘사된 유의태(柳義泰), 산청군청 홈페이지에 '산청을 빛낸 인물'로 선정된 류의태(柳義泰)와 산청군에서 건립한 박물관들에 영정이 전시된 류의태(柳義泰), 산청군 문화관광과 공무원들이 실존했다고 주장하는 柳義泰가 진주유씨인지 살펴보고자 한다.

---

74) "버들 유(柳) 옳을 의(義) 클 태(泰)의 유의태라는 함자이옵니다."『소설 동의보감』상권. 1990. 47p.
75) 『소설 동의보감』중권. 1990. 151-152p.
76) 『소설 동의보감』중권. 1990. 152-153p.
77) 『소설 동의보감』상권. 1990. 141p.

1) 1762년에 간행된 『진주유씨족보』

1984년 필자가 남산 국립중앙도서관에서 유이태 관련 자료를 찾던 그 날 1762년에 간행된 『진주유씨족보』에 柳義泰가 등재되어 있는지를 확인해 보았다. 필자가 『진주유씨족보』의 첫 페이지에서 끝 페이지까지 살펴보았으나 柳義泰가 등재되어 있지 않은 것이 확인되었다.

1762년에 간행된 『진주유씨족보』에는 유운(柳賁)은 후손이 없는 것으로 기록되어 있다. 이것을 알게 된 것은 류근모가 제시한 2005년 『진주유씨족보』 때문이다.

필자는 2012년 12월 31일 산청군 신안면에서 거주하는 류근모가 제시한 2005년 『진주유씨족보』에 柳義泰가 등재된 내용을 읽고 1762년에 간행된 『진주유씨족보』에 기록되어 있는 유운의 내용을 그대로 기록하였다.

응성(應星)   以文行鳴世 墓配井失 壬亂 (이문행오세 묘배병실 임란)

운(賁)   无后(무후)

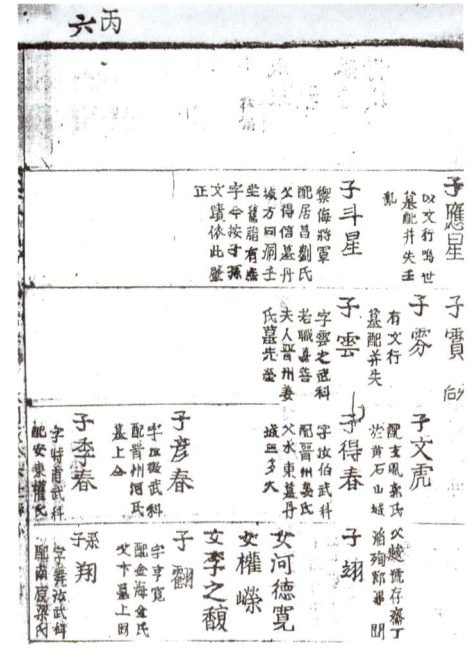

1762년 간행 「진주류씨족보」

2) 1804년, 1845년, 1918년, 1983년에 간행된 『진주유씨족보』

필자는 2013년 5월 어느 날 경기도 광명시에 소재하는 진주유씨 종친회를 방문하여 진주유씨 가문에서 간행한 모든 『진주유씨족보』의 열람을 요청하였다. 광명시에 소재한 진주유씨 종친회 사무실에 있던 분들은 필자에게 "선생이 찾는 『진주유씨족보』는 이곳에 없고 강동구 천호동에 소재하고 있는 진주유씨종친회를 찾아가라."라고 말하였다.

2013년 6월 4일 강동구 천호동에 소재하고 있던 진주유씨 종친회를 방문하였다. 이곳에서는 1984년 국립도서관에서 읽어 보았던 1762년 족보뿐만 아니라 1804년, 1845년, 1874년, 1918년, 1983년에 간행된 모든 『진주유씨족보』들을 소장하고 있었다. 진주유씨 가문에서 1804년부터 1983년에까지 간행한 모든 족보에 柳義泰가 등재되어 있는지를 확인하였으나 등재되어 있지 않은 것을 확인하였다.

아래는 1983년도에 간행된 『진주유씨족보』에 기록된 유운과 부친 유응성과 유운(柳賁)의 기록이다.78)

응성(應星)   以文行嗚世 墓配并失 壬亂 (이문행오세 묘배병실 임란)
운(賁)   无后 (무후)

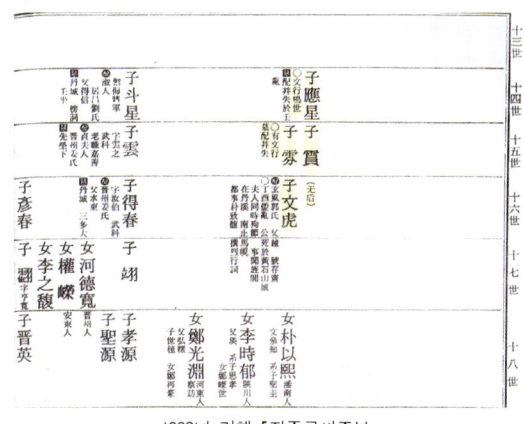

1983년 간행 「진주류씨족보」

---

78) 2012년 12월 31일 류근모가 제시한 2005년 『진주유씨족보』에서 柳義泰가 등재된 내용을 읽고 1983년에 간행한 족보를 보고 기록하였다.

3) 2005년에 간행된 『진주유씨족보』

앞서 언급했듯이 필자는 2012년 12월 31일 산청군 신안면에 거주하고 있던 류근모를 만나보았다. 그는 필자에게 柳義泰가 등재된 2005년에 간행한 『진주유씨족보』를 보여 주었다.

2005년에 간행된 『진주유씨족보』를 읽어보니 柳義泰의 조부는 『소설 동의보감』에 기록되어 있는 조부는 '유술이'가 아니고 '유지(柳池)'이었다. 柳義泰의 아버지는 『소설 동의보감』에 기록되어 있는 '유홍삼' 아니고 '유응성(柳應星)'으로 기록되어 있었다. 『소설 동의보감』에는 柳義泰의 아들이 '유도지(柳道知)'로 기록되어 있으나 2005년 『진주유씨족보』에는 柳義泰의 아들이 없는 것으로 기록되어 있었다. 또한, 『소설 동의보감』에 기록되어 있는 柳義泰의 배우자인 '오씨'도 『진주유씨족보』 기록되어 있지 않았으며 유운의 배우자도 기록되어 있지 않았다. 다만 유운 이름에 "일명 義泰 의술대명사 신의 의태 허준의 스승. 묘 경남 산청군 금서면 특리 한방 승지내"라고 설명하여 기록되어 있었다.

응성(應星)	문학을 잘하시기로 세상에 이름을 떨치셨다. 묘 두분 모두 임진란으로 실전함.
운(賈)	无后(무후) 일명 義泰(의태) 의술대명사 신의 의태 허준의 스승 묘 경남 산청군 금서면 특리 한방 승지내 류의태약수터 필봉산 능선유함.

2005년 간행 「진주류씨족보」

『인물한국사』·『소설 동의보감』·1762-1983년 사이에 간행된 『진주유씨족보』·2005년에 간행된 『진주유씨족보』에 적힌 柳義泰 가계를 비교 검토한 결과를 보면 1762-1983년 사이에 간행된 『진주유씨족보』에 없던 柳義泰가 2005년에 간행된 『진주유씨족보』에는 등재되어 있었다.

필자가 1762년, 1804년, 1845년, 1874년, 1918년, 1983년 그리고 2005년에 간행된 『진주유씨족보』를 수집하여 읽고 분석한 결과를 종합해 보면 진주유씨 가문에는 柳義泰가 실존했다는 고증된 기록이 없는 것으로 추정된다.

『인물한국사』·『소설 동의보감』·『진주유씨족보』에 기록되어 있는 柳義泰는 어떤 인물일까? 방송과 소설에 등장한 柳義泰를 『진주유씨족보』에 등재한 것에 불과하다고 필자는 추정하였다.

독자들의 이해를 돕기 위하여 <표>로 만들어 보았다.

〈『인물한국사』·『소설 동의보감』·『진주유씨족보』의 柳義泰 가계 비교〉

구 분	『인물한국사』	『소설 동의보감』	『진주유씨족보』	
발표자	노정우	이은성	진주유씨	
발행연도	1965년	1990년	1762~1983년	2005년
본 관	-	버들유씨	진주유씨	진주유씨
조 부	-	유술이(柳術而)	유지(柳池)	유지(柳池)
아버지	-	유흥삼(柳興三)	유응성(柳應星)	유응성(柳應星)
본 인	유의태(柳義泰)	유의태(柳義泰)	유운(柳實)	유운(柳實) 일명 의태
아 들	-	유도지(柳道知)	무후(无后)	무후(无后)
부 인	-	오(吳)씨	-	-

4) 진주류씨 류근모과 류영춘

산청한방단지의 柳義泰 가묘『묘갈문』에는 "진주류씨 가문의 류근모, 류영춘과 류무림 그리고 고(故)김상조, 고(故)권재우와 고(故)강연우의 조언과 『진주유씨족보』를 근거로 하였다."라고 기록되어 있다.

> 이 글은 현재 산청군 신안면 하정리 정태에 사는 진주류씨 가문의 류근모(柳根模)씨가 이 고장의 사학자이고 함양사천 통영군수와 경상남도사편찬위원장 중앙문화재전문의원을 역임하신 오림 김상조(梧木 金相朝)님과 지방사학자이며 한약방을 운영하신 故 권재우님과 故 강연우 류영춘 류무림님의 조언과 진주류씨 족보를 바탕으로 초안해 온 것을 첨삭하여 정리하여 비문을 작성하였다." 류의태 가묘『묘갈문』. 글쓴이 이천규.

필자는 이미 세상을 떠난 김상조, 권재우 그리고 강연우 등의 주장을 확인할 수 없었다. 그러나 수소문한 결과 진주류씨 가문의 류근모와 류영춘의 소재지를 알게 되었다.

2012년 4월 18일, 26일, 5월 7일 산청군 신안면에 거주하는 류근모에게 편지를 보내서 柳義泰의 실존 근거를 요청하였다. 그러나 그는 柳義泰와 관련하여 필자에게 아무런 답변을 보내지 않았다.

2012년 12월 31일 필자는 산청군 신안면 원지를 방문하여 시외버스 터미널 근처의 다방에서 류근모를 만났다. 필자는 그에게『진주유씨족보』에 柳義泰가 등재되어 있는지를 문의하였더니 2005년에 간행된『진주유씨족보』를 필자에게 제시하였다. 필자는 그에게 柳義泰의 실존 근거를 요청하였더니 다음과 같이 대답하였다.

> "어릴 때 어른들로부터 전해들은 이야기다. 중앙에 가면 관련 근거가 있다. 두 분 자매가 있었는데 한분은 허준 조부 허혼(許混)에게 시집을 갔고, 다른 한 분도 양천허씨(許琛)에게 시집갔다. 서자는『진주류씨족보』에 실리지 않는다. 고(故)김상조, 고(故)권재우, 고(故)강연우의 고증을 받았다."고 하였고, 2005년에 발행된『진주류씨족보』를 제시하였다. 2013년 12월 31일 류근모와의 대화에서.[79]

---

79) 유철호.「조선의 명의 유이태(劉以泰・劉爾泰) 연구」.『대한한의학원전학회지 제26권 4호』. 대한한

2013년 8월 23일 필자는 진주에 거주하는 류영춘에게 柳義泰 관련 실존 근거 자료를 요청하는 편지를 보낸바 있다. 그 역시 아무런 답변을 보내지 않았다.

산청군 신안면에 거주하는 류근모와 진주에 거주하는 류영춘은 柳義泰가 실존했다는 근거 자료를 가지고 있지 않다고 추정할 수 있다.

의학원전학회, 2013년 11월 143p.

5) 진주류씨 족보전문가 류보형

2009년 12월 19일자 조선일보에 "산청군청과 진주류씨는 기록에 없던 柳義泰를 복원하였고 柳義泰 일대기와 영정을 만들었다. 柳義泰 동상을 건립하였으며 2005년 『진주류씨족보』에 柳義泰를 등재하였다. 진주유씨 종친 류보형은 柳義泰가 드라마에 등장하여 문헌에 없어도 설화나 상황적 요인으로 볼 때 진주유씨 조상으로 판단되어 『진주류씨족보』에 등재하였다."라는 柳義泰와 관련된 기사가 나왔다. 다음은 조선일보 기사 원문이다.

> 드라마가 인기를 끌자 산청군과 진주류씨는 기록에 없던 류의태를 복원했다. 류의태 일대기와 영정(影幀)을 만들었으며 동상 건립에도 힘을 보탰다. 진주류씨 대종회는 족보에 없던 류의태를 2005년 새로 포함하기도 했다.
> 진주류씨 종친 류보형(84)씨는 "드라마가 나오고 '류의태 선생이 우리 조상 아니냐'는 이야기가 나와 조사했다"며 "이렇다 할 문헌은 없어도 설화나 상황적 요인을 볼 때 우리 조상이라는 판단이 들어 족보에 올렸다"고 했다. 그는 그동안 족보에 오르지 않은 이유에 대해서 "간혹 기록이 남아있지 않은 경우도 많다"며 "기록이 없다고 조상이 아니라고 단정 짓기는 어렵지 않으냐"고 했다. 「조선일보」 2009년 12월 19일 기사.

2010년부터 필자는 숙종 시대에 한양에서 살고 있던 진주류씨 가문의 진사 유래의 종손을 찾고 있었다. 진사 유래는 산음의 유이태가 세상을 떠났을 때 유이태 집에 『조사(弔詞)』를 보낸 분이다. 그를 찾는 이유는 유래가 어떤 연유로 유이태 집에 『조사』를 보냈을까? 그와 유이태는 어떤 관계일까? 등을 알기 위함이었다.

유래는 숙종 때 이조판서를 지낸 유명현의 아들로 안동판관을 지냈고 1728년 영조 무신란의 역모에 연유되어 죽임을 당하였다.

필자는 진주류씨의 지인(知人)을 통하여 유래의 종손을 찾았고 종손인 류민상과 연결이 되었다. 2013년 6월 12일 필자는 군포시 당정동에 소재하고 있는 음식점(채선당)에서 류민상을 만났다. 그 자리에 진주류씨 족보전문가 류보형이 동석하였다.[80]

필자는 두 분과 대화를 나누면서 진사 유래가 남긴 『유고』와 그의 행적 관련 다른 기록들이 있는지 문의하였다. 류민상을 대신하여 류보형은 "진사 유래는 젊은 나이에 죽어서 남긴 문헌이 없다."라고 말하였다.

유래에 관하여 대화를 나누던 중 필자가 류보형에게 조선일보 인터뷰 내용을 말하면서 "柳義泰가 진주유씨 가문의 실존인물인지 그리고 柳義泰에 관한 기록된 문헌이 있는지?" 등에 대하여 질문하였다. 그는 필자에게 "柳義泰에 대하여 방송에 나오길래 진주유씨 조상일 수도 있다고 생각하여 2005년 『진주류씨족보』에 등재하였고 柳義泰와 관련된 근거는 없다."라고 말하였다.

> "방송에 柳義泰가 나오길래 우리 조상일 수도 있다고 생각하여 2005년 족보에 등재하였다. 그러나 柳義泰에 관한 관련 근거 자료는 없다." 2013년 6월 12일. 류보형과의 대화에서.[81]

필자는 산청과 진주에 거주하는 진주류씨 두 분(류근모와 류영춘) 그리고 진주류씨의 종친으로서 족보 전문가인 류보형을 통하여 진주류씨 가문에는 柳義泰가 실존인물이라는 고증된 자료를 가지고 있지 않음을 확인할 수 있었다.

---

80) 유철호, 「조선의 명의 유이태(劉以泰・劉爾泰) 연구」, 『대한한의학원전학회지 제26권 4호』, 대한한의학원전학회, 2013년 11월 142p.
81) 유철호, 「조선의 명의 유이태(劉以泰・劉爾泰) 연구」, 『대한한의학원전학회지 제26권 4호』, 대한한의학원전학회, 2013년 11월 142p.

7. 산청군청이 실존했다고 주장하는 柳義泰는 누구인가?

산청군수와 문화관광과 담당자들은 柳義泰가 산청에서 태어나 금서면 화계리에서 의술활동을 한 실존의 명의(名醫)로『소설』과 <드라마>의 영향으로 널리 알려졌다고 주장하였다.

柳義泰는 허구의 인물이라는 필자의 주장에 산청군청 문화관광과 담당자들은 '柳義泰는 실존인물'이라고 반박했다. 그들은 필자에게 세 가지 근거를 제시하였다.

첫 번째의 근거는 다음과 같은 3가지이다.
① 노정우의『인물한국사』「허준 약전」
②『소설 동의보감』과 드라마 <허준>
③『한국구비문학대계』유의태 설화
두 번째의 근거는 "서자는 족보에 등재되지 않는다."이다.[82]
세 번째의 근거는 "산청에 柳義泰 설화와 민담이 있다."이다.

그렇다면 산청군에서 말하는 柳義泰는 실존인물일까? 또한 산청군청이 추진한 산청한방단지의 건립 근거는 무엇일까?

상기 세 가지 근거가 사실일까? 산청군청에서 한방단지 건립에서부터 현 시점까지 추진해 왔었던 일들을 차근차근 검증하여 보자.

---

82) 진주유씨 류근모도 필자와의 대화에서 '서자는 족보에 등재되지 않는다.'라고 말하였다. 또한 동의보감촌 柳義泰 가묘『묘갈문』에도 서자라는 내용이 기록되어 있다.

1) 산청군청이 첫 번째로 제시한 柳義泰 실존의 자료 3가지

柳義泰는 허구의 인물이라는 필자의 주장에 산청군청 문화관광과 담당자들은 '柳義泰가 실존인물'이라고 반론을 폈다.

그들이 제시한 첫 번째 근거들은 앞서 언급한 다음의 3종이다.

① 노정우의 『인물한국사』 「허준 약전」
② 『소설 동의보감』과 〈드라마 허준〉
③ 『한국구비문학대계』 유의태 설화

먼저 산청군청의 답변 공문을 읽어보자. 그리고 산청군청 문화관광과 담당자들이 주장한 상기의 내용을 살펴보기로 한다.

처리기관 정보	
처리기관	경상남도 산청군 문화관광과
담당자(연락처)	이혜진 (055-970-6422)
신청번호	1AA-1511-190961
접수일	2015-11-05 17:06:45
처리기관 접수번호	2AA-1511-063945
처리 예정일	2015-11-12 18:00:00

※ 민원처리기간은 최종 민원 처리기관의 접수일로부터 보통 7일 또는 14일입니다.
(해당 민원을 처리하는 소관 법령에 따라 달라질 수 있음)

처리결과(답변내용)

답변일	2015-11-12 16:41:33

처리결과(답변내용)	[주관부서] : 문화관광과 [답변일자] : 2015-11-12 16:41:33
	[작성자] : 이혜진 [전화번호] : 055-970-6422 [이메일] :
	[답변내용] : 1. 우리군 발전을 위한 귀하의 관심과 협조에 감사드리며, 귀하께서 민원사항으로 문의하신 '류의태 설화와 민담이' 채록된 문헌, 채록날짜, 채록자, 구연자 제시건에 대하여 다음과 같이 답변 드립니다.
	
	2. 답변사항
	  가. 류의태 설화가 채록된 문헌은 한국구비문학대계(한국정신문화연구원) 7집 4책 (202~204), 8집 5책(833~843), 8집 10책(672~681), 8집 11책(666~670, 670~678) 등이 있으며,
	  나. 앞서, 2015년 11월 4일자로 답변드린 바와 같이 류의태에 관하여는 설화, 민담을 바탕으로 관광적인 측면에서 홍보하고 있는 것입니다.
	  다. 귀하의 가정에 늘 행복이 깃드시길 기원 드리겠습니다.
	  다. 귀하의 가정에 늘 행복이 깃드시길 기원 드리겠습니다.

산청군청 문화관광과에서 보내온 공문

(1) 노정우의 『인물한국사』「허준 약전」과 『한국문화사대계 Ⅲ』「한국의학사」

앞서 밝힌바와 같이 柳義泰를 허준의 스승으로 학계에 처음으로 발표한 학자는 노정우이다. 그는 허준의 생애에 대하여 아래와 같은 두 개의 논문을 발표하였다.
① 1965년에 박우사의 『인물한국사』의 「허준 약전」
② 1968년 고려대학교에서 출판한 『한국문화사대계 Ⅲ』「한국의학사」

1965년에 발표한 『인물한국사』의 「허준 약전」은 이미 검토하였다.[83] 이제부터 노정우가 허준의 생애를 또 서술한 논문 『한국문화사대계 Ⅲ』「한국의학사」를 검토하여 보자.

그는 1968년 발표한 「한국의학사」 논문에서 1965년 『인물한국사』의 「허준 약전」에 서술한 "허준의 생장은 경상도 산청", "할머니 진쥐(晋州) 출신의 유(柳)씨", "스승 유의태(柳義泰)"를 삭제하였다.

> 허준(許浚)의 자(字)는 청원(淸源), 아호(雅號)는 구암(龜岩), 본관(本貫)은 양천(陽川), 지금의 김포군 양촌면 공암리 능곡동(金浦郡 陽村面 孔岩里 陵谷洞)에서 고고(呱呱)의 소리를 내었고, 명종조(明宗朝) 1546년 3월 5일 아버지 허륜(許碖) 어머니 손씨와 사이에 차남으로 출생하였다. 원래 양천허씨의 계보는 가락국 수로왕비 허씨의 후손으로서 허준은 그 직계 20세손이고 대대로 문무양과에 많은 인재를 배출한 세족의 명문이다. 홍길동전을 낸 허균이나 여류 문필가 허난설헌 등으로 양천허씨(陽川許氏) 문중들의 걸출(傑出)이다. 그의 증조부 지씨(芝氏)는 영월군수(寧越郡守)를 지냈고 할아버지는 곤(琨)은 무과에 등과하여 경상우수사(慶尙右水使)를 아버지 논(碖)도 역시 무관으로 용천부사(龍川府使)를 역임하였다. 이렇듯 어엿한 집안에 태어났으나 그가 불행히도 서족(庶族)이었기 때문에 당시에 적서(嫡庶)의 차별과 한낱 행림의관(杏林醫官) 출신이었던 연유로 불후의 업적을 남겼음에도 불구하고 380여년이 지난 오늘에 와서도 그의 생애가 사적(史蹟)에서 누락(漏落)되어 있음은 실로 개탄(慨嘆)할 일이 아닐 수 없다. 『한국문화사대계 Ⅲ』. 1968년 12월 25일 초판. 1970년 8월 1일. 재판 808p. 인용.

---

83) "노정우가 밝힌 유이태의 진실" 327p

노정우가 1965년 발표한 『인물한국사』의 「허준 약전」과 1968년 발표한 『한국문화사대계 Ⅲ』의 「한국의학사」 논문을 표로 비교하면 다음과 같다.

〈『인물한국사』 vs 『한국문화사대계 Ⅲ』 논문 비교표〉

구 분	『인물한국사』 「허준 약전」	『한국문화사대계 Ⅲ』 「한국의학사」
발표년도	1965년	1968년
생장한 지역	산 청 군	삭제
스 승	유의태(柳義泰)	삭제
	의술 고명, 박학다재, 흠모대상	삭제
출 생 지	김포군 양촌면 공암리 능곡동	김포군 양촌면 공암리 능곡동
증 조 부	허지(許芝)	허지(許芝)
조 부	허곤(許琨)	허곤(許琨)
조 모	진주 출신의 柳씨	삭제
부 친	허논(許碖)	허논(許碖)
모 친	손 씨	손 씨

상기 표에서 보듯이 노정우는 『인물한국사』 「허준 약전」에서 柳義泰를 허준의 스승으로 발표한 자신의 논문이 오류였음을 『한국문화사대계 Ⅲ』의 「한국의학사」 논문에서 간접적으로 밝힌 것으로 보인다.

2000년 2월 1일 필자는 노정우를 만나서 『인물한국사』에 柳義泰를 허준의 스승이라고 발표한 내용에 대하여 대화를 나누었다. 그때 그는 필자에게 검증과정을 거치지 않고 논문을 발표한 자신의 오류를 인정하였다. 필자와의 대화에서 노정우가 "**사실을 확인하지 못한 점에 대한 오류는 인정한다. 허준의 스승은 역사학자들이 밝혀내야 할 몫이다.**"[84]라고 말한 것은 柳義泰가 허준의 스승이 아니라는 것을 인정한 대목으로 볼 수 있다.

노정우가 말한 바와 같은 맥락에서 柳義泰가 허준의 스승이 아님을 학술논문으로 처음 밝힌 학자는 서울대학교 국사학과 박사과정에 있었던 김

---

84) 유철호, 「조선의 명의 유이태(劉以泰·劉爾泰) 연구」, 『대한한의학원전학회지 제26권 4호』, 대한한의학원전학회, 2013년 11월, 121p.

호[85])이다. 2000년 김호는 그의 박사학위 논문『허준의 동의보감』에서 "柳義泰는 실존인물이 아니라 산청에서 의술을 펼쳤고 많은 의료 설화와 전설들이 전해오고 있으며 홍역 전문치료서『마진편』을 남긴 숙종의 어의를 지낸 유이태(劉以泰)에서 파생된 이름."이라고 밝혔다.

노정우가『인물한국사』에서 "유의태는 의술이 고명하고 박학다재할 뿐만 아니라 (중략) 늘 해어진 옷과 세립(細粒)을 쓰고 산천을 유랑하며 자유분방한 멋으로 생을 즐겼으므로 당시 경상도 일대의 뜻있는 인사들 사이에 흠모의 대상이 되었다."라고 하였다. 필자가 연구한 바에 따르면 실존인물 유이태는 "의술이 고명하고 박학다재하였으며 경상우도의 사우들이 칭송하였다."라는 말과 노정우가 발표한 글과 일맥상통한다고 추정한다.

---

85) 필자가 김호의 이름을 알게 된 때는 1999년 7월 24일로 KBS에서 방영한 역사 스페셜 "허준은 과연 스승을 해부했을까?"를 시청한 날이다. 그는 역사 스페셜에서 "유이태가 저서를 남겼다."고 말하였다. 그 당시 필자는 1975년 유이태의 후손들 허락 없이 가져간 유이태 저서를 찾고 있었던 때였다. 필자가 KBS를 통하여 김호를 만났다. 그는 서울 출신으로 서울대학교 국사학과 박사과정의 30대 초반의 젊은 학자이었다. 그는 1975년 유이태 후손 집에서 유이태의 저서를 가져간 두 분의 학자 중 한분이 아니었다. 필자는 그에게 유이태 가문에 전해오는 "유이태가 청나라 황제를 치료한 설화"를 들려주었으며 "『유이태유고』와『유이태효행장』을 소장하고 있다."고 말하였다. 그는 필자에게 "『유이태유고』와『유이태효행장』을 보여줄 수 있느냐?"고 말하였다. 필자는 그에게 "『유이태유고』와『유이태효행장』을 복사하여 줄 수 있다."고 답변하였다. 얼마 후 필자는 그를 다시 만나 복사본을 건네주었다.

(2) 『소설 동의보감』과 드라마 〈허준〉 柳義泰

이은성은 1975년 드라마 〈집념〉과 1990년 『소설 동의보감』에서 柳義泰를 허준의 스승으로 설정하였다. 『소설 동의보감』에 등장하는 柳義泰는 '진주유씨'가 아니고 '버들유씨'이며 조부는 '유술이(柳術而)', 부친은 '유흥삼(柳興三)', 아들은 '유도지(柳道知)', 배우자는 '오(吳)씨'로 묘사되어 있다.

앞서 언급했듯이 1990년 8월 초순 이은성을 만나려고 그의 집에 전화를 했었으나 그는 이미 고인이 되어 그의 의견을 들을 수 없었다. 그의 부인은 이은성이 『소설 동의보감』을 집필할 때 곁에서 도와주었던 모중앙지 편집위원 이(李)모씨와 대화하라고 말하였다. 1990년 8월 중순 이(李)모씨가 근무하고 있던 중앙지 사옥에서 그를 만나 柳義泰가 허준의 스승이 된 연유를 문의했다. 그는 柳義泰가 허준의 스승이란 어떠한 근거를 필자에게 제시하지 아니했다.

앞서 언급했듯이 2000년 2월 1일 중앙지 전편집위원 이모씨를 허준 연구자 김호와 함께 서울시 강남구 선릉역 근처 음식점에서 만나 『소설 동의보감』에서 허준 스승으로 묘사된 柳義泰 관련 질문을 했다. 그는 필자에게 柳義泰가 실존했다는 근거를 제시하지 아니했다.

『소설 동의보감』 하권에 그가 쓴 『소설 동의보감』의 발문이 실려 있다. 또한, 본 책 二의 V(유철호가 밝힌 柳義泰의 진실은 무엇일까?) "3 이은성은 柳義泰를 어떻게 묘사하고 있나?"에 상세히 기술되어 있으니 참고하라.

1999년에 방영하여 2000년에 종영된 63.7%의 높은 시청률을 올린 드라마 〈허준〉은 이은성의 『소설 동의보감』을 바탕으로 최완규가 집필한 연속극이다. 필자는 드라마 〈허준〉 집필자 최완규를 만나려고 〈드라마〉가 방영되고 있던 기간에 두 번 전화를 걸어 필자의 연락처를 남겨두었으나 그는 전화를 걸어오지 않았다. 그 이후 연락할 방법이 없어 현재까지도 만나지 못하였다.

본 책 二의 V(유철호가 밝힌 柳義泰의 진실은 무엇일까?) "4. 최완규는 柳義泰를 어떻게 말하였을까?"를 참고하라.

최완규는 『문학포럼』 2000년 가을호 <혁명의 길>에서 허준의 생애와 그의 스승 柳義泰에 관한 진실 논란에 대한 답변을 문헌에 발표하였다. 그는 "허준이 내의원에 들어간 것은 과거(科擧)가 아니고 미암 유희춘의 천거."라고 말하면서 '허준의 스승으로 묘사된 유의태는 허준 사후 100년 뒤의 유이태라는 모델 인물'을 꾸며낸 이야기이라고 소상히 밝혔다.

> 이 같은 인물구성을 마치고 실제 집필에 들어간 후 허준에 대한 역사적 사료를 찾으면서 커다란 벽에 부딪치게 되었다. 허준에 대한 역사적 사료가 거의 없었다. 이은성 선생의 『소설 동의보감』은 몇 가지 사실만 제외하면 거의가 픽션으로 꾸며진 이야기였고 일부 스토리는 역사적으로 확인된 사실마저 뒤집어엎은 경우도 있었다. (그 대표적인 예가 허준이 내의원에 들어간 것은 소설에서 표현된 것처럼 과거가 아니라 미암 유희춘의 천거에 의해서이고 허준의 스승으로 묘사된 유의태는 허준 사후 백년 후의 인물인 유이태라는 점 등). 얼마간 고민은 했지만 결론은 원작대로 가기로 했다. 『문학포럼』 2000년 가을호. <혁명의 길>.

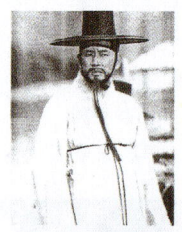
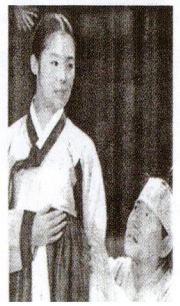

터를 변형하여 사극이 가지는 무거운 분위기를 조금은 가볍고 코믹하게 설정해 보기로 했다. 이 같은 인물구성을 마치고 실제 집필에 들어간 후 허 준에 대한 역사적 사료를 찾으면서 커다란 벽에 부딪치게 되었다. 허 준에 대한 역사적 사료가 거의 없었다. 이은성 선생의 『소설 동의보감』은 몇 가지 사실만 제외하면 거의가 픽션으로 꾸며진 이야기였고 일부 스토리는 역사적으로 확인된 사실마저 뒤집어 업은 경우도 있었다(그 대표적인 예가 허 준이 내의원에 들어간 것은 소설에서 표현된 것처럼 과거가 아니라 미암 유희춘의 천거에 의해서이고 허 준의 스승으로 묘사된 유의태는 허 준 사후 백년 후의 인물인 유이태라는 점등). 얼마간 고민을 했지만 결론은 원작대로 가기로 했다.

2000년 가을호 <혁명의 길> 사진

(3) 『한국구비문학대계』의 유의태 설화

유이태(유이태·유의태·유희태)는 조선의 명의 중에서 가장 많은 의료설화를 남겼다. 『한국구비문학대계』와 다른 설화집의 설화들과 필자가 직접 채록한 설화들을 합하면 모두 70여 편이 된다.

필자의 견해로는 『한국구비문학대계』와 다른 설화집에 채록되어 있는 유의태 설화 때문에 산청군청에서는 유의태를 실존인물일 것이라 주장했던 것으로 추정된다.

유이태의 전설과 설화가 많은 이유는 그가 사대부 가문 출신의 의원으로서 남녀노소와 지위의 높고 낮음을 따지지 않았으며 친한 사람이나 친하지 않은 사람들을 구분하지 않고 일반 민중들과 일생동안 생사고락을 같이하였기 때문으로 추정된다.

『한국구비문학대계』와 다른 설화집에 채록되어 있는 의료설화에는 채록한 지역과 구연자에 따라 명의의 이름이 '유이태'·'유의태'·'유희태' 등 발음이 비슷한 이름으로 채록되어 있다.

2013년 11월 필자는 설화집에 채록된 유이태와 유의태의 설화들을 비교 연구하여 학계에 논문을 발표하였다.[86]

『한국구비문학대계』, 다른 설화집 그리고 『산청군지』에 채록되어 있는 유이태와 유의태의 설화들을 살펴보자.

① 『한국구비문학대계』의 거창군 위천면 설화32[87] 제목은 '신연당 유의태'이다. 위천면 설화32에는 '신연당 유의태', '서마디', '유의태침바우', '다름재', '황산' 등의 호(號), 유적지와 지명들이 채록되어 있다. '신연당'은 실존인물 유이태가 의술활동을 펼쳤으며 일생을 살았던 산청군 생초면 신연리의 지명으로 지은 호이다. '서마디'는 유이태가 태어난 '사마리'로서 위천 사람들은 '서마디'라 부른다. '유의태침바우'는 위천 교회

---

86) 유철호, 「조선의 명의 유이태(劉以泰·劉爾泰) 연구」, 『대한한의학원전학회지 제26권 4호』, 대한한의학원전학회, 2013년 11월.
87) 『한국구비문학대계』 8-6, 한국정신문화연구원, 1981, 488p.

입구에 있으며 유이태가 뱀의 이빨에 끼인 비녀를 빼주고 보은으로 사침을 받은 바위로 '유이태침대롱바위'이다. '다름재'는 유이태가 조부 유유도를 문안드리기 위하여 넘어다녔던 고개로 위천면과 마리면 중간에 있다. '황산'은 유이태의 선조들 묘소가 있는 선영으로 위천면 황산리에 있다. 위천면 설화32는 거창군의 설화집 『거창명승지의 역사와 전설』, 『위천면지』, 『거창군지』에는 유이태로 채록되어 있다. 따라서 『한국구비문학대계』의 위천면 설화32의 '신연당 유의태'는 '신연당 유이태'이다.

〈신연당 유의태〉

* 박옥천씨의 이야기가 끝난 후, 부락 잔칫집으로 장소를 옮겨서 음식을 먹어 가면서 들려 준 이야기다. *

저 유의태라 카는 이 어른은 참, 이 얘기는 보만 여러 가지로 많이 나와 있는데 이 어른이 참 호생이 지극할 뿐 아이라 의술에 참 매우 능했던 모냉이라.
여 우리 고향에는 여게(여기에) 서바디라 카는데 가마 유의태 침바우라 카는기 있고, 이 어른은 무슨 약을 물로 가만 뭐이든지 고만 집어주만 약이 돼. 어느 부인은 아이 낙태를 해가주고 약을 지고 가니까 아이 장기를 뜨고 있다 말이야. 장기돌을 하나 집어주민서 아이 이거 가지고 가 삶아 믹이라. 아이 이걸 갖다가 삶아 준께 아이 고마 빙이 낫더라 이기거든.
아 그리고 부인들이 아 놓고 산후발이 생기만, 아이 산후발이 생긴는데 가서 약을 돌라 카마 아이 콩나물을 삶아 믹이라꼬, 뭐 돈도 들도 안하고 이러키 빙을 치료해 주는, 참 이름이 높이 난 어른이라.
그래서 전라도 어던 골에서 어는, 참 사램이 자기 모친이 빙이 들었는데 백약이 무효라. 아무리 치료를 해도 안 되고 해서, 하야 유의태 이 어른이 참말로 용하다 카는데 거 가서 병을 고칠 뺵이 없다. 그래 자기 어무이를 업고 그 오뉴월에 그 더울 때 그 참 다름제 고래라 카는데 그 육십재라 카는 재를 넘어서 왔더라 말이제.
『한국구비문학대계』. 경남 거창군 [위천면 설화 32] 남산리 금곡, 1980.11.21., 최정여, 강은해 , 박종섭, 임갑랑 조사. 유윤봉, 남 "72.

② 『한국구비문학대계』의 의령군 칠곡면 설화59[88]) '명의(名醫) 유의태와

---

88) 『한국구비문학대계』 8-10. 한국정신문화연구원. 1984. 672-681p.

공주의 이상한 병'에는 의원의 이름은 '유의태'로 그리고 의서로는 '『마진법』'이 채록되어 있다. 『마진법』은 홍진(홍역)치료의서인 『마진편』을 말한다. 조선에서 홍진 전문치료 의서를 처음 저술한 의원은 유이태이다. 칠곡면 설화59의 유의태의 『마진법』은 1696년 숙종 어의를 지낸 유이태가 저술한 우리나라 최초의 홍역치료서 『마진편』을 말한다. 따라서 의령군 칠곡면 설화59의 『마진법』의 저자 유의태는 숙종의 어의를 지낸 **원학산인 유이태**를 말한다.

<명의(名醫) 유의태와 공주의 이상한 병>

그래 인자 참 유의태로 인자 말을, [말을 고쳐서] 참 모시고 인자 올라가 배행(輩行)하게 됐는데, 그러구러 또 며칠 만에 또 서울 닿있다 말입니더. 닿있는데(도착해 있는데), 임금님이, 저 놈 참 이상스럽은기(이상스러운 것) 있디마는 다부 돌아오니까, 임금, 참 상감께서도 기특키 여기시,
"그러머, 니가 저 그 연구해가 왔나?"
"예, 연구해 왔습니더."
"아, 그래? 그러머 가서, 인자 에, 그러머 니가 그 처방을, 약을 내리라."
이래 쿠니까, 그래 인자 공주마마 떡 인자 앉혀 가지고, 그래 인자 불렀다 말입니더.
"인삼, 감초, 부자, [웃음] 녹용, 내가 인자 말로 하는 대로 마마께서 똑 같이 그 인자 대꾸로 하시이소. 똑 고대로 마 하이소."
이래 쿤께, 그래,
"그라겠다고."
그래 약을 쭉 부른께, 가사 '비상' 쿤께 고마 다시 말로 안 하거등예.
마, 그럴거 아이겠읍니꺼 말이지. 그래, 또 인자 또 딴거로 부른께 그지한테 해로운 그거는 답을 안해요. 고것만 쭉 조아 모아가지고 약을 다리 먹었디마는 다시 고마 그 벌레 죽어 뻤기네 고마 낫아 뿠어예. [웃음] 낫아 뿠는데, 그래가지고 참 낫았다. 그 그래가 유의태가 낫아 놓으니 고마 이 저 나라서 참 녹을 안 줬겠읍니꺼?
그런데 유의태가 인자, 그렇기 유명한 참 유의태가 그렇더랍니더. 그런데, 이 의서(醫書)에 보면 유의태가 별 그거는 없고, 아이들 그 저 뭐꼬 이전 마진, 그 요새 겉으면 머석 아입니꺼. 그 홍진 아이겠읍니꺼? 홍진에 대해서는 이 어른 그 장기가 그 저 화제가 별도로 나와 있읍니더. 유의태 마진법이라 쿠는 기 있읍니더. [웃음]
『한국구비문학대계』. 경남 의령군 [칠곡면 설화 59] 외조리 중촌. 1982.1.30. 류종목, 성재옥 조사. 전용재, 남 64.

③ 『한국구비문학대계』의 의령군 봉수면 설화25[89)]에 유의태의 처방약 '**천년두골만년수(삼인수)**'가 채록되어 있다. 『한국구비문학대계』의 하동군 악양 설화35·『산청군지』·『거창군지』·『거창의 역사와 전설』에도 유이태의 처방약 '**천년두골만년수(삼인수)**'로 채록되어 있다. 따라서 의령군 봉수면 설화25의 명의 '**유의태**'는 생초의 명의 '**유이태**'이다.

④ 『한국구비문학대계』와 다른 『설화집』에 채록된 명의들의 이름이 실제의 이름과 비슷한 이름으로 채록된 경우가 있다. 출생지역에서 불리는 명의의 이름과 다른 지역에서 불리어지는 명의의 이름이 비슷한 이름으로 채록된 사례를 조사하여 <표>로 만들어 보았다.

〈명의 이름이 변화된 분석표〉

실제 이름	출신 지역	설화 채록 지역	채록된 이름
이석간	경북 영주	충북 단양 어상천 설화, 경북 성주 대가, 경북 봉화읍 설화.	이석한
황익삼	전북 정읍	경기도 남양주 미금 설화	황일삼
유이태·劉以泰·劉爾泰	경남 산청	산청 생초, 금서, 오부, 거창 위천, 함양 유림, 하동 악양 설화35, 월성 현곡 설화76, 현곡 설화186, 월성 외동 설화26.	유이태 (劉以泰)
		산청 생초, 창원 북면, 논산 가곡, 성주 대가 설화56, 거제 신현 설화71, 거창 남상 설화16, 거창 위천 설화32, 의령 칠곡 설화59, 의령 봉수 설화25, 설화26.	유의태
		"부친 병환을 고친 지극한 효성". 경남 창령군 고암 계상, 1984년 7월. '유의태(劉爾泰) 동생의 효심. 울주군 상북면 지내리, 1985년 9월. 한자로 劉爾泰, 한글로 유의태로 채록되어 있다. 『경남지방의 민담』.	유의태 (劉爾泰)
		진양 금곡 설화1, 의령읍 설화63, 설화64, 설화65, 『한국구비문학대계』	유희태

---

89) 『한국구비문학대계』 8-11, 한국정신문화연구원, 1984, 666-670p.

상기 <표>에서 경북 영주의 이석간은 충북 단양군, 경북 성주군과 봉화군에서 이석한으로 채록되어 있다. 전북 정읍의 황익삼은 경기도 남양주에서 황일삼으로 채록되어 있다. 경남 산청의 '유이태'도 그가 의술활동을 펼쳤던 생초면에서 '유이태'와 '유의태' 등 두 개의 이름으로 설화가 채록되어 있다. 또한, 채록된 지역에 따라 '유이태'·'유의태'·'유희태'로 채록되어 있다.

따라서 모든 『설화집』에 채록된 설화 속의 명의 '유의태'·'유희태'는 숙종 어의를 지낸 생초의 '유이태'이다.

⑤ 1982-1986년 경남 창령군 고암면 계상에서 채록된 설화인 '**부친 병환을 고친 지극한 효성**'과 울주군 상북면에서 채록된 설화인 '**유의태 동생의 효심**'이 김승찬의 『경남 지방의 민담』90)에 수록되어 있다.

이 책에는 주인공인 명의가 한글로는 '유의태' 한자로는 '劉爾泰', 즉 '유의태(劉爾泰)'로 기록되어 있다. 劉爾泰는 '유이태'가 그의 저서에 사용했던 이름이다. 따라서 이들 두 설화 속의 의원 '유의태'는 '유이태(劉爾泰)'로 보는 것이 타당하다.

<부친 병환을 고친 지극한 효성>

옛날에 유의태(劉爾泰)라 카는 의원이 있었거든. 유의태라 카는 의원은 우리나라에서 제일 가는 의원이거든. 그래 한 대감이 핀찮은데(편찮은데) 대감의 아들이 유의태한테 보이 갖고 약을 지야(지어야) 되겠다 생각하고 유의태한테 갈라 카이 길이 너모 먼기라. 아픈 어른을 말[말]로는 못 태아 가겠고, 사양구(사륜거)나 가매나 태아 가야 되는데, 그도(그것도) 못 태알 정도로 살림살이가 간구(간구)했거든. 그래서 그 어른의 아들이 업은기라. 업고 재로 및(몇)개 넘어서 그래 참 유의태한테 떡 왔단 말이지. 오이께네, 그 의원이 하는 말씀이,
"나을 약이 없는 이런 병은 나도 못 낫우겠다."
이카거든. 및 백리 길을 업고 왔는데 못 낫우겠다 이카이까네, 업고 온 아들이 어떻겠노 말이야.
"이거 못 낫운다 카믄 우째야 되겠읍니꺼?"

---
90) 『경남 지방의 민담』, 제일문화사, 1986, 17-18p, 39-41p.

"우짤 수가 없습니다. 약이 없습니다. 약이 없는데 우째 낫우겠습니꺼? 나로서는 안 되겠읍니더." 커더니만,
"낫울 약이 있기는 있지만도 구할 수가 있나?"
이캄시리(이렇게 말하면서)돌리 보낸다 말이다.
"그 약이 어떤 약인데요?"카고 묻자,
"천년 묵은 돼지고기와 만년 묵은 두구리(두개골)를 무야(먹어야)낫겠는데 그런 약이 천지 어데 있겠읍니꺼?"
이카거든. 그래 할 수 없이 업고 다부(다시)돌아간다 말이야. 오던 길로 큰 재를 넘어 오는데, 산 만대이 올라 가인께네 인자 디서(힘겨워서)쉰다 말이라. 쉬민서 보이까네 옆에 망개덩굴이 막 우거지가(우거져)있는데 그 밑에 드다 보인께 큰 돼지가 한 마리 죽어 있다 말이다. 죽어가 있으이께네, 그거로 배도 고픈 중 띠다가(떼어다가) 참 핀찮은 어른을 갖다 디리니 쪼매(조금) 자싰다 말이다.
쪼매 자시고 나이께
"물이 묵고 싶다."
카거든. 물이 묵고 싶다 카는데, 천지 그릇이 있나 말이지. 없어서 산골짜 헤맨다. 헤맨께 난데 없는 보한(보얗은) 바가지가 하나 나오거든. 보한 바가지가 하나 나와서 그 바가지다가 그 산골짜 음지 밑에 챈물(찬물)로 갖다가 쪼매 떠다 디렀다 말이다. 그 물 마시고 고기 자시고 나이 고만
"걸어가자." 카고 당장 걷는기라.
그라이까네 인자 효성이 그마치(그만큼) 있으이께네, 그 아들 효성 때메로(때문에) 참 산신령 조화라 카까(할까) 그 인자 천년 묵은 돼지고기 만년 묵은 두구리가 생깄다 말이지. 그리가 그 의원 시기는 대로 고대로(그대로) 됐다 말이지. 그래서 나았다 카는기라.
『경남 지방의 민담』. 〈김정식, 남, 66세, 창녕군 고암면 상계리에서 1984년 7월에 채집〉.

〈유의태 동생의 효심〉

경상남도 창녕군에 예전에 유의태(劉爾泰)라고 커는 사람이 조선 명의(명의)거등. 많이 알았거등. 많이 알았는데 의원 모친이 병이 났는데 약은 그약을 씨면 낫기는 낫는데, 약을 구할 수가 없어. 구할 수가 없어가 어무이(어머니)가 죽기가 됐다 말이지. 죽기가 돼노이 작은 아들이 우리 어무이가 아무래도 살지는 못하고 죽기가 됐으이 내가 넘우(남의)자식이 됐다가 어무이가 이래 세상을 버리면 원통하다 싶어서 어마시를 업고서 팔도 행각으로 업고 기경을 시길라고 나갔거등. 다 죽어가는 어마시를 기경을 시길라고 모친을 업고 객지에 나가 돌아 댕기미 말이지 밥을 얻어 먹어가미 한 군데 가이 모친이 뭐라 카는고 하이,

"야야, 내가 이렇기 기진하고 이럭쿠마는(이렇지마는) 목이 말라몬 전디겠다(견디겠다)." 이런 소리를 하이,
"아이고 어무이요. 그래요. 여어(여기) 산중 골짜기 물 좀 구해기 어렵겠는데, 어무이 여기 조금 내리겠능교? 니가 물을 한 분 찾아 볼 모양이니."
그래 산골로 물 내려오는 데로 찾아 드가이, 산골에서 물이 쫄쫄 내려오는 소리가 나는데, 고 올라가이 말이지 방구(바위) 깨진 틈새서 물이 나는데 굵은 엄지 손가락만 한 꺼시(지렁이)가 시(세)바리(마리)죽어가 허실허실 하이 해가 있어. 그 물로 갖다가 어무이를 업고 가가주고 시 분(세 번)을 손으로 믹이가 업고 한 시간쯤 내려 오이,
"아이고 야야, 내가 금방 그 물을 먹고 나이 쇽이(속이) 시원한 기정 시이(정신이) 깨반하다(개운하다)." 하거등.
"아이고 어무이요, 그래요 아이구 듣기 좋심더."
그 소리를 하고시러 한 마실(동네)있는 데로 떡 내려가이 말이지 웬 사람이 뻥구리(좀 모자라는 것)같은 사람이 하나 닭로 들고 나오더이마는 도랑에 갖다 훌쩍 던져버리네. 그래 인자 유의태 동생이 말이지 저그 엄매를 업고 가다가 닭 던지는 것을 보고시러 쫓아가가지고,
"여보, 닭도 터득터득득 하는 닭로 용(아직) 안 죽은 닭로 와(왜) 도랑에 던지요?" 이러쿠이(이렇게 말하니)
"이 닭이 말이지 금방 우리 마판에 노새 뒷다리에 채여 죽은 닭인데 이거 마 내삐린다." 카고 도랑에 던져뿌리이,
"그라믄 그거 마 내가 주워 갖교(갈까요)?" 그러이,
"주와 가라." 커거등.
그래 그 닭로 주워가 그 솥을 하나 빌려가 말이지 냇가 앉아가 남글(나무를)주와가 닭을 삶아가 어마씨를 믹잇다 말이지. 믹이 가주고 그 한참 쉬기 업고 가이 말이지 날은 저물고, 또 마실에 들어가가 어느 집에 빈 집이 있나? 구구한 말로 넘우 집에 드가가 방을 하나 얻아가 잤다 말이지. 자고 나이 그 이튿날 어무이가 병이 나아. 그래 저그 어무이를 업고 가가주고 저그 형이가 조선 명인데(명의인데),
"형님 보소. 어무이 이번에 병이 용(영) 완체(완쾌) 됐심더. 형님이가 말이지 조선 명의라 해도 어무이 병을 못 고치고 내가 고쳤심더."
"아, 니가 참 효자다. 니 정시이(정신이) 고쳤다. 니는 우얘가(어떻게 해서) 병이 나아지고 그랬노? 니도 필운(필시) 곡절이 아이(아니)있나? 업고 댕기며 어무이를 뭘로 믹있노?" 하이,
"한 군데 오이 말이지 산골에 내려오는 물 속에 꺼시가 굵은 엄지 손가락 겉은 기 시(세) 마리가 죽어 있는 그 물 믹이고(먹이고)한군데 오이 닭 던져뿌리는데 그 닭로 삶아 믹이이(먹이니)나았심더."
그래 저그 헹이(형)가 무르팩을 탁 쳐. 그래 저그 헹이가 말로 하기로 말이지,

"어무이 병이 말이지 천 년 석간(석간) 지렁이 수(수)를 먹어야 낫고, 닭 천 마리 중에 봉이라는 닭이 있는데 닭 봉을 묵어야 사는데, 내가 알기는 아는데, 그거로 어얘(어찌) 구하노? 니가 천심으로 효자라노이 말이지 그기 자연 생기가 그래 묵어가 어무이가 나았다. 그래 니가 효자다." 카더란다. 『경남 지방의 민담』.〈김수석, 남, 82세, 울주면 상북면 지내리에서 1985년 9월에 채집〉.

⑥ 채록된 설화의 내용이 비슷한 내용의 설화 속 주인공 명의가 지역에 따라 劉以泰와 유의태로 채록되어 있다. 설화들을 〈표〉로 비교하여 보았다.

〈『한국구비문학대계』·『산청군지』·『거창군지』 설화 내용 비교 표〉

설화집	『한국구비문학대계』			『산청군지』	『거창군지』
채록 지역	거창 위천 설화32	의령 봉수 설화25	하동 악양 설화35	산청군 설화	거창군 위천 설화
설화 제목	신연당 유의태	유의태 의원도 못 고치는 병이 있었다.	명의 유이태	名醫 劉以泰	名醫 劉以泰
의원	유의태	유의태	유이태	劉以泰	劉以泰
환자	어머니	어머니	어머니	어머니	어머니
환자 요구	물	물	물	물	물
모시고 간 사람	아들	아들	아들	아들	아들
처방약	천년두 만년수	천년두골 만년수	천년유골 삼인수	천년두 만년수	천년두 만년수

상기 〈표〉의 설화 속에서 환자는 어머니이다. 환자를 의원에게 모시고 간 사람은 아들이고 환자가 찾은 것은 물이었다. 아들이 산속에서 구하여 어머니에게 먹인 약은 '**천년두만년수**' 또는 '**천년두골삼인수**'라는 물이었다. 아들이 만난 의원은 '유이태(劉以泰)'와 '유의태'이다.

『한국구비문학대계』의 위천면 설화 제목 '**신연당 유의태**'의 신연당은 숙종 어의를 지낸 유이태의 호(號)이다.

『거창군지』와 『산청군지』에는 '名醫 劉以泰'와 『한국구비문학대계』의 하동군 악양면 설화에서는 '유이태'로 채록되어 있다. 반면에 『한국구비문학대계』의 의령군 봉수면 설화에서는 '유의태'로 채록되어 있다.

따라서 『한국구비문학대계』의 위천면 설화 '신연당 유의태'와 봉수면 설화의 명의 '유의태'는 '유이태(劉以泰)'로 보는 것이 타당하다. 아래는 『한국구비문학대계』의 위천면과 악양면 설화를 그대로 가져왔다.

〈신연당 유의태〉

저 유의태라 카는 이 어른은 참, 이 얘기는 보만 여러 가지로 많이 나와 있는데 이 어른이 참 호생이 지극할 뿐 아이라 의술에 참 매우 능했던 모냥이라.
여 우리 고향에는 여게 서바다라 카는데 가마 유의태 침바우라 카는기 있고, 이 어른은 무슨 약을 물으로 가만 뭐이든지 고만 집어주만 약이 돼. 어느 부인은 아이 낙태를 해가주고 약을 지고 가니까 아이 장기를 뜨고 있다 말이야. 장기돌을 하나 집어주민서 아이 이거 가지고 가 삶아 믹이라. 아이 이걸 갖다가 삶아 준께 아이 고마 빙이 낫더라 이기거등.
아 그리고 부인들이 아 놓고 산후발이 생기만, 아이 산후발이 생깄는데 가서 약을 돌라 카마 아이 콩나물을 삶아 믹이라꼬, 뭐 돈도 들도 안하고 이러키 빙을 치료해 주는, 참 이름이 높이 난 어른이라.
그래서 전라도 어떤 골에서 어는, 참 사램이 자기 모친이 빙이 들었는데 백약이 무효라. 아무리 치료를 해도 안 되고 해서, 하야 유의태 이 어른이 참말로 용하다 카는데 거 가서 병을 고칠 빽이 없다. 그래 자기 어무이를 업고 그 오뉴월에 그 더울 때 그 참 다름제 고래라 카는데 그 육십재라 카는 재를 넘어서 왔더라 말이제.
와가주고 약을 달라 카인께, 진맥을 딱해 보디마는 약을 주도 안하고 아 이 벵은 액이 없으이께 그냥 업고 가라 카거등. 아이 이 사람이 참, 들은께 퍽 서운타 말이라. 아이 세상에 의술을 찾아 왔다가 약도 주도 안하고 그냥 업고 가라 카거등. 그래서 부득이 또 할 수 없어서 다시 업고 인자 자기 고향에를 가는데, 저참 육십령재 그 산만당이에 올라 가인께데서, 마 업히가던 양반도 데던 모양이라. "하이고 날 좀 니라 놔라." 카거등. 그래 인자 니라 논께 "하이구, 야야(얘야), 내가 목이 말라서도 대체 못 전디겠다. 오데 가가 물을 좀 구해가주고 오이라." 카는 기라. 그래 산만따아서 사방 돌아댕기야 물을 구할 수가 있어야제. 어는 바우 밑에 가인께로 요만한 종지에 갖다 말이야. 물 이 하나 고이가 있어. 에이 이딴따나 갖다 줄 수 뱃이 없다. 꼬, 아 그라고그 물을 갖다가서 인자 아, 떡, "아이 여 물을 여 가주왔십니다" 아이, 그 물을 쭉 마시고 나디이마는, 한참 있디이마는 "하따야, 내가 속이 오째 이래 서언하노?" 이라거등.

아 그래 그 질로 가가주고는 다른 약도 씨도 안하고 아아 빙이 고만 완치가 돼 낫아 뿌렸다 말이라. [청중 : 어허, 그….] 그래 노인까, [청중 : 참, 용하다!] 가만 생각해 보이, 아이 세상에 유의태, 유의태를 갖다말이지 이러키 맹랑한 양반이 아이 액이 없다 카더니 마는 아이 약을 안 먹어도 약이, 병이 낫아 질리겠다 말이지. 내가 가서 좀 항의를 할 수 뱆이 없다꼬.

그래 다시 그 사람이 인자 유의태 선생을 찾아왔더라 말이지. 와가주고,

"아, 내가 아무 때 우리 어무이를 데리고 여 병 나수로 온 사램인데 그래 우리 어무이 그 때 병에 액이 없십니까?"

이래 물었다 말이라.

"근데 뱅(병)이, 그 뱅에 대한 액이 없는기 아이라 있기는 있는데 그 약을 구할 수가 없다." 이기라.

"무슨 액인데 못 구합니까?"

"아이, 그런 액을 구한다 카는거는 하늘이 거는 하늘이 낸 출전지효자 아이멘 못구한다."

"아이, 무슨 액인데 그렇십니꺼?" 이라이,

"아이, 천년두에 만려수라 카는 그런 액인데, 그게 사람 두개골에서 갖다 말이지 물이 고이가주고(고인 후에) 여러 해를 수십 수백 년을 묵은 그 물이라사 병을 낫운다 카는 아, 그런 액을 어데 구할 수가 있는가? 그거는 하늘이 낸 호자 아이면은 그런 액은 주지는 안하는 기네."

"근데 우리 어무이 병 낫았십니더." 이랬단 말이지.

"하, 그러만 출천지호자 났네. 그럼! 호자가 났어."

아 이러고 카더란 이런 말이 있거등요.

그렇고 또 이 어른이 그 당시로 봐서는 우리가 시방 말하는 중국을 대국이라 하고 우리나라하고 형지간을 맺고 지낸 나라였었는데, 그 때 중국에 천자가 갖다가 말이지, 명이 낫다 말이라. 병이 나가주고서 그 너른 천지에서도 그 약을 구하지를 못하고 거게서도 참 무슨 아는 사람이 있었던가, 이 조선 나라에 유의태 아이마 병을 못 나순다 이래 돼가 주고 그래 참 그 나라에 가서 참 천자병을 낫았거등.

그래 나수고 나이 인제 그 나라에서 인자 벼실을 준기라 말이라. 그래 그 벼슬을 가주고 나오면, 우리나라에서는 참 그 벼슬을 받을 수가 없는 거예요. 왜 그러냐하면 그 벼슬을 받아 가주고 오만 우리나라에서는 아, 임금보담도 더 높은 벼실을 들다 보이는 것 같다 말이지요. 그 벼실을 가주고 고향에 돌아올 수가 없거등.

그래서 저어이 인자 그 벼실을 사면을 하고 그래 참 고향에 인자 돌아 오싰더라 말이지. 와서 참 조정에 와서 그런 얘기를 하고 하니까 우리 나라도 의술이 아 중국 겉은데 가서 천자병을 낫았으니까 그 참 약간 영광시런 얘기냐 말이요?

그래 인자 국가에서 갖다 말이지, 벼실을 줄라꼬 하니까 비슬도 꼭 아니할라 하거등.

"그러문 소원이 뭐냐?" 이라인께 "아, 나는 소원도 별반 없심더. 우리 성반(姓班)에 성문이나 좀 해돌라"꼬 이랬다 말이제.
[청중 : 웃음]
그래서 여 다름재라 카는데 하고 여 황산이라 카는데 하고 그래 성문을 이런 성문을 해 놓은기, 시방도 있는 거 입니다. 그래 참 과거에는 참 뭐 다른 모도 대성받이 부자도 섰고 했지만 그런 성문 안 했었지요. 그런데 그 때 돌이 모든 혜석(惠石)이라 카거등요. 그래 국가에서 그거를 해 준다건, 시방 이런, 모도 전설이 전해 나오는 거 있지요.
『한국구비문학대계』. 경남 거창군 [위천면 설화 32] 남산리 금곡, 1980.11.21., 최정여, 강은해 , 박종섭, 임갑랑 조사.   유윤봉, 남 "72.

〈명의 유이태〉

전에 오일병이라는 사램이 있었는데, 어마니, 어머니, 혼차 계시는디, 중병이 들었어. 퉁퉁 붓고 무신 약을 써도 백약이 무호(무효)허고, 인자 할 수 없이 어마이를 업고 유이태를 찾아갔다 말이라. 유이태를 찾아갔는디, 약이 없다 하고 고마 가라 하거든, 가니까. 그래 도로 와. 할 수 없이 와. 그 유이태가 참 유명한 의산디, 약이 없다고 가라인께, 업고 돌아오는디. 저 산중에 재를 넘어오느까 잿먼당 올라오닌께, 물이 묵고 접다고, 그 어마이가 막,
"물 안 묵고는 몬 살겄다."
고, 디리 애를 터주고 말 허거든. 그래서 인자 어마이 내라놓고 온 산 먼당을 돌아대인께네, 쪼그만한 요런 그륵에 물이 쪼개 있다 말이라. 그래서 갖다가 물을 마신다. 디릿는데, 디리서 마셨는데. 그래 또 도로 또 업고 오다가, 업고 오다가, 한 마을에 들어가가 인자 자기 됐는데.
"아이, 오늘 저녁에 닭고기라 묵고 접다고, 닭고기를 좀 묵어야 살겄다."
고 자꾸 이러거든. 그래서 할 수 없이 어느 집이 가서, 닭을 한 마리 도라인께네, 닭을 조. 그래 그 닭을 삶아 디릿는디, 어구야! 그마 그 병이 낫아삐맀어. 유이태겉은 의원이 몬 나순다는 병을 낫아삐맀단 말이라.
그래 뒤에 그 분이 잘 돼가지고, 요새 겉으문 도지사나 군수나 그런 사람이 됐거든. 그래 유이태를 불러디릿다 말이라.
"네가 아무 즉, 아무 년 아무 달에 내가 모친이 병이 나서 업고 갔더니 병이(잘못 구연할 것임. 여기서는 '약이'로 구연해야 함.) 없다고 해서 내가 도로 돌아온 일이 있지? 그럴 수가 있나?" 호령을 한다 말이라. 그래 유이태 하는 말이,
"병은 알고 약은 있는지, 그 약을 굳이 부디하이 얻을 수 없는, 사람의 힘으로서는 얻을 수 없는 약이라서 그랬습니다."

"뭐이고? 그 약 명이 뭐이고?" 헌께,
"천년유골(千年遺骨)에 샘인수(三蚓水)요. 천년유골에 든 거시이(지렁이) 세 마리 뜬 물이고. 그 물을 무우야 되고. 구종오가(九種吳家)에 일봉계(一鳳鷄)라. 아홉 종자, 아홉 마리 암닭 있는 오가의 집이, 오씨 집이 봉암닭 한 마리 그 걸 무우야 된다." 그러거든.
" …… 그 걸 무우야 되니, 사람 인력으로는 구허지 못해서 그랬습니다."
그래 그 산 먼다아서 물 구해 준 그것이, 사람의 해골에 물이 고였던 거이 거시이가 세 마리 뜬 물이고. 그 닭, 인자 지가 물은께 오가의 집인데, 오가의 집인데, 암닭 아홉 마리 중에 봉닭 한 마릴, 봉닭 한 마리 딱 잡아 갔다 말이라, 잡아 가라 해논께.
"그런 약을 구헐 수가 없으니까, 내가 그런 깁니다."
그러이 참으로 명의 아인가(아닌가). 그런 얘기라.
『한국구비문학대계』. 경남 하동군 [악양면 설화 35] T. 악양 4 앞 정서리 원정저, 1984.7.20., 김승찬, 강덕희 조사. 이종기, 남·77.

의료설화는 실존의 명의를 기반으로 형성되었다. 세월이 흐르면서 설화는 구전되었고 실존인물 명의의 능력은 덧붙여졌고 극대화되었다. 명의는 일반 백성들의 불치병을 치료하는 영웅으로 바뀌었고 그의 이름은 비슷한 이름으로 입에서 입을 통하여 구전되었다.

1980-1983년에 채록된 『한국구비문학대계』의 설화, 1984년에 채록된 『경남 지방의 민담』의 설화, 1994년의 『영남 구전자료집2』에 수록된 산청군 설화, 『산청군지』와 『거창군지』에 채록된 설화, 곽의숙의 『한국의료설화연구』 등 경상남북도에서 채록된 설화들을 분석하여 보았다.

유이태가 태어났던 거창군 위천면과 유이태가 일생을 살았던 산청군 생초면 주민들도 '이'와 '의'를 구분해 사용하지 못하였다. 또한, 경상도의 여러 지역에서도 '이'와 '의'를 구분하지 못하는 현상을 볼 수 있다. '이'와 '의'를 구분하지 못하는 경상도 사람들의 발음 때문에 실존인물 '유이태'의 이름은 시간이 흐르면서 '유의태'로 바뀌어 불리게 된 것이다.

2) 서자(庶子)는 족보에 등재되지 않는다

산청군청 문화관광 담당자들은 『진주유씨족보』에서 柳義泰를 찾아보았을 것으로 추정된다. 그러나 柳義泰는 진주유씨가문에서 발행한 최초의 족보에서부터 한방단지 건립 당시(1983년)에 간행되어있던 『진주유씨족보』에는 등재되어 있지 않았다.

노정우는 유이태의 이름을 柳義泰로 임의로 바꾸어 허준의 스승으로 설정하여 『인물한국사』에 발표하였다. 이 내용을 읽은 소설가 이은성이 허준의 일대기 드라마 <집념>과 『소설 동의보감』의 소재로 채택하였다.

한의학단지를 조성하는 산청군청은 柳義泰가 족보에 등재되어 있지 않더라도 산청에서 柳義泰가 살았던 실존인물이라는 논리가 필요하였던 것으로 보인다. 그래서 산청군청은 새로운 논리를 만들냈다.

그 논리는 '서자(庶子)는 족보에 등재되지 않는다.'라는 것이다. 그 후 산청군청은 한의학단지 내에 柳義泰 가묘를 조성하고 묘비를 세웠고 묘비의 『묘갈문』에 柳義泰가 '서자이기 때문에 그 기록을 찾아보기 더욱 어렵다.'를 포함시켰다. 그리고 "드라마 <허준>의 영향으로 사람들의 관심이 집중되어 柳義泰의 행적을 재조명하였다."라고 『묘갈문』에 기록하였다.

> 류의태 선생은 서기 一五一六年 경남 산청군 신안면 하정리 상정(당시지명 산음현 정태)에서 진주류씨(晋州柳氏) 十三세조(池 一四六一年生) 十四세조(夢星 一四八五年生) 집안의 서자 신분으로 출생하여 서기 一五八O年에 별세한 것으로 전해 오고 있으나 정작 류씨 집안의 족보에는 흔적이 없어 매우 안타까울 따름이다. 그러나 당시의 풍습으로 볼 때 양반은 의술을 공부하지 않았고 서자이기 때문에 그 기록을 찾아보기 더욱 어렵다. (중략) 그동안 서자 신분이라는 이유로 선생의 업적을 발굴하는데 소홀했으나 최근 방송국에서 동의보감 허준 드라마가 방영되고 허준의 스승인 류의태 선생에 대한 세인의 관심이 집중되면서 선생의 행적이 재조명되고 특히 산청군이 이곳 전통한방휴양관광지에 선생의 단소(壇所)를 마련하여 류의태 선생의 인간에 대한 깊은 사랑을 높이 기리고자 함은 퍽 다행스런 일로 여겨진다.
> 『류의태가묘묘갈문』.

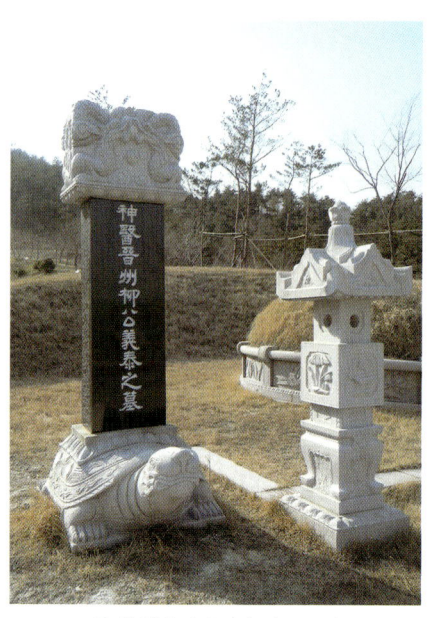

동의보함촌의 류의태 가묘 묘비

    진주류씨 가문에서는 2005년에 발행한 『진주유씨족보』에 柳義泰를 후사가 없는 유운의 이름 아래에 일명 '의태(義泰)'로 기록하였다. 이것이 산청군청이 주장하는 '서자는 족보에 등재되지 않는다.'라는 柳義泰의 서자설(庶子說)이다. '서자는 족보에 등재되지 않는다.'는 산청군청의 주장은 커다란 논리적 오류가 있다.

    柳義泰가 서자이라면 유운 역시 서자이다. 서자인 유운은 1762년 간행된 최초 족보에서부터 1983년에 간행된 『진주유씨족보』에 등재되어 있지 않아야 한다. 그러나 유운은 1762년 간행된 최초의 『진주유씨족보』부터 1983년에 간행된 족보에 등재되어 있다. 따라서 산청군청이 주장하는 서자설은 커다란 모순점을 지니고 있다.

3) 柳義泰 설화와 민담이 있다

산청군청은 다음의 근거로 柳義泰가 산청에서 실존했다는 주장을 할 수 없었던 것으로 보인다.
① 노정우의 『인물한국사』에 발표된 허준 스승 柳義泰.
② 『소설 동의보감』의 柳義泰 가계(조부 유술이, 아버지 유흥삼, 아들 유도지)와 『진주류씨족보』의 柳義泰(유운) 가계(조부 유지, 부친 유응성, 아들이나 딸 없음)가 일치하지 않은 내용.
③ 『한국구비문학대계』에 채록되어 있는 야담·전설·설화 속의 한글 이름 유의태.
④ 산청군청에서 제공한 자료로 집필한 향토설화집에 기술되어 있는 柳義泰의 출생년도, 의술활동지와 출생지.
⑤ 柳義泰의 「묘갈문」에 '서자(庶子)는 족보에 등재되지 않는다.'

상기와 같은 근거로 산청군청에서는 柳義泰가 산청에서 실존했고 의술활동을 했다는 것을 입증하는 어려움이 있었다. 그래서 또 다른 새로운 근거가 필요하였다. 산청군청 담당자들이 새로이 만들어낸 柳義泰가 실존했다는 논리는 누구도 증명할 수 없는 "산청에 柳義泰 설화와 민담이 있다."는 것이었다.

2009년 산청군청은 이러한 논리를 합리화하기 위해 산청군수 이름으로 柳義泰의 설화가 기록된 설화집 『동의보감·산청 허준과 류의태 이야기』를 간행하였다.

이 책에는 柳義泰의 아들 이름이 『소설 동의보감』에 나오는 '유도지'가 아니고 '류명재'로 기록되어 있다. 또한, 柳義泰의 아들 '류명재'는 "한성의 의원직을 그만두고 산음에 내려온지 여러 해가 되었으며 산음에서 덕망있는 의원으로 가업을 이어가고 있다."라고 묘사되어 있다.

2012년 4월 26일 필자는 산청군청에 편지를 보내서 柳義泰의 실존근거를 요청하였다. 그러나 산청군청은 柳義泰가 실존했다는 근거는 보내지 않았다.

2013년 9월 6일 필자는 산청군수에게 편지를 보내 산청군에서 채록한 柳義泰 설화와 민담 자료를 요청하였다. 그러나 산청군수로부터 柳義泰 설화와 민담자료를 받지 못했다.

산청군청에서 간행한 『2009 산청의 한의학 전통과 한의약 문화연구』와 『지리산 산청 약초와 민간요법 기행』에 '유이태 유적지와 설화'들이 '柳義泰 유적지와 설화'로 바뀌었다.

4) 柳義泰 가묘 『신의류의태선생묘비문』의 류의태는 누구인가?

『묘갈문』은 인물이 태어나서 죽을 때까지의 걸어왔던 기록과 업적, 친가·외가·처가의 선대와 그의 후손들에 관하여 기록하는 것이다.

1762년부터 1983년까지 간행된 『진주유씨족보』에는 유운의 묘소에 대하여 기록하고 있지 않았다. 그러나 앞에서 언급한 2005년에 간행된 『진주유씨족보』를 보면 유운을 柳義泰라고 기록하고 있다. 또한, "柳義泰·유운의 묘는 산청군 동의보감촌에 있다."라고 기록되어 있다. 산청군 동의보감촌에는 2005년에 조성한 柳義泰 가묘의 묘비가 있으며 묘비의 『묘갈문』에는 일생동안 柳義泰의 행장(行狀)이 기록되어 있다.

그러면 동의보감촌에 조성된 류의태(柳義泰) 가묘의 『신의류의태선생묘비문』을 쓴 이천규의 의견과 『묘갈문』의 내용에 대해 살펴보자.

(1) 『신의류의태선생묘비문』을 쓴 이천규

산청군 금서면 특리 1300-25번지에 소재한 동의보감촌에는 2005년에 조성된 柳義泰의 묘가 있다. 柳義泰 묘 앞에 있는 묘비에는 산청교육청 장학사 이천규가 쓴 『묘갈문』이 있다.

필자는 2012년 4월 16일과 4월 26일 이천규에게 하기의 3개 항목에 대한 질문과 柳義泰 관련 근거를 요청하는 편지를 보낸바 있다.

① 柳義泰의 실존 근거
② 고증된 문헌
③ 柳義泰가 서자(庶子), 즉 '서자는 족보에 등재되지 않는다.'

필자는 그로부터 어떠한 답변을 받지 못했다. 하지만 필자는 그와 전화 통화한 바 있다. 그는 전화 통화에서 "산청군청에서 제공한 자료를 바탕으로 『묘갈문』을 지었다."라고 밝혔다.

필자는 그가 柳義泰라는 인물의 실존근거와 고증된 문헌들을 바탕으로 『묘갈문』을 지은 것이 아님을 확인하였다.

(2) 『신의류의태선생묘비문』

柳義泰 가묘『신의류의태선생묘비문』에는 "柳義泰의 출생년도 '1516년'과 세상을 떠난 년도 '1580년' 그리고 출생지 '산청군 신안면 하정리 상정마을'과 가계 '조부 유지(柳池)'와 큰아버지 '유몽성' 그리고 허준이 어린 시절에 '산청'에서 성장하였고, 허준이 柳義泰로부터 의술을 배웠다는 내용과 허준의 조부가 경상우수사이고, 조모가 진주류씨 문중의 출신이며 산청군 신안면 외고리 양지마을(구담 : 龜潭)에 살았다." 라고 기록하고 있다.

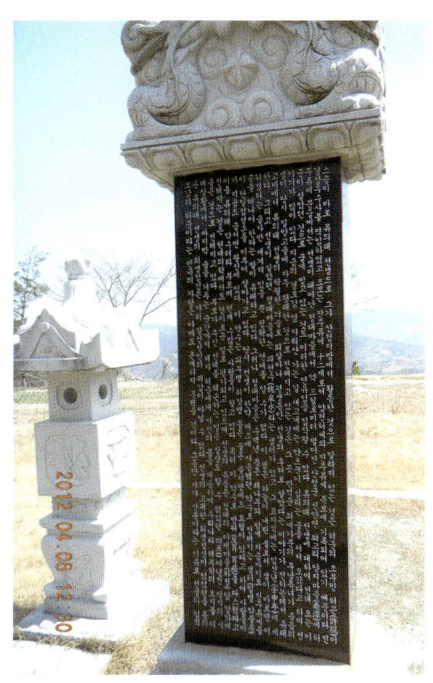

〈신의류의태선생묘비문
(神醫柳義泰先生墓碑文)〉

"옛 부터 의술의 대명사로 전해오는 말에 중국에는 화타(華佗)가 있고 동방에는 의태(義泰)가 있다고 한다. 자신의 몸을 제자에게 해부용으로 기꺼이 바쳐 살신성인의 희생정신을 몸소 보여주신 이가 있으니 그가 곧 이 고장 출신의 신의(神醫) 류의태

동의보감촌 류의태 가묘 묘비

(柳義泰) 선생이다. 류의태 선생은 서기 1516년(一五一六年) 경남 산청군 신안면 하정리 상정(당시지명 산음현 정태)에서 진주류씨(晋州柳氏) 13(十三)세조(지 : 池 一四六一年生) 14(十四)세조(몽성 : 夢星 一四八五年生) 집안의 서자 신분으로 출생하여 서기 1580년(一五八0年)에 별세한 것으로 전해 오고 있으나 정작 류씨 집안의 족보에는 흔적이 없어 매우 안타까울 따름이다. 그러나 당시의 풍습으로 볼 때 양반은 의술을 공부하지 않았고 서자이기 때문에 그 기록을 찾아보기 더욱 어렵다. 허준이 어렸을 때 산청에서 성장하였고, 그의 의학적인 재질과 지식을 키워준 스승이 바로 류의태 선생으로 그가 산청지방에서 활동한 것으로 알려져 있는 것은 허준의 조부인 허혼(許琨)이 경상우수사를 역임하였고 조모는 진주류씨 12(十二)세로서 양천허씨와 진주류씨 족보에 기록되어 있기 때문이다. 진주류씨 문중에서는 선생이 태어난 정태

마을에서 약 3(三)킬로미터 떨어진 산청군 신안면 외고리 양지마을(구담 : 龜潭)에 허준이 살았던 것으로 굳게 믿고 있는 것도 이러한 연유임을 짐작할 수 있다. 류의태 선생에 대하여 전해 오는 이야기가 많이 있다. 지금의 경호강 옆 지리산 가는 길 새고개에는 약초꾼이 십리는 줄을 서서 오갔다고 하며 선생이 당시 밀양 고을에 자주 왕래한 것으로 전해지고 있는 것은 그 곳 만석꾼 최씨 가문의 무남독녀가 죽음의 고비에서 류의태 선생의 탁월한 의술로 되살아나 평생 동안 선생의 후처로 살았다는 이야기가 전하는데서 유래한다. 그리고 선생이 살았던 정태마을에는 괴천수(槐泉水)라는 샘터가 있고 그 표지석에는 임신년(壬申年)에 세워졌다는 글자만 새겨져 있을 뿐 정확한 연대를 알 수가 없다. 이 샘은 하늘이 내린 물로서 샘이 마르면 이곳을 떠나야 한다는 말이 유래하고 있다 그러나 정태마을은 수백년 묵은 홰나무와 함께 지금까지도 진주류씨들이 단일 집성촌을 이루어 살아가고 있다. 당시 선생이 한약 제조에 사용했던 약수로 전해지는 샘터(일명 약물통)가 지금도 금서면 왕산에 있다. 이 약수는 피부병 위장병 등은 물론 불치병에도 효험이 있다고 하여 사람들이 이를 류의태 약수터라 부르며 현재 수많은 사람들이 찾고 있다 특히 이 약수로 반위(反胃 胃癌)를 다스렸다고 전해지는 것은 현대 의학에서도 경이로운 일로 평가되고 있으며 선생의 유품은 정태의 아랫마을(하정) 앞 강가에 묻은 것으로 전해지고 있다. 부모가 주신 신체를 훼손하는 일은 상상도 할 수 없었던 450(四五0)여년 전 당시의 시대상황에서 마지막 숨을 거두는 순간까지 제자 허준에게 자신의 몸을 제공하여 우리나라 해부학의 효시를 이룬 류의태 선생의 희생정신은 가히 살신성인의 귀감이 아닐 수 없다. 선생의 고귀한 희생정신이 없었던들 동의보감과 허준이라는 민족의 자랑은 아마도 존재하지 못했을 것이다. 그동안 서자 신분이라는 이유로 선생의 업적을 발굴하는데 소홀했으나 최근 방송국에서 동의보감 허준 드라마가 방영되고 허준의 스승인 류의태 선생에 대한 세인의 관심이 집중되면서 선생의 행적이 재조명되고 특히 산청군이 이곳 전통한방휴양관광지에 선생의 단소(壇所)를 마련하여 류의태 선생의 인간에 대한 깊은 사랑을 높이 기리고자 함은 퍽 다행스런 일로 여겨진다. 이 글은 현재 산청군 신안면 하정리 정태에 사는 진주류씨 가문의 류근모(柳根模)씨가 이 고장의 사학자이고 함양사천 통영군수와 경상남도사편찬위원장 중앙문화재전문위원을 역임하신 오림 김상조(梧木 金相朝)님과 지방사학자이며 한약방을 운영하신 故권재우님과 故강연우 류영춘 류무림님의 조언과 진주류씨 족보를 바탕으로 초안해 온 것을 첨삭하여 정리하여 비문을 작성하였다." 西紀 二00五年 四月 五日. 산청 교육청 장학사 성주인 이천규(山淸 敎育廳 奬學士 星州人 李千圭) 짓고 쓰다.

『신의류의태묘비문』에는 柳義泰를 허준의 스승이라고 기록하고 있다.『묘갈문』에 柳義泰를 어떻게 설명하고 있는지를 살펴보자.

필자는 柳義泰『묘갈문』을 쓴 이천규를 비롯하여 묘소를 조성하도록 허락해 주었던 산청군 전·현직 군수, 전·현직 문화관광과장,『묘갈문』에 기록되어 있는 진주류씨 류근모와 류영춘 등에게 柳義泰 실존근거를 요청한 바 있다. 또한, 柳義泰의 동상과 기념비 건립에 참여한 대한한약협회, 경상남도 한약협회, 산청의 동양당 약방 등에게 편지를 보내 柳義泰 실존 근거가 무엇인지 근거가 있다면 柳義泰에 관한 고증된 문헌들을 보내달라고 요청하였다. 그러나 그들은 아무런 답변을 보내오지 않았다.

柳義泰의 실존뿐만 아니라 산청군청에서 柳義泰 묘소·묘비·동상·기념비를 어떠한 법적인 근거로 국가의 땅에 조성했는지 그 이유를 확인할 수 없었다.

『신의류의태묘비문』에서 柳義泰를 <드라마> 때문에 재조명하게 되었다고 밝히고 있다.『신의류의태묘비문』에 기록되어 있는 내용들을 살펴보자.

『진주류씨족보』,『소설 동의보감』과『신의류의태묘비문』을 서로 비교하여 보면 柳義泰 관련 내용이 서로간에 모순되어 있음을 알 수 있다.『신의류의태묘비문』에 기록되어 있는 주요한 내용들을 살펴보기로 한다.

첫 번째로『신의류의태묘비문』에 기록되어 있는 柳義泰의 가계를 살펴보자.

①『묘비문』에는 해당 인물의 선대와 가깝게는 고조부, 증조부, 조부, 아버지, 아들, 외가, 처가 등 가계를 기록하는 것이 일반적인 관례이다.『소설 동의보감』에는 柳義泰의 조부는 유술이, 부친은 유홍삼, 아들은 유도지이다. 그러나 2005년에 간행된『진주류씨족보』에는 "柳義泰는 유운이고, 유운의 조부는 유지(柳池)이며, 유윤의 부친은 유웅성이고 아들은 없다."라고 기록되어 있다.『소설 동의보감』과『진주류씨족보』간에는 커다란 차이가 있었다.

『소설 동의보감』을 근거로『신의류의태묘비문』을 작성하였다고 가정하면 조부는 '유술이', 부친은 '유홍삼', 아들은 '유도지'로 기록되어야 한다.

2005년에 간행된『진주유씨족보』를 기준으로『신의류의태묘비문』을 작성하였다면 조부는 '유지', 아버지가 '유응성'으로 기록되어 있어야 한다. 그러나 『신의류의태묘비문』에는 『소설 동의보감』에서 기록된 柳義泰의 부친 '유홍삼'은 적혀 있지 않다. 또한, 2005년에 간행된 『진주류씨족보』에는 柳義泰의 부친으로 등재되어 있는 '유응성'이 아닌 '유몽성'으로 기록되어 있다. '유몽성'은 '유응성'의 형님이다. 『신의류의태묘비문』에는 부친의 이름은 없고 백부 '유몽성'만 기록되어 있는 점이 이해가 되지 않는다.

『신의류의태묘비문』에는 "드라마 <허준>의 방영을 보고 행적을 재조명한다."라고 말하고 있다. 그러나 『소설』이나 드라마 <허준>에서 등장하는 조부, 부친, 처, 아들의 이름들이 누락되어 있다. <드라마>와 『소설』에 기록되어 있는 柳義泰의 가계와 2005년에 간행된 『진주류씨족보』의 柳義泰 가계가 다른 것에 대하여 이해되지 않았다. 『진주류씨족보』·『소설 동의보감』·『묘비문』의 가계를 표로 비교하면 다음과 같다.

구 분	『진주류씨족보』		『소설 동의보감』	『묘비문』
	1762-1983	2005년		
조부	유지(柳池)	유지(柳池)	유술이(柳術而)	유지(柳池)
아버지	유응성(柳應星)	유응성(柳應星)	유흥삼(柳興三)	-
본인	유운(柳賁)	유운(柳賁)·의태(義泰)	유의태(柳義泰)	류의태(柳義泰)
아들	-	-	유도지(柳道知)	

②『묘비문』을 쓸 때는 배우자, 처조부, 처부를 기록하는 것이 일반적이다. 『소설 동의보감』에는 柳義泰의 배우자가 '오씨'이며 후처에 대한 내용은 없다. 2005년에 간행된 『진주류씨족보』에도 유운(柳義泰)의 배우자에 대한 기록이 없다.

『묘비문』에는 "드라마 <허준>의 방영을 보고 행적을 재조명한다."라고 말하고 있다. 드라마 <허준>과 『소설 동의보감』을 기반으로 『신의류의태묘비문』을 작성했다면 배우자 '오씨'가 기록되어 있어야 한다.

2005년에 간행된 『진주유씨족보』을 기준으로 『신의류의태묘비문』을 작성하였다면 배우자를 기록하지 않는 것이 올바르다. 그런데『신의류의태묘비문』에는 배우자에 대한 기록도 없고『소설 동의보감』에도 기술되어 있지 않던 후처가 기록되어 있다. "만석꾼 최씨 가문의 무남독녀가 柳義泰의 후처로 살았다."라고 한다면 만석꾼 최씨의 본관과 이름이 있었을 것이다. 만석꾼 최씨의 본관과 이름이 없고 무남독녀가 柳義泰의 후처가 되었다는 것이 납득되지 않는다.

『진주류씨족보』·『소설 동의보감』·『묘비문』을 <표>로 비교해 보았다.

구 분	「진주류씨족보」		「소설 동의보감」	「묘비문」
	1762-1983	2005년		
처	-	-	오씨(吳氏)	-
후처	-	-	-	만석꾼 무남독녀 최씨

두 번째로『묘비문』에는 인물의 출생년도와 출생지를 기록하는 것이 지극히 상식적이다.『소설 동의보감』에는 柳義泰의 출생년도와 출생지가 없다. 2005년에 간행된『진주류씨족보』에도 柳義泰의 출생년도와 세상을 떠난 해가 기록되어 있지 않다. 그런데『신의류의태묘비문』에는 기록에도 없는 柳義泰의 출생년도가 1516년이고 세상을 떠난 해를 1580년이라고 밝혔다. 태어난 지역의 기록이 없음에도 불구하고 출생지를 산청군 신안면 하정리 상정마을이라고 기록하고 있다.

『진주류씨족보』,『소설 동의보감』과『묘갈문』의 생몰년도를 <표>로 비교하면 다음과 같다.

구 분	「진주류씨족보」		「소설 동의보감」	「묘비문」
	1762-1983	2005년		
출생년도	-	-	-	1516
몰(沒)년	-	-	-	1580

세 번째로 『신의류의태묘비문』에서 한약제조에 사용했던 약물통이 금서면 왕산에 있다고 기록하고 있다. 어떤 근거로 '**류의태약수터**'로 기록하고 있는지 그 까닭을 알 수 없다. 『소설 동의보감』의 내용을 옮겨 적은 것으로 추정된다. 금서면 화계리에 거주하였던 강무성은 이 약물통을 유이태 '**장군수약수터**'라고 증언하였다. 필자가 만나본 금서면 화계리에 사는 주민들은 '**류의태약수터**'가 아니라고 말하였다. 『신의류의태묘비문』은 사실과 다른 내용을 기록하고 있는 것으로 보인다.

네 번째로 『신의류의태묘비문』에는 "위암에 걸린 柳義泰는 자신의 몸을 허준에게 제공하여 살신성인의 귀감이 되었으며 허준은 해부학의 효시."라고 기록하고 있다. 허준이 인체를 해부했다는 기록은 없다. 문헌에 기록되어 있는 조선에서 최초로 사람을 해부한 사람은 전유형(全有亨, 1566-1624)이다. 이익의 『성호사설』에서 "임진왜란 때 전유형이라는 인물이 인체의 오장도(五臟圖)를 그렸다."라고 기록하고 있다.

다섯 번째로 허준이 문헌에 나타난 첫 기록은 그의 나이 29세인 1568년으로 조선의 중기 문신 유희춘의 『미암일기』이다. 허준의 어린 시절과 그가 살았던 지명 그리고 의학을 배운 기록을 찾아 볼 수 없음에도 불구하고 『신의류의태묘비문』에는 "산청군 신안면 외고리 양지마을(龜潭)에 살았다."라고 기록하고 있다. 신안면 외고리 양지마을과 금서면은 화계리까지는 90리가 되는 매우 먼 거리이다. 지금은 넓고 직선도로가 건설되어 있지만 필자의 어린 시절에는 구불구불한 소로(小路) 길이었다. 어떤 문헌의 근거로 이러한 내용을 기록을 하였는지 이해가 되질 않는다.

이천규가 쓴 『신의류의태묘비문』는 사실일까? 독자의 판단에 맡긴다.

5) 산청군청에서 발행한 문헌에 기록된 柳義泰의 사적

2009년 산청군청에서는 柳義泰가 실존인물이고 산청에서 의술활동을 하였던 의원임을 만들어내기 위해 3종의 문헌을 간행하였다.

첫 번째는 『2009 산청의 한의학 전통과 한의약 문화연구』으로 이 책에는 실존인물 유이태의 저서와 유적지 및 설화들을 柳義泰의 저서와 유적지 및 설화로 바꾸어 기록하고 있다.

두 번째 문헌은 『지리산 산청 약초와 민간요법 기행』이다. 이 책에도 『한국구비문학대계』와 곽의숙의 『한국의료설화』에 기록되어 있는 유이태 설화를 류의태 설화들로 바꾸었다.

세 번째 문헌은 『동의보감·산청 허준과 류의태 이야기』이다. 이 책의 내용은 『소설 동의보감』과 차이가 있었다.

산청군청이 간행한 3종의 문헌들을 검증해 보기로 한다.

(1)『2009 산청의 한의학 전통과 한의약 문화연구』

산청군청은 柳義泰가 실존 인물이며 조선의 명의라는 것이 증명되는 근거되는 문헌이 반드시 필요했던 것으로 보인다. 이에 따라 2009년 산청군청은『산청의 한의학 전통과 한의약 문화연구』라는 책자를 간행했다.

이 책은 실존인물 유이태의 저서, 백과사전에 기록되어 있는 유이태에 관한 설명, 유이태의 설화와 유이태가 남긴 유적지들을 柳義泰로 바꾸어 간행한 문헌이다.『2009 산청의 한의학 전통과 한의약 문화연구』의 내용들을 살펴보자.

『2009 산청의 한의학 전통과 한의약 문화연구』에는 류의태의 출생년도와 출생지 그리고 의술활동을 하였다는 기록이 없음에도 불구하고 다음과 같이 기록하고 있다.

> "의료설화의 주인공 류의태柳義泰는 1516(중종 11년) 산청군 신안면 상정마을에서 태어났고, 당대의 최고의 신의神醫로 알려져 있으며 금서면 화계지구에서 의술활동을 하였다."91)

전·현직 산청군수와 산청군 문화관광과 담당자, 산청 신안면의 진주류씨 어느 분, 대한한약협회, 경남한약협회, 산청 동양당 한약방, 묘갈문 작성자 등에게 柳義泰가 산청군 신안면 상정마을에서 태어나서 금서면 화계지구에서 의술활동을 하였다는 근거자료와 허준의 스승이라고 밝힌 문헌을 요청했다. 그러나 어느 누구도 필자에게 답변을 보내지 않았다.

『산청의 한의학 전통과 한의약 문화연구』에는 전국 여러 지역에서 활동한 명의들에 대해 다음과 같이 기록하고 있다.

> "현시대에 까지 이름을 남긴 명의가 배출한 지역에서는 그 지역을 대표할 만한 명의를 표방하고 있는데, 서울에는 허준, 함경도에는 이경하, 진도에는 추명의, 제주도에는 진좌수 그리고 산청에는 류의태가 있다."92)

---

91)『2009 산청의 한의학 전통과 한의약 문화연구』. 산청군청. 2009. 73p.
92)『2009 산청의 한의학 전통과 한의약 문화연구』. 산청군청. 2009. 73p.

상기의 내용에 대하여 산청군청에 류의태가 실존했는지를 문의했으나 답변이 없었다. 그러면 이 내용이 실려 있는 문헌들을 살펴보자.

상기 내용은 『한국민족문화대백과』와 『국어국문학사전』에 경상도 유이태, 서울의 허준, 함경도의 이경하, 진도 추명의, 제주도 진좌수로 기록된 내용이다. 『국어국문학사전』의 원문은 다음과 같다.

> 명의설화는 대부분의 인물전설처럼 하나의 일관된 줄거리를 형성하면서 전개되는 것이 아니라 인물일화가 삽화적으로 제시되는데, 해당 명의가 거주한 것으로 알려진 지역을 중심으로 분포되어있다. 제주도의 월계 진좌수, 서울 지방의 허준, 함경도의 이경하, <u>경상도의 유이태</u>, 진도의 추명의가 지방별 해당 명의로 알려져 있다.
> 명의설화 [名醫說話]. 『국어국문학자료사전』. 한국사전연구사. 1998.

『2009 산청의 한의학 전통과 한의약 문화연구』에는 류의태의 의학적 면모를 다음과 같이 기록하고 있다.

> "설화를 통해 드러난 류의태의 의학적 면모는 크게 네 가지로 나누어 볼 수 있는데 첫째는 침에 능했다는 점, 둘째는 난산 및 부인병을 많이 치료했다는 점, 셋째는 심리치료에도 능했다는 점, 넷째는 대상의 지위에 관계없이 많은 사람들을 치료했다는 점이다. 그리고 다음 장에서 이를 종합하여 설화 속에 내포하고 있는 사회적 의미와 설화를 통해 드러나는 류의태의 명의관에 대한 관점을 밝혀보고자 한다."[93]

『2009 산청의 한의학 전통과 한의약 문화연구』에는 "柳義泰가 이방 부인의 난산에 본관사또의 이름을 종이에 써서 약탕기에 달여 먹게하여 임산부의 난산을 치료한 '류의태탕'"을 기록하고 있다.

> 이밖에도 이방의 부인의 난산에 보관 사또의 이름을 써서 달여 먹게 한다든지, 대국 천자의 병에 흙벽에 코딱지나 쌀밥을 섞여놓고 명약이라고 해서 병을 낫게 한다든지, 난산에 열린 문고리를 삶아먹게 했다는 것. (중략) 또한, 민생들이 약도 없이 '류의태탕'이라고 써서 달여 먹고 병이 낫기를 바랬다는 부분은 당시의 사람들이 류의태 의술에 대한 무한한 신뢰를 보여주는 대목으로 그의 명성이 얼마나 뛰어 났는지를 새삼 깨닫게 해주는 분이이라고 할 수 있다.[94]

---

93) 『2009 산청의 한의학 전통과 한의약 문화연구』. 산청군청. 2009. 120p.

우리나라의 『백과사전』에는 유이태의 의학적 면모와 '유이태탕'과 '순산비방'에 대하여 "유이태는 침술에 능하였고, 순산비방과 부인병 치료로 유명한 인물이다."라고 기록하고 있다.

〈유이태설화〉는 영남지방에서 주로 전승되는데, **유이태탕**·**순산비방** 등이 있다. 유이태가 어느 곳을 지나갈 때, 어떤 사람이 담장 밑에서 약을 달이는데 약봉지에 '유이태탕'이라고 쓰여 있었다. 까닭을 물은즉, 아버지의 병을 고치려면 유이태를 만나야 되는데 유이태를 찾을 길이 없어 이렇게 하였다는 것이다. 유이태가 그 집안의 병을 고쳐주었음은 물론이다. 이 설화에는 민간의료 비방이 많이 등장한다. 유이태가 장기를 두고 있는데, 이방의 부인이 난산이라며 처방을 물었다. 유이태는 종이에 글 석자를 써서 주며 산모에게 달여 먹이도록 하였다. 이방의 부인은 그것을 먹고 순산하였는데, 그 종이에는 본관사또의 성명이 쓰여 있었다는 것이다. 이방이 관속이기에 사또가 뱃속에 들어가면 그 자식이 나오지 않을 수 없다는 것이다. 다른 예화로 유이태는 난산하는 부인에게 문고리를 달여 먹게 하였는데 순산을 하였다. 그런데 다른 부인이 난산시 문고리를 달여 먹자 더욱 고생이 심하였다. 유이태에게 묻자 아침에는 대문을 열 때라서 문고리가 순산을 시키지만, 저녁에는 문을 닫을 때이므로 오히려 순산에 방해가 된다는 것이다. 『국어국문학자료사전』. 한국사전연구사 1998.

우리나라의 『백과사전』들에 기록되어 있는 유이태의 '유이태탕'과 '순산비방' 설화가 『산청의 한의학 전통과 한의약 문화연구』에는 어떤 연유로 '유이태탕'을 '류의태탕'으로 바꾸어 기록되었는지 납득이 되지 않았다.

『2009 산청의 한의학 전통과 한의약 문화연구』에는 "류의태의 저서가 3권이 남아 있다"[95], 산청군 금서면 화계리 왕산에 위치해 있는 '류의태약수터'[96], 오부면 오전리 '황새봉 아래의 약수터'[97], 위천면 서마리의 '침대롱바위[98]', 거창 위천면 '수승대[99]', '다름재'와 '황산'[100], 『진주 옛이야기』의 '진양땅

---

94) 『2009 산청의 한의학 전통과 한의약 문화연구』. 산청군청. 2009. 138p.
95) 『2009 산청의 한의학 전통과 한의약 문화연구』. 산청군청. 2009. 130p.
"둘째, 류의태 설화 속에 드러나 류의태의 발자취를 살펴보았다. 류의태는 의서 3권이 남아 있을 뿐 그 생몰연대와 삶의 모습을 알 수 있는 자료가 미약하다."
96) 『2009 산청의 한의학 전통과 한의약 문화연구』. 산청군청. 2009. 130p.
97) 『2009 산청의 한의학 전통과 한의약 문화연구』. 산청군청. 2009. 130p.
98) 『2009 산청의 한의학 전통과 한의약 문화연구』. 산청군청. 2009. 130p.
99) 〈2009 산청의 한의학 전통과 한의약 문화연구〉. 산청군청. 2009. 130p.
100) 『2009 산청의 한의학 전통과 한의약 문화연구』. 산청군청. 2009. 130p.
"대국 천자의 병을 고친 포상으로 받은 성반成班의 성문 : 다름재~황산."

자매실'101) 등에 대해 기술하고 있다.

> 둘째, 류의태 설화속에 들러난 류의태의 발자취를 살펴보았다. 류의태는 의학저서가 3권 남아있을 뿐 그 생몰년대와 삶의 모습을 알 수 있는 자료가 매우 미약하다. 그러므로 본고에서는 설화속 관련된 유물이나 유적들, 발자취를 정리해 보았다.
>
> - 산청군 금서면 화계리 왕산"에 위치해 있는 류의태 약수터,
> - 경남 산청군 오부면 오전리 황새봉 목 부위 아래에 있는 약수터
> - 거창군 위천면 서마리에 위치한 침대롱바위 즉, 침바위인데
> - 류의태가 여인을 기다렸던 경남거창군 위천면 명승 제53호로 지정된 수승대
> - 대국 천자의 병을 고친 포상으로 받은 성반班班의 성문 : 다름재~황산
> - 김덕령과 진양땅 자매실(지금의 경상남도 진주시 수곡면 자매리 자매마을)
> - 의서醫書와 침을 감추어 두었다는 자매마을 서쪽 문쇠골의 당새기 바위,
> - 자매마을 복지산의 김덕령장군의 성터, 금산면 월아산 장군대, 자매마을 입구의 유허비
>
> - 138 -
>
> 「산청의 한의학 전통과 한의약 문화연구」 138p.

현존하는 3권102)의 저서는 류의태가 아닌 실존인물 유이태가 남긴 책이다. 류의태가 남긴 저서가 없음에도 불구하고 3권의 저서를 남겼다고 서술한 연유를 알 수 없다.

산청군 금서면 화계리 왕산에 위치해 있는 '류의태약수터'는 유이태 '장군수약수터'이고 오부면 오전리 '황새봉 아래의 약수터'는 유이태의 '마음병치료약수터'이다. 서마리의 '침대롱바위'는 유이태가 뱀을 치료해 주고 사침을 받은 곳이고 위천면 '수승대'는 유이태가 서당을 다니던 곳이다. '다름재'는 조부를 뵙기 위하여 넘어다녔던 고개이며 '황산'은 유이태의 고조부와 조부 등 선조의 묘소가 있는 곳이다. '진양땅 자매실'은 안동준의 『진주의 옛이야기』의 유이태 설화에 등장하는 지명으로 채록되어 있다. 필자는 산청군청 문화관광과에 바꾼 연유를 질문하는 편지를 보냈으나 아무런 답변서를 보내오지 않았다.

『2009 산청의 한의학 전통과 한의약 문화연구』에는 ① 류의태 설화와 지

---

101) 『2009 산청의 한의학 전통과 한의약 문화연구』, 산청군청, 2009. 130p.
102) 『마진편』, 『인서문견록』, 『실험단방』.

역문화형성, ② 류의태 설화 유형분석, ③ 설화를 통해본 류의태 발자취, ④ 류의태 설화에 나타난 병증과 치료원리, ⑤ 설화를 통해 본 류의태의 의료인적 면모와 사회적 함의, ⑥ 류의태 의료설화에 나타난 민생들의 인식과 의미 등의 모든 내용에서 유이태의 사적과 설화를 柳義泰 사적과 설화로 바꾸어 기록하고 있다.

『2009 산청의 한의학 전통과 한의약 문화연구』의 내용들 중 몇 가지를 <표>로 비교하여 보기로 한다.

산청군청에서 사실을 왜곡한 내용	page	고증된 역사적 내용
산청에 류의태가 있다	p.73	경상도 유이태
산청 생림에 사는 류의태	p.76	산청 생림에 사는 유이태
강원도 포수 류의태	p.82	강원도 포수 유이태
왕산리와 오전리의 류의태약수터	p.83	왕산리와 오전리의 유이태약수터
산청군 금서면 화계리 왕산 류의태약수터	p.83	산청군 금서면 화계리 왕산 유이태의 장군수약수터
금서면 화계리의 류의태약수터	p.84	금서면 화계리의 유이태약수터
류의태 선생이 약을 달이기 위하여 장군에	p.84	유이태 선생이 약을 달이기 위하여 장군에
류의태 선생의 또 다른 약수터 오부면 오전리 황새봉 목 부위 아래	p.84	유이태 선생의 또 다른 약수터 오부면 오전리 황새봉 목 부위 아래
류의태의 침대롱 바위	p.86	유이태의 침대롱 바위
전설속 류의태가 밤마다 류의태를 기다리는 장소인 수승대	p.86	전설속 유이태가 밤마다 유이태를 기다리는 장소인 수승대
다름재와 황산의 류의태 성반	p.87	다름재와 황산의 유이태 성반
전라북도 남원시 주천면 고기리	p.89	경상남도 거창군 위천면 남산리 월화마을
전라북도 남원시 운봉읍 가산리	p.89	경상남도 거창군 위천면 황산
류의태는 당시 대국 천자의 병을 고친 공로로 벼슬을 마다하고 고향에 내려와	p.89	유이태는 당시 대국 천자의 병을 고친 공로로 벼슬을 마다하고 고향에 내려와(의약동참 후 관직 고사)
전라북도 남원시의 (주천면 고기리) 부터 (운봉읍 가산리)	p.90	경상남도 거창군 (위천면 남산동)부터 (위천면 황산)
류의태는 경상남도	p.91	유이태는 경상남도

진주 설화에는 특히나 류의태와 관련된 유적지	p.93	안동준의 진주 옛이야기에는 유이태로 표기되어 있다.
류의태의 의서와 침	p.93	안동준의 진주 옛이야기에는 "유이태의 의서와 침"으로 채록되어 있다.
류의태와 꾀병 이야기	p.94	유이태와 꾀병 이야기
명의 류의태 이야기	p.94	명의 유이태 이야기
산신령이 돌봐 줘서 명의가 된 류의태	p.94	산신령이 돌봐 줘서 명의가 된 유이태
신연당 류의태	p.94	신연당 유이태
류의태와 상사병 처녀	p.94	유이태와 상사병 처녀
류의태는 출신지역인 산청군	p.94	유이태는 출신지역인 산청군
류의태는 강원도 포수	p.94	유이태는 강원도 포수
신연당 류의태	p.95	신연당 유이태
명의 류의태, 경남 산청의 류의태	p.95	명의 유이태 경남' 산청의 유이태
명의 류의태, 대국 천자를 치유한 류의태	p.95	명의 유이태, 대국 천자를 치유한 유이태
도승에게 의술을 배운 교만해진 류의태	p.95	도승에게 의술을 배운 교만해진 유이태
경상도 진양땅 자매실마을 류의태	p.95	경상도 진양땅 자매실마을 유이태
명의 류의태, 유명한 의원 류의태 어린 시절	p.95	명의 유이태, 유명한 의원 유이태 어린 시절
류의태와 꾀병이야기, 명의 류의태	p.95	유이태와 꾀병이야기, 명의 유이태
류의태와 상사병 처녀, 산청 생림의 류의태	p.95	유이태와 상사병 처녀, 산청 생림의 유이태
류의태의 발자취에 관련된 사연으로 류의태가 직접 지었다는 서설	p.95	유이태의 발자취에 관련된 사연으로 유이태가 직접 지었다는 서설. 『유이태 유고』에 서실이 기록되어 있다.
류의태가 말년에 낚시를 즐겼다는 낚시터	p.95	유이태가 말년에 낚시를 즐겼다는 낚시터
류의태 서실 각주 105	p.95	유이태 서실 각주 105는 『유이태 유고』에 나오는 글이다.
류의태약수터 각주 106	p.96	유이태약수터 각주 106
유의태탕	p.128 p.129	유이태탕
류의태탕	p.130	유이태탕

유이태의 후손들은 "산청군청에 유이태의 사적을 柳義泰 사적으로 바꾼 내용을 바로잡아 달라고 5회103) 편지를 보낸바 있다. 산청군청을 방문하여 문화관광과 담당공무원들 그리고 국민권익원회를 통하여 『2009 산청의 한의학 전통과 한의약 문화연구』를 수정하여 재발행을 요청했었다."라고 말하였다. 그러나 산청군수를 포함한 담당공무원들은 수정 후 재발행 요청에 대한 답변도 없으며 왜곡한 내용을 바로 잡아주지 아니하였다.

---

103) 2013년 1월 08일과 8월 23일, 2014년 9월 29일, 2015년 4월 22일, 5월 26일.

(2) 『지리산 산청 약초와 민간요법 기행』

2009년 12월 22일 산청군청은 『지리산 산청 약초와 민간요법 기행』을 간행하였다. 이 책은 약초와 관련된 명의의 이름을 기록한 것이다. 이 책에서는 『한국구비문학대계』에 채록된 유이태·유의태·유희태 설화와 곽의숙의 『한국의료설화연구』에 채록되어 있는 명의가 기술되어 있다. 산청군청은 이 책을 간행할 때 '유이태' 이름을 아래 <표>와 같이 '류의태'로 바꾸었다.

No	제 목	채 록 지	구연자
①	류의태와 꾀병아이	경남 산청군 생초면 구평리 구평	배위병
②	명의 류의태 이야기	경남 산청군 생초면 구평리 구평	배위병
③	명의 류의태	경남 진주시 사봉면 무촌리 자하	이민호
④	명의 유희태	경상남도 진양군 금곡면	류성만
⑤	명의 유희태(1)	경상남도 의령군 의령읍	남길우
⑥	명의 유희태(2)	경상남도 의령군 의령읍	남길우
⑦	명의 유희태(3)	경상남도 의령군 의령읍	송판용
⑧	명의 류의태와 공주의 이상한 병	경상남도 의령군 칠곡면	전용재
⑨	류의태 의원도 못 고치는 병이 있었다.	경상남도 의령군 봉수면	허달룡
⑩	무식장이가 고친 난치병	경상남도 의령군 칠곡면	전용재
⑪	산신령이 돌본 유의태	경상남도 의령군 봉수면	서기율
⑫	신연당 류의태	경상남도 거창군 위천면	유윤봉
⑬	명의 류의태	경상남도 거창군 남상면	이민호
⑭	명의(名醫) 류의태	경상남도 월성군 현곡면 가정1리	김원락
⑮	명의(名醫) 유의태	경상북도 성주군 대가면	공덕진
⑯	용녀를 고친 명의의 한계	경도 안동시 임동명 수곡동 무실	류재희
⑰	사침과 명의	경북 포항시 북구 흥해읍 초곡동	강삼석
⑱	유이태탕	경상북도 월성군 외동면	박동준

『지리산 산청 약초와 민간요법 기행』에 기록되어 내용들을 문헌에 나타난 실제 내용과 비교해 보기로 한다.

상기의 <표> ① '류의태와 꾀병아이'와 상기의 <표> ② '명의 류의태 이야기'의 구연자는 배위병이다. 배위병이 구연한 설화는 곽의숙의 『한국의료설화연구』104)에 채록되어 있다. 곽의숙의 『한국의료설화연구』에는 '류의태'가 아니고 '유이태'로 채록되어 있다.

상기의 <표> ③을 확인한바 진주시 사봉면 무촌리에서는 류의태 관련 의료 설화가 채록되어 있지 않았다.

상기의 <표> ⑧에서 의령군 칠곡면과 봉수면 설화 '명의 류의태와 공주의 이상한 병'과 '류의태 의원도 못 고치는 병이 있다.'는 『한국구비문학대계』에 '유의태'로 채록되어 있다. 이 설화에 의서 『마진편』이 채록되어 있다. 『마진편』은 '유이태'가 저술한 홍역전문의서이다.105)

상기의 <표> ⑫에서 유윤봉이 구연한 '신연당 류의태'는 『한국구비문학대계』에서는 '신연당 류의태'가 아닌 '신연당 유의태'로 채록되어 있다. 또한, 신연당은 실존인물 유이태의 호(號)이다.106)

상기의 <표> ⑬에서 '명의 류의태'는 『한국구비문학대계』에서는 '명의 유의태'로 채록되어 있다.107)

상기의 <표> ⑭에서 경상북도 월성군 현곡면 가정1리에서 채록된 '명의(名醫) 류의태'는 『한국구비문학대계』의 경상북도 월성군 현곡면 가정1리 설화에는 '유이태', '유이태탕'으로 채록되어 있다.108)

『한국구비문학대계』와 여러 설화집에 채록되어 있는 명의 '유이태'는 실존인물 유이태 이름에서 파생된 이름이라는 것을 학술논문을 통하여 밝혔다. 따라서 '유(류)의태'는 '유이태'이다.

각종 문헌들에 '유이태'라는 이름으로 기록되어 있음에도 불구하고 산청군청에서 '류의태'라는 이름을 바꾼 이유가 궁금하였다. 필자는 산청군수

---

104) 곽의숙. 『한국의료설화』. 동의대학교. 2009년 2월. 168-185p.
105) '명의 유의태와 공주의 이상한 병'. 『한국구비문학대계』 8-10. 한국정신문화원. 1984. 672-681p.
106) '신연당 유의태'. 『한국구비문학대계』 8-6. 한국정신문화원. 1981. 486-489p.
107) '명의 유의태'. 『한국구비문학대계』 8-5. 한국정신문화원. 1981. 833-843p.
108) '명의 유이태'. 『한국구비문학대계』 7-1. 한국정신문화원. 1980. 186-201p.

이재근과 문화관광과 담당자들에게 이름을 바꾼 이유를 질문한 편지를 보냈으나 그들은 아무런 답변을 하지 않았다.

유이태 후손들은 2013년 8월 23일 산청군청에 『지리산 산청 약초와 민간요법 기행』의 재발행을 요청하는 편지를 보냈다. 그러나 산청군청은 민원에 대한 답변도 하지 않았고 왜곡한 내용도 사실대로 바로 잡아 주지 않았다.

(3) 설화집 『동의보감 · 산청 허준과 류의태 이야기』

2009년 산청군청은 산청군수의 이름으로 柳義泰의 설화가 담겨진 『동의보감 · 산청 허준과 류의태 이야기』를 출판하였다. 이 책은 『소설 동의보감』의 내용뿐만 아니라 『미암일기』와 『진주류씨족보』를 비교하여 많은 차이가 있다.

『동의보감 · 산청 허준과 류의태 이야기』의 내용을 『소설 동의보감』과 『진주류씨족보』를 <표>로 비교하면 다음과 같다.

구 분	『진주류씨족보』 1762-1983	『진주류씨족보』 2005년	『소설 동의보감』 (1990)	『동의보감 · 산청 허준과 류의태 이야기』 (2009)	미암일기 (1567-1577)
유의태	유운(柳賁)	유운류의태	유의태	류의태	–
아들 이름	아들 없다	아들 없다	유도지	류명재	–
묘소	–	한방단지	밀양 천황산 양지바른 곳	얼음골 양지바른 곳	–
의술 활동	–	–	한양 혜민서 봉사	퇴임 후 산음에서 덕망 있는 의술활동	–
허준 관직	–	–	나이 언급 없다.	29세 의과 장원급제	천거
친구	–	–	삼적대사	풍광거사	–

柳義泰의 아들 이름을 살펴보자. 『소설 동의보감』에서 柳義泰의 아들 이름은 유도지이다. 산청군에서 발행한 『동의보감 · 산청 허준과 류의태 이야기』에서는 柳義泰의 아들 이름은 류명재로 바뀌어 있다.

두 번째로 柳義泰의 아들 직업을 살펴보자. 이 책에서 "류명재는 한양의 혜민서 봉사에서 퇴임하여 산음에서 덕망있는 의원으로 가업을 이어가고 있다."라고 말하고 있다. 2대에 걸쳐 의술을 펼쳤다면 그의 후손들이 있어야 한다. 그러나 류이태(유운)는 후손이 없다고 『진주유씨족보』에 기록하고 있다.

세 번째로 묘소를 살펴보자.『진주류씨족보』에서는 "柳義泰의 족보 이름인 유운(柳賁)의 묘소는 실전되었다."라고 기술하고 있다. 그런데 산청군에서 발행한『동의보감·산청 허준과 류의태 이야기』에서는 柳義泰의 묘소가 밀양 천황산 양지바른 곳에 있다고 기술하고 있다.

네 번째 허준이 내의원에 들어간 사실을 살펴보자. 1568년 2월 20일 허준을 만난 미암 유희춘은 "이조판서에게 허준을 내의원에 들어가도록 추천하였다."라고『미암일기』에 기록되어 있다. 그러나 산청군청이 간행한『동의보감·산청 허준과 류의태 이야기』에서는 "허준이 29세에 의과에 장원급제하여 내의원에 들어갔다."라고 기술하고 있다.

어느 것이 사실일까? 살아있는 허준을 만난 유희춘이 거짓말을 하였을까? 아니면 산청군수와『소설 동의보감』의 작가 이은성이 거짓말을 하였을까?

6) 산청군청 공무원의 柳義泰 실존 주장

국가기관이나 어떠한 단체에서 인물의 영정을 건물 내에 전시할 때는 반드시 역사적 고증에 근거하고 있다.

산청군청은 기록에 없는 柳義泰를 '산청을 상징하는 인물'과 '산청을 빛낸 인물'로 선정하였다. 그리고 한의학박물관과 산청박물관에 柳義泰의 영정을 전시하고 있다.

유이태의 후손들은 산청군청에 편지109)를 보내 柳義泰의 실존근거를 요청하였지만 지금까지 柳義泰가 실존했다는 아무런 답변을 받지 못했다.

2014년에 새로운 군수가 선출되었다. 2015년 4월 22일 필자는 산청군수 허기도에게 柳義泰 실존근거를 요청하였다.110) 또한, 산청 한방테마를 처음 만들었고 관광행정을 책임지고 있었던 문화관광 과장 김동환을 비롯한 후임 문화관광과장들에게도 柳義泰가 실존했다는 근거와 류의태 설화와 민담 관련 자료를 요청하였다. 그들은 말로만 柳義泰가 실존인물이라고 할 뿐 필자에게 고증된 근거의 문헌을 보내지 않았다.

이 책을 집필하는 2015년 5월 26일에도 필자는 전직 산청군수와 문화관광과장에게 柳義泰가 실존인물이라는 증거를 요청하면서 반론권을 요청하는 편지를 보낸바 있다.111) 그러나 산청군수를 비롯한 관련자 어느 누구도 柳義泰가 실존인물이라는 답변서를 보내지 않았다.

---

109) 2012년 4월 02일, 12일, 16일, 26일, 30일, 5월 08일.
110) 서울대치동아취급국. 내용증명 제3134603020445호.
111) 서울대치동아취급국. 내용증명 제3134602170518호.

7) 산청군청 홈페이지에 게재되어 있는 柳義泰는 누구인가?

(1) 柳義泰가 산청을 빛낸 인물일까?

산청군청 홈페이지에 산청을 빛낸 인물로 문익점・민안부・조식・오건・柳義泰・곽종석・성철 스님・박헌봉이 게시되고 있다.112)

대한민국 국민들 모두는 "문익점은 중국에서 산청으로 개량된 목화씨를 가져와 우리나라의 의복(衣服) 혁명을 가져왔다."라고 배웠다. 민안부는 고려 말기의 충신으로 조선왕조에 출사하지 않은 인물이며 여흥민씨의 산청군 입향조이다. 남명 조식은 조선 중기의 대학자로 많은 제자들을 배출하였다. 남명의 제자들은 나라가 백척간두에 있을 때 목숨으로 나라를 지켰다. 덕계 오건은 조선 중기의 유학자로 도학(道學)을 실천하였고 면우 곽종석은 조선 말기의 유학자이며 독립운동가였다. 성철 스님은 조계종 종정이었고 기산 박헌봉은 국악인으로 민속악의 부흥과 교육에 공헌하였다.

상기에 언급된 인물 이외에도 산청군에는 1597년 정유재란 때 곽재우와 함께 의병에 참가한 이의립(1562-1642)이 있다. 이의립은 1594년 무과에 급제 후 출사하여 청나라 침공시 혁혁한 전공을 세웠고 목민관이 되어 선정(善政)을 베풀어 승진하여 경상좌수사를 지낸 조선 중기의 무신이다.

유이태는 유학자이며 의원으로 숙종의 어의를 지냈던 분이다. 그는 정도(正道)・효도(孝道)・의도(懿道)・의도(醫道)・수도(壽道)의 5도(五道)를 실천하였던 인물이다. 또한, 그는 남녀노소를 막론하고 귀천(貴賤)・친소(親疎)를 구분하지 않았으며 애민(愛民)・위민(爲民)의 인술(仁術)을 펼쳤다. 조선왕조에서 가장 무서워했던 전염병 홍역을 치료하여 산청을 홍역 치료의 발상지를 만들었던 인물이다.

그러나 어찌된 영문인지 알 수는 없으나 산청군청은 역사적 인물인 이의립과 유이태를 배제하였다. 1762년부터 1983년에 간행된 『진주류씨족보』뿐만 아니라 어떠한 고증된 문헌에도 기록되어 있지 않은 허구의 인물인

---

112) 2015년 10월 30일자 홈페이지 기준으로 작성하였다.

柳義泰를 '산청을 빛낸 인물'로 선정하여 성역화하였다.

2013년 9월 25일 산청군수 이재근에게 '산청을 빛낸 인물'로 선정에 대하여 질의 편지를 보낸바 있었다.113) 그러나 그는 어떤 이유로 허구의 인물이 '산청을 빛낸 인물'로 선정된 연유와 역사적 업적을 남긴 인물을 배제한 내용에 대하여 답변은 없고 검토하여 조치할 계획이란 답변만 보내 왔다.114)

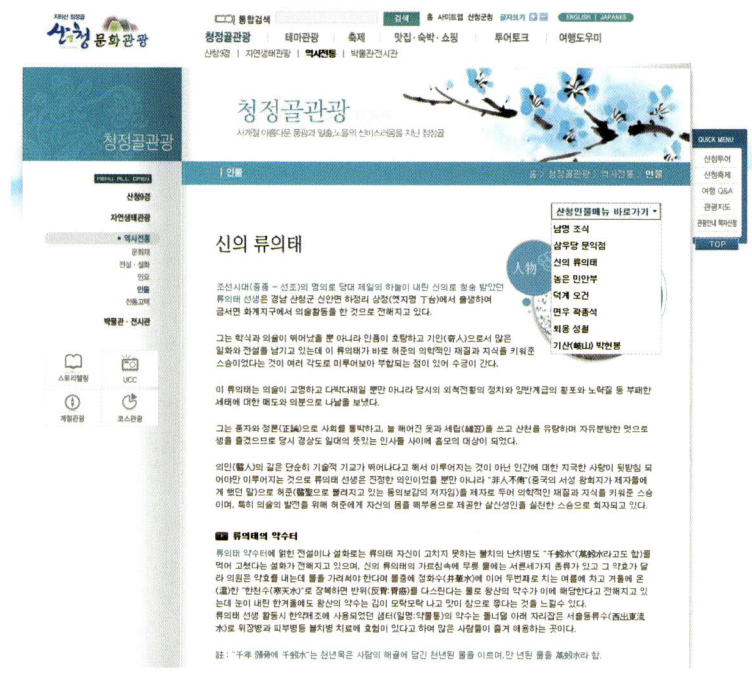

산청군청 홈페이지 '산청을 빛낸 인물'

아래에서 유이태와 柳義泰를 두 종류의 <표>로 비교하여 보았다. 먼저 조선왕조에서 편찬된 『왕실기록』 그리고 산청에서 발행된 각종 문헌들과 일제강점기에서 발행한 『조선환여승람 산청』 등의 문헌들에 柳義泰가 등재되어 있는지를 <표>를 통하여 비교하여 밝히고자 한다.

---

113) 2013년 9월 25일. 서울대치동아 취급국. 등기번호 11346-0176-0169호.
114) 2013년 10월 10일. 산청군청 문화관광과-20742.

〈왕실기록·산청군지·산청향교지·일제강점기 발행 문헌〉

이 름	조선왕조실록	승정원일기	의약동참선생안	산청군지	산청향교지
문익점	등 재	등 재	해당 안됨	등 재	–
민안부	등 재	미등재	해당 안됨	등 재	등 재
조 식	등 재	등 재	해당 안됨	–	–
오 건	등 재	등 재	해당 안됨	등 재	등 재
곽종석	등 재	미등재	해당 안됨	등 재	–
성철 스님	해당 안됨	해당 안됨	해당 안됨	–	–
柳義泰	–	–	–	–	–
유이태	등재	등재	등재	등재	등재
이의립	등재	등재	해당 안됨	등재	등재

柳義泰는 산청군청에서 간행한 『산청군지』, 산청향교에서 간행한 『산청향교지』와 일제강점기에 공주의 유학자 이병연이 간행한 지리지 『조선환여승람』에 등재되어 있지 않았다. 그러나 산청군청에서 배제한 이의립과 유이태는 왕실기록과 『산청군지』·『산청향교지』·일제 강점기에 발행한 『조선환여승람』 등의 모든 문헌에 등재되어 있었다.

두 번째로 『백과사전』과 『영남을 알면 한국사가 보인다.』 등의 문헌에 柳義泰가 등재되어 있는지를 <표>로 비교하여 밝히고자 한다.

⟨『백과사전』・『영남을 알면 한국사가 보인다..』⟩

이 름	한국민족 문화대백과	두산백과	국어국문학 자료사전	영남을 알면 한국사가 보인다.
문익점	등 재	등 재	해당 안됨	–
민안부	등 재	등 재	해당 안됨	–
조 식	등 재	등 재	해당 안됨	등 재
오 건	등 재	등 재	해당 안됨	–
곽종석	등 재	등 재	해당 안됨	–
성 철	등 재	등 재	해당 안됨	–
柳義泰	–	–	–	–
유이태	**등 재**	**등 재**	**등 재**	**등 재**
이의립	등 재	등 재	해당 안됨	–

    柳義泰는 상기 어느 문헌에도 기록되어 있지 않았다. 그러나 상기의 모든 문헌에 등재되어 있는 인물은 남명 조식과 신연당 유이태 두 분이다. 산청을 빛낸 인물에서 배제된 유이태는 상기의 모든 문헌뿐만 아니라 국내의 모든 의학 인명록 문헌과 해외문헌에도 기록되어 있다.

    산청을 빛낸 인물을 선정한 기준과 산청을 빛낸 인물에서 어떤 연유로 배제되었는지를 알 수 없어서 상세한 내용을 기술을 할 수 없다. 산청군청 담당자들은 실존인물 유이태가 널리 알려지는 것이 柳義泰를 실존인물로 만든 자신들의 과오가 널리 알려지게 되는 것이어서 이를 두려워하는 것으로 추정된다.

(2) 류의태 설화

산청군청 홈페이지에는 류의태 설화가 게시되어 있다.115) 원래 이 설화는 경북 성주군 대가면에서 채록된 것으로『한국구비문학대계』에 채록되어 있으며 설화속의 명의는 유의태이다. 산청군청은 이 설화가 실존인물 유이태의 설화임에도 불구하고 설화 속의 의원을 류의태로 바꾸었다. 어떤 연유로 유이태의 설화를 류의태의 설화로 바꾸어 홈페이지에 게재하였는지 알 수 없다.

〈명의(名醫) 유의태〉

서울에 김판서가 있었는데 아들 형젠데, 별당이란 딸이 있는데 나이 18세라 신랑을 구할라 카이 상하불급이라. 고마, 딸이 배가 불려져, 엄청시리(엄청나게) 부린데(불러 오른 것이) 가잖거은(가소롭거든). 머리를 작두로 끊고 집구석이 망할 판인데 이전에 유의태란 의원을 찾았어. 이 양반이 모리는기(모르는 것이) 없어. 부르이(초청하니) 왔다.
"아 뱃는가 봐라(아이 임신했는가 보아라)." (중략)
돌라카는데(달라고 하는데) 주야지. 죽으마 죽고 두판이라. 나갔다. 그때사 초군들이 모와 가지고 누는기라. 노리(노루) 한마리가 죽어있어. 노리를 잡아다가 삶는 구린내가 나는지 한 그릇 얻어주니,
"적소(적습니다), 더 갖다 주이소."
서너그릇 퍼 뭇어(먹었어). 아침에 일어나이 벌게이(벌레) 한바지기, 한소구리가 나와. 그 원인이 우예됐노(어떻게 되었느냐?) 하이(하니), 처자가 연당 앞에 노송남게(노송나무)가 서 있는데 땅에 오줌을 누다 벌게이가 들어가서 그래됐어. 배가 톡 꺼지고 완쾌 됐어. 그래 오라바이들이 좋아서 판서의 고향으로 돌오는데(돌아오는데) 한달쯤 걸려. 그때 다시 유의태를 불러, (하략).『한국구비문학대계』. [대가면 설화 56]. 경북 성주군 옥성 1동 여수동, 1979.4.19., 강은해 조사. 공덕진, 남 "72.

류의태 설화는 우리나라의 설화집 어디에도 없지만 유이태라는 이름으로 채록된 설화들은 있다. 그러나 설화 속의 유의태는 실존인물 유이태에서 파생된 이름이라는 것은 이미 이전 연구를 통해 증명되었다.116) 따라서 위의 이야기는 유이태 설화이다.

---

115) 2015년 10월 30일자 산청군청 홈페이지를 기준하였다.
116) 유철호.「조선의 명의 유이태(劉以泰·劉爾泰) 연구」,『대한한의학원전학회지 제26권 4호』, 대한한의학원전학회, 2013. 11..

(3) 산청군청 홈페이지의 柳義泰 홍보 항목 28개

산청군청은 군청 홈페이지에 '柳義泰'라는 인물을 등재하여 국민들에게 널리 알렸다. 홈페이지를 통하여 허구의 인물 柳義泰를 홍보했던 항목은 총 28개이다. 그러나 한국의학사에 역사적 업적을 남긴 유이태에 대해서는 설화 소개란에 두 개와 저서 소개란에 『마진편』을 소개하고 있을 뿐이다.

〈산청군청 홈페이지 柳義泰와 실존인물 유이태 비교표〉

등재항목	인 물	柳義泰	유이태
산청을 빛낸 인물		8인 중 1인	배제
인물 소개 화면		소개	배제
전설・설화 화면		소개	소개
동의보감촌 화면		소개	배제
약수터(산청스토리) 화면		소개	배제
한의학 박물관 동상(홍보 갤러리) 화면		소개	배제
한의학 명의 화면		소개	배제
한의학 명의 및 한의서		소개	소개
산청군청 홈피 테마관광 스토리텔링 동의보감촌		소개	배제
테마관광 당일코스 약수터 화면		소개	배제
관광코스 화면		소개	배제
약초골 산청 화면		소개	배제
홍보갤러리 한의학 박물관 동상 화면		소개	배제
산청한방약초축제 (산청여행스토리) 화면		소개	배제
약초골 산청여행 산청한방약초축제 설명 화면		소개	배제
관광코스(약수터) 화면		소개	배제
산청군청 관광지도(약수터) 화면		소개	배제
문화해설사 담당 화면		소개	배제
류의태・허준 상(賞)		소개	배제
'어린이산청'에서 '산청을 빛낸 인물' 화면		소개	배제
어린이산청에서 소개한 화면		소개	배제
산청군청 홈페이지 검색 화면		소개	배제
28 페이지		28 페이지	3 페이지

상기 <비교표>는 2015년 10월 1일 산청군청 홈페이지 게시된 내용을 기준으로 작성하였다.

8) 박물관에 柳義泰 영정을 전시하고 있다

산청군에는 산청의 각종 유물들을 전시한 산청박물관과 의학 관련 유물들을 전시하고 있는 한의학박물관이 있다. 이들 박물관에는 허구의 인물 柳義泰 영정이 전시되고 있다.

(1) 산청박물관 柳義泰 영정

산청박물관에는 삼우당 문익점, 남명 조식, 성철 스님 그리고 柳義泰 등 네 분의 영정이 전시되어 있다.

신의 류의태 선생 :

조선시대(중종~선조)의 명의로 당대 제일의 하늘이 내린 신의로 칭송받았다. 선생은 신안면 하정리 상정에서 출생하여 금서면 화계 마을을 근거지로 의술 활동을 한 것으로 전해진다.

인간에 대한 지극한 사랑에 바탕을 두어 의술을 제자 허준(동의보감 저자)에게 가르치고 자신의 몸을 해부용으로 제공한 살신성인을 실천한 스승으로 회자되고 있다. 또한, 선생이 한방제조에 사용하였다고 전해오는 류의태약수터도 왕산기슭에 위치하고 있어 많은 사람들이 즐겨 애용하고 있다.

역사적인 기록과 고증된 문헌에도 없으며 진주유씨 최초의 족보에서부터 2005년 이전에 간행되었던 모든 족보들에도 등재되어 있지 않았던 柳義泰가 1329년(충숙왕 16)에 태어나서 1398년(태조 7)에 세상을 떠난 고려 말의 문신이며 학자로서 원나라에서 귀국할 때 개량종 목화 씨앗을 붓대 속에 넣어 가지고 돌아와 목화를 재배하여 우리나라의 의류 혁명을 가져온 문익점, 수많은 제자들을 배출하였고 남명학파를 만들어낸 조선 중기 대학자 조식 그리고 대한민국 불교의 조계종 종정을 지낸 성철 스님과 나란히 박물관에 영정이 전시되고 있다. 역사적으로 고증이 된 이후에 전시되어야 할 박물관에 유명한 인물들의 영정과 허구의 인물 영정이 함께 전시되고 있는 사실에 납득이 가질 않는다.

(2) 한의학박물관 유의태 영정 전시

산청군청은 柳義泰 영정을 한의학박물관에 전시하면서 다음과 같은 설명을 덧붙이고 있다.

"柳義泰는 1516년에 신안면 상정마을에서 태어나서 금서면 화계에서 의술 활동을 한 당대의 신의(神醫)로 허준에게 의술을 가르치고 허준이 해부학의 효시를 이루도록한 살신성인의 의술가이다."

필자는 산청군청에 柳義泰가 실존인물인지를 여러 차례 문의했었다.117) 산청군청에서 엑스포조직위원회로 문의하라고 답변을 보내와서 엑스포 조직위원회에 柳義泰가 실존인물이라는 근거를 요청하였다. 엑스포조직위원회에서는 논란의 소지가 있어 철거하겠다는 답변을 보내왔다. 그리고 엑스포 개최 이전에 한의학박물관의 전시실에 걸려 있던 柳義泰 영정을 철거하였다.

류의태(柳義泰)

1516년(중종 11년) 신안면 상정마을에서 출생. 당대 최고의 신의(神醫)로 알려져 있으며 금서면 화계지구에서 의술활동을 하였다. 허준의 스승으로 선생의 몸을 제자 허준에게 시술토록 하여 해부학의 효시를 이룬 살신성인의 의술가였다.

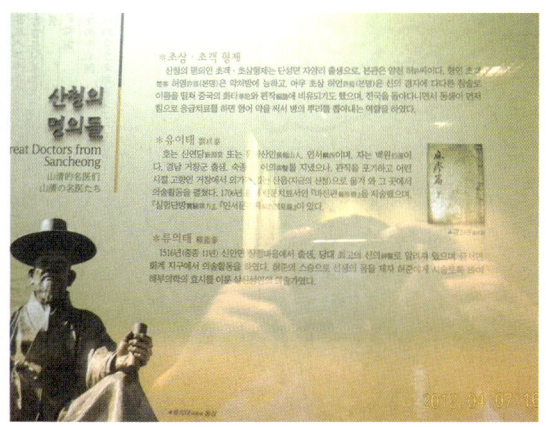

한의학박물관 류의태 영정전시

---

117) 이미 앞에서 기록하였기에 날짜를 표기하지 않는다.

(3) '유이태탕'을 '초객탕'으로 바꾸었다

'유이태탕'은 의료설화의 백미(白眉)이다. 『한국구비문학대계』에는 '유이태탕'이 채록되어 있다. 또한, 『한국민족문화대백과사전』, 『두산백과사전』과 『국어국문학사전』에도 '유이태탕'을 자세히 설명하고 있다.

그러나 어찌된 영문인지 알 수 없지만 산청한의학박물관에 '초객탕'이 전시되어 있었다. 이 '초객탕'의 내용은 우리나라 『백과사전』들에 수록되어 있는 '유이태탕'의 내용과 동일하였다. '초객탕'에는 명의의 이름이 '유이태'에서 '초삼' 또는 '초객'으로 바뀌어 기록되어 있었다.

2013년 8월 6일 산청군수에게 편지를 보내 '유이태탕'을 '초객탕'으로 바꾼 연유를 문의하였다. 2013년 8월 23일 산청군수는 문화관광과-17577호로 답변을 보내면서 "산청한의학 박물관의 전시는 엑스포조직위원회에서 관리한다."라고 답변하였다.

엑스포조직위원회에 편지를 보내 '초객탕' 출전을 요청하였다.[118] 엑스포조직위원회는 논란의 여지가 있는 '초객탕'에 대하여 철거하겠다는 답변서를 보내왔다.[119] 그 후 산청한의학박물관에 전시되어 있던 '초객탕' 사진을 철거되었으나 '유이태탕'은 산청한의학박물관에 전시되지 아니하였다.

〈초객탕 설화〉

어느 댁의 과년한 딸이 이름 모를 병에 걸려 온갖 약을 다 써보았으나 백약이 무효였다. 수소문 끝에 초객, 초삼 형제를 찾아가보라는 말을 들었으나 병세가 깊은 딸을 데리고 천리길을 나설 엄두가 나지 않아 신통한 의원의 이름자라도 적어 신통력을 빌려볼 요량으로 '초객탕'이라 써 붙였다고 한다. 이를 마시고 딸의 병은 씻긴 듯 나았다고 하는데 당시 초객, 초삼 형제가 의술이 뛰었는지 보여주는 설화이다.

---

118) 2013년 8월 24일. 서울대치동아취급국. 11346091-0175-5964.
119) 2013년 9월 02일. 산청엑스포조직위원회 기획본부-6322호.

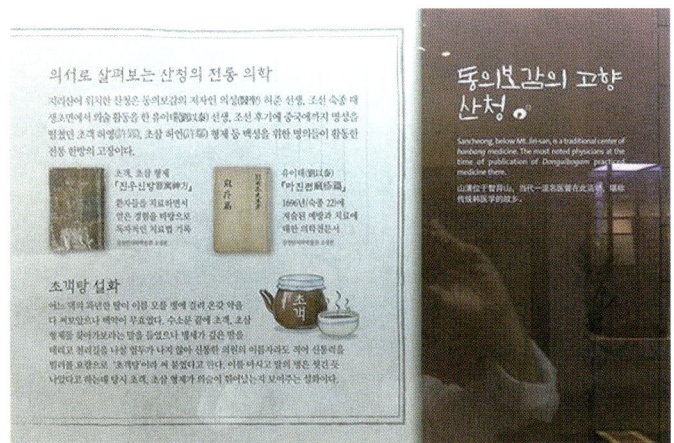

초객탕 사진 (산청 한의학 박물관)

8. 柳義泰는 각종 문헌에 등재되어 있을까?

柳義泰는 우리에게 『동의보감』의 편찬자 허준의 스승으로 널리 알려져 있다. 산청군청에서 실존인물이라고 주장하는 柳義泰가 『백과사전』・국내 의학사 문헌・해외 의학사 문헌・경상도에서 간행된 문헌 등에 등재되었는지를 살펴보고자 한다.

1) 『백과사전』

柳義泰가 『한국민족문화대백과』・『두산백과』・『국어국문학자료사전』 등에 등재되어 있는지 조사하여 보았다. 柳義泰는 백과사전에 등재되어 있지 않았지만 산청군청이 배제한 유이태는 백과사전에 등재되어 있다. <표>로 비교하여 보면 다음과 같다.

이 름	『국어국문학자료사전』	『두산백과』	『한국민족문화대백과』
柳義泰	–	–	–
劉以泰	등 재	등 재	등 재

『국어국문학자료사전』: 유이태(劉以泰)

조선 후기 정조 때 명의(名醫) 유이태에 관한 이야기. <허준설화(許浚說話)>와 함께 '명의담(名醫譚)'에 속한다. <유이태설화>는 영남지방에서 주로 전승되는데, '유이태탕'・'순산비방' 등이 있다. 유이태가 어느 곳을 지나갈 때, 어떤 사람이 담장 밑에서 약을 달이는데 약봉지에 '유이태탕'이라고 쓰여있었다. 까닭을 물은즉, 아버지의 병을 고치려면 유이태를 만나야 되는데 유이태를 찾을 길이 없어 이렇게 하였다는 것이다. 유이태가 그 집안의 병을 고쳐주었음은 물론이다. 이 설화에는 민간 의료 비방이 많이 등장한다. 유이태가 장기를 두고 있는데, 이방의 부인이 난산이라며 처방을 물었다. 유이태는 종이에 글 석자를 써서 주며 산모에게 달여 먹이도록 하였다. 이방의 부인은 그것을 먹고 순산하였는데, 그 종이에는 본관사또의 성명이 쓰여 있었다는 것이다. 이방이 관속이기에 사또가 뱃속에 들어가면 그 자식이 나오지 않을 수 없다는 것이다. 다른 예화로 유이태는 난산하는 부인에게 문고리를 달여 먹이게 하였는데 순산을 하였다. 그런데 다른 부인이 난산시 문고리를 달여 먹자 더욱 고생이 심하였다. 유이태에게 묻자 아침에는 대문을 열 때라서 문고리가 순산을 시키지만, 저녁에는 문을 닫을 때이므로 오히려 순산에 방해가 된다는 것이다. 그밖에 병도 알고 약도 알지만 약을 구할 수 없어서 못 고친다고 한 유이태의 이야기도 있다. 어떤 사람이 어머니의 병을 고쳐달라고 하자 유이태는 못 고친다고 하였다. 그런데 그 사람은 어머니를 업고 헤매다가 어머니가 물을 급히 찾는 바람에 산 속에서 어떤 박쪼가리에 담긴 물을 먹였는데 병이 나았다. 유이태에게 물으니 그 병에는 천년두골(千年頭骨)에 삼인수가 약인데, 그 물이 해골에 괸 물로 지렁이 세 마리가 빠져 있는 것을 모르고 어머니에게 준 것이 약이 되었다는 것이다. 유이태의 설화는 위중한 병을 쉽게 고치는 비방을 담은 이야기로 민중의 슬기를 반영하고 있다.

『두산백과』: 유이태(劉以泰)

본관은 거창(居昌), 호는 신연당(新淵堂)·원학산인(猿鶴山人)·인서(麟西), 자는 백원(伯源)이며, 1652년(효종 3) 지금의 경상남도 거창군 위천면 서마리에서 태어났다. 고조부는 정유재란 때 거창 좌수(座首)로 황석산성에서 왜군과 싸우다 순절한 유명개(劉名蓋)이고, 조부는 통정대부(通政大夫)·효자로 ≪동국여지승람≫과 ≪안의읍지≫ 등에 등재된 유유도(劉有道)이다. 이름의 한자는 2가지로 표기되는데, '以泰'는 그의 가문에서, '爾泰'는 의서에 사용되었다. 어린 시절 고향인 거창에서 외가가 있는 산음(지금의 산청군 생초면 신연리)으로 옮겨와 그곳에서 의술활동을 펼쳤다. 50대 중반인 1706년(숙종 32) 두진(痘疹; 천연두)·마진(痲疹; 홍역) 등의 병이 크게 전염되어 많은 사람이 생명을 잃게 되자 이에 자극받아 ≪마진경험방≫을 토대로 하여 예방·치료에 대한 의학전문서인 ≪마진편(痲疹篇)≫을 펴냈다. 이 책은 필사본으로 전해오던 것을 1931년 경상남도 진주에서 박주헌이 활자본으로 출간하였다. 숙종 때 어의를 지냈으며, 안산군수로 임명되었으나 부임하지 않고 고향에서 환자들을 치료하는 데 전념하였다. 의술이 신기에 가깝다 하여 중국의 명의인 판작(扁鵲)에 비유되기도 하였다. ≪마진편≫ 외에 ≪실험단방(實驗單方)≫≪인서문견록(麟西聞見錄)≫ 등의 저서를 남겼다. 경상남도 산청군 생초면 갈전리 산35-1번지에 묘소가 있다.

『한국민족문화대백과』: 유이태(劉爾泰)

생몰년 미상, 자 백원(伯源), 호 원학산인(猿鶴山人), 인서(麟西). 정조연간에 두진(痘疹)·마진(痲疹) 등의 질병이 크게 유행하여 생명을 잃는 자가 많았다. 이에 자극을 받아 그의 집에 전해 내려오던 『마진경험방(痲疹經驗方)』을 참고로 하여 1786년(정조 10)『마진편(痲疹篇)』1책을 저술하다. 이 책은 마진에 대한 전문의서로서 오랫동안 필사본으로 전해져왔으나, 1931년 경상남도 진주에서 박주헌에 의하여 출간되었다.

2) 한국 의학사 문헌

우리나라에서 널리 알려진 의원이라면 『의학사』 문헌에 등재되어 있다. 柳義泰와 유이태 두 사람이 국내에서 발행된 『의학사』 문헌에 등재되어 있는지를 조사하여 보았다.

『한국의학사』·『한의학서고』·『한의학통사』·『한국한의학사』·『조선의 명의』·『유의열전』를 비롯한 의학사 문헌에 柳義泰는 등재되어 있지 않은 반면에 유이태(劉以泰)는 한국에서 발행된 모든 『의학사』 문헌에 기록되어 있다. 한국에서 발행한 의학사 문헌에 柳義泰와 유이태가 등재되어 있는지 <표>로 비교하여 보았다.

문헌 이름	「한국 의학사」 (김두종)	「한의학 서고」 (김신권)	「한의학 통사」 (김기욱)	「한국 한의학사」 (이재수)	「조선의 명의」 (김호)	「유의열전」 (김남일)
柳義泰	-	-	-	-	-	-
유이태	등재	등재	등재	등재	등재	등재

마진(홍역) 치료의 전문가였던 유이태, 이헌길, 정약용

마진 즉 홍역을 전문적으로 치료한 유의로 유이태劉以泰(1652~1715)가 있다. 그가 지은 의서에는 마진전문서인 『마진편痲疹篇』이 있는데, 이외에도 『실험단방實驗單方』, 『인서문견록麟西聞見錄』 등의 저서를 남겼다. 유이태는 '소설 동의보감'에 나오는 유의태劉義泰라는 인물과는 시대가 맞지 않는다. 유이태는 효종에서부터 숙종 연간에 실존했던 인물이고, 소설 속의 유의태는 명종부터 선조 연간에 활동한 것으로 되어 있는 가공인물이다.

유이태는 숙종 연간에 의약동참醫藥同參으로 몇 개월 근무하면서 숙종의 어의를 지냈다. 이때 공로를 세워 안산군수를 제수 받았고, 품계도 숭록대부까지 올라갔다. 그의 저술 『마진편』은 마진(홍역) 전문치료서적으로서 그가 의원으로 있으면서 마진을 치료한 40여 년간의 경험을 기록한 서적이다. 『실험단방』은 평소에 잡병에 대하여 경험한 것의 단방요법을 기록한 것이다. 일본에 보관되어 있는 『인서문견록』은 그의 경험을 적은 것으로 마지막 부분에 유이태의 언문 친필이 보존되어 있는 가치 있는 자료이다.

김남일 「유의열전」

3) 해외 간행 의학사 문헌

우리나라의 문화재와 문헌들이 해외로 많이 유출되었다. 유이태와 柳義泰가 남긴 문헌들이 해외의 도서관들에 소장되어 있는지를 조사한 바 있다. 미국 샌프란시스코의 버클리 대학교와 보스턴의 Harvard 대학교는 우리나라의 고문헌들을 많이 소장하고 있다. 두 대학교를 방문하여 유이태와 柳義泰 남긴 문헌들을 소장하고 있는지 확인하였다. 그러나 이들 대학교에는 유이태와 柳義泰가 남긴 문헌을 소장하지 않고 있으며 이들에 관한 기록을 찾지 못하였다.

1930년대 경기도 수원 도립병원장을 지낸 일본인 의학자 미키 사카에(三木榮)는 조선의 의학사에 지대한 공헌을 하였던 인물이다. 그는 조선의 많은 의서를 수집하여 일본으로 가지고 갔다. 또한, 평생 동안 수집한 고문헌들을 오사카 행우서옥에 기증하였다. 미키 사카에는 그의 저서 『조선의학사』에 유이태의 『인서문견록』에 대한 다음과 같이 설명하고 있다. "일반적으로 유포되는 경험방 또는 문견방이라고 하는 이름의 책 중에는 단순히 곁에 두고 보는 비망기와 같은 것들이 많지만 이 책은 그 중에서도 우수한 것에 속한다."

그가 펴낸 조선의 의학사 문헌인 『조선의학사』와 조선의 많은 서적을 보관하고 있는 오사카 소재 행우서옥의 『장서목록』에 유이태와 柳義泰가 등재되어 있는지 확인하였다. 행우서옥은 유이태의 『마진편』과 『인서문견록』을 소장하고 있으며 행우서옥 장서목록에도 유이태의 이름이 등재되어 있다.

산청군청에서 실존했다고 주장하는 柳義泰는 미키 사카에의 『조선의학사』와 일본의 도서관 『행우서옥 장서목록』의 어디에도 그에 관한 기록이 없었다. 柳義泰와 유이태가 『조선의학사』와 행우서옥 『장서목록』에 기록되어 있는지를 <표>로 비교하여 보았다.

이　름	『조선의학사』(미키 사카에)	행우서옥 『장서목록』
柳義泰	–	–
유이태	등　재	등　재

　필자는 행우서옥에 편지를 보내 『인서문견록』 복사를 요청하였다. 얼마 후 행우서옥에서 『인서문견록』을 복사해 주겠다는 편지를 받았다. 2010년 3월 15일 오사카 행우서옥을 방문하여 『인서문견록』을 직접 확인하고 돌아왔다.

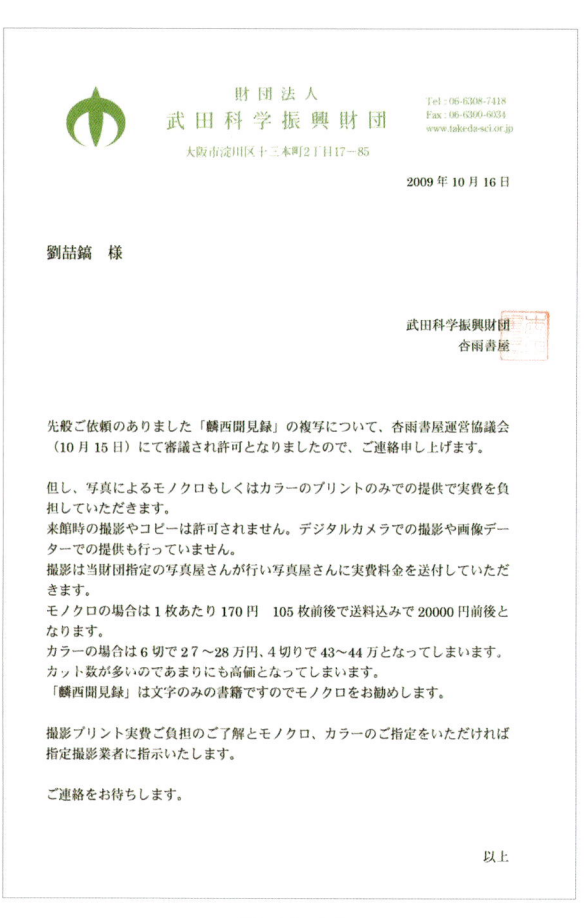

행우서옥 편지

4) 영남 출신 56인 『영남을 알면 한국사가 보인다.』

산청군청은 류의태(柳義泰)가 중국의 화타와 편작보다도 더 위대한 인물이라고 주장하면서 류의태를 널리 알려왔다.[120]

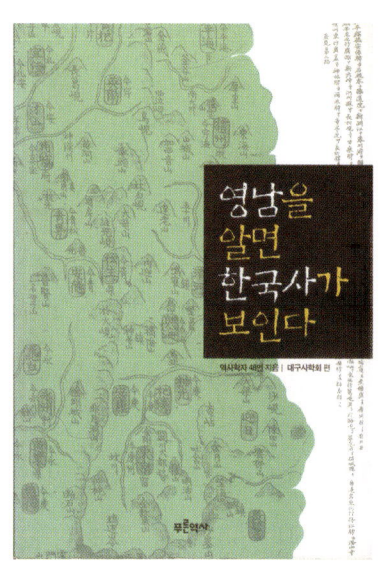

「영남을 알면 한국사가 보인다」

『영남을 알면 한국사가 보인다』라는 책에는 영남에서 태어나 영남을 대표하는 정치·사회·문화·경제 등 여러 분야에 커다란 영향을 끼친 인물들을 수록하여 설명하고 있다. 신라시대의 이차돈, 선덕여왕, 김유신, 원효대사, 최치원 등의 여러 인물들과 고려시대의 길재와 신돈 등의 여러 인물들과 조선의 정도전, 퇴계 이황, 조식, 서애 유성용, 곽재우, 정희량(영조 무신란 거창 주동자) 등의 여러 인물들과 현대의 박정희 전대통령, 이병철 삼성그룹 회장 등 56명이 기록되어 있다.

산청군청에서 실존했으며 중국의 화타와 편작보다도 더 위대한 인물이라고 주장하는 柳義泰가 이 책에 등재되어 있는지를 조사하여 보았다. 그러나 이 책에는 柳義泰라는 이름은 찾아볼 수 없었으나 산청출신으로는 남명 조식과 신연당 유이태 두 인물만 등재되어 있었다. <표>로 비교하여 보았다.

이 름	『영남을 알면 한국사가 보인다』
남명 조식	등 재
柳義泰	-
유이태(劉以泰)	등 재

---

120) 산청군청 홈페이지, 『신의류의태묘갈문』, 류의태 기념비.

5) 태어난 지역의 군청과 향교에서 발행한 문헌

지역을 대표하는 유명한 인물들은 그 지역에서 발행하는 『군지』와 『향교지』에 이름들이 기록되어 있다.

산청군에서도 예외 없이 『산청군지』・『산청향교지』・『단성향교지』를 간행했고 산청의 유명한 인물들의 이름이 기록되어 있다.

유이태는 거창군 위천면에서 태어나 산청군 생초면 신영에서 의술을 펼쳤다고 널리 알려져 있다.

산청의 향토사학자가 2000년에 펴낸 『선비의 고장 산청의 묘소와 이야기』, 2005년 건립된 산청한방단지 柳義泰의 『묘비문』, 산청군청이 2009년에 발행한 『2009 산청의 한의학 전통과 한의약 문화연구』에 柳義泰가 산청군 신안면 하정리 상정마을에서 태어났다고 기록하고 있다.

필자는 이 두 인물의 실존 여부를 증명하기 위해 『산청군지』・『산청향교지』・『단성향교지』 그리고 『거창군지』에서 두 인물들이 기록되어 있는지를 조사하였다.

柳義泰는 『산청군지』・『산청향교지』・『단성향교지』 어디에도 등재되어 있지 않았다. 그러나 유이태는 그가 태어난 거창군청에서 발행한 『거창군지』에 등재되어 있으며 『산청군지』와 『산청향교지』에도 등재되어 있다.

〈『산청군지』・『산청향교지』・『단성향교지』・『거창군지』 비교표〉

이 름	『산청군지』	『산청향교지』	『단성향교지』	『거창군지』
柳義泰	-	-	-	해당 안됨
劉以泰	거창에서 태어났다.	등 재	해당 안됨	등 재

『거창군지』

유이태(劉以泰) : 숙종조의 유명한 의원으로 숙종 36년(1710) 국왕의 병환에 전국의 명의를 불러 들였는데 유의원도 전주까지 갔던 일이 왕조실록에 적혀 있다. 『거창군지』. 1997. 210p

6) 의술활동을 펼쳤던 지역에서 발행한 문헌

유이태는 산청군 생초면 신연리에서 의술활동을 펼쳤다고 『거창유씨족보』와 『유이태유고』에 기록되어 있다. 유이태의 후손들뿐만 아니라 생초면 사람들과 거창 위천면 사람들도 이러한 사실을 증언하고 있다.

산청의 향토사학자가 펴낸 『선비의 고장 산청의 묘소와 이야기』, 2005년 건립된 산청 한방단지 내의 柳義泰『묘비문』, 산청군청이 2009년에 발행한 『산청의 한의학 전통과 한의약 문화연구』에서 柳義泰는 산청군 금서면 화계리에서 의술 활동을 펼쳤다고 기록하고 있다.

필자는 1999년부터 최근까지 금서면 화계리를 여러 차례 방문하여 柳義泰가 의술활동을 하였는지를 확인하였다. 그러나 지금까지 柳義泰가 금서면 화계에서 의술활동을 하였다고 증언한 주민을 만나보지 못했다.121)

산청군청에서 실존했다고 주장하는 류의태와 유이태가 『산청군지』와 『산청향교지』 그리고 일제강점기에 발행한 문헌 『조선환여승람』에 등재되어 있는지를 조사하였다. 柳義泰는 『산청군지』・『산청향교지』・『조선환여승람』 등 어느 문헌에도 등재되어 있지 않았으나 劉以泰는 『산청군지』・『산청향교지』・『조선환여승람』 등 모든 문헌에 등재되어 있었다.

〈『산청군지』・『산청향교지』・『조선환여승람』 비교표〉

이 름	『산청군지』	『산청향교지』	『조선환여승람』
柳義泰	-	-	-
劉以泰	등 재	등 재	등 재

『산청군지 속편』

"巨昌人, 號新淵堂 官通德郞. 才藝絶倫, 好學硏精, 通于醫學, 聲聞當世. 薦入中國, 治皇帝病, 因授重官, 固辭不受而還. 以孝行聞."

---

121) 필자의 외가는 금서면 화계리 화계마을이다. 초등학교 1학년부터 고등학교 1학년까지 여름과 겨울 방학을 외가에서 보낸바 있다.

"거창인으로 호는 신연당이고 관은 통덕랑이다. 재예가 뛰어나고 학문을 좋아하고 정밀하였는데 의학에 정통하여 명성이 당세에 울렸다. 추천으로 중국에 들어가 황제의 병을 치료하니 높은 벼슬을 제수하였으나 고사하여 받지 않고 돌아왔다. 효행으로 알려졌다."

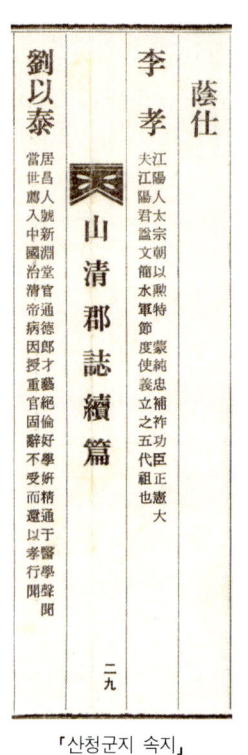

「산청군지 속지」　　　　「조선환여승람」

"字伯源, 號新淵堂, 巨昌人, 文襄公劉荃后. 才藝絶倫, 篤行實踐. 傍通醫學, 大鳴于世. 薦入淸朝, 治療帝病, 因授重官, 固辭不受而還. 以孝行純至著名, 鄕道襃狀. 官通德郎."

"자는 백원이며 호는 신연당으로 본관은 거창이고 문양공 유전의 후손이다. 재예가 절륜하고 독실한 행실로 실천하였다. 의술이 방통하여 세상에 크게 알려지니 사람들의 추천으로 청나라에 들어가 황제의 병을 치료하니 이로 인해 높은 관직을 주었으나 고사하여 받지 않고 돌아왔다. 효행이 순수하며 지극하여 이름이 알려지니 사우들의 포상을 청하는 글이 있다. 벼슬은 통덕랑을 지냈다."

『산청군지』와 『조선환여승람』에는 유이태가 청나라 황제의 병을 치료하였고 황제가 제수한 관직을 고사한 후 산청으로 돌아왔으며 효행이 깊은 인물로 기록하고 있다.

유이태는 『백과사전』·『의학인명록』·『해외 문헌』·『산청군지』·『산청향교지』·『조선환여승람』에 등재되어 있으나 柳義泰는 어떤 문헌에서도 등재되어 있지 않다. 따라서 柳義泰는 문헌에 없는 허구 인물이다.

9. 유의태(류의태)는 유이태에서 파생된 이름이다

　소설과 드라마에 등장한 "유의태·류의태·柳義泰는 실존 인물이 아니고 유이태에서 파생된 이름이다."라고 1999년부터 필자는 산청군청 문화관광과 담당자들에게 이야기하여 왔었다. 2012년부터 등기편지로 고증된 기록을 동봉하여 류의태(柳義泰)는 허구의 인물이며 유이태에서 파생된 이름이라는 사실을 산청군청에 알렸다. 그러나 산청군청은 학술적으로 검증이 되지 않았다고 하면서 왜곡된 역사적 사실을 바로잡아 주지 않았다.
　필자는 1984년부터 2013년까지 유이태와 柳義泰를 연구하여 왔었다. 2013년 11월 15일 『대한한의학원전학회지』에 「조선의 명의 유이태(劉以泰·劉爾泰)」라는 논제로 학술논문을 발표하였다.

　이 논문에서 ① 노정우가 필자에게 柳義泰를 허준의 스승임을 고증없이 학계에 발표한 오류를 인정한 내용, ② 드라마 <허준>의 집필가 최완규가 밝힌 柳義泰와 허준에 대한 역사적 사실과 다르다는 내용, ③ 1762년부터 1983년에 간행된 『진주류씨족보』에는 柳義泰가 등재되어 있지 않은 사실, ④ 진주류씨 족보전문가이며 종친인 류보형이 방송을 시청하고 2005년에 간행된 『진주류씨족보』에 柳義泰가 등재했다고 말한 사실, ⑤ 산청에 살고 있는 진주류씨 류근모가 柳義泰 관련 자료를 제공하지 않는 사실, ⑥ 산청의 향토사학자 손성모가 산청군청에서 제공한 자료를 바탕으로 柳義泰를 향토사에 수록한 사실, ⑦ 산청군청에서 발행한 문헌들이 실존인물 유이태의 사적을 柳義泰의 사적으로 바꾼 내용, ⑧ 『한국구비문학대계』를 비롯한 설화집에 채록되어 있는 명의(名醫) 유의태·유희태는 유이태에서 파생된 이름이라는 근거를 밝혔다.
　필자는 이 논문을 산청군수와 문화관광과에 보낸 바 있다.

10. 유이태와 柳義泰에 대한 산청군청의 지원

1999년부터 2013년 산청한방엑스포를 개최하기 이전까지 산청군청은 가공인물인 柳義泰에 대하여 여러 가지 방면으로 연구와 투자를 아끼지 않으면서 언론 매체를 통하여 홍보하여 왔다. 심지어 『백과사전』에 수록된 유이태의 사적을 柳義泰라는 가공인물의 사적으로 바꾸어 실존인물로 만들어 성역화하였다.

반면에 산청군청은 실존인물인 유이태에 대해서는 어떠한 홍보도 하지도 아니했다. 잘못된 것을 바로잡는 것이 올바른 공무원이나 산청군청은 柳義泰와 관련된 잘못된 것을 바로 잡으려는 노력조차 하지 않았다. 가공인물인 柳義泰에 대한 산청군청의 성역화하였던 현황을 <표>로 비교하여 보면 다음과 같다.

〈류의태 홍보현황 비교표〉

항 목	柳義泰	유이태
묘비석 건립	건립	–
동상 건립	건립	–
기념비 건립	건립	–
설화속의 名醫 이름 변경	변경 등재	–
류의태·허준 상(賞) 제정	제정	–
설화집 간행	간행	–
『2009 산청의 한의학 전통과 한의약 문화연구』	소개	소개
『지리산 산청 약초와 민간요법 기행』	소개	–
산청박물관 영정 전시	전시	–
한의학박물관 영정 전시	전시	–
산청을 빛낸 인물 선정	선정	–
약수터 조성	조성	–
약수터 안내판 및 이정표 설치	설치	–
관광지 안내판 소개	소개	–
관광안내지도 이름표기	표기	–

문화해설사 배정	배정	-
유이태 유적지를 柳義泰 유적지로 변경	변경	-
유이태 사적을 柳義泰 사적으로 변경	변경	-
언론 홍보	홍보	-
유이태 유적지를 柳義泰 유적지로 변경	변경	-

 2015년 6월 17일 유이태 후손들은 산청군수 허기도에게 유의태가 실존인물인지를 확인할 수 있는 '유의태의 실존·민담·설화 관련 공개토론 및 공동연구 요구' 민원서류를 발송한 바 있다.122)

 이 서류에서 유이태 후손들은 방송국을 통한 공개토론 비용과 연구 조사 비용을 부담하겠다는 내용을 제시하였다. 그러나 산청군수 허기도는 '유의태의 실존·민담·설화 관련 공개토론 및 공동연구' 요청에 대한 아무런 답변서를 보내오지 않았다.

---

122) 2015년 6월 17일. 서울대치동아취급국. 내용증명 3134600217975호.

11. 언론에서 말하는 柳義泰

   산청군청의 문화관광과 담당공무원들은 "柳義泰는 <드라마>와 『소설』 속의 가공인물이 아니며 문헌으로 전하는 柳義泰의 설화와 민담이 있다." 라고 주장하고 있다.

   필자는 2013년 11월 15일 『대한한의학원전학회지』에 「조선의 명의 유이태(劉以泰·劉爾泰)」 논문을 발표하였다. 이 논문에서 유의태(柳義泰)는 유이태에서 비롯된 이름이라는 것을 학술적으로 증명하였다. 이후 2015년 2월 경희대학교에서 『유이태의 생애와 마진편』으로 박사학위를 받았다.

   이 논문이 발표되자 몇몇 언론에서도 유의태와 유이태에 관심을 보였다. 2015년 5월 3일 연합뉴스에서 유의태는 허구의 인물이고 유이태라는 이름에서 비롯된 것임을 기사화하였다.

> 관광개발 등 업무를 담당하는 동의보감촌 관리사업소의 한 관계자는 "지방자치단체에서 관광지를 개발할 때 실존 인물의 정확한 역사적 사실을 근거로 삼지는 않으며 상당수가 허구도 포함돼 있다."라고 설명하면서 이어 "유이태 선생 역시 소설 속 주인공일 뿐이며 드라마와 소설 덕에 우리 산청이 전국에 알려지는 계기가 돼 관광 상품으로 개발했다."며 "소설과 현실을 명확하게 구분해 줬으면 좋겠다."라고 제안했다. 특히 "유의태 선생을 기반으로 관광개발사업을 추진하면서 수백억원의 예산이 들어 철거할 수 없는 상태이다."라며 "유이태 선생의 후손들과 해결방안에 머리를 맞대겠다."라고 말했다. (2015년 5월 3일 연합뉴스 기사)

   연합뉴스 기사가 나간 이후에도 산청군청은 잘못된 역사 문제를 바로잡기 위한 해결책을 유이태의 후손들과 논의한 바가 없었다. 산청군청의 문화관광과 담당공무원들은 유이태가 <드라마>와 『소설』 속의 가공인물이 아닌 문헌으로 전하는 류의태(柳義泰)의 설화와 민담이 있다고 주장하고 있다.

   2015년 11월 필자는 「허준의 스승 유의태는 허구다」라는 제목으로 『월간조선』에 기고하였다. 이 「기고문」에는 柳義泰라는 이름이 문헌에 등장한 배경, 방송과 소설에 나타난 과정, 허준의 스승을 柳義泰라고 발표한 당사자와 나눈 대화, 드라마 집필가가 밝혔던 柳義泰는 바로 유이태라는 대화 내용 등이다. 그리고 경상도 사람들은 '이'와 '의'를 명확하게 구분하지 못하여 '유이태'가 '유의태'라는 이름이 되었음을 밝혔다.

12. 역사적 인물 유이태와 허구의 인물 유의태

어떤 인물을 고증하려면 역사에 기록된 인물인지 아니면 야담이나 전설 속의 인물인지를 구분하여야 한다. 역사적 인물의 행적을 고찰할 때 반드시 조사하여야 할 항목들이 있다.

그 항목들을 열거하면 다음과 같다. ① 인물의 본관, ② 태어나서 세상을 떠난 연도, ③ 출생지와 살았던 지역, ④ 묘소의『묘갈문』, ⑤ 남긴『저서』와 유품, ⑥ 친가, 외가, 처가의 족보 검토 및 인척 관계 조사, ⑦ 출생지역과 활동지에서 발행한 문헌의 등재된 기록 확인, ⑧『왕실기록』과 사우들이나 지인들의『문집』등이다.

상기의 항목에 의거하여 조사하여 보면 유이태는『왕실기록』,『거창유씨족보』,『정영장』,『유이태효행장』, 사우들의『문집』,『산청군지』,『산청향교지』,『백과사전』등의 각종 문헌들에 등재되어 있다.

반면『군지』,『향교지』,『문집』등에는 기록되어 있지 않고 柳義泰라는 이름은 1965년 노정우가 발표한『인물한국사』, 1990년 이은성이 집필한『소설 동의보감』, 2000년에 간행된『선비의 고장 산청의 명소와 이야기』, 2005년에 간행된『진주유씨족보』, 2005년에 조성한 동의보감촌 柳義泰의 가묘『신의류의태묘갈문』, 2009년에 산청군청에서 간행한『2009 산청의 한의학 전통과 한의약 문화연구』등에 기록되어 있다.

필자는 유이태와 柳義泰를 인물의 행적을 고찰할 때 고려하여야 할 출생년도와 사망년도, 태어난 지역과 활동한 지역, 묘소, 관직, 왕실기록, 저서, 유고, 군지, 향교지, 족보, 유적지, 유품 등 인물의 행적을 고려하여야할 항목으로 유이태와 柳義泰를 <표>로 비교하였다.

柳義泰는『진주유씨족보』·『인물한국사』·『소설 동의보감』등 3종의 문헌과『선비의 고장 산청의 명소와 이야기』·류의태『묘갈문』·『산청의 한의학 전통과 한의약 문화연구』등 세 가지 문헌으로 나누어 비교하였다.

1) 유이태 vs 『진주유씨족보』·『인물한국사』·『소설 동의보감』 비교표

　　조선왕조에서 편찬된 왕실기록과 산청군 지역에서 간행된 문헌에 유이태라는 이름이 수록되어 있다. 반면 柳義泰는 『인물한국사』·『소설 동의보감』·2005년에 간행된 『진주유씨족보』 등에만 수록되어 있다. 아래는 유이태와 유의태가 어떤 문헌에 등재되어 있는지를 나타낸 것이다. 『진주유씨족보』는 1762-1983년 간행본과 2005년 간행본으로 구분하였다.

고찰항목		문헌	『왕실기록』·『저서』, 『유고』·『태의원선생안』·『족보』·『산청군지』·『산청향교지』	晉州柳氏族譜 1762-1983	晉州柳氏族譜 2005	『인물한국사』	『소설 동의보감』
① 이　　　름			劉以泰·劉爾泰	–	柳義泰	柳義泰	柳義泰
② 기 록 년 도			1696년	–	2005	1965	1990
③ 활 동 분 야			醫學	–	醫學	醫學	醫學
④ 生 沒 年 度			1652-1715	–	–	–	–
⑤ 본　　　관			거창유씨(居昌劉氏)	–	진주柳氏	柳氏	버들柳氏
⑥ 관　　　직			어의(御醫)·안산군수	–	–	–	–
⑦ 출 　생 　지			거창군 위천면 사마리	–	–	–	–
⑧ 활 　동 　지			산청군 생초면 신연리	–	–	산청	산청
⑨ 묘　　　소			산청군 생초면 갈전리	–	한방단지	–	–
⑩ 『묘갈문』 등재			묘비 및 족보	–	–	–	–
⑪ 『저　서』			『마진편』외 5종	–	–	–	–
⑫ 족보등재	ⓐ 親家	최초족보	1769년(기축보)	–	–	–	–
		최근족보	1990년(최근) 족보	–	2005	–	–
		증 조 부	유의갑(劉義甲)	–	유종평	–	–
		조　　부	유유도(劉有道)	–	유지	–	유술이
		아 버 지	유윤기(劉潤祺)	–	유응성	–	유흥삼
		본　　인	劉以泰	–	柳賮(義泰)(1)	柳義泰	柳義泰
		아　　들	유명노	–	–	–	유도지
	ⓑ 外　家		강양(합천)이씨	–	–	–	–
	ⓒ 妻　家		창령조씨	–	–	–	오씨
	ⓓ 며 느 리		나주나씨.	–	–	–	–

		성산이씨, 김해허씨				
	ⓔ 사 위	안동권씨, 풍산홍씨	–	–	–	–
	ⓕ 孫 婦	합천이씨, 진양정씨	–	–	–	–
	ⓖ 孫 壻	반남박씨, 경주김씨	–	–	–	–
⑬ 遺 稿		『劉以泰遺稿』	–	–	–	–
⑭ 遺 品		효행장/정영장/간찰	–	–	–	–
⑮ 『왕실기록』		기록되어 있다.				
	ⓐ 『왕조실록』	숙종실록 1713년	–	–	–	–
	ⓑ 『승정원일기』	1710년/1713년	–	–	–	–
	ⓒ 『태의원선생안』	『의약동참선생안』	–	–	–	–
⑯ 『사우 문집』		『묵재집』, 『경림당유집』	–	–	–	–
⑰ 출생지 문헌 기록		『거창군지』	–	–	–	–
⑱ 활동지 문헌 기록		『산청군지』, 『향교지』				
	ⓐ 『군 지』	『산청군지』	–	–	–	–
	ⓑ 『향교지』	『산청향교지』	–	–	–	–
⑲ 地理誌(일제강점기)		『조선환여승람』 산청	–	–	–	–
⑳ 학안(學案)		『동유학안』	–	–	–	–
㉑ 유 적 지						
	ⓐ 생 가	거창군 위천면 사마리	–	–	–	–
	ⓑ 집	산청군 생초면 신연	–	–	–	–
	ⓒ 서 실	산청군 생초면 송정	–	–	–	–
	ⓓ 서 당	거창군 위천면 어나리	–	–	–	–
	ⓔ 약 수 터	왕산 장군수약수터	–	왕산	–	왕산
		오부 오전 마음병치료약수터				
	ⓖ 낚 시 터	산청군 생초 압수	–	–	–	–
	ⓗ 황 산	거창군 위천 황산	–	–	–	–
	ⓘ 침술바위	침대롱바위(위천)	–	–	–	–
	ⓙ 사랑바위	이태사랑바위(위천)	–	–	–	–
	ⓚ 다 름 재	거창 위천면 남산리	–	–	–	–
	ⓛ 매 봉 재	생초 압수와 오부 신기 중간 고개	–	–	–	–
	ⓙ 관동(관말)	산청군 생초면 신연	–	–	–	–
㉒ 민속노래 강강술래		1983년 거제도 녹취	–	–	–	–

(1) "방송을 보고 2005년 족보에 등재하였다."라고 류보형은 밝혔다. 2005년 산청군청에서 조성하였다.

상기 <비교표>를 보면 유이태는 역사적으로 고증된 문헌에 기록되어 있다. 반면 柳義泰는 1762년부터 1983년까지『진주유씨족보』에 등재되지 않았고 2005년에서야『진주유씨족보』에 등재되었다.

柳義泰라는 이름이 문헌에 처음으로 등장한 해는 1965년 노정우의 논문이다. 이후에 柳義泰라는 인물은『소설 동의보감』을 통하여 대중들에게 널리 알려져 각인되었다. 2000년 2월 1일 노정우는 필자와의 대화를 통해 자신의 잘못된 연구임을 간접적으로 인정한바 있다.

2) 유이태 vs 『선비의 고장 산청의 명소와 이야기』·류의태 『묘갈문』·『산청의 한의학 전통과 한의약 문화연구』 비교표

조선왕조에서 편찬된 왕실기록과 산청군 지역에서 간행된 문헌에 유이태라는 이름이 수록되어 있다. 柳義泰라는 이름에 대해 『선비의 고장 산청의 명소와 이야기』·柳義泰 가묘의 『묘갈문』·『산청의 한의학 전통과 한의약 문화연구』에서 기록되어 내용을 바탕으로 서로 비교하여 살펴보기로 한다.

고찰항목		문 헌	『왕실기록』·『저서』, 『유고』·『태의원선생안』 ·『족보』·『산청군지』· 『산청향교지』	『선비의 고장 산청의 명소와 이야기』	산청군청 동의보감촌 가묘『묘갈문』	『산청의 한의학 전통과 한의약 문화연구』
① 이 름			劉以泰·劉爾泰	柳義泰	柳義泰	柳義泰
② 기 록 년 도			1696년	2000년	2005년	2009년
③ 활 동 분 야			醫學	醫學	醫學	醫學
④ 生沒年度			1652–1715	1516(1)	1516(2)	1516(3)
⑤ 본 관			거창유씨(居昌劉氏)	晉州柳氏	晉州柳氏	晉州柳氏
⑥ 관 직			어의(御醫)·안산군수	–	–	–
⑦ 출 생 지			거창군 위천면 사마리	신안 상정(1)	신안 상정(2)	신안 상정(3)
⑧ 활 동 지			산청군 생초면 신연리	산청 금서 화계(1)	산청 금서(2)	산청 금서 화계(3)
⑨ 묘 소			산청군 생초면 갈전리	–	한방단지(2)	–
⑩ 『묘갈문』 등재			묘비 및 족보	–	가묘 묘비(2)	–
⑪ 『저 서』			『마진편』외 5종	–	–	–
⑫ 족보등재	ⓐ 親家	최초족보	1769년(기축보) 등재	–	–	–
		최근족보	1990년(최근) 족보 등재	–	–	–
		증 조 부	유의갑(劉義甲)	–	–	–
		조 부	유유도(劉有道)	–	유지(柳池)	–
		아 버 지	유윤기(劉潤祺)	–	–	–
		본 인	劉以泰	柳義泰	柳義泰	류의태
		아 들	유 명 노	–	–	–
	ⓑ 外 家		강양(합천)이씨	–	–	–
	ⓒ 妻 家		창령조씨	–	–	–

	ⓓ 며 느 리	나주나씨, 성산이씨, 김해허씨	-	-	-
	ⓔ 사 위	안동권씨, 풍산홍씨	-	-	-
	ⓕ 孫 婦	합천이씨, 진양정씨	-	-	-
	ⓖ 孫 壻	반남박씨, 경주김씨	-	-	-
⑬ 遺 稿		『劉以泰遺稿』	-	-	-
⑭ 遺 品		효행장/정영장/간찰	-	-	-
⑮ 『왕실기록』		기록되어 있다.			
	ⓐ 『왕조실록』	숙종실록 1713년	-	-	-
	ⓑ 『승정원일기』	1710년/1713년	-	-	-
	ⓒ 『태의원선생안』	『의약동참선생안』	-	-	-
⑯ 『사우 문집』		『묵재집』, 『경림당유집』	-	-	-
⑰ 출생지 문헌 기록		『거창군지』	-	-	-
⑱ 활동지 문헌 기록		『산청군지』, 『향교지』	-	-	-
	ⓐ 『군 지』	『산청군지』	-	-	-
	ⓑ 『향교지』	『산청향교지』	-	-	-
⑲ 地理誌(일제강점기)		『조선환여승람』 산청	-	-	-
⑳ 학안(學案)		『동유학안』	-	-	-
㉑ 유 적 지					
	ⓐ 생 가	거창군 위천 사마리	-	-	-
	ⓑ 집	산청군 생초면 신연	-	-	-
	ⓒ 서 실	산청군 생초면 송정	-	-	-
	ⓓ 서 당	거창군 위천면 어나리	-	-	-
	ⓔ 약 수 터	왕산 장군수약수터	왕산 약수터(3)	왕산 약수터(3)	왕산 약수터(3)
		오부 마음병치료약수터	-	-	오부
	ⓖ 낚 시 터	산청군 생초 압수	-	-	압수
	ⓗ 황 산	거창군 위천 황산	-	-	남원 운봉
	ⓘ 침술바위	침대롱바위(위천)	-	-	위천
	ⓙ 사랑바위	이태사랑바위(위천)	-	-	
	ⓚ 다 름 재	거창 위천면 남산리	-	-	남원 주천
	ⓛ 매 봉 재	생초 압수와 오부 신기	-	-	-
	ⓙ 관동(관말)	산청군 생초면 신연	-	-	-
㉒ 민속노래 강강술래		1983년 거제도 녹취	-	-	-

⑴ 손성모는 고증된 근거를 제시하지 않았고 "산청군청 문화관광과 과장 김동환이 제공한 자료로 만들었다."며 그가 보내온 편지에서 소상히 밝혔다.
⑵ 이천규, 진주류씨, 산청군청은 柳義泰 실존 근거를 밝히지 않았다.
⑶ 산청군청은 고증된 柳義泰 실존 근거를 밝히지 못했다.

상기 <비교>표를 살펴보면 유이태는 『왕실기록』·예조에 올리는 『장계』·관찰사에 올리는 『정영장』·『산청군지』·『거창유씨족보』를 비롯한 인척들의 『족보』 등 각종 고증된 고문헌에 등재되어 있다. 묘소·집·서실 등 유적지가 있고 민속노래에도 그의 이름이 채록되어 있다.

반면에 柳義泰는 2000년에 간행된 산청의 향토사 문헌 『선비의 고장 산청의 명소와 이야기』, 2005년에 건립하며 쓴 『묘갈문』, 2009년 산청군청에서 발행한 『산청의 한의학 전통과 한의약 문화연구』에 기록되어 있다. 이 기록물에서 柳義泰는 1526년 태어나 산청군 신안면 상정마을과 산청군 금서면 화계리에서 의술을 하였다고 기록되어 있다.

앞서 살펴본바와 같이 2005년 산청 동의보감촌에 柳義泰 묘소를 만들었다. 류의태의 『묘갈문』에 기록된 가계는 『소설 동의보감』의 柳義泰 가계와는 전혀 다르다. 2009년 산청군청에서 발행한 『산청의 한의학 전통과 한의약 문화연구』에서 실존인물 유이태의 '장군수약수터'와 '마음병치료약수터'를 柳義泰의 오전리 '柳義泰약수터'와 '柳義泰약수터'로 바꾸었다. 생초면 월곡리 압수마을 앞에 흐르는 생초천 필소의 '유이태낚시터'를 '柳義泰낚시터'로 바꾸었다. 또한 유이태 설화에 채록되어 있는 거창군 위천면 '황산'과 '다름재'를 전라도 남원 운봉의 '황산'과 전라도 남원 주천면 '다름재'로 바뀌어 있다.

상기의 <표>를 보면 산청군청은 2000년에 산청의 향토사 『선비의 고장 산청의 명소와 이야기』를 간행하였다. 2005년에는 동의보감촌에 柳義泰 가묘를 조성하여 묘비를 설치하고 묘비에 『묘갈문』을 지었다. 2009년에는 산청군청에서 『2009 산청의 한의학 전통과 한의약 문화연구』라는 문헌을 간행하였다. 산청군청에서 간행한 문헌은 역사적인 사실과는 전혀 부합되지 않고 있다. 그런데도 산청군청은 이러한 문헌을 간행한 이유는 무엇일까?

13. 유의태(류의태, 柳義泰)의 가묘, 묘비문, 동상, 기념비, 약수터 이름 변경 요구

유이태 후손들은 산청군청 담당자에게 柳義泰가 실존인물이라는 문헌과 채록된 류의태 설화를 요청하는 편지(2012년 3월 3일, 4월 2일/16일/26일/30일, 5월 8일, 7월 16일, 8월 6일, 2015년 4월 22일 편지를 보냈다)를 보냈다. 거창유씨 종친 748명이 연명하여 왜곡된 내용을 바꾸어 달라는 진정서[123]를 보냈다. 그러나 산청군수와 문화관광과 담당자들은 현재까지 묵묵부답으로 일관하고 있다.

유이태 후손들은 산청 동의보감촌에 유이태 이름을 차용한 柳義泰 가묘와 묘비·동상·기념비를 철거할 것을 요청하였다. 산청군청에 관광안내판, 약수터와 약수터 이정표의 이름 변경을 요청하는 민원서류를 수차례 보낸 바 있다. 전임군수 이재근은 잘못된 사실을 알면서도 바꾸어 주지 않고 퇴임하였다. 현 산청군수 허기도는 아무런 답변이 없다. 산청군청에 민원서류를 보내면 관련 부서간[124]에 "지침이 없다."라고 말하면서 "잘못된 내용을 바로 잡는 것을 미루고 있다."고 유이태 11세 종손인 유인도가 알려왔다.

---

[123] 2015년 5월 26일
    내용 : 유이태 유적지 철거, 약수터 이름 변경, 산청의 한의학 전통과 한의학보고서 재발행 요청
[124] 문화관광과·동의보감촌·산림녹지과.

VI. 柳義泰의 진실

필자는 1984년부터 유의태·류의태·柳義泰를 깊이있게 연구하여 왔다. 이들의 이름들을 분류하면
 첫 번째로 설화·전설·야담에 유의태가 있다.
 두 번째로 학술 논문에 柳義泰가 기록되어 있다.
 세 번째로 소설과 드라마에 柳義泰가 나타났다.
 네 번째로 향토설화집에 류의태가 수록되어 있다.

마지막으로 산청군청에서 만든 문헌, 박물관과 유적지에 류의태가 기록되어 있다. 이름들을 상세히 분류하면 다음과 같은 여러 문헌들에 기록되어 있다.

 첫째는 『한국구비문학대계』와 다른 설화집에 채록되어 있는 야담과 전설 속의 명의로 채록되어 있는 한글 이름 '유의태'가 있다.
 둘째는 1965년 노정우가 『인물한국사』의 「허준 약전」 학술 논문에 허준의 스승으로 서술된 한글과 한자 이름 '유의태(柳義泰)'가 있다.
 셋째는 이은성의 드라마 <집념>과 『소설 동의보감』, 최완규의 드라마 <허준>에서 허준의 스승으로 등장하여 살신성인의 스승으로 묘사된 한글과 한자 이름 '유의태(柳義泰)'가 있다.
 넷째는 손성모가 집필한 산청의 향토사 『선비의 고장 산청의 명소와 이야기』에서 허준의 스승으로 서술된 한글과 한자 이름 '류의태(柳義泰)'가 있다.
 다섯째는 산청박물관, 산청 동의보감촌 류의태(柳義泰) 가묘와 묘비의 『묘갈문』, 기념비, 柳義泰약수터의 한글과 한자 이름 '류의태(柳義泰)'가 있다.
 여섯째는 산청군청 홈페이지에 '산청을 빛낸 인물'로 선정되어 있고 '산

청관광지도'에 기록되어 있는 한글 이름 '류의태'가 있다.

일곱째는 『소설 동의보감』과 <드라마>에 등장한 유의태(柳義泰)를 산청군청에서 발행한 『2009 산청의 한의학 전통과 한의약 문화연구』에서 실존했다며 주장하는 한글 이름 '류의태'가 있다.

그리고 1762년부터 1983년의 『진주유씨족보』에 등재되어 있지 않았던 유의태(柳義泰)가 2005년 『진주유씨족보』에 등재되어 있으며 동의보감촌 가묘 『묘비문』에 기록되어 있는 한글과 한자 이름 '류의태(柳義泰)'가 있다.

『한국구비문학대계』와 다른 설화집에 채록되어 있는 야담, 전설과 설화 속의 한글 이름 '유의태'는 누구일까?

야담, 전설과 설화 속의 유의태는 구연자들이 실존인물의 유이태의 이름을 '이'와 '의', 즉, '의사'와 '이사'를 구분하지 못하는 경상도 발음 현상에서 기인(起因)한 입에서 입으로 전하여 내려오는 과정에서 실존인물 유이태에서 파생된 이름이다. 필자의 학술 논문에서 '유의태'는 '유이태'라는 것이 밝혀졌다.

노정우가 학술 논문에 허준의 스승으로 발표한 한글과 한자로 표기된 '유의태(柳義泰)'를 정리하여 보자.

1965년 노정우는 진주의 한의학자 허모로부터 전해들은 산청의 유이태 이름을 자신이 임의로 진주 근처의 대성(大姓) '진주유씨(晉州柳氏)' 의로울 '의(義)'를 '태(泰)'로 만들어 허준의 스승으로 『인물한국사』의 「허준 약전」을 학술 논문에 발표하였다. 1968년 노정우는 새로이 발표한 논문에서 허준의 스승 '유의태(柳義泰)'를 삭제하였다. 2000년 2월 1일 노정우는 필자에게 허준 스승 한글과 한자 이름 '유의태(柳義泰)'에 대하여 자신의 오류를 밝힌바 있다. 이때 노정우도 허준의 스승은 역사학자들이 밝혀내야할 몫이라고 말하였다. 따라서 노정우가 발표한 유의태(柳義泰)는 시대를 달리한 실존인물 유이태(劉以泰)이다.

문화방송에서 방영된 드라마와 창작과비평사에서 간행된 『소설 동의보감』에서 살신성인의 허준의 스승으로 묘사된 한글과 한자 이름 '**유의태**(柳義泰)'를 누구일까?

柳義泰는 이은성이 집필한 허준의 일대기 '드라마 <집념>'에서 柳義泰는 허준의 스승으로 등장하였다. 이은성은 '드라마 <집념>'를 바탕으로 부산일보에 '소설 동의보감'으로 연재하여 柳義泰가 허준의 스승으로 신문에 나타났다. 이은성이 세상을 떠난 후 창작과비평사에서 부산일보에 연재된 소설을 묶어 『소설 동의보감』으로 출판하여 밀리언셀러가 되었다. 『소설 동의보감』으로 허준의 스승으로 묘사된 柳義泰는 많은 국민들에게 널리 알려졌다. 필자는 이은성의 소설을 집필할 때 곁에서 도와주었던 이(李)모에게 柳義泰가 실존인물이라는 근거를 요청했으나 그는 아무런 근거를 제시하지 못했다. 이은성이 드라마와 소설에서 묘사한 허준의 스승으로 柳義泰는 산청의 명의이며 신의로 불려지는 유이태를 모델로 만든 캐릭터 인물이다.

63.7%의 높은 시청률로 국민들에게 한의학에 대하여 깊은 관심을 가지게 한 '드라마 <허준>'에 등장한 한글과 한자 이름 '**유의태**(柳義泰)'를 누구일까?
드라마 <허준>은 이은성 원작 『소설 동의보감』을 바탕으로 최완규가 집필한 드라마이다. 이 드라마는 柳義泰를 살신성인의 스승으로 묘사하여 柳義泰를 국민들 마음속에 깊게 자리 잡게 하였다. 1988년 작고한 이은성은 밝히지 아니했지만 드라마 <허준> 작가 최완규는 『문학포럼』 2000년 가을호에서 '柳義泰'는 숙종어의를 지낸 '유이태'에서 파생된 이름이라는 것을 밝혔다.

<드라마>와 『소설』로 柳義泰가 널리 알려지자 산청에 거주하는 손성모는 산청군청의 권유로 산청의 향토사 『선비의 고장 산청의 명소와 이야기』 집필하였다. 이 책에서 방송과 소설에 의하여 허준의 스승으로 널리 알려

진 柳義泰의 출생지와 생몰년도가 만들어졌다.『선비의 고장 산청의 명소와 이야기』에 서술되어 있는 한글과 한자 이름 '류의태(柳義泰)'는 누구일까?

손성모는 필자에게 산청군수 권순영의 권유와 산청군청 문화관광과장 김동환이 제공한 자료를 바탕으로 집필하였다고 편지와 전화 통화를 통해 자세히 밝혔다. 또한 그는 자신이 보고 경험한 것이 아니라고 편지와 전화 통화에서 밝혔다.

지방자치가 시작되면서 산청군청은 『소설』과 <드라마>를 바탕으로 유의태(柳義泰)를 산청한방단지(동의보감촌)의 상징인물로 만들었다. 산청군청에서 柳義泰 가묘를 조성하여『묘갈문』· 동상· 기념비를 설치하였다. 그리고 柳義泰를 '산청을 빛낸 인물'로 선정하여 산청박물관에 허준의 스승으로 柳義泰 영정을 전시하고 있다. 산청군청 홈페이지에는 28항목으로 柳義泰를 게시하였다. 산청군 관광안내도와 산청관광지도에 '柳義泰약수터'를 표기하였고 금서면 화계리 유이태 '장군수약수터'를 '柳義泰약수터'로 만들었다. 산청군청에서 발행한『산청의 한의학 전통과 한의약 문화연구』에 허준의 스승으로 柳義泰 생애를 조명하였다. 산청군청에서 간행한 설화집『동의보감·산청 허준과 류의태 이야기』에 허준의 스승으로 柳義泰가 등장하였다. 또한, 산청군청은 조선일보에 설화와 민담이 있다며 허준의 스승은 柳義泰라고 말하였다. 산청군청이 허준의 스승이라고 주장하며 실존인물로 만든 한글과 한자 이름 '류의태(柳義泰)'는 누구일까?

앞서 보았듯이 산청군청에서 실존했다고 주장하는 류의태(柳義泰)는 고증된 문헌에 등재되어 있지 않으며『소설』과 <드라마>에서 허준의 스승으로 묘사된 '류의태(柳義泰)'는 가상의 인물로 '유이태' 이름에서 '파생된 가상의 인물'이다.

1762-1983년『진주류씨족보』에 등재되어 있지 않았던 柳義泰는 2005년『진주류씨족보』에 등재되어 진주류씨 가문의 사람이 되었다. 2005년『진주류씨족보』에 등재된 한글과 한자 이름 '류의태(柳義泰)'는 누구일까?

진주류씨 가문에는 柳義泰가 실존했다는 아무런 고증된 문헌이 없다. 柳義泰는 방송과 드라마를 시청한 진주유씨 가문에서 2005년에 간행된 『진주류씨족보』에 등재한 '허구의 인물'이다.

필자는 1984년부터 2014년까지
한자 이름 柳義泰가 고증된 문헌에 등재되어 있는지?
柳義泰가 백과사전에 등재되어 있는지?
柳義泰가 한국의 의사학 문헌에 등재되어 있는지?
柳義泰가 태어났고 의술활동을 하였던 지역에서 발행한 문헌에 등재되어 있는지?
柳義泰가 어느 어느 가문인지?
柳義泰가 어느 가문의 족보에 등재되어 있는지?
柳義泰의 후손들이 있는지?
柳義泰가 유품을 남겼는지?
柳義泰의 설화가 있는지?
柳義泰의 행적에 대하여 여러 가지 방법으로 조사하였다.

1984년부터 연구해온 柳義泰의 이름에 대한 필자의 결론은 다음과 같다.
① 허준의 스승으로 널리 알려진 柳義泰는 1965년 노정우가 진주의 한의학자 허모로부터 전해들은 산청의 명의 유이태 이름을 임의로 바꾸어 만들어진 허구의 이름이다.
② 작가 이은성의 드라마 <집념>과 『소설 동의보감』 그리고 최완규가 집필한 드라마 <허준>을 통하여 널리 알려진 허구의 이름이다.
③ 노정우의 글을 바탕으로 산청의 향토사학자 손성모가 산청군수의 권유와 김동환 문화관광과장이 제공한 자료를 바탕하였고 드라마 <집념>과 『소설 동의보감』에 등장한 것을 산청의 향토사에 기록된 허구의 이름이다.

④ 산청군청에서 고증을 거치지 않고 임의로 선정하여 '산청을 빛낸 인물'이 된 허구의 이름이다.
⑤ 산청박물관과 한의학박물관내에 '산청을 빛낸 인물'로 전시되어 있는 영정의 주인공 이름이다.
⑥ 산청 동의보감촌에 건립되어 있는 柳義泰 가묘・묘비・동상・기념비에 기록되어 있는 허구의 이름이다.
⑦ 산청군청의 홈페이지에 '산청을 빛낸 인물'로 게재되어 있는 허구의 이름이다.
⑧ 산청군청에서 발행한 관광지도에 표기된 허구의 이름이다.
⑨ 금서면 화계리 왕산의 유이태의 '장군수약수터'에 바꾸어 표기된 이름이다.
⑩ 산청군의 관광지 안내판에 기록되어 있는 이름이다.
⑪ 1762년부터 2003년 족보에 등재되어 있지 않았으나 2005년 진주유씨 가문에서 간행한 족보에 기록되어 있는 이름이다.

柳義泰가 허준의 스승으로 학술 문헌 나타나 소설과 드라마로 널리 알려진 이후에 산청군의 의학 인물이 되기까지 과정들을 연도별로 정리해보면 다음과 같다.

〈柳義泰가 문헌에 나타나 산청군의 의학인물이 되었던 흐름도〉

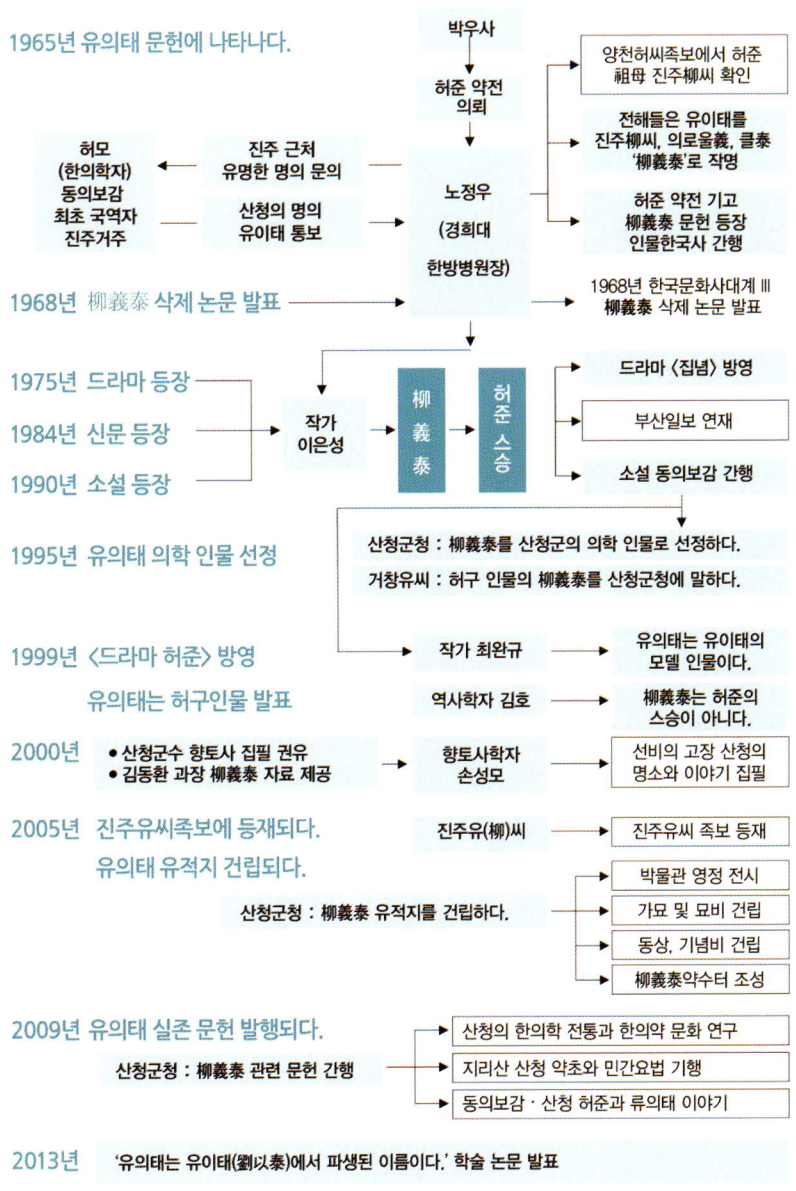

二. 허준의 스승으로 알려진 柳義泰는 누구인가?

柳義泰는 고증된 어떠한 문헌에도 기록되어 있지 않다. 그는 산청군에서 태어나지도 않았고 의술활동을 하지 않은 인물이다. 산청군청 문화관광과 공무원들이 주장하는 柳義泰 설화와 민담도 없다. 또한, 의서『동의보감』의 편찬자 허준의 스승도 아니다.

노정우가『동의보감』의 편찬자 허준의 스승으로『인물한국사』에 발표한 柳義泰, <드라마>와『소설 동의보감』에서 살신성인의 스승으로 묘사된 柳義泰, 산청의 향토사인『선비의 고장 산청의 명소와 이야기』에 허준의 스승으로 기록된 柳義泰, 산청한방단지(동의보감촌)의 상징인물인 柳義泰와『한국구비문학대계』와 다른 설화집에 채록되어 있는 한글 유의태는 숙종 어의를 지낸 유이태(劉以泰·劉爾泰)에서 파생된 이름이다.

살신성인의 명의이며 허준의 스승으로 알려진 가상의 인물 유의태·류의태·柳義泰의 실제 모델 인물인 유이태(劉以泰·劉爾泰)는 누구일까?

유이태는 부모에게 극진한 효행을 실천하였으며 형제간에는 깊은 우애를 나누었다. 그는 일반 백성들과 일생동안 생사고락을 함께하면서 다섯까지 도(道)를 실천하였다. 정도(正道)를 걸으며 부모를 공경히 모셔야 하는 효도(孝道)는 그의 인품을 나타내는 것이다. 헐벗고 굶주린 사람에게 나눔을 실천하며 진정한 희망을 주는 의도(懿道)를 펼쳐야 하는 것은 가진 사람들에게 전하는 말이다. 병의 근원을 깊게 탐구해 증세에 따라 환자를 치료하는 의도(醫道)를 추구하라는 조언은 생명을 다루는 의원들에게 전하는 충고이다. 평상시 건강할 때부터 몸을 잘 관리하고 절제 있는 생활을 영위하는 수도(壽道)는 질병 없는 세상을 꿈꾸었던 그의 희망이었다.

그는 자신이 일생동안 병자를 치료하여온 경험을 바탕으로『마진편』,『인서문견록』등 몇 권의 의서를 남겼다. 또한, 우리나라에 처음으로 발병되었던 신종 전염병 홍역이 창궐하자 치료에 나서서 소아병 퇴치에 커다란 공헌을 하였고 조선의 마진학 기초를 만들었다.

그는 말년에 나라로부터 두 번의 부름을 받아 어의를 지냈으며 임금을 치료한 공로로 숭록대부 품계를 받았고 안산군수에 임명되었다.

그는 입신양명(立身揚名)의 뜻을 접고 의학에 입문하여 병에 걸려 찾아오는 모든 환자와 증세를 적어온 모든 사람들에게 남녀노소를 막론하고 귀천(貴賤)·친소(親疎)·빈부(貧富)·민관(民官)을 구분하지 않은 마음으로 환자들의 병을 치료하는 심의(心醫)로서 위민(爲民)·애민(愛民)의 박애정신을 펼친 조선의 히포크라테스이며 신의(神醫)로 살다가 세상을 떠난 참 의원이다.

맺으면서

맺으면서

　조부님(유우윤)께서는 바쁜 농번기(農繁期)에도 일하시지 않고 잠시 쉬시는 시간에는 책을 읽으셨다. 읽으셨던 책들은 집안에 소장하고 있던 한자로 쓴 고서들이었다. 증조부님께서는 장남이신 큰할아버님(유종윤)에게 한학을 공부시키기 위하여 서당 훈장을 집에 모시고 한학을 배우게 하셨다. 조부님께서는 서당에서 나가서 훈장으로부터 한학을 배우시지는 아니하셨고 큰할아버님께서 한학을 배우실 때 "곁에서 어깨너머로 한학을 배우셨다."라고 나에게 직접 말씀하셨다. 큰할아버님께서는 붓글씨를 매우 잘 쓰셨다고 조부님으로부터 전해 들었다. 생초면 토지대장과 임야대장에 큰할아버님 글씨가 남아 있다. 그러나 조부님께서는 붓글씨 쓰는 연습을 하시지 아니하셔서 집안에 어떠한 필적도 남기시지 아니하셨다. 지인(知人)들에게 편지를 보내실 때 작은집 당숙부님 또는 형님이나 나를 불러 편지를 쓰게 하셨고 한자(漢字)가 들어가야 할 글자에는 조부님께서 담뱃대로 한자를 쓰시면 형님과 나는 조부님께서 쓰신 한자를 보고 편지 종이에 적었다.

　조부님께서는 효자이시고 형제간에 우애가 매우 깊으셨다. 농번기에는 1941년 43세의 젊은 나이로 먼저 생을 마감한 동생(유경모)의 아들인 조카(유명준)들을 위하여 조카들이 청년이 될 때까지 자신의 논 경작보다 어린 조카들의 논을 항상 먼저 경작하여 주었다. 또 막내아우가 어려운 병에 걸렸을 때 목숨을 살리기 위하여 먼 길을 데리고 가서 병을 치료하여 왔었다. 그 막내아우이신 작은할아버지(유선모)께서는 가끔씩 당신의 둘째 형님이신 나의 조부님을 기리는 말씀을 하셨다. 마을 회관을 건립할 때 조부님께서는 자신이 가진 것을 사회에 환원하셨다. 어린 손자 등 여러 후손들에게 효(孝)를 강조하셨다. 조상을 섬겨야 한다는 말씀과 인척들을 설득하시어 선영에 상석을 놓으셨다. 또한, 가문의 이야기 중에서도 특히 유이태 할아버님 전설이야기를 많이 들려주셨다. 만일 조부님께서 가문에 대한 이야기와 유이태 할아버님에 대한 이야기를 들려주시지 않으셨다면 가문에 대한 깊은 관심을 가지지 아니했을 것이고 이 책을 집필하는 일을 시작하지 않았을 것이다.

우리 집안은 1945년 해방 후 한국전쟁이 끝날 때까지 좌우(左右) 이념 대립으로 풍비박산이 났다. 한쪽은 우익(右翼)으로서 나의 외종조부님(강삼수)은 경찰로서 빨치산 토벌에 공(功)을 세우신 분이시다. 외종조부님께서는 조카인 나의 어머님을 많이 돌보아 주셨다. 이글을 빌려 돌아가신 외종조부님께 감사의 말씀을 드린다.

다른 한쪽은 이름을 밝히면 많은 사람들이 알 수 있는 거물급 좌익(左翼) 인물이었다. 다른 인척들이 좌익에 연루된 일 때문에 좌익과 아무런 관련이 없는 나의 어머님께서 오른쪽 어깨와 팔이 부러지는 커다란 상처를 입었다. 그때 입은 상처 때문에 요즈음도 어머님의 어깨와 팔은 비가 오면 '날구지 병'으로 아프시다.

어머님께서는 다른 인척들이 좌익에 연루된 일 때문에 전북 남원에서 10개월간 영어(囹圄)의 몸이 되셨다. 이때 외조부님께서는 딸을 위하여 많은 노력을 하셨다. 외조부님이 아니셨다면 어머님께서는 오랜 동안 고생을 하셨을 것이다.

어머님께서 귀동냥으로 알고 있었던 좌익 관련 사실을 국군에게 밝히셨다면 우리 동네를 포함한 인근의 많은 사람들에게 제2의 거창군 신원면 사건이 되었을 것이다. 어머님께서 말씀하지 않으셨기에 우리 동네와 인근 동네 많은 사람들의 생명을 살리셨다. 금년 3월 초에 고향을 방문하여 어머님께서 이 이야기를 하시어 자식으로 마음이 무척 아팠다. 그러나 어머님께서는 이 사건과 관련하여 지금까지 살아오신 동안 누구를 원망하시지 않으셨고 오직 당신의 운명이라고 말씀하셨다.

어머님 위로 두 분의 오빠가 계셨다. 큰 외숙부님(강원권, 1921년생), 작은 외숙부님(강양권, 1924년생) 그리고 1928년생이신 나의 어머님은 무학(無學)이시고 글자를 쓰시지 못한다. 무학인 이유는 한학자(漢學者)이시고 『계헌유고』를 남기신 외증조부님(강우순)께서 일본이 우리 국민에게 일본어를 가르치고 창씨개명을 강요하자 반대 표시로 혈서를 쓰시고 손자와 손녀들의 일본식 학교 입학을 극력 반대하셨기 때문이다.

2016년 4월 1일 새벽 고향(생초면 월곡리 압수) 집에서 어머님께서는 "친구들이 학교를 다녀서 어린 마음에 친구들을 따라 학교에 공부하러 갔다가 외증조부님께 발각되어 그날 저녁에 벌을 섰다."라는 이야기를 나에게 말씀해 주셨다. 외증조부님께서 일본어를 교육과 창씨개명을 반대하시며 혈서를 쓰신 이야기는 외조부님께서 종손인 외사촌 형님(강창효)에게 전해졌고 최근에 나에게 직접 들려주셨다.

나의 어린 시절은 외가를 빼 놓을 수 없다. 나는 다섯 살 때부터 고등학교 입학 때까지 외가를 자주 방문하였다. 다섯 살 때 둘째 외숙부님 댁에서 외사촌 누나들과 놀이를 하다가 다리를 다쳤다. 그날 밤 외조모님께서는 나의 종아리를 따뜻한 물에 넣고 밤새도록 주물러 주셨다. 걷지 못하고 있던 어느 날 조모님께서 손자를 만나러 사돈집을 방문하셨다. 이것이 5살 때의 기억이다.

어머님께서는 1951년 2월 19일(음력) 늦은 밤 24살의 젊은 나이에 빨치산에 납치되어 지리산에서 죽음을 당한 남편과 생이별하여 혼자서 두 아들을 키웠다. 큰딸을 불쌍히 여기신 외조부모님께서는 여름, 겨울 그리고 봄 방학에 외손자인 형님과 나를 항상 외가로 부르셨다. 형님과 나는 오랫동안 외가의 많은 보살핌을 받았다. 외조부님께서는 외증조부님의 뜻을 기리는

'서호재(西湖齋)[1]'를 건립하셨다. 나는 '서호재'에서 외종조부님과 화계마을의 여러 할아버지들로부터 옛날이야기와 유이태 할아버지 이야기를 들었다. 또한, 큰 외숙부님께서는 당신의 여동생이 혼자 사는 것을 무척 안타깝게 여기시고 생질인 형님과 필자를 매우 귀여워하셨고 집으로 돌아가는 날에는 밖에서 일을 보시다가 들어오셔서 반드시 용돈을 주셨다.

1962년 초등학교 5학년이었던 어느 봄날이었다. 학교 수업이 끝나고 집으로 돌아가는 도중 생림다리에서 처음 뵙는 어느 할아버지와 나는 문답(問答)을 나누었다. 그 할아버지께서 나에게 "네 성이 뭐꼬?" 나는 "유가입니다." 할아버지께서 "무슨 유씨고?" 나는 "묘금도 유(劉)씨입니다." 할아버지께서 "본(本)이 어디고?" 나는 "거창입니다." 할아버지께서 "유이태 의원 후손이구나. 유의원은 중국황제를 치료한 의원으로 매우 유명한 분이다."라고 말씀하셨다. 집에 도착하여 조부님께 유이태 할아버지가 명의인지를 질문했던 기억이 있다. 중학교와 고등학교를 입학하여 역사 선생님께 유이태 할아버지에 대하여 질문하였더니 "중국 황제를 치료한 유명한 의원이다."라고 말씀하셨다.

1975년 이은성 집필 허준의 일대기 드라마 〈집념〉이 문화방송에서 방영되었다. 당시 나는 고향을 떠나 부산에 살고 있었는데 산청이 방영되어 정말 재미있게 시청하였다. 그러나 드라마에서는 유의태(柳義泰)가 허준의 스승으로 등장했다. 이 내용을 납득할 수 없었다. 드라마에 아홉 개 침(구침지희·九鍼之戱)을 닭에 꽂는 이야기 '유이태 할아버지께서 합천 가시면서 어느 마을에서 벌어졌던 침술내기 설화'로 조부님으로부터 직접 들었다. 그런데 드라마 〈집념〉에서는 양예수와 유의태의 침술내기 대결로 방영되었다.

---

[1] 서호재(西湖齋)는 외조부님(강병기, 자 덕기)께서 장남이신 큰외숙부님(강원권)과 상의하여 한학자이신 부친(필자의 외증조부님 : 강우순)을 기리기 위하여 건립한 재실이다. 필자는 외증조부님 재실을 건립할 때부터 그리고 건립된 이후에도 이곳을 자주 방문하였다. 화계의 많은 할아버지들을 이곳에 뵙게 되었다. 종손이신 외사촌 형님(강창효)께서 자신의 가문보다는 종중을 위하는 것이 바람직하다고 판단하시어 서호재를 종중에 희사(喜捨)하시었다. 서호재는 현재 진주강씨 금서면 화계리 종중 소유의 재실이 되었다.

드라마가 방영되는 동안 조부님이 계시는 고향 큰집에는 전국 각지에서 편지가 왔었는데 "서울의 큰집으로 보냈다."라고 조부님께서 나에게 말씀하셨다.

1975년 여름 드라마 <집념>이 방영하던 기간에 대학교수라고 칭한 두 분이 송정 할아버님(유학준) 댁을 찾아왔던 일이 있었다. 그분들은 송정 할아버님께 술 한 병을 주면서 "유이태 선생님께서 남기신 서적을 보여 달라."라고 하여 의서 두 권과 『유이태효행장』 그리고 『유이태유고』를 보여 주었다. 할아버님께서는 그분들에게 "책을 본 후에 마루에 두고 가시라."라고 하신 후 논으로 일하러 나가셨다. 일을 끝내고 저녁에 집으로 돌아와 보니 『유이태효행장』과 『유이태유고』는 마루에 있었으나 의서 두 권은 그분들이 가져갔다. 두 권의 책을 가져가신 분들은 반드시 돌려주어야 한다. 두 분의 아저씨(유성열, 유성호)와 형님이신 유위동으로부터 여러 차례 이 내용을 들은바 있다.

1976년 조부님께서 일생을 마감하시어 더 이상 유이태 할아버님에 관한 이야기와 가문에 대한 이야기를 들을 수 없었다. 그리고 잠시 잊고 지냈다.

1984년 봄 따뜻하고 청명한 어느 일요일 아내 한정옥과 함께 서울 남산을 구경하였다. 남산 국립도서관 앞에서 아내에게 초등학교 5학년 때 어느 봄날 학교 수업이 끝나고 집으로 돌아가는 도중 생림다리에서 어느 할아버님과의 나누었던 문답(問答) 내용, 조부님께서 말씀하신 유이태 할아버님 이야기와 1975년 '드라마 <집념>'이 방영되었을 때 큰집으로 편지가 왔었던 일들을 이야기해 주었다. 그 날 아내와 함께 국립도서관에 소장된 문헌에서 유이태 할아버님과 柳義泰 두 분 관련 자료들을 처음 찾아보았다. 유이태 할아버님은 문헌에 기록되어 있었으나 柳義泰는 『진주유씨족보』와 다른 문헌에 보이지 아니하였다. 이 날이 가정을 책임지고 있는 성인(成人)이 된 이후 내가 아내와 함께 유이태 할아버님의 발자취를 조사하기 위하여 떠난 첫 날이다.

1990년 『소설 동의보감』이 간행되었고 베스트셀러이었기에 구입하여 재미있게 읽었다. 이때부터 산청은 한의학의 중심지로 부각되어 국민들로부터 한의학 관련 관심을 받은 지역이 되었다.

1995년 지방자치가 시작되면서 산청군청은 한방관련 문화관광테마를 선정하여 허준과 관련된 한방 이벤트를 만들었다. 모든 정책을 결정하는 군수와 관광을 총괄하고 있는 문화관광과장의 결정으로 산청을 대표하는 의학 상징인물로 柳義泰를 선정하였다. 산청군청 공무원, 산청의회 의원 그리고 유림(儒林)에서 유이태와 유의태에 대한 논쟁이 있었다.

1999년 문화방송에서 '드라마 <허준>'이 방영되었으나 내용을 알고 있었기에 가끔씩 시청을 하였다. 드라마의 높은 시청률로 허준보다 110년 후대의 인물인 유이태는 배제되었고 산청군민들이 알고 있는 유이태 할아버님 이야기는 사라졌다.

나는 산청군청을 방문하여 문화관광과 담당 공무원(과장 김동환, 계장 김일곤)들에게 柳義泰는 실존인물이 아니라고 이야기했으나 모두 거절당하였다. 그리고 『소설 동의보감』과 '드라마 <허준>'의 영향으로 산청군청 관리들은 끊임없이 柳義泰를 부각시키고 홍보하여 유이태 할아버님의 유적지와 설화들은 柳義泰의 유적지와 설화로 바뀌었다.

'드라마 <허준>'이 방영되면서 산청군청은 柳義泰라는 인물을 산청의 의학을 대표하는 인물로 홍보하는데 더욱더 탄력을 받았고 산청을 빛낸 인물로 선정되었다. 그 당시 모 제약회사가 우황청임환 광고문에 柳義泰를 모델로 선정하여 모 일간지에 게재하였다. 돌아가신 큰집의 6촌형님(유창호)과 함께 제약회사에 항의하여 柳義泰를 광고문에서 삭제하기도 하였다.

이미 본문에 언급하였지만 1980년대 후반부터 노정우 박사를 만나려고 많은 노력을 하였으나 미국으로 이민갔다는 풍문을 듣고 하와이와 LA한인회에 전화하여 연락처를 알려고 했었다. 그러나 한인회에서는 노정우를 모른다고 말하였다. 나는 柳義泰는 허구의 인물이라는 내용을 산청군청 문화관광과 과장 김동환과 계장 김일곤에게 이야기하였다. 나의 강력한 주장에 그들은 노정우 박사의 연락처를 필자에게 알려주었다.

2000년 2월 1일 서울 강남구 포이동(현재 서초구 양재동) 삼호물산 근처의 빌딩에서 한의원을 경영하고 있던 노정우 박사와 대화를 나누었다. 그 분으로부터 柳義泰를 허준의 스승으로 발표한 경위와 자신의 오류를 인정하는 말을 들었다. 노정우 박사와의 대화 내용을 역사학자 김호에게 전하였다.

　『소설 동의보감』의 집필자 이은성은 작고하여 만나지는 못했지만 『소설 동의보감』의 발문을 쓰신 분을 만났다. 그 분을 통하여 이은성이 柳義泰에 대한 고증된 문헌이 없다는 것을 간접적으로 알게 되었다.

　1984년부터 2012년까지 유이태 할아버님의 발자취를 따라서 경남은 물론 경북, 전라도, 충청도 그리고 일본의 오사카를 다녀왔었다. 미국에 유이태 할아버님 자료를 찾기 위하여 하버드대학교와 버클리대학교의 도서관을 조사하였다.

　나는 가문에서 유이태 할아버님께서 남기신 자료를 찾기 시작하였다. 1999년 산청군 오부면 북동리에 거주하시는 종손(유금돌) 집을 방문하여 아저씨께 유이태 할아버님께서 남기신 유품들을 보여 달라고 하였다. 아저씨께서는 나에게 1940년대 초반 어느 날 사랑채에 화재가 발생하여 보관 중이었던 처방전, 저서, 고서, 침, 의술기구 등이 화재로 소실되었다고 말씀하셨다. 종손 아저씨께서는 족보가 가장 중요하다고 생각하여 족보만 챙겨 나왔다고 말씀하시었다. 만일 소장하고 있었던 유이태 할아버님께서 남기신 처방전이 불타지 아니했다면 나의 생각으로는 처방전은 문화재급이 되지 않았을까 생각해 보았다. 돌아가신 큰아버님(유성준)께서도 어린 시절에 "많은 의서, 여러 종류 침과 의술기구를 보았다."라고 나에게 말씀하셨다.

　진주에 계시는 작은할아버님(유선모)께 유이태 할아버님에 대한 이야기를 말씀드리니 할아버님께서 유이태 할아버님께서 남기신 유고(遺稿)와 예조에 올리는 『유이태 효행장』을 나에게 보내 주셔서 유품들이 있다는 것을 알게 되었다.

1999년 나는 유이태 할아버지께서 남기신 의서를 찾고 있을 당시에 드라마 <허준>이 인기리에 방영되던 1999년 7월 24일 KBS에서 역사 스페셜 "허준은 과연 스승을 해부했는가?" 편이 방영되었다. 이 방송에서 역사학자 김호는 "유이태의 저서가 있다."라고 말하였다. 그때서야 유이태 할아버님의 저서가 있었다는 것을 알게 되었다. 1975년 무단으로 가져간 의서를 보관하고 있는 사람으로 판단되어 KBS에 연락하여 김호를 만났으나 그는 유이태 할아버님의 저서를 가져간 사람이 아니고 30대 초반의 젊은 역사학자이었다. 김호로부터 유이태 할아버님이 남기신 책이 홍역 전문치료서『마진편』이란 말을 들었다.『마진편』원본을 찾으면 가장 좋겠지만 찾을 수 없었다. 그래서 항상 마음속 한편에는 진주 회춘헌약방의 박주헌 선생께 감사하고 또『마진편』을 한권을 구입하여 집안에서 가지고 있어야 하는 마음 그리고『마진편』을 가문에 소장하고 있으면 선대에서 했던 일을 기억하며 자긍심을 가질 수 있고 생각했다. 그러나 어디에서나 손쉽게 목판본『마진편』을 구할 수 있는 것은 아니었다.

　사람이 살다가 많은 사람을 만나게 된다. 많은 도움을 주는 사람과 손해를 끼치는 사람이 있는가 하면 또 커다란 감명을 주는 사람도 있다. 2001년 5월 20일 나에게 커다란 감명을 주신 매창 김영봉 선생님을 경남 고성군 고성읍 월평리 829번지에서 만났다. 농업에 종사하시고 사단법인 전국서화예술인협회 이사로서 경남 고성군 다도회 다연구인이며 소가야 서예 연구인으로 활동하신 분이다.
　우리 가문에는 유이태 할아버님의 저서 한권을 소장하고 있지 않았다. 매창 김영봉 선생님이『마진편』을 소장하고 계신다는 이야기를 통영에 계시는 종친 유철웅님으로부터 전해 들었다. 매창 김영봉 선생님을 만나게 된 경위는 유이태 할아버님 저서 때문이었다.
　매창 선생님께 "『마진편』을 번역하여 출판하려고 하는데 사진을 찍을 수 있도록 책을 빌려주실 수 있냐?"라고 여쭈었더니 "빌려주겠다."라고 말씀하셨다. 신연당 할아버님의 저서인『마진편』을 빌려서 올 수 있다는 기쁜 마음에서 서울을 출발하였다. 월평마을 입구까지 마중 나오신 그분은 정말로 순박한 모습이셨다. 매창 선생님께서는 손수 끓이신 차를 내어놓으셨다. 내가 말씀드리지 아니했는데『마진편』을 주시겠다고 먼저 말씀하셨다. 또 아무런 대가를 요구하지 않으셨다. 거창유씨 문중을 대신하여 감사드린다.

매창 선생님께서 나에게 "『마진편』은 나에게 있어서도 유명한 선생님의 책이라 보존할 값어치가 있지만 유선생에 비교해 비할 수는 없습니다. 유선생에게는 이『마진편』의 값어치가 금액으로 따질 수 없는 커다란 가치가 있는 책입니다. 지난번 전화 통화할 때 유선생이『마진편』을 재출간한다고 하셨기에 그냥 드리니 후손인 유선생이 가지고 가서서 유용하게 사용하여 주십시오. 사실 오신다는 말씀을 듣고 이『마진편』은 이제 후손에게 돌려주어야 할 때가 되었다고 생각했습니다. 내가 처음에 이것을 구입할 때 언젠가는 후손들에게 돌려 줄 것이라고 생각하며 보관하고 있었습니다."라고 말씀하셨다. 2001년 5월 20일 식사 대접도 못해 드리고 매창 선생님과 헤어져 고향 산청군 생초로 곧바로 갔다. 2001년 7월 나는 또다시 매창 선생님을 뵈러 갔었다. 그분께서 나에게 호(蒼南)와 글 한 점을 주셨다. 돌아가신 매창 선생님께 감사 인사드린다.

2001년부터 유이태 할아버님의 자료와 설화가 있다는 말을 전해 들으면 휴일에 그 지역을 방문하여 자료를 수집하였다. 부산한의사협회에 근무하시는 하형호 선생님으로부터『실험단방』필사본 복사본을 받았다. 그날 그분과 함께 부산 시내 여러 한의원을 방문하여『실험단방』원본을 찾으려고 노력하였으나 찾지 못하였다. 실험단방 원본을 찾으려고 부산 시내 한의원을 함께 다닌 하형호 선생님께 감사 인사드린다.

박사과정 동안 조선의 명의 이름들이 전통 민속 노래에 채록되어 있는지를 확인하였다. 문화방송에서 남한 전역에서 민속 민요를 채록한 바 있다. <한국민요대전(1)>에는 명의의 이름이 채록되어 있는 민속노래(강강술래)가 있다는 것을 알게 되었다. 강강술래에는 조선의 명의 중 유일하게 유이태 할아버님만 채록되어 있었고 중국의 명의는 화타와 편작 두 분이 채록되어 있었다. 이 노래를 통하여 유이태 할아버님께서는 일생동안 민초들과 생사고락(生死苦樂)을 같이하였고 그들과 애환(哀歡)을 나누었던 것을 짐작하게 하였다. 강강술래가 채록된 날자는 1984년 10월 3일이고 채록자는 마산 MBC 전정효 PD이며 채록 장소는 거제군 장목면 시방리로서 노래를 부른 분은 당시 나이 79세의 양또순 할머니이었다. 이 노래 Tape를 구하려고 문화방송에 전화했으나 구할 수 없었다. 3개월간 노력하여 채록자 전정효 선생님과 연결이 되었다. 전정효 선생님께 Tape 복사를 부탁을 하였더니 귀중한 Tape 원본을 나에게 보내 주셨다. 이 녹음 Tape는 의사학(醫史學)의 귀중한 자료이다. Tape을 보내 주신 전정효 선생님께 감사 인사드린다.

1990년 이은성 집필『소설 동의보감』이 밀리언셀러가 되면서 산청이 한의학으로 널리 알려졌다. 1995년 우리나라에 지방자치가 시작되었다.『소설 동의보감』으로 널리 알려진 산청군은 허구의 인물 柳義泰를 산청의 의학인물로 선정하여 한방단지를 땅을 마련하여 그 땅에 한의학박물관을 건립하였다. 박물관이 건립되자 산청군청은 柳義泰 영정을 전시하였다. 1999년 '드라마 <허준>'이 63.7%의 시청률을 기록하여 산청이 한의학의 성지로 널리 알려지게 되었다.

2000년 산청 단성에 거주하는 향토사학자 손성모가 柳義泰 출생년도와 출생지 그리고 의술활동을 했다는 것을 서술한 산청의 향토사『선비의 고장 산청의 명소와 이야기』를 집필하여 간행되었다.

2000년 '드라마 <허준>'이 방영되고 있을 때 집필가 최완규에게 柳義泰는 허구의 인물이라는 말을 전하기 위하여 문화방송에 두 차례 전화하여 나의 전화번호를 남겼다. 그러나 그는 전화를 걸어오지 아니하였다.

그 당시 주말에는 자료를 수집하기 위하여 서부 경남을 방문하였다. 금서면 화계 외갓집을 방문하였는데 외종조부님(강무성)으로부터 커다란 꾸중을 들었다. 어떻게 조상의 이름도 빼앗기냐고 꾸중을 하시면서 자신이 전수받은 유이태의 처방으로 치료한 경험과 왕산약수터의 '장군수약수터' 설화를 말씀해주셨다.

이 약수터를 산청군청이 '柳義泰약수터'로 만들었다. '柳義泰약수터' 안내판의 설화는 산청군지에 채록되어 있는 '천년두골만년수'이다. 산청군수에게 약수터 이름을 바꾸어 달라고 편지도 보냈고 만나서 이름을 바꾸어 달라고 요청했으나 꿈적도 하지 아니하였다. 오히려 산청군수는 柳義泰가 금서면에서 의술 활동을 하였다고 강변했다.

2001년 11월 3일 『두산백과사전』에서 유이태 할아버님이 생몰년 미상의 정조대 의학자로 알리고 있었다. 장호철 선생께 사실이 잘못되어 있다고 편지를 보냈다. 『두산백과사전』에서 관련 근거를 요청하여 유이태 할아버님 기록을 보냈더니 1개월 이후에 수정하여 주었다. 현재 『두산백과사전』에서 서비스하고 있는 내용이다.

『한국민족문화대백과사전』에서 유이태 할아버님이 생몰년 미상의 정조대 의학자로 알리고 있었다. 2002년 6월 24일 한국정신문화연구원 장노현 선생에게 유이태 할아버님 관련 역사적 자료를 보냈다.

2004년 5월 16일 MBC 생방송 퀴즈에 '허준의 스승은 누구인가?'가 나왔다. 답을 '유의태'라고 말한 출연자를 정답자라고 말하였다. 담당 PD에게 e-mail을 보내 잘못된 것을 지적하였다. 담당 PD는 답변을 보내 왔다.

From: 아정 [mailto : vxxxxxl@hanmail.net]
Sent: Tuesday, May 18, 2004 11:57 AM
To: chyoo@xxxxxx.co.kr
Subject: 안녕하세요? MBC 〈생방송, 퀴즈가 좋다 II〉 입니다.

문제 정답의 시비(是非)로 인해 시청자 분들에게 혼선을 빚은 점 대단히 사과드립니다. 5월 16일에 1단계 문제로 출제됐던 "스승과 제자를 묻는 질문"에 대한 답변입니다. 2번 예문으로 나왔던 유의태와 허준은 소설, 드라마 상에서 스승과 제자로 소개됐던 것을 제작진이 오인해 문제를 출제했던 것입니다. 그래서 정답으로 방송했던 설리반과 퀴리부인은 명확하게 잘못 짝지어진 것이고, 허준과 유의태는 허구상의 스승과 제자였던 것입니다. 그래서 정답은 2번과 4번이 맞습니다.

유철호님,
잘못된 문제로 인해 누를 끼쳐드려서 죄송합니다.
그리고, 좋은 지적 해 주셔서 고맙습니다.
앞으로도 저희 방송에 대한 따끔한 질책 부탁드리며, 더욱 노력하는 〈생방송, 퀴즈가 좋다 Ⅱ〉가 되겠습니다.

2004년 산청군청은 柳義泰를 한의학의 위대한 인물로 만들기 위하여 류의태·허준 상(賞)을 제정하였다. 한의학 발전에 공헌한 분을 선정하여 몇 년 동안 류의태·허준 상(賞)을 수여하면서 상패와 많은 금액의 상금을 주기도 하였다. 국민의 혈세가 엉뚱한 곳에 쓰이고 있었다.

2005년 산청군청은 산청한방단지 내에 허구의 인물 柳義泰의 가묘, 묘비석, 동상, 기념비를 세웠다. 『묘갈문』에는 柳義泰를 『동의보감』 편찬자 허준의 스승으로 기록하였고 기념비에는 柳義泰를 살신성인의 스승이라는 칭송하는 글이 적혀 있다. 시인들은 柳義泰를 기리는 글을 기념비에 남겼다. 산청군청은 매년 한방축제가 열리는 첫날에는 허구의 인물 柳義泰의 가묘와 동상 앞에서 제(祭)를 지내고 있다. 허구의 인물 柳義泰의 가묘와 동상 앞에서 제(祭)를 지내는 행사를 하는 것에 납득할 수 없었다.

2005년 11월 2일 부산일보에서 유이태와 유의태 논쟁을 이야기하였다. 부산대 이종봉(사학과) 교수는 유이태는 『소설 동의보감』에서 허준의 스승으로 등장한 유의태의 실존 모델일 가능성이 높다고 주장하였고 "허준이 산청에서 의술을 공부했다는 기록도 찾아볼 수 없다."라고 지적했다. 그러나 산청군의 향토사학자 손성모씨는 이에 대해 "유이태와 유의태는 이름이 비슷해 산청과 거창 등지에는 '유이태가 백여우로부터 구슬을 얻어 신통한 의술을 얻었다.'는 내용 등 수많은 전설과 일화가 섞여 떠돌고 있다."라며 "조선 숙종 때 유이태 이외에 조선 선조 때 허준 선생의 스승인 유의태라는 사람도 실존했다."라고 주장했다. 손성모는 "유의태가 산청군 신안면 하정리 상정(옛지명 丁台) 출신으로 서자였다." "유의태는 재주는 뛰어났지만 서자 출신으로 정상적인 공부를 못하고 의술을 전공해 이름을 날렸다."라고 한다. 손성모는 "허준 선생이 유의태의 제자로 오게 된 것도 허준의 할머니가 정태 출신이고 가까운 친척이었기 때문"이라며 "허준의 할머니는 허준의 재주가 아까워 유의태 선생에게 보내 의술 공부를 시켰고 유의태 선생도 동병상련의 처지라 허준을 제자로 삼았다."라고 설명했다. 이 교수는 "유이태가 서부경남지역 민초들의 질병 극복에 기여한 점은 높이 평가해야 한다."라고 지적했다.

2005년 12월 역사학자 48인이 글을 썼고 대구사학회에서 『영남을 알면 한국사가 보인다』라는 책을 푸른역사출판사를 통하여 간행했고 유이태 할아버님이 수록되어 있었다. 이 책은 신라시대부터 현대에 이르기까지 정치·경제·사회·문화 분야에서 탁월한 업적을 남긴 56名이 기록되어 있다.

2006년 2월 우석대 교양학부에서 풍수학(風水學)을 가르치는 김두규 교수와 함께 산청군 생초면 갈전리 산35-1번지 유이태 할아버님의 묘소를 참배하였다. 김두규 교수께서는 『주간동아』 526호(2006년 3월 14일)에 유이태 할아버님 <묘소 답사기>를 기고하였다.

2007년 2월 출판사 살림에서 『조선의 명의들』이 간행되었고 일곱 분의 명의들이 수록되어 있는데 그 중에 한분이 유이태 할아버님이었다.

2009년 12월 산청군청은 유이태의 유적지와 설화들을 柳義泰 유적지와 설화로 바꾼 『산청의 한의학 전통과 한의약 문화연구』와 유이태 할아버님의 설화들을 柳義泰 설화로 바꾼 『지리산 산청 약초와 민간요법 기행』을 간행하였다. 산청군에 채록된 적이 없는 柳義泰 설화를 만들어 『허준과 류의태 이야기』를 간행하였다.

2009년 봄 어느 날 김호 교수가 국립중앙도서관에 『인서문견록』이 있다는 말을 하였다. 국립중앙도서관을 방문하여 『인서문견록』 복사를 요청하였으나 해외 영인본(影印本)이라 복사가 불가능하다는 답변을 받았다. 국립중앙도서관에서 『인서문견록』 소장기관인 오사카 행우서옥의 주소와 전화번호를 알려주었다.

행우서옥에 십 수차례 전화를 하였으나 일본말을 하지 못하는 필자와 영어 회화를 못하는 행우서옥 직원과의 대화가 불가능하여 e-mail로 의견을 교환하였다.『인서문견록』을 복사하여 보내 주겠다는 e-mail 답신을 받지 못하여 일본어 교사로 재직하고 있는 조카 유행민의 도움으로『인서문견록』복사 요청하는 일본어 편지를 작성하여 2009년 9월 16일 행우서옥에 보냈다.

2009년 10월 16일 행우서옥으로부터『인서문견록』복사해 주겠다는 답장 편지를 받았고 e-mail로 행우서옥을 방문하겠다는 편지를 보냈더니 방문을 승인하는 편지를 보내왔다.

2010월 3월 14일 서울을 출발하여 동경에 도착하여 지인을 만난 후 신칸센을 타고 오사카에 6시에 도착하였다. 일본에서 태어나서 성장하고 오사카 야호시에 살고 있는 나이 동갑의 7촌 당숙을 만났다. 호텔에서 하루 밤을 지내고 다음 날 아침 행우서옥을 방문하였다. 행우서옥의 사서들이『인서문견록』을 보여주었는데『인서문견록』을 처음 보니 나에게 말할 수 없었던 기분이었다. 행우서옥의 사서가 나에게 행우서옥에 소장되어 있는 일본뿐만 아니라 조선과 중국의 수많은 문헌들을 수록한『장서목록』1권을 선물로 주었다. 그날 저녁 오사카 간사히 공항을 출발하여 서울에 도착하였다. 2010년 3월 26일 행우서옥에 송금하여 2010년 4월『인서문견록』의 복사본을 받았다.

2010년 5월 17일 한국학중앙연구원 양창진 실장에게 유이태 할아버님의 내용이 사실과 다르니 수정해 달라는 두 번째 요청 메일을 보냈다.

2011년 8월 18일 한국한의학연구원 동의보감사업단장 안상우 박사께서 유이태 할아버님 저서『실험단방』을 국역하였다는 메일을 받았다. 서초동 안상우 박사의 사무실을 방문하여 국역『실험단방』1권을 받아 관심 깊게 읽었다. 안상우 박사께 감사 인사드린다.

2011년 9월 3일 유이태 할아버님의 고조부로서 함양군 안의 황석산성에서 왜병과 싸우다가 순절하신 의병장 현보 유명개 할아버님께서 나라로부터 감찰 벼슬을 받은 기록을『승정원일기』에서 발견하여 가문에 알렸다.

2011년 9월 10일 산청군청 문화관광과장 조성제와 대화를 나누었다. 그에게 柳義泰는 허구의 인물이므로 역사적 사실이 다르다고 말하였다. 그는 柳義泰가 실존하였다고 주장하였다.

2011년 11월 5일 거창군 위천면 면장 신판성이 유이태 할아버님의 유적지 사진들을 보내왔다.

2012년 3월 유이태 할아버님의 의서『마진편』을 연구하기 위하여 경희대학교 대학원 박사과정에 입학하였다.『마진편』에는 홍역 치료경험 사례가 두 개가 기록되어 있다. 하나는 홍역이 창궐하였을 때 산청의 어느 절의 중들이 홍역에 걸렸는데 물로 홍역을 치료하였다는 경험 사례이고 또 다른 하나는 홍역에 걸린 14살 처녀가 입에서 연기가 나오는 것을 치료한 경험 사례이다. 이 내용은 설화로 변형되어 산청지방에 전해 내려오고 있고 채록된 설화는 이 책의 본문에 수록하였다.

2012년 4월 19일 柳義泰 가묘『묘갈문』에 기록되어 있는 진주류씨 류근모에게 편지를 보내 柳義泰 실존 관련 자료를 요청하였으나 그의 답변이 없어 추가로 두 번의 편지를 보냈으나 아무런 답변이 없었다.

2012년 5월 산청군청에서 2009년에 발간한『산청의 한의학 전통과 한의약 문화연구』책자를 입수하였다. 2009년 12월에 발행된 이 책에는 유이태 할아버님의 모든 사적과 설화들이 류의태(柳義泰) 사적과 설화들로 바뀌어져 있었다. 일반인들의 납득할 수 없는 왜곡이었다.

2012년 5월 광주의 모대학교 교수는 유이태 할아버님을 영정조대에 활동한 학자로 사실과 다르게 논문을 발표하였다. 사실과 다르다고 이야기 했으나 그 분께서는 자신의 주장이 올바르다고 답변하였다.

어느 학자의 논문과『한국민족문화대백과사전』의 내용들이 유이태의 역사적 사실과 달랐다. 잘못된 내용들을 바로 잡고자 고증된 문헌을 바탕으로 논문을 준비하였다.

2012년 11월 11일 『한국의사학회지』 2012년 11월호에 '『麻疹篇』 저자와 저술시기에 대한 고찰.'을 발표하였다. 논문을 투고하기 전날까지 전해지는 3권의 저서만을 남기셨는지 아니면 종손아저씨께서 말씀하신 다른 의서를 남겼는지 판단할 수 없어 깊은 고민에 빠졌다. 그날 밤 꿈에 유이태 할아버님께서 나타나셨다. 유이태 할아버님께 "몇 권의 저서를 남기셨습니까?"라고 여쭈었더니, 나에게 "애야! 나는 여러 권의 저서를 남겼다."라고 말씀하셨다. 그래서 나는 "여러 권의 저서를 남겼다."라고 발표하였다. 일반 사람들은 이 이야기를 들으면 "웃기고 있다."라고 말할 것이다. 이 이야기를 경인교육대학교 김호 교수님께 말하였던바 "비슷한 꿈을 꾼 적이 있다."라고 나에게 말하였다.

　2012년 12월 31일 산청군 신안면 원지를 방문하여 류근모를 만났는데 나에게 2005년에 간행된 『진주류씨족보』에 柳義泰가 등재된 페이지를 보여주었다. 그에게 柳義泰 실존 근거 문헌을 요청한바 그는 "중앙에 가면 자료가 있다."라고 말하였다.

　2013년 5월 어느 날 경기도 광명시에 소재하는 진주유씨종친회를 방문하여 진주유씨 가문에서 간행한 모든 『진주유씨족보』를 열람을 요청하였다. 광명시의 진주유씨 종친회 사무실에 있던 분들은 필자에게 "선생이 찾는 『진주유씨족보』들은 이곳에 없고 강동구 천호동에 소재하고 있는 진주유씨 종친회를 찾아가라."라고 말하였다.

　2013년 6월 4일 강동구에 소재하고 있는 진주류씨 종친회사무실을 방문하여 1804년, 1845년, 1874년, 1918년, 1983년에 간행된 『진주류씨족보』에 柳義泰가 등재되어 있는지를 확인하였다. 柳義泰는 1762년에 간행된 최초 족보에서부터 1983년에 간행된 『진주류씨족보』에 이름이 등재되어 있지 않은 것을 확인하였다.

　2013년 6월 12일 군포시 당정동 음식점에서 유이태 할아버님께서 생을 마감했을 때 『만시』를 보내온 진사 유래의 10세 종손 류진상을 함께 만났다. 이때 2009년 12월 19일 조선일보에 "柳義泰가 방송에 나오는 것을 보고 『진주유씨족보』에 등재하였다."라고 인터뷰한 『진주유씨족보』 전문가 류보형을 만났다. 그는 진주유씨에 관련하여 많은 내용을 알고 계신 분이었지만 柳義泰의 실존 근거를 나에게 제시하지 못했고 조선일보에 인터뷰한 내용만을 말씀하셨다.

두 번에 걸쳐『한국민족문화백과사전』에 유이태 할아버님 관련 내용을 수정하여 달라는 요청을 했으나 수정하여 주지 않았다. 2013년 각종 참고문헌을 한국학중앙연구원『한국민족문화백과사전』편찬실에 보내서 유이태 할아버님 내용 수정을 요청하였다.

2013년 6월 28일 조선일보 편집국 대중문화부 최홍렬 기자가 조선일보에 사실과 다르게 柳義泰약수터를 소개하였다. 이 약수터는 유이태의 '장군수 약수터'이다. 조선일보 최홍렬 기자에게 사실이 다르다고 메일을 보냈던바 최홍렬 기자로부터 답신이 왔다.

From: 최홍렬 [mailto : xxxhoi@chosun.com]
Sent: Thursday, June 27, 2013 9:51 AM
To: chyoo@xxxxxxx.co.kr
Subject: Re:조선일보 편집국 대중문화부 최홍렬 기자님 : "心身 고달픈 그대, 지리산 동쪽 끝으로 오라" 기사 소감

제 기사를 읽어주시고 관심을 보여주셔서 감사드립니다. 기사에서 언급되었듯이 산청 동의보감촌 등지에서 오는 9월 세계전통의약엑스포가 열리는 것을 계기로, 그 행사장과 주변 유적·관광지를 둘러보는 내용이었습니다. 이 엑스포는 동의보간 발간 400주년을 맞아 열리는 행사이고, 행사가 열리는 동의보감촌에서 가까운 곳에 허준선쟁의 스승인 유의태 선생이 한약제조에 사용했던 약수터가 있다는 말을 듣고 사진기자와 함께 그곳을 찾아가서 사진도 찍고 기사에도 소개한 겁니다. 제가 한약 전문가가 아니라서, 유이태 선생이나 이 약수터에 대한 고증된 자료를 별도로 가지고 있는 것은 아닙니다. 저는 전통의약에 대한 큰 행사가 열리는 행사장을 방문한 후 이 약수터도 같이 둘러보면 좋을 듯 해서 소개했습니다. 감사합니다.
조선일보 최홍렬 드림

From : 유철호 〈xxyoo@xxxxxxx.co.kr〉
To : 〈xxxxxx@chosun.com〉
Date : 2013-06-27 09:38:21
Subject : 조선일보 편집국 대중문화부 최홍렬 기자님 : "心身 고달픈 그대, 지리산

동쪽 끝으로 오라" 기사 소감
최홍렬 차장님/편집국 대중문화부(xxxxx@chosun.com)

안녕하세요.
저는 1980년부터 조선일보를 구독하여 온 애독자입니다.
산청의 名醫 新淵堂 劉以泰記念事業會를 운영하는 담당자 입니다.
劉以泰 선생님은 숙종 醫術의 고명함이 전국적으로 알려져 國王의 부름을 받고 肅宗 36년(1710)과 39년(1713) 議藥同參(승정원일기 기록)에 참가하여 國王 병을 치료한 功勞로 崇祿大夫 安山郡守(태의원선생안 기록)를 받았으나 固辭하고 山淸으로 돌아와 貴賤, 貧富, 親疎, 男女老少, 民官을 구분하지 않고 모든 병든 환자를 치료하였습니다.
오늘 아침 조선일보 "心身 고달픈 그대, 지리산 동쪽 끝으로 오라" 기사를 잘 읽었습니다. 기사에 동의보감 편찬자 허준 선생 스승으로 유의태(柳義泰)를 언급하셨습니다. "동의보감촌 인근에는 가야의 마지막 왕인 구형왕의 무덤으로 전해오는 구형왕릉(仇衡王陵)이 있다. 경사진 산비탈을 그대로 이용해 우리나라에서는 유일하게 돌을 계단식으로 쌓아올렸다. '동의보감'을 쓴 허준의 스승인 유의태 선생이 한약제조에 사용했다는 약수터도 같이 둘러보면 좋다. 여름에는 차고 겨울에는 따뜻한 한천수(寒泉水)로, 위장병과 피부병에 효험이 있다고 한다." "허준의 스승인 유의태"에 대한 고증된 기록이 있는지 궁금합니다. 있다면 그 출전을 밝혀 주시길 요청 드립니다. 또한, 어떤 연유로 유의태를 기사화되었는지가 궁금합니다. 류의태 약수터의 사진도 있었는데 그 고증된 근거가 있는지 궁금합니다.

2013년 6월 28일 산청군청 문화관광과를 방문하여 조성제 과장에게 세계 산청 한의약 엑스포 이전에 왜곡된 내용을 역사적인 사실로 변경하여 달라고 요청하였다. 그는 답변을 하지 않고 "동의보감촌 내의 한 목조 건물에 유이태 선생 이름의 현판을 배당하겠다." "이름을 어떻게 지었으면 되느냐?"라고 내게 물었다. 나는 "신연당이 좋겠다."라고 말하였다. 그래서 동의보감촌에 '신연당루' 현판이 붙여지게 되었다.

2013년 7월 27일 생초면 사무소에서 '산청의 명의 유이태 생애' 세미나가 개최되었다. 생초면민들 뿐만 아니라 서울, 부산, 진주, 거창 등 여러 지역에서 많은 사람들이 참석하였다. 그러나 허구의 柳義泰 홍보에는 적극적이며 한의학의 성지로 나아가는데 열성을 보였던 산청군수와 산청군청의 문화관광과 공무원 어느 누구도 참석하지 아니했다. 이러한 산청군수와 담당

공무원들의 행동에 이해가 되지 아니하였다.

2013년 8월 6일과 30일 산청군수에게 柳義泰 설화와 민담에 대한 공개토론을 요청하는 공문을 보냈더니 2013년 9월 10일 산청군수는 "공개토론을 검토한바 없다."라고 답변서를 보내 왔다.

진주 '논개가락지의 날' 운영위원회에서 "올해의 인물로 유이태 할아버님이 선정되었다."라고 연락이 왔다. 2013년 8월 8일 진주성 내에 소재하고 있는 박물관 앞에서 행사에 참석하여 '가락지'를 받아왔다.

2013년 9월 24일 산청의 전설과 설화를 모은 향토사 『선비의 고장 산청의 명소와 이야기』 책자에 柳義泰의 출생년도와 출생지를 밝힌 산청의 향토학자 손성모에게 전화 통화 그리고 그에게 편지를 보내서 柳義泰의 실존 근거에 대하여 질문하였다. 그분께서 1999년 당시 산청군수 권순영의 향토사 집필 권유에 따라 당시 문화관광과장이던 김동환이 제공한 노정우가 쓴 『인물한국사』의「허준 약전」자료를 바탕으로 柳義泰에 대하여 글을 썼다는 내용증명 편지를 보냈고 또 전화를 걸어와서 소상히 밝혔다. 그리고 자신이 겪은 것이 아니라고 편지와 전화통화의 말미에 말하였다.

2013년 8월 26일자 조선일보 조용헌 살롱에 산청군 금서면 왕산의 약수를 소개하였다.

> "(전략) 왕산의 정기는 산 중턱에 있는 샘물에 있었다. 허준의 스승이었던 전설적인 명의 유의태(柳義泰)가 환자를 치료할 때 사용했다는 약수이다. 위장병에 좋다고 소문이 나 있다. 죽염으로 유명했던 인산 김일훈 선생도 생전에 이 약수를 여러 번 이야기한 적이 있다. 나도 전국을 다니면서 내노라하는 약수를 삼켜 보았지만, 이 유의태 약수는 세 바가지를 들이켜도 조금 지나면 더 먹고 싶은 욕구가 생기는 샘물이었다. (하략)"

이때 나는 미국에 출장 중이었다. 진주에 계시는 작은할아버님(유선모)께서 국제전화를 하셔서 "조선일보에 사실과 다른 柳義泰약수터를 소개하고 있다. 어떻게 된 일이냐?"라고 말씀하셨다. 나는 미국에서 조용헌 박사에게 e-mail을 보내서 柳義泰약수터의 출전 근거를 요청하였으나 그분은 나에게 柳義泰약수터의 출전 근거를 보내지 아니했고 답변이 없었다.

2013년 9월 6일부터 10월 20일까지 산청동의보감촌에서 『동의보감』 발간 400주년을 맞아 한국 전통의학의 우수성을 세계에 알리기 위해 '한방과 힐링'을 테마로 열렸다. 산청동의보감촌 한의학박물관 관람실에 『한국구비문학대계』에 채록되어 있으며 대한민국의 백과사전에 수록되어 있는 '유이태탕'을 '초객탕'으로 바꾸어 전시하고 있었다. 산청군청과 엑스포조직위원회에 민원서류를 보내 사실이 다르니 바꾸어 달라고 요청하였다. 엑스포조직위원회는 2개월이 지난 후에 '초객탕' 소개문을 철거하였으나 산청군청은 '유이태탕' 소개문을 한의학박물관에 전시하지 아니했다. 산청군청은 유이태 선생님이 산청의 의학인물로 부각되는 것을 막았다.

박사과정에 입학하여 2012년 5월부터 『인물한국사』, 『소설 동의보감』, 『한국구비문학대계』를 비롯한 설화집, 『진주류씨족보』, 산청군청에서 발행한 문헌에 기록되어 있는 유의태(류의태·柳義泰)가 실존인물 여부를 연구하였다. 그리고 실존인물 유의태와 유이태(류이태·柳爾泰)를 연구한 「조선의 명의 유이태(劉以泰·劉爾泰) 연구」 논문을 『대한한의학원전학회지』에 발표하였다. 학회지에 발표된 날자는 2013년 11월 15일이다. 이 논문에서 "柳義泰는 실존인물이 아니고 유이태에서 파생된 이름이다"라는 것을 학술적으로 입증하였다. 이 논문을 산청군청을 비롯한 여러 단체에 발송하였고 또한, 산청군청에 고증된 자료를 보내서 왜곡된 내용을 바로잡아 달라고 요청했다.

『설화에서 현실로 나온 산청의 신의 劉以泰』를 간행하였다. 산청군청과 각 면사무소에 이 책들을 배포하였다.

2014년 2월 21일 4성(星)장군으로 3군사령관을 지내셨고 유이태기념사업회 회장님이신 아저씨 유재열(유이태 10세손)과 함께 산청군수실에서 산청군수 이재근과 문화관광과 공무원들을 만났다. 유재열 회장님께서 이재근 산청군수와 산청군청 공무원들에게 왜곡된 내용을 바로 잡아달라고 간곡히 말씀하셨다. 그러나 산청군청 공무원들은 柳義泰 설화와 민담이 있다고 주장하면서 산청군청에서 왜곡한 내용들을 바로잡아 주지 아니하였다.

2014년 3월 11일 거창군수 이홍기가 유이태 할아버지 생가 복원을 상의하고자 거창군청 방문을 요청하였다. 진주시청 총무국장을 지내신 당숙 유한준(유이태 10세손)과 함께 거창군청을 방문하였다. 이홍기 군수께서는 유이태 선생님의 생가(生家) 복원을 검토하겠다고 나에게 말하였다.

2014년 9월 29일 유이태기념사업회에서는 변호사를 선임하여 산청군청에 인물 역사를 왜곡한 내용의 시정조치를 요구하는 공문을 발송한 바 있다. 산청군청은 고증이 확정될 경우에 그 결과에 따라 조치할 계획이란 답변을 보내온 이후 아무런 시정 조치를 하지 않았다.

2014년 11월 11일 박사학위 논문을 쓰던 기간에 여론기관 윈스리서치를 통하여 "허준의 스승은 누구인가?"를 여론조사 한 바 있다. 의서『동의보감』의 편찬자 허준의 스승을 알고 있는 대한민국 국민들의 81%가 유의태·류의태·柳義泰를 허준의 스승으로 답하였다. 드라마와 소설에서 살신성인(殺身成仁)의 명의(名醫)로 묘사된 허구의 인물 柳義泰가 의서『동의보감』의 편찬자 허준 선생의 스승으로 대한민국에 널리 알려져 있으니 참으로 기막힌 일이다.

2015년 2월 경희대학교 대학원에서『유이태 생애와 마진편 연구』로 박사학위를 받았다. 논문 내용은 유이태 할아버지의 생애, 柳義泰는 유이태에서 파생된 이름이며, 유이태 할아버지께서 저술하신 의서『마진편』의 연구이다. 산청군청에 박사학위 논문을 보낸 바 있다.

2015년 2월 19일은 민족의 명절 설날이다. 설날 오전 집안의 송정에 살고 있는 동생 유위상(유이태 11세손)과 함께 산청군 생초면 갈전리 산35-1번지에 잠들어 계시는 유이태 할아버지 묘소를 참배하여 박사(博士)학위를 받은 사실을 말씀드렸다. 그날 오후에는 응봉산에 잠들어 계시는 증조부님(유상귀)과 조부님(유우윤) 묘소를 참배하여 박사학위를 받은 사실을 말씀드렸다.

2015년 5월 3일 연합뉴스에서 柳義泰는 허구의 인물이라는 기사를 발표하였다. 산청군청은 "지방자치단체에서 관광지를 개발할 때 실존 인물의 정확한 역사적 사실을 근거로 삼지는 않으며 상당수가 허구도 포함돼 있다."라고 주장하며 자신들이 잘못한 내용들을 바로잡지 않았다.

『한국민족문화대백과사전』에 유이태 할아버님을 생몰년 미상의 정조대 의원으로 서비스하고 있다. 2015년 5월 17일 생몰년과 저서 등 관련 자료를 보내서 수정을 또다시 요청하였다.

   2015년 5월 22일 유이태 사적을 柳義泰사적으로 만든 산청군청 담당자들에게 柳義泰가 실존했다는 고증된 근거를 제시할 수 있는 반론권을 주기 위하여 편지를 보냈으나 柳義泰의 실존근거를 보내오지 하였다.

   2012년 4월 2일부터 2015년 11월 6일까지 전현직 산청군수와 문화관광과 공무원들에게 56회 편지를 보내 유이태·류의태·柳義泰의 실존근거 요청 및 왜곡한 내용을 바로잡아 달라고 말하였다. 2015년 5월 26일 묘금도 유씨 종친 746명이 왜곡된 내용을 바로잡아달라는 진정서를 산청군수에 보냈다. 진정서와 고증된 자료와 학술 논문을 받았음에도 불구하고 담당공무원들은 요지부동이었다.

   조카인 종손 유인도(유이태 12세손)가 유이태 할아버님의 후손들을 대표하여 국민의 권익을 보호하는 국민권익위원회(신문고)를 통해 고증된 문헌과 학술 논문을 교육과학부, 문화관광체육부, 행정안전부와 경상남도에 왜곡된 역사를 바로잡아달라고 요청하였다. 그것도 한 번도 아니고 17회이었다. 정부기관에서 모든 민원문서들을 산청군청으로 이관하였다. 그러나 산청군청은 자신들이 왜곡한 내용들을 현재까지도 사실에 따라 바로 잡아주지 않고 있다.

   산청군청 실무담당자들은 설화와 민담이 있다고 주장하고 있다. 왜곡된 내용들을 바로잡기 위한 공개토론을 하려고 산청군수에게 전화와 편지로 면담을 신청했었다. 공개토론 비용을 필자가 부담하겠다고 말하였으나 산청군청에서 공개토론 제안을 거절하였다. 산청군수는 현재까지도 면담 요청에 대한 답변을 보내지 않고 있다.

잘못된 여러 내용들을 바로 잡아달라는 내용의 민원서류를 산청군청에 보내면 문화관광과, 동의보감촌 관리사무소, 산림녹지과, 기획관리실에서 서로 미루어 왔었고 바로 잡아주지 않고 있다.

柳義泰의 실존을 주장하는 산청군 전현직 군수와 문화관광과 전현직 책임자들에게 책을 집필하기 전에 반론권을 주기 위하여 편지를 보낸바 있다. 그러나 어느 누구도 필자에게 자신이 역사적 사실을 왜곡하였던 당시의 불가피한 이유를 밝힌 답변 편지를 보내지 않았다.

허구의 인물 柳義泰를 실존인물로 만들어 柳義泰의 유적지(가묘·묘비·동상·기념비·약수터) 조성하였으며 柳義泰의 영정을 전시하였고 柳義泰를 산청을 빛낸 인물 선정하여 홈페이지 게재 등에는 적극적으로 나섰던 산청군청이다. 그러나 산청군청 문화관광과 담당자들은 자신들이 잘못하면 만든 '류의태(柳義泰)'를 실존의 인물인 유이태로 바로잡는 일에는 매우 부정적 태도로 일관하고 있다.

2015년 11월 30년간 수집한 자료를 바탕으로 "허준의 스승이라는 柳義泰는 허구다!"를 『월간조선』 11월호에 기고하였다. 이 <기고문>의 내용은 柳義泰가 『동의보감』의 편찬자 허준의 스승이 아니라는 것이다. 국민들에게 柳義泰는 유이태에서 파생된 인물임을 언론을 통하여 직접 알렸다.

2016년 1월 7일 배상현 선생께서 전화가 왔다. 그는 '디지털거창문화대전' 편찬 용역을 받아 만들려는 분으로 유이태 할아버님 관련 자료를 요청하여 보내 주었다. 그리고 집필이 필요하다면서 경인교육대학교 김호 교수 소개를 요청하여 전화번호를 알려주었다.

2016년 1월 20일 국민들에게 유이태 할아버님이 어떤 분인가를 알리기 위하여 『조선의 名醫 유이태(劉以泰)와 허준의 스승이라는 류의태(柳義泰)는 누구인가?』 책자를 간행하였다. 산청군에는 1개 마을에 2권 그리고 산청군청 공무원과 면사무소 공무원에게 1인당 1권을 기증을 결정하였다.

2016년 1월 22일 『조선의 名醫 유이태(劉以泰)와 허준의 스승이라는 류의태(柳義泰)는 누구인가?』 책을 생초면에 70권, 오부면에 60권, 동의보감사업소에 10권을 배포하였다. 그리고 산청군청 문화관광과 담당자들에게 왜곡한 내용을 공부하도록 30여권을 가져갔다. 구입해 달라는 것도 아니고 무상 기증이었다. 그러나 문화관광과 담당계장은 나에게 "필요 없으니 3~4권만 남겨두고 모두 가져가라."라고 말하여 문화관광과 사무실에 5권을 남겨두고 나왔다. 이것이 국민들에게 봉사하는 공무원 자세인지 이해가 되지 않았다. 모르면 공부하여 배우고 잘못된 것이 있으면 시정하여야 하는 것이 올바른 공무원 자세가 아닐까?

2016년 1월 23일에는 산청읍사무소 100권, 산청의료원 20권과 금서면사무소 80권을 배포하였다.

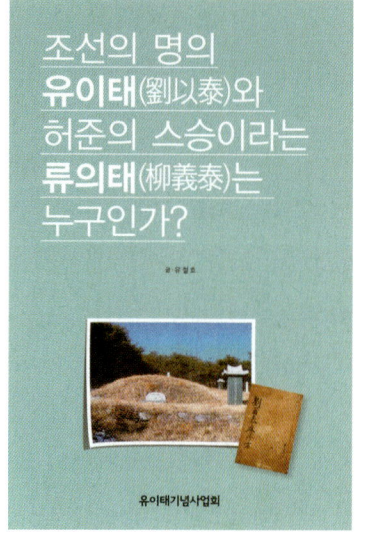

2016년 2월 27일 단성면사무소 90권, 삼장면사무소 60권, 시천면사무소 60권, 생비량면사무소 50권, 신등면사무소 70권과 차황면사무소 50권을 배포하였다. 이 책의 배포 목적은 산청군수가 잘못된 내용을 바로 잡아주지 않으려는 것을 공무원들과 군민들이 이 책을 읽고 군수에게 바로 잡아달라는 건의(建議)하도록 하기 위함이었다.

산청군청 공무원들은 내가 제공한『조선의 名醫 유이태(劉以泰)와 허준의 스승이라는 류의태(柳義泰)는 누구인가?』을 읽었을 것으로 본다. 그러나 그들은 왜곡한 내용을 바꾸어 주지 않고 있다. 이것이 내가 만나본 산청군 문화관광과 담당공무원들이다.

이 책에 유이태가 남긴 유적지를 기술하고 있다. 산청, 거창과 함양에 유이태 유적지가 있다. 3개 군청 홍보담당 공무원에게 전화하여 유적지 사진을 요청하였다. 거창군청과 함양군청 문화관광과 홍보담당 공무원들은 즉시 사진 파일을 보내왔다. 그러나 산청군청 문화관광과 담당자는 사진을 보내주지 아니하였다.

2016년 6월 1일 삼상화재 매거진 최성우 팀장이 삼성화재에서 사보를 만든다고 전화와 메일이 왔다. 그는 거창군을 소개하는 책자를 만들어 조선의 명의 유이태를 소개한다고 말하며 거창군청 박물관 구본영 선생으로부터 소개를 받았다고 말하였다. 그는 나에게 유이태 선생님 관련 원고 집필을 요청하였다. 평소에 내가 연구했던 논문, 간단하게 축약한 글과 유적지 소개문을 보냈다.

From: suxxxx@daum.net [mailto:suxxxx@daum.net]
Sent: Wednesday, June 01, 2016 9:36 AM
To: xxxxx@xxxxx.co.kr
Subject: [삼성화재 매거진] 유이태 선생님 자료 관련

유철호 대표님 안녕하십니까.
전화 드렸던 삼성화재 매거진 최성우 팀장입니다.
먼저 업무로 바쁘신 중에도 협조해주셔서 감사합니다.
요청 드리는 내용은 아래와 같습니다.

1) 유이태 선생님 관련 이미지 자료(사진)
　: 영정, 저서 등 가능한 다양한 사진이 있으면 좋겠습니다.
　　인쇄용으로 쓰이는 만큼 고화질 사진 파일로 부탁드립니다.
　　* 문서에 첨부한 사진 외에, 별도로 부탁드립니다.

2) 유이태 선생님 관련 글 자료
　: 원고 형태로 주셔도 무방하며, 작업이 어려우실 경우
　　자료 형태로 주시면 저희가 편집이 가능합니다.

　한글(한컴오피스) 기준
　글씨 포인트 10포인트/행간 160%/글자 수 약 3700자/200자 원고지
　약 28매

3) 글 자료의 내용은 아래와 같은 순서면 좋겠습니다.
　　1- 유이태 선생님에 대한 소개
　　2- 고향인 거창에서의 일화
　　3- 유이태 선생님을 우리가 재조명해야하는 이유

자료 마감은 가능하다면 6월 5일까지는 부탁드리고 싶습니다.

다시 한번 바쁘신 중에 도와주셔서 감사합니다.
최성우 드림

최성우 팀장 / 삼성화재 매거진 편집팀
서울 종로구 명륜동1가 26-3 도광루미네스트 2F
02-741-xxxx / 010-9439-xxxx / Fax 02-742-xxxx www.kkotimage.com

 2016년 7월 5일 함양군청에 함양의 도북마을과 황암사 사진을 요청하였는데 함양군청에서는 사진을 즉시 보내주었다. 산청군청에 전화하여 산청의 유이태 유적지 사진들을 요청했지만 산청군청 담당자는 "사진이 없으니 직접 내려와서 찍어가라."라고 말하였다.

 2016년 7월 28일 『삼상화재 매거진』 제작하는 최성우 팀장으로부터 『Now and Here 2016. Vol. 20』 책을 받았다. 2016년 7월 29일 오후 2시에 동의보감사업소를 방문하였다. 강순경 실장에게 거창군을 소개하는 책자 『Now and Here Summer 2016. Vol. 20』 1권을 주었다. 그는 많은 관심을 나타냈고 산청군도 이와같이 소개되었으면 하는 말을 하였다. 그는 산청의 문화관광 홍보에 매우 적극적이었다고 진취적인 공무원이었다.

 이날 강순경 실장, 진위종 계장, 박종구 계장, 김요한 학예사와 함께 2016년 10월 05일에 산청군청에서 주관하는 '신연당 유이태의 생애와 의약사적' 세미나를 의논하였다. 강순경 실장은 "**유이태 선생님 묘소 안내문과 이정표를 설치하겠다.**"라고 말하였다. 산청군청 공무원으로부터 처음 제안을 받았다. 그리고 8월 13일 장소를 설치장소를 의논하자고 말하였다.

 2016년 7월 29일 회의가 끝난 후 산청군청을 방문하여 문화관광과장 노용태를 만났다. 그에게 거창군을 소개하는 책자 『Now and Here Summer 2016. Vol. 20』을 보여 주었으나 전혀 관심을 나타내지 아니하였다. 문화관광을 책임지고 있는 사람이 전혀 관심을 가지지 않으니 납득이 되질 아니하였다.

 나는 그에게 세 가지를 건의하였다. 첫 번째 허구의 인물 柳義泰에 대한 각 부서에 지침을 내려 달라. 두 번째 柳義泰약수터와 약수터 이정표의 이름 변경을 요청하였다. 그는 나의 요청에 대하여 아무런 답변은 않고 "홈페이지에서 柳義泰는 모두 삭제하였다."라고 말하였다. 세 번째는 조선인 최초의 홍역전문의서 저술한 장소인 "유이태 집(혜민국)과 1714년에 건립된 유이태 서실은 매우 뜻이 깊은 곳이니 복원하자."라고 건의하였다. 그는 "문화관광과에서는 문화재만 관리하고 있으니 문화재가 아니어서 복원할 수 없다."라고 말하였다.

허구의 柳義泰를 '산청을 빛낸 인물'로 선정하여 박물관에 柳義泰의 영정 전시, 柳義泰의 묘지 조정 및 柳義泰 묘비석, 柳義泰 동상, 柳義泰 기념비 건립할 때는 아무런 검토도 없이 많은 국고를 투입했다. 그러나 허구위 인물 柳義泰의 이름 변경이나 철거는 15년이 지났건만 바로잡지 않고 있다. 산청군에는 국새전각전, 기산 박헌봉 생가, 남명기념관, 산청군목조각전수관 등이 있다. 이들을 건립할 때는 문화재라고 건립하였는지 묻고 싶다. "설화에 나오면 유적지를 건립할 수 있다."라고 주장하는 산청군청이었다. 허구의 인물 柳義泰을 산청을 빛낸 인물로 선정하여 이를 기반으로 수백억원의 나라 돈을 투입하여 동의보감촌을 만들었다.

'일생동안 진정한 참 인술(仁術)'을 펼치고 역사적 업적을 남긴 유이태 선생의 혜민국(집)과 서실의 복원 요청에 검토해보겠다는 말도 않고 면전에서 불가하다고 말하는 산청군청 문화관광과장 노용태의 답변이다. 산청군청 문화관광과에서는 단 1회도 역사적 업적을 남긴 유이태 선생님 관련 자료를 요청한 예가 없다. 유이태라는 말만 들으면 무조건 안된다고 말하는 것이 산청군청 문화관광과 담당공무원들이다. 과연 노용태는 산청군의 문화관광을 책임지고 있는 분인지 이해가 되지 않았다.

동의보감촌 한의학박물관 뒤에는 허구의 인물 류의태 가묘와 묘비석이 건립되어 있고 옆에는 류의태 동상과 기념비들이 있다. 류의태 가묘와 류의태 동상 앞에서 매년 제를 올리고 있다. 유이태에서 파생된 이름의 류의태 가묘와 묘비석 철거 또는 이름 변경을 요청하였다. 산청군수는 아무런 답변이 없다. 납득이 되질 않는다. 역사를 바로 잡기 위하여 묘소와 동상을 철거하던지 아니면 이름을 바꾸어야 한다.

어느 분이 유이태 선생님 관련 자료가 필요하여 산청군청문화관광과에 필자의 연락처를 알려달라고 요청했었다. 그런데 산청군청문화관광과에서는 필자의 "연락처를 모른다."라고 말하면서 "산청군청을 괴롭히는 이상한 사람이다."라고 이야기하고 있다. 그들이 올바른 관광행정업무를 했다면 내가 쓴 소리를 했을까? 공부도 하지 않고 "류의태가 실존했으며, 족보에 등재되어 있고 설화와 민담이 있다."라고 주장했던 문화관광과 공무원들이다.

반면에 거창군청 박물관 학예사 구본영은 유이태 선생이 거창에서 태어났다는 이유로 "생가를 복원하겠다."라고 나에게 유이태 선생 관련 자료들과 방문을 요청하였다. 거창군청은 전시회에서 유이태 선생을 홍보하였다.

유이태 선생의 역사를 왜곡한 후 바꾸지 않으려고 핑계를 대고 있는 산청군청 문화관광과 담당공무원들 자세와 거창군청의 공무원들 자세가 비교되는 대목이다.

생초초등학교는 매년 8월 15일에 전국 각지에 거주하고 있는 선후배들이 모교를 방문하여 면민을 위한 잔치와 체육대회를 개최한다. 아마도 생초초등학교가 전국 최초로 열었던 것으로 기억한다. 2016년은 32회이다. Now and Here 잡지에 소개된 유이태 선생님 소개문 내용을 좀더 보충하여 "**기억하고 싶은 가상이 아닌 현실속의 참의원 유이태**"를 8 page로 만들어 이날 생초면민들에게 배포하였다.

기억하고 싶은
가상이 아닌 현실 속의 참 의원
유 이 태

무릇 세상에 병이 없으면
의서 또한 쓸모없을 것이니
영원히 찾지 않길 바란다.

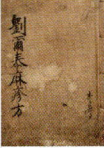
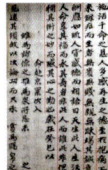
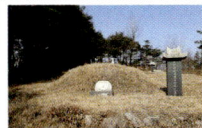
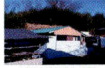
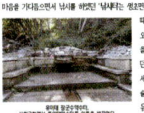

면의 '동계 정은 고택'에서도 정은의 증손 정종원과 담소를 나누던 김태기 전해진다. 정종원은 "박살 때는 눈에 넣어도 아프지 않아할 목, 늘키워기 원망이 구나. 그리 귀엽하더니 보니 어느 듯 약성이 도련구나(母女兩兩重 忽而忽而)로 되고 해피지도 (表兄不忍 笑兒婦娘之)라며 유아태의 처참한 마음을 표현하기도 했다.

다 병이 이렇게 나치를 빼앗다니나. 보은으로 사람을 견해 주었다는 '정홍정'에서는 사위이를 오감에 아끼고 서당을 달어 이루 자녀와 사랑을 나누였다나. '아하사장'에서는 수님대 후손 자리까지 산앙(山野) 형산과 공부를 운건하기 위해서 낡어 다른 다듬새 등 그의 연관된 유적들도 거짓이 있다. 아매서(아마는) 이런 이야기는 자못 흥미롭다. 밤늦게까지 공부를 하고 돌아오던 유아태를 매월 밤 유혹하는 이야기가 전해지고 한다.

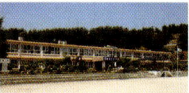

어디에는 마음을 다잡고 뛰엇지! 어느 달 밝은 밤 이야기의 간난한 청승 거절할 수 없어 단 한 번 만남을 허고 말았다. 그러나 유아태의 입으로 구술하기 돌어보낸다 나고고, 이주 같은 많이 깨어보아 그리 단정한 장백비리고도 아이비렸던 것이다. 이야기를 들은 중청은 유아태의 북도 속이 비어 있는 실마리를 일었다. 그날 밤 구슬을 상기다 긴비리의 이었게 자기 주문 두 시 다시 실마리가 아버지, 야매비는 바베에 또 다른 이름은 '작수대리고 해서 신

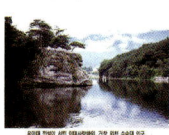

리와 백세의 사람들이 오가나 외고를 논하면서 월긴 건강한 마음고행를 찾이 맞이고 해서 놀아졌다나.

생조와 위점을 챔에라면서 시곱간 같이 할을 맺나나고 사는 손회와 경일을 나누어 위해 움직였던 항상군 주동면 도부비는 권리 직물에서 나누던 일부 '제환은 몇 자는 금예 위에 감이어, 보지 못한 입금한 허목를 도룬한 때에는 명을 지효하는 이것 긴곡 경사가 에 대단기'라 전해진다. 신해당강 고조부를 추모하기 위하여 유아매와 안등 선비들이 모았던 '황암사'가 합양군 사하면에 있다.

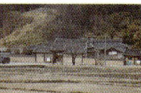

유아태가 남긴 건강 관리법

유아태는 그가 사양에자 민초(民草)들에게 건강을 관리하는 요령과 주학(主靑)의 의원들에게 지침하는 방법문을 남겼다. 건강할 때 계을리 해야 삼환(三遠)이의 밤을 든든하게 하음을 다스리고 노예함을 경계하다. 소사하고 실함을 살린다. 음빛을 예방하기 위해 조가를 신속의 병을 치료하고, 병이 관력이 이렇게 절차하게 건강 관리하다. 또한 목욕의 재발보다 유족하고 자연에 순응한 삶이다. 그가 많은 사람의 생명이 무엇인지 귀중하다는 것을 정확하고 많은 당시에는 무두이지 혁신이니(後世不覺命)을 고소(告訴)되어 있다. 이렇게 제한에 대한 정확한 무언에 나는, 환자는 약물을 몸을 복용해야 한다는 기본 직원에 예준하여 일상 생활에 마음 새로운 체력을 하는 내용이 그곳이어 이것 요소들이 이시부어 구설이 논어가게 기억(諫言)이 있다.

민초들에게 남긴 말

"병들기 전 건강 소흘이 하다가 명든 후 비로소 후회하지, 병이 개체할 때 그냥 두었다가 위증해지면 오랜 시간동안 일음이루다. 병이 나오면 병을 경계함을 잊다가 자주 재발해서 위험해서, 이번 두었던 면의 유대된 본문의 치료하기 어렵고 관명에서 이기려면 꺼진다. 목욕을 용말하게, 조건 살수에 잊었더니. 이것이 본래 예방을 도저히 절음 때어 아차처럼 시입없는 나무지고 바라들 오가에다. 세상에는 잊자 얻어버렸더, 있지 병의 기억함은 결혼계 느껴본 하다. 주은 이 다시 살아나기 아쉬이나, 비통하여 허둥보고 좋은 차를 '유아매동고'.

기억하고 싶은 참 의원 유아태

그가 모든 민초(民草)들에게 서민(庶民) * 신민(臣民)의 인술을 발현던 산청에는 유이태(劉以泰)의 이름이 일이 산청군의 관광지도에서 와 하게 떨가에 다른 이인 유아대방학(劉以泰先生藥水)을 받아와 있다. 우리가 마음의 바위머리도 내리던 두었던 병의 유아대 이 본의 역사에서 이 것은 그가 펼쳤던 한 시대의 역사를 이는 것일 것이다. 우리가 단의 제수을 명절한 의원이지 그의 이윤만을 기억하는 것이 보다 더 세이(擴以)이 있는 것은 주의에 이루해 관성을 고시하고 입장들이 명으나와니 이를 가진 도(道)와 진정한 인술(仁術)이 위안(尉安)하는 (獻心)의 벽해(壁海)서에 실(心)인 실을 높이 오르 중요(主客)에 답지 않고 마음속으로 기억하고 고맙게 고마이라는 것이다.

명의 유이태가 남기고 간 유적지

남난노소의 인원의 견권(權)을 그리고지 않고 아픔 한 아를 위해 일생을 현진한 유이태! 그는 민초들의 이름과 힘에 닿는 말에 아마도 겁혀대 그에 대한 그리움은 민초들의 가슴 속에 남아 있다. 그가 태어나고 삶근이며 인술을 벌리고, 임종(臨終) 중은 유적지가 있었다는, 그가 환자를 치료한 사람을 건설로 견해 제 뜨다. 백성들을 벗부여서 구하려었던 유이태는 산청, 거창과 합양에 유적지를 남겼다.

"대개 사람의 한평생을 바라보건데 병이 없는 자가 드물다. 그렇지만 병든 자로 하여금 능히 자기의 병을 조치(調治)할 수 있는 방도(方道)를 알게 한다면 반드시 몸을 훼상(毁傷)하는데 이르지 않아도 될 것이니 가히 조심하지 않으랴. 내가 평소에 경험한 여러 가지 병(病)에 대한 치료법(治療法)과 여기저기서 얻어 들은 단방(單方)을 한 권의 책에 수록하여 앞으로 닥칠 일에 대비하고자 했으니 치료의 방도가 비록 의가전서(醫家全書)와 같이 상세하지 않더라도 사람이 날마다 쓰는 데는 조금이라도 보탬이 있을 것이다."

기축근묘년(1709) 가을(음8월) 인서노부(訒西老夫)가 쓰다.

유이태 <인서문견록> 서문에서

"기억하고 싶은 가상이 아닌 현실속의 참의원 유이태"를 배포하였던 이유는 산청군수를 비롯하여 문화관광과 담당공무원들에게 공부를 하라는 요청이었다.

산청군 금서면 화계리 왕산의 '柳義泰약수터'는 유이태의 '장군수약수터'이다. 산청군청에서 유이태의 '장군수약수터'를 '柳義泰약수터'로 만들었다. 산림녹지과에서 '柳義泰약수터'를 관리하고 있다고 말하였다. 지난해 12월 말경 최경술 과장을 만났다. 그는 나에게 문화관광과의 지침만 결정되면 '柳義泰약수터'를 유이태의 '장군수약수터'로 이름을 바꾸겠다고 약속하였다. 산림녹지과장 최경술이 나에게 말했던 이야기(문화관광과에서 지침을 주어야 이름을 바꾸겠다)를 노용태에게 전하였다. 그는 최경술이 그렇게 말하지 아니했다고 말하였다. 최경술은 나와의 약속과 다르게 약수터 이름을 바꾸지 않았다.

2016년 7월 29일 오후 노용태와 대화를 끝낸 후 산림녹지과 사무실로 최경술 과장을 찾아갔는데 외출하고 자리에 없었다. 담당계장과 대화를 나누던 도중 최경술이 들어왔다. 그는 계장과 잠시 의논 후 나를 만나지 않고 곧바로 나갔다. 노용태와 최경술은 '柳義泰약수터'에서 '장군수약수터'로 이름을 변경하지 않으려고 하였다. 이것을 밝히는 이유는 잘못된 내용을 바로 잡기 위함이다. 산림녹지과에서는 약수터 이름과 안내판 내용을 조속한 시일 내에 바꾸어 주길 바란다.

유이태 선생의 사적과 설화를 허구의 인물 柳義泰로 바꾼 산청군청이다. 왜곡한 내용을 바꾸어 달라고 이야기하여도 바로 잡아줄 생각이 없는 산청군수와 산청군청 문화관광과 담당공무원들이다. 그들은 민원인들에게 봉사하지 않고 군림하고 있는 대표적인 케이스이다. 산청군청에서 유이태 선생의 사적과 설화를 허구의 인물 柳義泰로 바꾼 것을 바로잡기 위하여 군행정을 책임지고 있는 산청군수 허기도에게 네 번의 면담(편지와 전화)을 신청했으나 답변이 없었다. 잘못된 것을 바꾸어 달라고 요청해도 답변이 없다.

산청군청의 문화관광과 담당공무원들과 대화를 나누면 숨통이 막힐 지경이다. 무조건 안된다고 말한다. 군청행정을 책임지고 있는 군수부터 문제가 아닐까? 긍정적인 말은 어디에도 찾아볼 수 없다. 내 고향 산청이 발전이 안되는 것이 너무나도 답답하다. 타향에서 성공한 인물들을 초대하여 그 분들의 지식과 지혜 그리고 경험을 들으면 열린 산청과 좀더 발전된 산청이 되지 않을까 생각해본다.

생초는 경호강의 출발점이고 생초면 가운데를 흐르고 있고 대전·통영고속도로가 생초를 지나가고 있다. 생초에는 태(胎)봉산, 어외산성, 고분군이 있고 그리고 명의 유이태가 인술을 펼쳤던 곳으로 그의 유적지가 산재해 있다. 생초면 소재지의 태봉산에 '유이태한방공원', 생림들판 앞 경호강가에 '유이태 수변힐링길', 유이태낚시터에서 출발하여 유이태가 합천을 왕래하면서 쉬어 갔던 '매봉재'를 경유하여 '마음병약수터'로 내려와 약수를 마시고 낚시터로 돌아오는 '유이태힐링길' 그리고 생초면 소재지 앞의 경호강 섬에 다리를 옛날 다리를 놓아 유이태의 위민(爲民)·애민(愛民)의 의학정신을 알리는 정자를 건립한다면 진정한 한의학의 중심지가 될 것으로 본다.

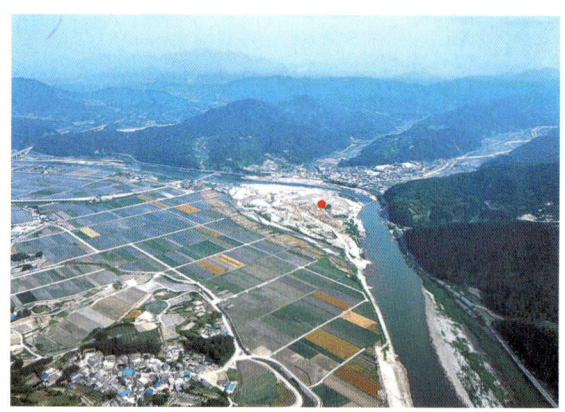

생초 반개섬

부록

부 록

〈유명개 묘갈명〉

공의 휘는 명개(名蓋)이며 자는 현보로 거창인이다. 동계 정온 선생이 그 전을 지었다. 대략 이르길 "공은 구려 말 충신 환의 후예(後裔 : 후손)이고 개국공신 창(敞)의 방손(방계에 속하는 혈족의 자손)이며 공정대왕(태종 이방원)의 6대 외손이다. 가정 무신년(1548년) 5월 25일에 태어나 만력 정유년(1597) 8월 18일에 돌아가시니 향년 50이었다. 공은 효성스럽고 우애가 좋아 가문의 명성을 실추시키지 않았다. 정유재란에 안음현감 곽준과 군사를 이끌고 황석산성에 들어가자 처자를 거느리고 따랐는데 선대의 남겨진 글과 제기를 자루에 넣어 직접 차고 지주의 휘하에서 떨어지지 않았다. 그는 아들들에게 말하길 '적이 만약 성을 포위하고 오래 버티면 식량을 조달할 길이 막힐 것이다. 너희들이 직접 가서 보관해 둔 쌀을 가져 오너라.'라고 하였다. 세 아들이 명을 받들고 집으로 돌아가 쌀을 지고 도착하니 적병이 이미 가득하였다. 몰래 북문으로 가니 외문이 닫혀 들어갈 수 없었다. 소리를 지르고 애걸하며 '바라건대 문을 열어주어 들어가 우리 부모님과 생사를 함께 하고자 합니다.'라고 하였다. 백사림[1]이 굳게 막고서 들이지 않으니 문을 두드리며 울부짖고 통곡하기를 삼일 밤낮으로 하였으나 끝내 들어가지 못하

---

[1] 백사림(白士霖) 생몰년 미상. 조선 중기의 무신. 본관 해미. 형 무장 백광언(白光彦). 김해부사. 1597년 함양 황석산성을 수비하던 중 도망한 죄로 투옥되어 심문받고 1599년 고향으로 퇴거.

였다. 그날 저녁 적병이 급박하게 압박하자 처음부터 따랐던 노비 물금과 은작이 공에게 업고서 빠져 나가 피할 것을 청하였다. 공이 이르길, '적병의 세력이 이와 같은데 피하는 것은 의롭지 못한 것이다. 구차하게 사는 것은 죽는 것만 같지 못하다.'라고 하고 차고 있던 전대를 풀어 물금에게 주며 '돌아가 내 아들들에게 주거라.'라고 하고 은작에게 '너는 내 시신을 수습하여라.'라고 하였다. 북쪽을 향해 네 번 절하고 선영을 바라보며 두 번 절하고서 아내 초계 정씨와 더불어 동시에 해를 입었다. 그 노비 은작이 또한 공의 시신 옆에서 죽임을 당하였다. 산성에 들어간 이후의 전말은 물금이 와서 전했다고 한다."라고 하였다. 그 뒤 백여 년이 지난 을미년에 사론이 일제히 일어나 황암 충렬사 별묘에 배향하였다. 공을 황산 자좌(子坐) 언덕에 장례지내고 부인 정씨를 합장하였으니 대개 감찰공 부인의 무덤 아랫니다. 감찰공의 휘는 담2)이니 이분이 어모장군 휘 항3)을 낳았으며, 이분이 어모장군 휘 귀손4)을 낳았으며 이분이 장사랑 기자전5) 참봉 휘 관6)을 낳았다. 갈천 임선생7)이 그 묘에 명을 지어 세계8)와 작리9)를 상세하게 기록하였다. 환이 충순위 우민10)을 낳으니 이분이 공의 부친이요 모친은 의인 송씨11)이다. 생부는 충순위 우삼12)이니 곧 우민의 아우이다. 갈천 선생이

---

2) 유담(劉覃). 통훈대부 사헌부감찰 행용궁현감. 청백입생사 등안의지. 성주이씨 부 지활(1434-?). 『거창유씨족보』 1권. 1990. 2-3p.

3) 유항(劉恒). 통훈대부. 전서령검훈련원주부 登安義誌. 숙부인 달성구씨. 妻父 통훈대부 재령군수 인태 조부 봉산군수 앙 증조 자헌대부 한성판윤 도원수 성로. 『거창유씨족보』. 1권. 1990. 5-6p.

4) 유귀손(劉貴孫). 通政大夫 충무위어해장군 행용양부부호군 登안의지. 配전주이씨 妻父 長平副正 이흔(李訢), 조부 양령대군 이강, 증조 태종 이방원. 『거창유씨족보』. 1권. 1990. 5-6p.

5) 고려·조선 시대 기자(箕子)의 제향을 위해 평양에 세웠던 사당.

6) 유관(劉瓘). 將仕郞箕子殿參奉. 登安義誌. 妻父 한양조씨 함양군수 조영손, 5代組 趙涓(1374-1429). 『거창유씨족보』. 1권. 1990. 5-6p.

7) 임훈(林薰, 1500-1584). 조선 중기의 문신. 본관 은진. 자 중성. 호 자이당, 고사옹·갈천. 아버지 진사 득번, 어머니 진주강씨 득구 딸. 중종 35 생원시 합격. 전생서참봉. 언양현감, 지례현감, 광주목사, 장례원판결사. 안의 용문서원에 제향. 저서 『갈천집』. 이조판서 추증. 시호 효간(孝簡).

8) 세계(世系) : 조상(祖上)으로부터의 대대(代代)의 계통(系統).

9) 벼슬.

10) 유우민(劉友閔), 창신교위(彰信校尉). 登安義誌. 配礪山宋氏 妻父 통훈대부 宋驊. 『거창유씨족보』 1권. 1990. p. 5-6.

11) 父 통훈대부 화(驊).

12) 유우삼(劉友參, 1507-1567). 선교랑 의금부도사. 배 성주이씨 처부 선무랑 군기사주부 연손. 『거창유씨족보』 1권. 1990. 6p.

또한 그 묘에 명을 지었다. 공은 세 아들을 두었으니 신갑13)과 의갑14)과 지갑이며, 딸은 첨정에 증직된 이장원15)에게 출가하였다. 여러 손자들은 광도16)·유도·이도·취도·진도이며, 증손과 현손 이하는 다 기록할 수 없다.

공의 6대손인 비원이 찾아와 내게 묘에 세울 글을 청함에 재주 없는 글로 끝내 사양하지 못하고 대략 서술하고 이어 명(銘)을 짓는다. 명하여 말한다. 덕유산은 높고도 높고, 위천면에 흐르는 냇가는 깊고 깊네. 아! 공의 절개와 의리가 저 산처럼 높고 저 물길처럼 길도다.17)

숭정18) 후 3 을사19)에 통덕랑 신의명은 삼가 짓고 쓴다.

〈墓碣銘〉

公諱名盖, 字顯普, 居昌人. 桐溪鄭先生撰其傳. 略曰, 公乃麗季忠臣懽之後裔, 開國功臣敞之傍, 恭定大王六世外裔也. 生于嘉靖戊申五月二十五日, 卒于萬曆丁酉八月十八日, 享年五十. 公孝友, 不墜家聲. 丁酉之亂, 與地主統軍入城, 率其妻子, 先代遺書及杯棬納于峀中, 親帶之, 不離地主麾下. 謂其子曰, 賊若圍城持久, 則粮道不通, 汝等親徃, 出所藏米來. 三子承命, 歸家負米至, 則賊兵彌滿. 潜徃北門, 外門閉不得入. 疾聲哀乞曰, 願開門以入, 與吾父母同死生. 士霖牢拒不納, 叩門號哭三晝夜, 終不得入. 其夕, 賊兵將迫, 當初從行奴勿金銀勹, 請公負而出避. 公曰, 賊勢如此, 避之不義, 與其苟活, 莫若死. 解所帶之峀, 與勿金曰, 歸遺吾子. 謂銀勹曰, 汝收我骨. 北向四拜, 望先壠再拜, (而死

---

13) 유신갑(1567-?). 종사랑(從仕郞)
14) 유의갑(劉義甲). 字 制初. 天稟純美志行耿介. 『登安義誌』『거창유씨족보』 1권. 1990. 22p.
15) 이장원(李長源, 1560-1649). 본관 연안. 자 호원, 호 초당. 증조 이구령. 조선 후기 김천 출신의 효자. 김천시 구성면 출신. 7-8세에 모친 묘 옆의 여막(廬幕)에서 기거하는 3년간 시묘살이. 효성 매우 지극. 아버지의 식성에 맞는 음식을 끊이지 않게 하였으며, 임진왜란이 일어났을 때는 아버지를 업고 삼성암(三聖庵)으로 피난. 이때 호랑이 두 마리가 항상 따르며 부자를 호위. 아버지의 상을 당하여 시묘를 하였을 때 이장원의 효행에 감동받아 묘역의 소나무가 3년간 잎이 나지 않다가 시묘가 끝나자 잎이 났다고 한다. 이를 두고 사람들이 효성이 금수와 초목에까지 미쳤다고 감탄하면서 말하였다고 한다. 한강 정구, 여헌 장현광, 동계 정온 등과 도의로 사귀었으며, 선조 때 음직으로 충무위 부호군 제수. 묘소 김천시 구성면 작내리. 묘갈문은 입재 정종로가 지었다. 1897년(고종 34) 어사 조경의 천거로 사재감첨정 증직. 충효당 향사. 경덕사 배향.
16) 유광도(劉光道, 1589 ~?). 봉직랑 통훈대부 군자감검정.
17) 산은 높고 물은 유유(悠悠)히 흐른다는 뜻, 군자(君子)의 덕이 높고 끝없음을 산의 우뚝 솟음과 큰 냇물의 흐름에 비유한 말.
18) 중국 명나라의 마지막 황제 의종(毅宗) 때의 연호(1628~1644). 명나라가 망한 뒤에도 조선은 청나라 연호를 쓰는 것을 꺼려 이 연호를 사용하였다.
19) 60갑자(甲子)의 마흔 둘째.

於賊鋒. 其■與妻鄭氏, 同時遇害. 其奴銀勺, 亦被殺於公屍傍. 入城後顚末, 勿金來傳云. 其後百有幾年乙未, 士論齊發, 享于黃巖忠烈祠別廟. 公葬於黃山子坐之原, 夫人鄭氏合祔, 盖從監察妣先兆. 監察諱覃, 是生禦侮將軍諱恒, 是生禦侮將軍諱貴孫, 是生將仕郞箕子殿叅奉諱瓘, 葛川林先生銘其墓, 述世系爵里, 頗詳. 瓘生忠順衛友閔, 是爲公考. 妣宜人宋氏. 生父忠順衛友叅, 卽友閔之弟. 葛■又銘其墓. 公三男, 信甲義甲智甲, 女適贈僉正李長源. 諸孫光道有道履道就道進道, 曾玄以下, 不能盡記. 公之六代孫丕遠, 來請樹墓之文於不佞, 以陋拙辭, 不獲已, 略敍梗槩如右, 系之以銘. 銘曰,
德山屹屹 渭水浹浹 惟公節義 山高水長
崇禎後三乙巳 通德郞愼義明謹撰書

〈通文〉
(숙종 을미-1715년- 正月 二十七日 本縣의 사림(士林) 邊碩濟, 愼紀成, 林東尙, 鄭重漸 등 사십인이 사우를 건립할 것을 발의한 글)

오른쪽 글은 함께 의논할 것. 존재[20]·대소헌[21] 두 분 선생이 순절한 곳에 포충[22]의 은전(恩典)[23]이 백년이 흐른 뒤에 비로소 거행되었다. 묘우[24]의 모습이 장차 이루어지려 하고 그 혼령을 모실 날이 멀지 않았으니 이는 실로 성세[25]의 아름다운 일이요 사민[26]이 크게 다행으로 여기는 일이다. 우리 고을에 또 자취나 흔적이 없어지지 않고 보존될 만한 이가 있으니 좌수(座首) 의사(義士) 유공이 황석산성에서 죽은 것과 내금위[27] 정공[28]이 진주

---

20) 곽준(郭䞭), 1551-1597). 자 양정, 호 존재. 승화의 종손. 할아버지 미, 아버지 지완, 어머니 초계정씨 옥견 딸. 조선 중기의 문신. 현풍. 정인홍 제자. 배신 문인. 임진왜란 의병장 김면 휘하. 관찰사 김성일이 자여도찰방 임명. 안음현감. 1597년 안음현감으로 함양군수 조종도, 거창좌수 유명개와 함께 황석산성에서 순절. 병조참의 추증. 안의 황암사, 현풍 예연서원 제향. 시호 충렬(忠烈).
21) 조종도(趙宗道, 1537-1597). 조선 중기 문신. 본관 함안. 자 백유, 호 대소헌. 시호 충의(忠毅). 전함양군수. 1597년 안음현감 곽준과 거창좌수 유명개와 함께 황석산성 순절. 이조판서 추증.
22) 커다란 충성.
23) 예식.
24) 신위를 모신 집.
25) 태평성대. 문물(文物)이 한창 발달(發達)된 융성(隆盛)한 세대(世代).
26) 양반과 평민을 아울러 이르는 말. 양반 계급에 속하는 사람. 육예(六藝)를 배운 백성. 여기서는 양반과 평민을 말한다.
27) 조선 시대 금군(禁軍)의 하나. 1407년(태종 7) 10월에 설치하였다. 유명무실한 궁중 숙위(宿衛)를 담당하였던 내상직(內上直)을 정리, 개편하여 조직한 왕의 친위군 혹은 금군이다.
28) 정용(鄭庸, 1539-1593년). 자 자상, 호 중재. 본관 진양. 증조부 한성참군 정원신, 조부 충의위부사용 정순. 부친 팔완당 첨정 정몽서. 모친 선무랑 이인유의 딸. 1592년 임진왜란 의병활동. 임시직 문경수령.

에서 순절한 일이 그것이다. 곽공이 유공(劉公)을 특별히 향임29)에 임명하여 군무를 관장하게 하였다. 곽공이 성으로 들어가자 공은 군사들을 이끌고 따라 곽공의 휘하를 떠나지 않았다. 백사림이 문을 열어 적을 들임에 이르러 수행하였던 노비 물금과 은작이 공에게 달아나 피하자고 하였는데 공이 말씀하시기를 "구차히 사는 것은 죽는 것보다 못하다"고 하였고, 은작을 돌아보며 "너는 나의 유골을 수습해다오."라고 하였다. 선영을 바라보며 두 번 절하고 부인 정씨와 함께 죽었으니 그 죽음이 곽공에게 부끄럽지 않을 수 있었다. 정공은 임진난 때 송암 김면30)이 의병을 일으켰다는 소식을 듣고 강개하여 곧장 송암의 군중으로 찾아갔다. 송암이 늘 곁에 두고 군사를 의논하였으니 그 신임이 참모보다도 더하였다. 매번 전투가 있을 때면 늘 돌격장으로 앞장섰으니 그 용맹이 뭇 군사들보다 뛰어났다. 송암이 늘 칭찬하기를, "의로운 사람이다."라고 하였다. 송암이 세상을 떠나자 병사 최경회31)에게로 갔다. 진주성을 지킬 때 최경회가 그가 늙은 것을 안타깝게 여겨 집으로 돌아가도록 하였다. 공은 난을 당하여 물러나는 것은 의롭지 못한 것이라고 여기며 구구하게 집안일을 돌보다 친구와 영결32)한 후 떠나 끝내 성중에서 죽었으니 그 죽음이 비록 황석산성의 죽음과는 다르지만 나랏일에 있어서는 곧 한 가지였다. 이미 우리 고을의 사람들은 유공(劉公)과 더불어 곽준, 조종도 두 선생의 곁에 함께 모셔져야 한다고 여기니 또한 아름다운 일이 아닌가. 아! 강화도 숭절사에는 부하로서 종사하여 죽은 이들도 역시 함께 배향되어 있으니, 우리 고을의 오늘의 의논(議論)이 실로 준거33)할 바가 바로 이것이다. 비록 천리 밖 궐문에 호소하여 두 선생의 사당에 종향34)될 수는 없지만, 담장 밖 별묘에 배향하는 일은 조금도 늦출

---

29) 좌수(座首).
30) 김면(金沔, 1541-1593). 자 지해, 호 송암. 고령 출신. 조선 선조 때 의병장 · 학자. 본관 고령. 조식(曺植) 사사, 이황 문하. 1592년 임진왜란 의병 창의. 1593년 1월에 경상우도병마절도사
31) 최경회(崔慶會, 1532-1593). 자 선우, 호 삼계 · 일휴당. 본관 해주. 임진왜란 때 의병장. 시호 충의(忠毅). 진주 창렬사(彰烈祠), 능주 포충사(褒忠祠) 제향. 좌찬성 추증.
32) 죽은 사람과 산 사람이 영원(永遠)히 이별(離別)함.
33) 판단.
34) 배향과 같은 말 : 학덕이 있는 사람의 신주를 문묘나 사당, 서원 등에 모시는 일.

수 없다. 이에 보잘 것 없는 뜻을 본소(本所)에 통고하니 바라건대 여러분은 널리 공의35)를 모아 사또께 알려 계획을 세워 처리할 일로 여겨 제향하게 된다면 심히 다행스러움을 이기지 못할 것이다.

〈通文〉
(肅廟乙未正月二十七日本縣士林邊碩濟愼紀成林東尙鄭重漸四十人齊發 建祠之文)

右文爲通議事. 存齋大笑軒兩先生, 殉節之所, 褒忠之典, 始擧於百年之後. 廟貌將成, 妥靈有期, 此實爲盛世之美事, 士民之所大幸. 而吾鄕又有不可泯滅者存焉, 座首義士劉公之從死於黃石, 內禁衛鄭公之死於晋陽, 是也. 劉公, 則郭公特授鄕任, 以掌軍務. 當郭公入城, 公統軍從之, 不離郭公麾下. 及士霖開門納賊, 從行奴勿金銀勺, 請公出避, 公曰, 與其苟活, 莫若死. 顧謂銀勺曰, 汝收我骨. 望先塋再拜, 與妻鄭氏俱死之, 其死之得其所無愧於郭公. 鄭公, 則壬辰之亂, 聞金松菴起義兵, 慷慨卽赴松菴軍中. 松菴常置左右, 與謀軍事, 其信重加於衆謀. 每接戰, 常突擊先登, 勇出諸軍. 松菴常稱之曰, 義人也. 及松菴卒, 歸于兵使崔慶會, 當晋州守城時, 慶會憐其老, 解使歸家. 公以臨亂退去爲不義, 區處家事, 與親友相訣而去, 竟死城中, 其死雖非黃石死, 於王事則一也. 旣爲吾鄕之人, 則與劉公並祀於郭趙兩先生之傍, 不亦美乎. 噫. 江都崇節之祠, 下僚之從事而死者, 亦並與享焉, 吾鄕今日之議, 實有準, 則於斯矣. 縱未能千里叫閽, 從配兩先生之廟, 而墻外別廟之擧, 不可少緩. 玆以鄙意, 通告于本所, 伏願僉尊博採公議, 聞于明府, 以爲經紀, 揭虔之地, 不勝幸甚.

〈수령에게 올리는 글〉
(숙종 을미 2월 21일 본현의 사림 정중점·변석제·신기성·임동상 등 118인 함께 본관에 올림)

정중점 등은 목욕재계하고 두 번 절하며 성주(城主) 합하36)께 글을 올립니다. 엎드려 생각건대 충렬사와 정효자37) 정려38)의 은전39)이 백년이나 묻혔던 끝에 거행될 수 있었던 것은 진실로 합하께서 풍도40)와 의(義)를 흠모41)하는 것이 아니라면 어찌 이에 이르렀겠습니까? 백성들이 이에 깜짝

---

35) 여럿이서 의논(議論)함.
36) 정일품 벼슬아치를 높여 부르던 말. 여기서는 군수를 부른다.
37) 정대익(鄭大益)과 정대유(鄭大有).
38) 충신, 효자, 열녀 등을 그 동네에 정문(旌門)을 세워 표창하던 일.
39) 나라에서 은혜를 베풀어 내리던 특전.
40) 풍채와 태도.

놀라며 감동하지 않는 이가 없으나 다만 한 가지 아쉬움이 남아 합하의 관청에 청하여 아룁니다. 옛 의사 정용이 진양42)에서 죽고 의사(義士) 유명개가 황석산성에서 죽음에 그 몸은 왕조에 관계되지 않았지만 그 죽음은 나랏일이 아닌 것이 없었습니다. 죽은 곳은 진양43)과 황석산성의 차이가 있지만 모두 우리 고을의 의인입니다. 미미하여 드러나지 않았으니 위로는 조정의 포상을 받지 못했고 인멸하여 전함이 없으니 아래로는 고을에서 개탄스럽게 여기는 바입니다. 혹여 충렬사의 거조44)로 인해 담장 밖에 별사45)를 세워 두 공의 영혼을 위로하여 온 고을의 생각에 기탁하게 될 것입니다. 곧 그 부류로 제사 지냄에 의리상 근거가 없는 것은 아니니 강화도 상절사가 절사46)로 아래에서 종사하다 죽은 이들을 함께 배향47)하니 이것을 또한 볼 수 있습니다. 이에 온 고을의 공공의 의론과 이웃 고을의 같은 글로써 합께 앙달48)하며 두 공의 사실을 기록하여 뒤에 붙입니다. 혹여 합하께서 옳다고 여기시어 허락하신다면 백성들이 사사로이 별도로 재물과 노동력을 모아 별사를 짓고 충렬사와 같은 때에 영혼을 모실 계획입니다. 엎드려 바라건대 합하께서는 백성들의 뜻을 굽어 살피시어 특별히 받아주신다면 저희들은 더 이상 지극히 격절49)하고 간절함이 없을 것입니다.

(제사에 말한다. 이 고을에 부임한 지 이미 6년이 되었다. 황석산성의 사실은 이미 익히 들었는데 사당을 세우는 일이 백년 뒤에 나온 것은 사세가 기대하는 것이 있어 그런 듯하다. 그 당시 종사하다 죽은 이는 유공(劉公)50)이요. 진양51)에서 죽은 곳을 얻은 이는 정공52)이니 곽공53)의 시절에

---

41) 기쁜 마음으로 사모함.
42) 진주.
43) 진주성.
44) 말이나 행동 따위를 하는 태도.
45) 별도의 사당.
46) 절개를 지키는 선비.
47) 공신의 신주를 종묘에 모시는 일. 학덕이 있는 사람의 신주를 문묘나 사당, 서원 등에 모시는 일.
48) 우러러 말씀 드림.
49) (말이) 격렬하고 직설적이다. 격하고 솔직하다.
50) 현보 유명개.
51) 진주.

어느 고을 백성들이 이처럼 의사가 많았겠는가? 이미 곽공의 사우를 세웠으니 마땅히 두 사람을 그 제향에 배향했어야 할 것이나 어사54)의 장계55)에 누락되었다. 이미 조정의 명령이 없었으니 비록 담장 안에 사우를 세우는 것은 불가하지만 많은 선비들이 그 의로움을 사모하는 정성이 끝이 없으니 담장 밖에 별도로 사우56)를 세워 그 영혼을 모시는 것은 불가하다고 할 수 없다. 장차 이런 뜻을 한번 관찰사를 대면하여 아뢰고자 하니, 실로 우선 재물과 노동력을 조리하여 마땅히 할 일.)

〈呈本官狀〉
(肅廟乙未二月二十一日, 本縣士林鄭重漸邊碩濟愼紀成林東尙一百十八人, 齊發呈官.)

鄭重漸等, 齋沐再拜上書于城主閤下. 伏以忠烈祠及鄭孝子旌閭之典, 獲擧於百年堙鬱之餘, 苟非閤下欽風慕義之誠意, 何以至此. 民等莫不聳動感幸於斯, 而抑有一憾焉, 請陳於閤下之庭也. 故義士鄭庸之死於晉陽, 義士劉名盖之死於黃石, 其身不係王朝, 而其死無非王事. 所死之地, 有晉陽黃石之異, 而俱是此鄕之義人也. 徽而不顯, 上未蒙朝家之褒, 泯而無傳, 下以爲鄕里之慨惜者也. 倘因忠烈祠之擧, 即其墻外建別祠, 以慰二公之靈, 以寓一鄕之思, 則祀以其類, 義非無據, 江都尙節之祠, 節下從事而死者, 並祠之, 此亦可觀. 玆以一鄕公共之議, 隣邑之同一辭焉, 仰達于閤下, 仍錄■二公事實于後. 倘蒙閤下許以爲可, 則民等私欲以別聚財力, 構成別祠, 與忠烈祠, 同時妥靈之計. 伏願閤下俯察輿情, 特垂採納焉, 民等無任激切祈懇之至.

(題曰, 莅此邑, 已六年矣. 黃石事實, 聞之已熟, 建祠之擧, 出於百年之後, 事若有待而然, 其時從事而死者, 劉公也, 得死所於晉陽者, 鄭公, 則郭公之世, 是何邑民之多義士也. 旣建郭公之祠, 則宜以兩人配其享, 而繡衣之啓見遺也. 旣無朝令, 則雖不可墻內建祠, 多士慕義之誠無窮, 則墻外別搆祠宇, 以妥其靈, 未爲不可, 將欲以此意, 一番面稟於巡相前, 姑先經理財力, 宜當向事.)

〈呈禮曹狀 : 예조에 올리는 글〉
(숙종 병신-1716년(숙종42)- 도내 사림57) 정현승 등 146인이 예조에 보낸 정장)

---

52) 정용(鄭庸).
53) 존재 곽준.
54) 왕명(王命)으로 특별한 임무를 맡아 지방에 파견되는 임시직 관리로 암행어사의 줄임말. 여기서는 전란 이후 사실을 조사하여 보고한 어사를 지칭한다.
55) 왕명을 받고 지방에 나가 있는 신하가 자기 관하(管下)의 중요한 일을 왕에게 보고하던 일.
56) 신주(神主)를 두기 위(爲)해 따로 지은 집.
57) 유학(儒學)을 공부하는 선비.

경상우도 여러 읍의 유생58) 정현승 등 146인은 천리 먼 길을 행장을 꾸려 올라와 목욕 재계한 후 한 목소리로 예조 합하께 앙품59)하옵니다. 엎드려 생각건대 고(故)현감 충렬공 곽준과 고(故)군수 충의공 조종도는 임진년 왜란을 당하였을 때 안음의 황석산성에서 동시에 순절60)하였습니다. 수양61)(의) 두 절개62)는 비록 절혜63)의 은전을 받았으나 청계(淸溪)사람의 64)의 옛터65)에는 오히려 조두66)의 흠향67)이 없었으니 나라 사람들이 탄식하며 애석하게 여김이 백여년 후에까지 이어졌습니다. 지난 계사년68)에 어사의 별단69) 서계70)가 있었던 것에 힘입어 주상께서 특별히 사우71)를 건립하라는 명을 내리셨으니 풍교가 정립되어 족히 온 세상이 감격했습니다. 그러나 저희들은 또 구구히 마음에 품은 바가 있어 번거로움을 무릅쓰고 우러러 진달하지 않을 수 없으니 합하72)께서는 굽어 살펴주시기를 바랍니다. 안음현의 고 의사 정용과 유명개는 그 때를 당하여 혹 의병을 이끌고 난에 임하였으며 혹 군사를 통솔하여 성을 지키다가 동시에 순절한 사람들입니다. 정용은 의병장 김면을 좇아 군무를 찬획73)하면서 적을 토벌한 공로가 많았습니다. 김면이 죽자 우병사 최경회에게로 가서 진양에서 나라를 위하여 죽었습니다. 유명개는 곽준이 향임74)을 맡으니 군사를 통솔하여 성으로 들어가 왕사75)에 마음을 다하다가 곽준과 함께 황석성에서 죽었습니다. 그

---

58) 유학(儒學)을 공부하는 선비.
59) 우러러 여쭘.
60) 충절(忠節)을 지키기 위하여 죽음.
61) 지금의 하남(河南) 상구(商丘)를 가리킨다.
62) 중국 당대(唐代)의 명신 장순(張巡)과 허원(許遠). 두 사람은 안사(安史)의 난에 수양(睢陽)을 사수하여 후세에 이름을 남겼다.
63) 시호(諡號)와 같은 말. 제왕이나 재상, 유현들이 죽은 뒤에, 그들의 공덕을 칭송하여 붙인 이름.
64) 신계(申溪: 거창 위천 장기리)를 잘못 표기한 것으로 보인다.
65) 진주와 황석산성에서의 일을 말한다.
66) 각종 제기를 통틀어 이르는 말.
67) 신명(神明)이 제물을 받아서 먹음.
68) 1713년(숙종39).
69) 임금에게 올리는 문서(文書)에 덧붙이던 문서(文書)나 인명부(人名簿)
70) 조선시대에 임금의 명령을 받은 관리가 일을 마치고 그 결과를 보고하기 위하여 만들던 문서.
71) 사당.
72) 정일품 벼슬아치를 높여 부르던 말.
73) 계획을 도움.
74) 좌수(座首).

때의 사적이 사람들의 이목76)에 분명하게 남아 있습니다. 이들 두 사람은 몸은 필부77)에 불과하였으나 모두 왕사로 죽었으니 그 공적이 탁이(卓異)78)합니다. 진실로 임금에게 충성하는 정성이 천성에서 나오지 않았다면 어찌 능히 이와 같을 수 있었겠습니까? 유명개와 정용 두 사람은 곽준과 조종도 두 공에게 있어 당나라 수양성에서 장순79)과 허원을 따라 순절한 남제운과 뇌만춘에게 비하여도 부끄러울 것이 없는데 유독 수의80)의 계청81)에서 누락되어 포장82)을 받지 못하고 잊혀져 마땅한 대우를 받지 못하였습니다. 저희들이 이를 안타깝게 여겨 널리 공의(公議)를 모아 영문83)에 청하여 담장 밖에 따로 일정한 넓이의 사당을 지어 혼령을 모시는 장소로 삼아 의로움을 사모하는 정을 펴려고 하였으니 이는 예에서 같은 부류로 제사지내는 것입니다. 그러나 조정의 포충84)의 도리는 귀천에 차이가 없고 강화도의 내산사의 경우에도 비록 깃을 지고 채찍을 잡은 사졸85)까지도 나라를 위해 죽었으면 함께 제사 지내지 않은 이가 없는데, 지금 두 의사만 유독 향리의 부로86)들이 사사로이 제사를 지내는 것은 마땅한 일의 전례에 혐의87)가 있을까 염려됩니다. 이제 포숭88)하는 예가 이루어졌고 일이 지난 뒤에 추향하여 나란히 제사를 노시는 것이 가볍게 논의할 수 있는 것은 아니지만, 혹 해당 관서에게 제물을 내리고 함께 제사지내도록 한다면 또한 절의를 포숭하는 한 가지 방법에 해가 되지 않을 듯합니다. 품처89)하여 주시면 다

---

75) 임금이 나라를 위하여 하는 일.
76) 귀와 눈을 아울러 이르는 말.
77) 신분(身分)이 낮은 사내, 보잘것없는 남자.
78) 보통(普通) 사람보다 뛰어나게 다름. 걸출(傑出)하여 이채(異彩)로움.
79) 장순(張巡, 709년-757년). 당나라 사람.
80) 수를 놓은 옷. 암행어사가 입던 옷.
81) 공로를 인정하여 높은 훈작을 내리는 일을 말한다.
82) 칭찬(稱讚)하여 장려(獎勵)함.
83) 감사(監司)가 일을 보던 관아(官衙).
84) 넓은 충성.
85) 사소한 공을 세운 사람들을 말한다.
86) 동네에서 나이가 많은 남자 어른.
87) 꺼리고 싫어함.
88) 높게 기리는.
89) 윗사람의 명령을 받아 일을 처리함.

행함을 이기지 못할 것입니다.

〈呈禮曹狀〉
(肅廟丙申道內士林鄭玄昇一百四十六人呈于該曹)

慶尙右道, 列邑儒生, 鄭玄昇一百四十六人, 千里裹足, 齊聲齊沐, 仰禀于春曺閣下. 伏以故縣監忠烈公郭䞭·故郡守忠毅公趙宗道, 當壬辰倭亂之際, 同時殉節於安陰之黃石山城. 睢陽雙節, 雖蒙節惠之章, 清溪舊墟, 猶缺俎豆之享, 邦之人之嗟惜, 迨至百有餘年矣. 曾在癸巳, 賴有御史之別單書啓, 自上特下建祠之命, 風聲所樹, 足以聳動一世, 而生等又有區區所懷, 不得不冒煩仰陳, 惟閤下垂睿焉. 安陰縣故義士鄭庸·劉名盖, 當其時, 或仗義赴難, 或統軍守城, 同時殉節者也. 鄭庸, 則從義兵將金公沔, 贊劃戎務, 多有討賊之功. 及沔卒, 歸戎右兵使崔慶會, 爲國死於晉陽. 劉名盖, 則以郭公鄕任, 統軍入城, 一心王事, 與郭公死於黃石城, 其時事蹟, 炳烺在人耳目. 斯二人者, 身爲匹夫, 同死王事, 樹立卓異, 苟非忠君之誠, 出自秉彝, 曷能如是哉. 二人之於兩公, 無愧巡達(遠)之南霄, 而獨見漏於繡衣之啓, 以致未蒙褒奬, 湮沒不稱, 生等竊慨然, 博採公議, 申請營門, 別創墻外數畝之宮, 以爲妥靈之所, 欲申慕義之忱, 盖附於禮經祀以類之例也. 然而聖朝褒忠之道, 無間貴賤, 至如江都萊山之祠, 雖負羽執鞭之士, 苟死於國, 則莫不並享, 而今此二人之獨使鄕父老私薦芬苾者, 恐有歉於咸秩之典. 今於禮成事仇之後, 追躋脰食, 雖難輕議, 倘令官給祭物, 一體同祀, 則亦不害爲褒崇節義之一道. 並即稟處, 不勝幸甚.

〈別祠祝文〉
致命所事   섬기는 바에 목숨을 바쳤으니
義同殉國   그 뜻이 나라 위해 죽음과 한 가지라네.
以類祠近   그 동류로 가까이 있던 이들과 제사 지내니
報祀靡忒   보답하는 제사 어김이 없으리라.

〈別廟上梁時記蹟文〉(英廟戊寅重修) 黃皐愼守彛撰
〈사당 상량시 기록문〉 (영조 무인년 중수) 황고 신수이[90]가 찬하다.

(공은) 공조 참군을 맡아 석성을 쌓고는 기꺼이 두 태수를 따라 살신성인하였다. 충원에서 제사를 모시자는 논의는 숙종 계사(1713)년에 처음 일어났고, 의로운 선비를 사당에 모셔 종사[91]하자는 의론이 있어 지금 전하(영

---

90) 신수이(愼守彛, 1688–1768). 자 군서. 호 황고. 본관 거창. 요수 신권의 5대손. 도암 이재 제자. 동몽교관 제수. 1728년 무신난 때는 도순무사 오명항에게 건의하여 무고한 주민들의 희생을 막았다. 황고문집. 사후 1808년 구연서원 추향.

조) 을미년에 건립하였다. 사당의 모습이 이미 완성되고 배향하는 의례가
어긋나지 않았으니 어찌 옛 터가 막히고 물에 잠길 것을 생각했겠는가? 다
시 새로운 장소를 점쳐 옮길 것을 의논하여 지관에게 물어서 간방92)에 자
리를 정하고는 먼저 충성의 사당을 세웠다. 여러 장인들을 불러 남쪽 기둥
을 세우고 다음으로 의를 드러내는 사당을 지었다. 물을 어찌 유독 자손들
이 힘써 구할 것이며, 부역하는 장정93)은 곧 실로 고을 현령의 명령에 상
응함에 힘입었다. 사당의 면모가 모습을 더해감에 풍물이 빛을 내니 어찌
육위(六偉)의 노래94)를 부르기를 기다릴 것인가? 이에 몇 구(句)의 축사를
바친다. 아아! 상량한 뒤 지금의 풍속이 크게 변하여 전현95)을 사모함을 일
으켜 위험을 피해 목숨을 구차히 한 백사림이 오랑캐가 왜적을 받아들임을
깊이 부끄러워하고, 곽준, 조종도, 유명개가 자기 한 몸을 잊음을 다투어 본
받고자 할 것이다. 대저 두 의사의 정유년(1597) 사적이 이미 실려 삼십여년
전 벽마(碧馬)가 기술한 글에 무엇을 더하겠는가? 귀찮게 하지 않는 바이다.
오직 사당을 세운 처음부터 끝까지 기록하여 중수96)한 때를 알게 할 뿐이
다. 대묘97)에 제사 지내는 때 별사에 같이 배향하자는 논의가 있어 숙종조
을미년(1715)에 창건하고 지금 임금 무인년(1758)에 수리하니 사당의 모습은
더욱 새로워지고 완연히 예전과 같아졌다. 실로 장차 배향하여 백세에 거
의 자취나 흔적이 아주 없어지지 않는다면 오래고 긴 세월에 도리어 다행
이 아니겠는가? 참으로 가상한 일이로다. 전후 사실을 대략 서술하여 예전
상량하던 때를 기록한다.

〈別廟上梁時記蹟文〉〈英廟戊寅重修〉 黃皐愼守彛撰

(述夫 曾當爲忠臣建祠之日而又立別祠 可見死綏之同節 後値避沮洳移宇之辰而且從大

---

91) 학덕이 있는 사람의 신주를 문묘나 사당, 서원 등에 모시는 일.
92) 이십사방위의 하나. 정동(正東)과 정북(正北) 사이 한가운데를 중심으로 한 15도 각도 안의 방향.
93) 나이가 젊고 기운이 좋은 남자. 부역이나 군역에 소집된 남자.
94) 상량할 때 부르는 노래 또는 그 글을 말한다. 상량문에 아랑위(兒郞偉)라는 상투어가 여섯 번 들어가
    기 때문에 상량문을 육위송(六偉頌)이라고 부르기도 한다.
95) 예전의 현인(賢人). 선현(先賢). 고현(古賢).
96) 건물 등의 낡고 헌 것을 다시 손대어 고침. 고쳐 짓기.
97) 조선시대에, 역대 임금과 왕비의 위패를 모시던 왕실의 사당. 여기서는 황암사를 말한다.

廟 聿覩責工之並時 輪煥更新 籩豆依舊 竊惟鄭義士劉義士之享別廟 盖自郭先生趙先生
之腏忠祠 哭義士而投晋城 甘與三壯士而取義) 任功曺而治石壘 樂隨二太守而成仁 逮忠
院報祀之論 始發於肅廟癸巳之歲 有義祠從祀之議 並建於聖朝乙未之年 廟貌已成 享儀
不忒 豈意舊基之沮洳 更謀新址之卜移 責地師而卜艮方 先立旋忠之廟 招衆工而竪南柱
次治表義之祠 物財則奚獨子孫之用力以求 役丁則實賴主官之出令相應 院貌增色 風物
生光 何須唱六偉之謠 聊以獻數句之祝 惟願上梁之後 丕變今俗 興慕前賢 避危儌生 深
恥白虜之納賊 臨亂樂死 爭效黃帥之忘身
盖惟兩義士 赤鷄事蹟 已載三紀前 碧馬述文 今何贅焉 所不煩也 惟記立祠之顚末 用識
重修之月辰 當大廟報祀之時 有別祠從享之議 刱建肅廟乙未之歲 改繕於當宁戊寅之年
廟貌重新 風物宛舊 固將配食 百世庶幾不泯 千秋顧不倖歟 誠可尙矣 略敍前後事實 聊
誌仍舊修梁

(참고-사당 모습 웅장하니, 주변 풍경 광채 난다. 어찌 육위의 노래를 꼭
불러야만 하겠는가? 이에 단지 몇 구절의 송축 글을 바친다. 오직 바라건
대 상량한 뒤로는 지금의 풍속을 크게 바꾸어 전일의 현인을 높이 추모하
길! 위험을 피하여 구차히 살기를 바라는 자는 백사림이 적군을 받아들
인 일을 깊이 수치스럽게 여기고 국난에 임하여 기꺼이 죽기를 원하는 이
는 황수(황석산성의 장수)가 목숨을 아끼지 않은 일을 다투어 본받기를!
생각건대 두 의사의 정유년 사적은 이미 36년 전 벽마의(갑오년?) 기록에 적혀
있으니 지금 어찌 군더더기 말을 붙이겠는가, 번거롭게 아니 할 바이다.)

〈別廟上梁文〉
(지금 임금 정사년(1737) 2월 일에 옛 터 동쪽에 옮겨 짓고 그해 7월 일에 공사의
완료를 알리고 추향제에 봉안98)하였다. 신천 우사흠이 짓는다.)

일찍이 충신을 위하여 사당을 건립할 적에 또한 별사를 세웠으니 전사한
장수와 여기며 절의를 함께 하였음을 볼 수 있었다. 그 뒤 저습한 자리를
피해 사당을 옮겨 건립 때에도 역시 대묘99)를 좇았으니 마침내 장인을 감
독하여 꾸짖음이 같은 때였다. 건물은 웅장하여 더욱 새롭고 제기는 옛것

---

98) 신주(神主)나 화상(畫像)을 받들어 모심.
99) 조선 시대에 역대 임금과 왕비의 위패(位牌)를 모시던 왕실의 사당(祠堂).

그대로였다. 생각건대, 정의사(정용)와 유의사(유명개)를 별묘에 제사 지냄은 대저 곽준과 조종도를 충의로운 사당에 모신 때부터이다. 의사 김면을 곡하고 진주성에 들어가 기꺼이 삼장사와 더불어 사생취의하였고, 공조 참군을 맡아 석루를 쌓고는 즐거이 두 태수100)를 따라 살신성인하였다. 충원(忠院 : 사원)을 세워 제사로 보답하자는 논의가 숙종 계사년(1713)에 처음 일어났고 의사를 위한 사당을 세워 종사101)하자는 논의가 있었다. 지금 임금(영조) 을미년(1775)에 함께 세우니 사당의 모습이 이미 완성됨에 배향의 논의와 어긋나지 않았도다. 그러나 옛 기틀이 물에 잠겨 새 터를 잡아 옮길 것을 다시 모의(謀議)할 줄 어찌 생각이나 했으랴? 지관(풍수)을 책망하여 간방102)을 점쳐 먼저 정충103)의 사당을 세우며, 여러 장인(丈人)을 불러 남쪽 기둥을 세우고 다음으로 표의104)의 사당을 지었다. 재물은 곧 어찌 유독(오직) 자손들이 힘써 구할 것이겠는가? 부역하는 장정들은 실로 고을 사또가 영을 내어 상응함에 힘입었도다. 사당의 모습이 빛을 더할수록 풍물은 광채가 나니 어찌 반드시 상량105)의 노래를 부르겠는가? 이에 몇 구(句)의 축문을 바친다. 아! 상량한 후에 지금의 풍속이 크게 변하여 옛 현인을 기쁜 마음으로 공경하며 사모하는 기풍이 일어나, 위급한 때 도피하여 구차히 살아난 자 백로(백사림)가 왜적을 받아들임을 깊이 부끄럽게 여기고 정유난에 임하여 죽음(여기서는 순절)을 즐겁게 여긴 황석산성에서 순절한 장수의 자신의 한 몸을 잊음을 본받기를 바란다.

〈別廟上梁文〉(當宁丁巳二月日移建于舊址之東訖功於其年七月 日回秋享奉安) 新泉禹師欽 撰

述夫曾當爲忠臣建祠之日 而又立別祠 可見死綏之同節 後値避沮洳 移宇之辰 而且從大廟 聿覩責工之並時 輪煥更新 籩豆依舊 竊惟鄭義士劉義士之享別廟 盖自郭先生趙先生

---

100) 안음 현감 곽준, 前함양군수 조종도.
101) 학덕이 있는 사람의 신주를 문묘나 사당, 서원 등에 모시는 일. 배향과 동일한 말이다.
102) ① 24방위(方位)의 하나. 북동을 중심(中心)으로 한 15도 범위(範圍) 이내의 방위. 축방(丑方)과 인방(寅方)의 사이. ② 팔방(八方)의 하나. 북동(北東)을 중심(中心)으로 한 45도 범위.
103) 왕명을 받든 충성스러움.
104) 뜻을 나타냄.
105) 기둥에 보를 얹고 그 위에 처마 도리와 중도리를 걸고 마지막으로 마룻대를 올림.

之賸忠祠 哭義士而投晋城 甘與三壯士而取義 任功曺而治石壘 樂隨二太守而成仁 建忠
院報祀之論 始發於肅廟癸巳之歲 有義祠從祀之議 並建於聖朝乙未之年 廟貌已成 享儀
不忒 豈意舊基之沮洳 更謀新址之卜移 責地師而卜艮方 先立旌忠之廟 招衆工而竪南柱
次治表義之祠 物財則奚獨子孫之用力以求 役丁則實賴主官之出令相應 院貌增色 風物
生光 何須唱六偉之謠 聊以獻數句之祝 惟願上梁之後 丕變今俗 興慕前賢 避危偸生 深
恥白虜之納賊 臨亂樂死 爭效黃帥之忘身

李種杞[106] 『晚求先生文集』 권9. <娥林世稿序>

유씨(劉氏)의 선대는 고려 거타군 견규에서 시작하여 벼슬이 세상에 우뚝하였다. 8대를 지나 사헌부 감찰 휘 환(懽) 호 영계에 이르러 고려의 국운이 끝남을 당하자 안음의 신계에 영사정을 짓고 명(銘)과 시를 걸어 남은 생을 마치니 대저 신하가 되지 않겠다[107]는 뜻이었다. 후일 강천 이예[108]공·달암 이원달[109]공·확계 정옥견 공과 함께 금계서원에 더불어 배향되었으니, 숭양의 조씨·임씨·맹씨의 고사[110]와 같다. 또 6대를 지나 의사공 휘 명개에 이르러 정유재란을 당해 처자를 이끌고 황석산성으로 존재 곽공[111]을 따르니 한 발자국도 떨어지지 않았다. 식량이 또한 다하자 세 아들로 하여 집으로 돌아가 저장한 쌀을 가져오게 하였다. 세 아들이 쌀을 가지고 돌아오니 성문은 이미 닫혀 있었다. 애걸하며 "들어가 부모님과 함께 죽기를

---

106) 이종기(李種杞, 1837-1902). 자 기여, 호 만구·다원거사. 본관 전의. 조부 진사 이재선, 부 이현용, 생부 이능용. 조선 후기의 학자. 정재 유치명과 대산 이상정의 학문을 사사. 저서 『만구집』, 집 10책과 속집 4책과 부록 2책 구성.
107) 망복(罔僕)은 종이 되지 않음을 말하는데 여기서는 고려에 충절을 지켜 새로운 왕조인 조선에 벼슬하지 않음을 말한다.
108) 이예(李芮, 1419-1480. 본관 양성. 자 가성. 한(澣)의 증손, 할아버지 참의 맹상, 아버지 첨지중추원사 전지. 1438년(세종 20) 진사시 합격 1441년(세종 23) 식년 문과 을과 급제, 군기시직장·종부시 직장. 시호 문질(文質).
109) 이원달(李元達). 호 달암. 합천이씨 문질공 강천 이예의 둘째 아들. 과거 급제. 참판고려가 망하자 두 왕조를 섬길 수 없다하여 고향의 금원산에 은둔. 금원산 조담석상에서 순절.
110) 숭양(崧陽)의 조씨·임씨·맹씨의 고사 : 고려가 멸망하고 조선이 건국되자 개성 두문동에서 끝까지 충절을 지킨 태학생 72인중 구체적인 이름은 잘 알려지지 않고 있다. 여기서 조씨·임씨·맹씨는 이들 중 조의생, 임선미와 이름이 알려지지 않은 맹씨를 지칭한다.
111) 존재(存齋) 곽공(郭公) : 곽준(郭䞭, 1551~1597)을 말한다.

원합니다."라고 하였으나, 반신 백사림이 완강히 거부하며 들여보내지 않았다. 행노(行奴)인 물금과 은작이 공을 업고 탈출하여 피할 것을 청하였으나 공은 꾸짖으며 "구차하게 사는 것은 죽느냐만 못하다."라고 하였다. 차고 있던 서대를 풀어 물금에게 주며 "돌아가서 내 아들들에게 주어라."라고 하고 은작에게 "너는 우리 시신을 수습하여라."라고 하였다. 북쪽을 향해 네 번 절하고 선영을 바라보며 두 번 절하고 부인 정씨와 더불어 동시에 화를 입었다. 은작이 또한 공의 시신 곁에서 죽었다. 그 일이 삼강록과 읍지에 실려 있다. 후일 존재·대소헌112)과 함께 황암사에 배향되었다. 오호라! 영지(靈芝)는 그 뿌리가 있으며 예천(醴泉)도 그 근원이 있음을 어찌 믿지 않겠는가? 대저 영계공의 큰 절개는 포은·야은과 아름다운 이름이 나란했고 의사공 또한 조종도·곽준과 함께 순절하였으니 그 조상에 그 후손이라 아름다고 뛰어난 덕을 계승하여 따름을 세상에서 어찌 쉽게 만날 수 있으랴? 애석하게도 후손들이 영락하고 문헌이 쓸쓸하여 영계공은 단지 시와 명 각 한 편만이 남아 있고 의사공은 곧 이와 같으면서도 남긴 것이 없다. 후손 봉수가 여러 친족들과 집안에 소장된 고적을 수습하여 장차 여러 각수(刻手)에게 맡기며 제목을 아림세고라고 하였다. 내게 편차를 부탁하고 또 앞의 서문의 책임을 맡기었다. 내가 보건대 사람들 집안의 세고는 반드시 문자가 있어야 전할 수 있으니 지금 이 원고이다. 절의로 하고 문자로 하지 않았으며 의로써 하고 화려한 명성으로 하지 않았음은 여러 현인들이 지은 글에 모두 갖추어져 있으니 어찌 글을 짓겠는가? 이에 서를 짓는다.

劉氏之先, 肇於高麗居陁君堅規, 冠冕奕世. 八傳而至司憲府監察諱懽號瀯溪, 當麗運之訖, 搆永思亭于安陰之申溪, 揭銘與詩, 以終餘年, 盖罔僕意也. 後與薑川李公芮·達巖李公元達·蠖溪鄭公玉堅幷享于金溪書院, 如崧陽之曺林孟古事. 又六傳而至義士公諱名盖, 値丁酉亂, 率妻子, 隨存齋郭公于黃石城中, 跬步不相離. 糧且盡, 遣其三子歸家, 取所藏米. 三子取米而至, 則門已閉矣. 乞曰, 願入與父母同死. 畔臣白士霖牢拒不納. 行奴勿金·銀勻請負公而出避之, 公罵曰, 與其苟活不若死. 解所帶書紳與勿金曰, 歸遺吾子. 謂銀勻曰, 汝收我骨. 北向四拜, 望先壠再拜, 與其妻鄭氏, 同時遇害. 銀勻亦死於尸傍.

---

112) 대소헌(大笑軒) 조종도(趙宗道, 1537–1597).

事在三綱錄及邑誌. 後與存齋·大笑軒俱享于黃巖院. 於乎. 靈芝有根, 醴泉有源, 豈不信矣乎. 夫以灆溪公大節, 旣與圃冶齋美, 義士公又與趙郭同殉, 是祖是孫, 承休趾懿, 世豈多得乎. 惜其雲仍散落, 文憲寥寥, 灆溪公則只有詩銘各一篇, 義士公則幷此而無之. 後孫鳳壽與諸族, 收拾家藏古蹟, 將付諸剞劂氏, 而目之曰, 娥林世稿. 屬余編次之, 又責以弁首之文. 余觀人家世稿, 必有文字可傳, 今是稿也. 以節不以文, 以義不以華, 諸賢撰述俱在矣. 何用文爲, 是爲序.

『유유도 묘갈문』

<통정대부 효자 이탄 유공 묘갈문 행적> 제천군수 정기수가 찬하다.

공의 성은 유씨요 휘(諱)는 유도이며 자는 자견 호는 이탄 본관은 거창이다. 시조의 휘는 견규113)인데 고려조에 벼슬하여 도첨의찬성사를 지냈고 거타군에 봉해졌다. 그의 아들의 휘는 춘무114)로 상의원직장115)을 지냈다. 그 아들은 성116)으로 별장을 지냈고 그 아들은 찬117)인데 사온령동정118)을 지냈다. 그 아들은 승119)으로 밀직사사120)를 지냈고 그 아들은 해121)인데

---

113) 견규(堅規). 호 백인당. 고려 숙종 01년 1096년 병자 03월 15일 생. 봉익대부 도첨의찬성사정승으로 국가를 이롭게 하였고 백성을 보살펴 거타군에 봉하다. 배씨 정경부인 평택임씨.
114) 춘무(春茂). 자 피어(避御). 초휘(初諱) 춘무(椿茂) 개휘(改諱) 춘무(春茂). 문림랑(文林郎) 삼사사상서원직장(三司事尙議義直長)을 지냈다. 배위 정부인 은진송씨.
115) 조선 시대 관청. 고려의 장복서를 계승한 기관으로 태조 때 설치되었으며, 임금의 의복과 궁중(宮中)에서 소요되는 일용품·금·보화 등을 공급하는 일을 맡아 보았다.
116) 성(成). 숭록대부 추밀부사 검교사 순위장군을 지냈다. 直長공의 묘소 덕곡산 선영 아래 합봉. 상석이 있다. 배위(配位)는 정부인 연안이씨.
117) 찬(贊). 사온령동정(司醞令同正) 광정대부(匡靖大夫)밀직사(密直司)대사헌(大司憲). 배위(配位) 정부인. 백천유씨 정조 호장 伯英(백영)의 딸.
118) 사온서(司醞署) : 고려·조선 시대 궁중에 술을 바치는 일을 맡아 보던 관청. 원래 문종 때는 양온서(良醞署)라 부르던 것을 뒤에 장례서(掌醴署)로 고치고, 신종 때는 양온서로 복구하였다가 충렬왕 때 선송주색(宣送酒色)을 합하여 1308년(충렬왕 34)에 사온감(司醞監)으로 개칭하였다.
119) 승(昇). 광정대부(匡靖大夫) 밀직사사판전리사사상호군(密直司事判典理司事上護軍) 선영 덕곡산 아래 해좌 합봉. 배위는 정부인 반남박씨. 서예령(書藝令) 동정랑(同正郞) 수(守)의 딸.
120) 고려 시대 몽고의 간섭 아래에서 왕명의 출납과 궁중의 숙위(宿衛) 그리고 군기(軍機)의 정사를 맡아 보던 관청. 991년(성종 10)에 설치된 중추원은 1095년(헌종 1)에 추밀원으로 바뀌었다가 원나라의 간섭기인 1275년(충렬왕 1)에는 밀직사로 바뀌게 되었다.
121) 해(海). 봉순대부 판내부사겸진현관 대제학. 묘소 선영 아래 해좌 합봉. 배위 정경부인 강릉최씨 광

판내부시사겸대제학122)을 지냈다. 그 아들은 흡(洽)123)으로 현령이었고 그 아들인 환124)은 사헌부 감찰을 지냈는데 참판 이원달의 딸을 아내로 맞이하여 함음125)에서 살게 되었다. 아들은 담126)으로 현감을 지냈고 그 아들인 항127)은 전생서령128)이었다. 그 아들 귀손129)은 부호군을 지냈고 그 아들 관130)은 장사랑이었다. 그 아들인 우민131)은 창신교위였는데 아들이 없어 동생 우삼132)의 아들 명개를 후사로 삼았으니 공에게 할아버지가 된다. 아버지는 의갑133)이다. 충의위134) 유세홍135)의 딸에게 장가드니 문화의 저명한 성씨로 고려조의 대승136) 거달의 후손이다. 경자년(1600) 칠월 초칠일 무신에 공(公)을 낳으니 곧 만력 28년 우리 소경대왕(宣祖) 33년137)이다.

공은 천부적인 자질이 깨끗하고 아름다우며 조신138)하고 정갈139)하였다. 어릴 적 행동이 이미 성인과 같아 장난치거나 게으르지 않았으며 항상 책

정대부 판도판서 윤안의 딸.
122) 고려 때 궁중에 필요한 화재 출납·복식·등화(燈火) 같은 것을 맡아 보던 관청.
123) 흡(洽). 통훈대부 금구현령. 배위는 기계유씨 朗愼 신백의 따님.
124) 유환(劉懽, 1337-1409). 字 國老, 號 濚溪, 麗末登文科 通訓大夫司憲府監察, 登安義誌. 配 강양이씨 父參判 이원달. 『거창유씨족보』. 1권. 1990. 2-3p.
125) 거창 위천.
126) 담(覃). 청백리로 통훈대부 사헌부 감찰과 용궁현감. 안의지. 배위 숙인 성주이씨. 처부 통훈대부 운봉현감. 처 증조 이지활(李智活, 1434-?), 자 망기(忘紀), 호 고은. 조선 전기의 학자. 아버지 이조판서·대제학을 지낸 비(棐).
127) 항(恒). 전서령겸훈련원주부. 배위 달성구씨. 처부 통훈대부 재령군수 인태. 조부 봉산군수 앙. 증조 자헌대부 한성판윤 도원수 구성로. 묘 거창 위천 서쪽 황산 선조묘소 아래 임좌.
128) 조선 시대 관청. 궁중의 제사에 쓸 짐승을 기르는 일을 맡아 보았다. 태조 때 전구서(典廐署)라 하던 것을 1460년(세조 6)에 전생서로 고쳤다.
129) 유귀손(劉貴孫). 通政大夫 충무위어해장군 행용양위부호군 登東儒學案登安義誌 配전주이씨 妻父 長平副正 이흔, 祖父 양령대군 이강, 曾祖 공정대왕 이방원. 『거창유씨족보』. 1권. 1990. 5-6p.
130) 관(瓘), 성화 갑진년-임인년). 자 관지. 장사랑기자전 참봉. 배씨 한양조씨 통정대부 함양군수 영손 조영손 딸. 조부 첨지 순(珣), 증조 철산군수 지상(之商), 한평부원군 연(涓) 5세손.
131) 우민(友閔). 자 효숙, 호 퇴이당. 충순위창신교위. 배위 여산 송씨와 함종어씨(咸從魚氏)
132) 우삼(友參). 중종 기묘-정축). 자 노숙. 선교랑 의금부도사. 부 성주이씨 선교랑 군기사주부 연손.
133) 유의갑(?~1662). 자 제초. 天粹美志行取介. 배위 문화유씨 충의위 유세홍 딸.
134) 조선 시대 중앙군으로서 오위(五衛)의 충좌위(忠佐衛)에 소속되었던 양반 특수 병종(兵種). 1418년 (세종 즉위년) 개국(開國)·정사(定社)·좌명(佐命)의 3공신 자손들의 우대기관.
135) 유세홍. 호 금천(金川), 위천면 황산리 239번지 황산마을의 학림서원(鶴林書院) 배향.
136) 대승(大丞). 고려(高麗) 초의 문무 관계(官階)의 하나. 9품 향직(鄕職)의 셋째 등급(等級), 6대 성종 (成宗) 14(995)년에 흥록대부(興祿大夫)로 고쳐 문관의 품계(品階)로만 사용함.
137) 1600년(선조33).
138) 몸가짐을 조심함.
139) 깨끗하고 깔끔하다.

을 마주하니 사람들이 모두 칭찬하였다. 자라서는 동계 정온 선생의 문하에 유학하여 수업을 받았다.

공은 효성이 하늘에서 나온 듯 하였으니 겨우 13세에 부친상140)을 당하였는데 안색이 흙빛이 되고 곡을 너무도 슬프게 하여 바가지에 눈물로 가득 찰 정도였다. 거친 밥을 먹었으며 수업할 때가 아니면 한 발도 궤연141) 곁을 떠나지 않고서 3년상을 마쳤다.

어머니142)를 섬김에 있어서는 기쁜 낯빛으로 즐겁게 해드렸고 말씀이 있기 전에 미리 헤아려 뜻을 받들었다. 혼정신성143)하면서도 늘 미치지 못할까 걱정하였고 조석으로 맛난 음식을 올리면서도 항상 계속 바치지 못할까 염려하였다. 밖에서 놀 때에도 자고 들어오는 적이 없었으며 늙어서도 (봉양을 위해) 물고기를 잡고 사냥하는 것을 꺼리지 않았다. 한밤에 일어나서 잠자리에 들 때까지 어머니의 기침소리를 듣고 안부를 살피는 것이 한두 번에 그치지 않았다. 편치 못한 기색이 있으면 먹어도 맛을 느끼지 못하고 옷을 입음에 허리띠를 풀지 않았으며, 얼굴빛에 기쁜 얼굴을 띠지 않았고 달려감에 신을 바로 신지 못하였다. 밤새도록 잠자리에 들지 못하고 앉아서 아침을 맞이하였다. 말질이 침중함에 미쳐 공의 연세가 63세였는데 당시 추위가 한창이라 모부인께서 물러나서 쉬라고 하시자 창밖 차가운 데에서 약을 달이며 흐느끼기를 한 달여였으나 모부인께서 끝내 병석에서 일어나지 못하셨다. 공은 한 모금의 물도 입에 대지 않은 것이 사나흘이었으니 이미 빈소를 마련하고서야 비로소 미음을 마셨는데 조금이라도 쌀알이 있으면 물리쳤다. 한 달 여가 지난 후 자제들이 그의 기력이 쇠약해지는 것을 염려하여 늘 눈물을 흘리며 흰 죽을 올렸으나 역시 물리쳤다. 무더위가 기승을 부릴 때 잠시 묘(墓)에 오르는 것을 중지할 것을 청하였으나 말씀하시길 "한 번 숨 쉴 기력이 남아 있는데 어찌 근력이 모자란다하여 폐할 수

---

140) 유의갑(劉義甲).
141) 죽은 사람의 영궤(靈几)와 그에 딸린 모든 것을 차려 놓는 곳.
142) 문화유씨, 부(父) 柳世泓.
143) 저녁에는 잠자리를 보아 드리고, 아침에는 문안(問安)을 드린다는 뜻으로, 자식(子息)이 아침저녁으로 부모의 안부를 물어서 살핌을 이르는 말.

있겠는가?"라며 끝내 중지하지 않았다. 상복을 잠시도 벗지 않은 채 삼년 상을 마쳤으니 사람들은 모두 신이 도왔다고 말하였다. 상을 마친 후에도 초하루와 보름에 성묘하는 예를 폐하지 않았다. 늘 제사 때에는 집안에 재물이 있고 없는 것에 맞추어 함이 가하지만 제물을 제대로 갖추지 못하면 안 된다고 말하였다.

정성과 공경을 위주로 하며 정밀함과 청결함을 귀하게 여겼다. 몸가짐에 있어서는 침묵하여 말수가 적었는데 늘 생각에 잠긴 듯 얼굴과 몸을 단정히 하고 우러러 바라보았다. 밤이 깊은 것을 보고서야 잠자리에 들었고 날이 채 밝기 전에 일어났다. 가슴 속에 한 점의 티끌도 두지 않았으며 종일 단정히 좌정한 채 경전을 들춰보거나 시를 읊었다. 혹 산과 계곡 사이를 소요하며 스스로 즐겼다. 음식은 절도에 맞게 하였고 행동은 편안하고 말은 반드시 신중하였다.

나이가 80이 넘어서도 나태하고 게으른 기색과 그릇되고 편벽144)된 행동을 보이지 않았다. 생업을 도모하지 않았고 사치스러운 것을 좋아하지 않아 가난에 처하면서도 편안하게 여겼고 궁핍하게 살면서도 즐거이 받아들였다. 사소한 것이라도 다른 사람에게서 구하지 않았으며 분수145) 밖의 일은 마음에 두지도 않았다. 자손들에게 훈계하기를 학문에만 힘쓰지 말고 오직 불의에 빠지는 것을 염려하며 상도에 어긋나는 일이나 이치에 어긋나는 말을 하면 엄한 말로 꾸짖었다. 비록 하찮은 물건이라도 남에게 구하거나 남에게 받으면 얼굴을 찌푸리며 기뻐하지 않으시면서 천천히 말씀하시기를 "너희들은 어찌 이와 같으냐? 나로 하여금 다시는 이 같은 일을 보지 않도록 하는 것이 옳을 것이다"라고 하셨다. 향리에 거처함에 웃어른을 공경하고 친구들과 우애가 있으셨다. 시속과 잘 지내되 휩쓸리지 않았고 세상과 함께 하되 더럽혀지지 않았다. 소용없는 말을 강요하지 않았고 남이 '너네들'이라고 하는 말을 치욕으로 여겼다. 친구가 상을 당함에 부음을 들으면 가서서 몸소 돌보시며 정과 예를 다하였다. 다른 이의 장단점을 논하

---

144) 생각 따위가 한쪽으로 치우쳐 있다.
145) 자기 신분에 맞는 한도.

거나 과실을 말하는 사람이 있으면 귀는 들리지 않고 입은 말하지 못하는 것과 같이 하였다. 패악이 혹여 이르면 단지 받아들일 뿐 되갚지 않았으며 사람을 대하거나 사물을 접할 때에도 조신하고 경박하지 않아 원망하는 이가 없었다.

임술년(1683) 11월 23일 병인에 집에서 세상을 뜨셨으니 향년 83세였다. 이전 해(1680년)에 80세 대질146)로 통정대부를 가자147) 받으셨다. 이듬해 (1684년) 3월 30일 임신에 현의 북쪽 40리 황산148) 계좌 정향(丁向)의 언덕에 장사를 지내니 선영을 따른 것이다.

공은 효행으로써 복호(復戶)149)의 상전150)을 받으셨다. 부인 성산배씨는 학생 수립의 딸이며 증 좌찬성행영산현감 인범151)의 손녀이고 형조참판 국현152)의 증손이며 충의위 파평 이여려153)의 외손녀이다. 경자년(1600) 2월 25일에 나시어 을유년(1645) 11월 15일에 세상을 뜨셨고 이듬해 3월 초 5일에 현의 북쪽 30리 천령 계좌 정향 언덕에 장사 지내니 역시 선영이었다.

슬하에 4남 1녀를 두시었는데 아들은 潤禧, 潤祺, 潤禠, 潤雲이고 딸은 민세윤에게 출가시켰다. 윤희는 선무랑 박호의 딸을 아내로 맞이하여 4남 2녀를 두었는데 아들은 이연, 이순, 이부, 이징이고 장녀는 이성장에게 차녀는 조도윤에게 출가시켰다. 윤기는 조산대부 봉상시154) 판관 이광훈의 딸이자 증자헌대부 병조판서 행 경상좌수사 이의립의 손녀를 아내로 맞이하여 2남을 두었는데 장남은 이태이고 차남은 이식이다. 다시 이이귀의 딸을 아내로 맞아 1남 3녀를 두었는데 아들은 이호이고 딸은 어리다. 윤호는 신응생의 딸을 아내로 맞아 2남 1녀를 두었는데 아들은 모두 어리고 딸은 정

---

146) 80세를 질(耋)이라 하는데, 일설에는 70세를 지칭하는데 통상 연로한 사람을 지칭한다.
147) 품계(品階)를 받다.
148) 거창군 위천면 황산리.
149) 각주 43 참고.
150) 상전(桑田) : 뽕나무 밭. 여기서는 은전을 말한다.
151) 배인범(裵仁範), 성산배씨 조산대부(朝散大夫) 행영산현감(行靈山縣監) 겸 대구진관 병마절제도위. 증직 숭정대부 의정부 좌찬성 겸 판의부사, 2남(흥립, 수립).
152) 성산배씨 형조참판.
153) 이여려(李汝礪, 1511-1566). 본관(本貫) 가평(加平), 칭호(稱號) 판관공(判官公), 자(字) 충보(忠甫)
154) 조선 시대 국가의 제사 및 시호를 의논하여 정하는 일을 관장하던 관청이다.

팔홍에게 출가시켰다. 민세윤은 1남을 두었는데 필대이다. 내외증손으로 손자와 손녀가 14명인데 모두 어리다.

〈通政大夫孝子離灘劉公墓碣行蹟〉行堤川郡守鄭岐壽撰

公姓劉氏 諱有道 字子見 號離灘 系出居昌 始祖諱堅規 仕高麗 爲都簽議贊成事 封居陁君 子諱椿茂 尙衣院直長 子諱成 別將 子諱贊 司醞令同正 子諱昇 密直司事 子諱海 判內府寺事兼大提學 子諱洽 縣令 子諱懽 司憲府監察 娶叅判李元達之女 回居咸陰焉 子諱覃 縣監 子諱恒 典牲署令 子諱貴孫 副護軍 子諱瓘 將仕郎 子諱友閔 彰信校尉 無子 以弟諱友叅之子諱名盖爲後 於公爲祖考也 考諱義甲 娶忠義衛柳世泓之女 文化著姓 高麗大丞諱車達之後也 以庚子七月初七日戊申生公 萬歷二十八年 我昭敬大王三十三年也 公資稟純美 揉守介潔 自幼觧行 己有若成人 不爲戲慢 常對書冊 人皆稱說 及長遊桐溪鄭先生之門受業焉 公誠孝出天 年纔十三 遭先府君喪 顔色深墨 哭泣盡衰 以瓢子盛粥飯而食 若非受學之時 足跡不離几筵之側 以終三年 事母夫人也 愉色以悅之 先意以承之 晨昏定省 常恐不及 朝夕甘旨 每憂難繼 出遊未嘗經宿 身老不憚漁獵 中夜而起 至於寢所 聽其喘息 探其安否者 不止一再 有不安節 則食不甘味 衣不解帶 色不滿容 行不正履 終夜不寐 坐而達朝 及末疾沉綿 公年六十三 時當隆冬 母夫人若言其退休 則露處窓外而煎泣 如是者月餘 而母夫人竟不起疾 公勺水不入口者 三四日 旣殯始歠糜粥 少有粒米則却之 過朞之後 子弟憫其氣力澌憊 嘗垂涕泣 而進白粥 則又却之 當其溽暑 請暫止上墓 則曰一息尙存 其可以筋力之不足而廢之耶 終不止焉 衰絰不暫離身 以終三年 人咸曰神扶 服闋之後 朔望省墓之禮 猶不廢 祭祀常日 稱家之有無可也 苟簡儉物不可也 以誠敬爲主 精潔爲貴 其持身也 沉嘿寡言 常若有思 正容體 尊贍視 夜淡而寐 未明而起 胸中不惹一點塵累 終日端坐 或披覽經傳 或吟詠詩什 或逍遙溪山間 以自娛 飲食愼節 步履安詳 然諾必謹 年踰八十 而人不見其惰慢之氣 非僻之行 居家也 不營產業 不喜浮華 處貧而安 居窮而樂 一介之微 不求於人 分外之事 不留於心 至於訓子孫 不以文詞爲務 惟恐陷於不義 有垂宜之事 悖理之言 則嚴辭峻責 雖微細之物 有求於人 受賜於人 則嚬蹙不悅 徐曰 汝輩奚爲如此 使吾不復見如此之事 可也 處鄉也 悌於長 信於友 和於俗而不流 同於世而不汚 不强無益之辨 恥受爾汝於人 親舊有喪 聞訃行素 躬進顧護 務盡恤禮 若有論人長短 言人過失者 則耳若不聞 口若不言 撗逆或至 直受不報 待人接物 雍容不迫 人無怨言 壬戌十一月二十三日丙寅 終于家 享年八十三 前年以大耋 加通政 明年三月三十日壬申 葬于縣之治北四十里黄山癸坐丁向之原 從先兆也 公以孝行 有復戶之典 配星山裵氏學生秀立之女 贈左贊成行靈山縣監諱仁範之孫 刑曹參判諱國賢之曾孫 忠衛義坡平李汝礪之外孫 生于庚子二月二十五日 歿于乙酉十一月十五日 翌年三月初五日 葬于縣之治北三十里穿嶺癸坐丁向之原 亦先兆也 生三男一女 男曰 潤禧 潤祺 潤祇 潤雲 女適閔世尹 潤禧娶宣務郞朴旿之女 生四男二女 男曰以淵以洵以溥以澂 女

長適李星章 次適曹道胤 潤祺娶朝散大夫奉翔寺判官李光勳之女 贈資憲大夫兵曹判書行慶尙左水使李義立孫 生二男 長以泰 次以湜 再娶李爾蕡之女 生一男三女 男以浩 女幼 潤裎娶愼應生之女 生二男一女 男皆幼 女適鄭八興 閔世尹生一男曰必大 內外曾孫 男女 十四人 皆幼

이의립『묘갈문』저자 송징은

원전서지 국조인물고 권64 노난시입절정토인(虜難時立節征討人) 피구인부(被拘人附)

지난 병자년(1636년 인조 14년)에 호란(胡亂)을 당하여 고을들이 와해되자 감히 기력을 내어서 구적155)을 막을 자가 없었는데 유독 수원중군 이공(李公)이 외로운 군사로 맞서서 기지를 내어 응전하여 죽이고 사로잡은 것이 매우 많았으므로 충성과 용맹으로 현저히 일컬어진다.

공(公)의 휘(諱)는 의립이고 자 직보 본관 강양이며 고려의 순충보조공신 강양군 이효의 5세손이다. 증조 이영달과 할아버지 이덕유는 덕을 숨기고 벼슬하지 않았다. 아버지 이난춘은 형조참판에 추증되고 어머니 박씨는 박영준의 딸로서 정부인(貞夫人)에 추증되었으니 공(公)이 귀해졌기 때문에 은혜가 미치게 된 것이다.

공(公)은 가정(嘉靖) 임술년(1562년 명종 17년) 3월 13일에 산음 생림촌에서 태어났다. 어려서부터 재주가 여느 아이들보다 뛰어나서 마을 아이들과 놀면 스스로 장군이라 일컫고 날마다 전진의 일을 익혔다. 조금 자라서는 무사를 배우기 바란다고 참판공에게 청하였는데 참판공이 재능과 역량을 시험하고자 하니 공(公)이 곧 집 뒤 산기슭에 들어가 손으로 소나무 한 그루를 뽑아 왔는데 그 크기가 한 아름 남짓하였으므로 참판공이 기특히 여기고 허락하였다. 이때부터 말 타기와 활쏘기를 익히고 병서를 읽되 밤낮으로 조금도 게을리 하지 않았다.

---

155) 국토를 침범하는 외적.

선조 갑오년(甲午年 1594년 선조 27년)에 무과에 급제하였으나 어버이가 늙었기 때문에 돌아가 봉양하고 벼슬을 구하지 않았다. 만력 을묘년(1615년 광해군 7년)에 비로소 부장에 제수되고 임술년(1622년 광해군 14년)에 전라우후(全羅虞候)에 제수되었다. 계해년(1623년 인조 원년) 반정하고 나서 경직으로 들어와 군문의 장관(將官)이 되었다. 일찍이 상공(相公)156) 이원익·상공 홍서봉157)·상공 구인후158)의 휘하에 속하였는데 제공(諸公 : 여러 재상)이 크게 칭찬하였다. 무진년(1628년 인조 6년) 유효립의 변란 때에 홍상공이 특별히 공(公)에게 말하기를 "뭇 장교를 살펴보매 군(君)만한 사람이 없는데 어찌하여 가서 찾아 잡지 않는가?"하니 공(公)이 명에 따라 나가서 하루해가 다 가기 전에 역적의 조아(爪牙)를 묶어 왔는데 그들이 마침내 승복하였으므로 영사원종공신 1등에 책훈되었으며 당상계에 오르고 첨지중추부사에 제수되었다.

수성(隋城)·수원(水原)에 부임하여서는 기계를 수선하고 군졸을 더욱 엄하게 단속하여 감히 영을 어기지 못하였다. 이때 구인후 공(公)이 방어사가 되어 임금을 호위하여 남한산성에 들어가고 공(公)만을 머무르게 하여 요충을 점거하게 하였는데 공(公)이 싸우고 지켜서 자주 전승을 알리니 임금이 아름답게 여겼다. 정축년(1637년 인조 15년)에 특별히 공(公)을 초계군수에 제수하였는데 직임에 임하여 치적이 으뜸이었다. 가선대부에 승진하고 이윽고 경상좌도 수군절도사에 제수되었다가 임기가 만료되어 돌아왔다.

임오년(1642년 인조 20년) 4월 10일에 병으로 집에서 졸서하였고 그해 윤11월에 집 동쪽 묘좌인 묏자리에 장사하였는데, 선대 묘역을 따른 것이다. 3

---

156) 재상의 높임 말.
157) 홍서봉(洪瑞鳳, 1572-1645). 조선 중기의 문신. 본관 남양. 자 휘세, 호 학곡. 예문관대교 계정 증손, 조부 황해도관찰사 춘경, 아버지 도승지 천민(天民). 1590년(선조 23) 진사, 1594년 별시문과 병과 급제. 1608년(광해군 즉위년) 중시문과 갑과 급제. 인조반정 주동. 익녕군. 동부승지·대사헌·도승지·이조판서·대제학·좌의정·영의정·부원군. 병자호란 화의 주장. 《청구영언》 시조 1수. 시호 문정(文靖).
158) 구인후(具仁垕, 1578-1658). 조선 중기의 무신. 본관 능성. 자 중재 호 유포. 증조 능성군 순 조부 좌찬성 사맹 아버지 대사성 성(宬), 어머니 별좌 정억령 인조 외종형. 김장생 문인. 1603년(선조 36) 무과 급제. 1623년(인조 1) 반정 정사공신. 통제사·한성부윤, 수원방어사. 1636년 병자호란 국왕 호위. 도총부도총관·비변사제조·판의금부사 겸임. 1644년 심기원 모역 사건 적발 영국공신 1등 책록 능천부원군. 판의금부사·우의정. 1654년 좌의정. 시호 충무(忠武).

년 뒤 갑신년(1644년 인조 22년)에 자헌대부 병조판서 겸 지의금부사에 추증되었다.

공(公)은 생김새가 크고 잘났으며 용력이 무리에서 뛰어났다. 참판공의 집이 대단히 궁벽한 작은 촌락에 있었는데 하루는 고약한 범이 외양간에 들어와 소를 물어 갔으므로 참판공이 매우 근심하였다. 공(公)이 사람과 물건을 위하여 해로운 것을 없애고자 가서 잡겠다고 청하고서 곧 활에 화살을 먹여 당기고 나갔는데 범이 크게 으르렁거리며 앞으로 향해 오는지라 공(公)이 한번 쏘아 죽여서 마당에 가져오니 마을 사람들이 보고 다 장하게 여겼다. 이때 임걸년(林傑年)이라는 자가 무리를 불러 모아 큰 떼도둑을 만들어 횡행하며 사람을 죽이고 다녔다. 공(公)이 일찍이 저물녘에 산골짜기를 지나는데 임걸년이 수백의 무리를 거느리고 공(公)이 가는 길을 막았으나 공(公)은 말을 채찍질하여 곧바로 나아가며 두려워하는 빛이 없었다. 임걸년이 말하기를 "너는 누구냐?"하므로 공이 소리 질러 말하기를 "나는 이의립이다." 하고는 칼자루를 어루만지며 눈을 부릅뜨고 말하기를 "너희들이 좁은 땅에서 함부로 군사를 써서 감히 임금의 교화를 막으니 어찌 그 목숨을 보전할 수 있겠느냐?"하고 이어서 반복하여 잘 타이르자 도둑이 크게 감복하여 곧 병기를 버리고 해산하였다.

공(公)은 천성이 지극히 효성스러웠다. 가난하여 봉양할 수 없음을 늘 한탄하였으며 한추위·한더위에도 반드시 몸소 고기를 잡고 사냥하여 맛있는 음식을 드렸다. 어머니 정부인(貞夫人)이 묵은 병이 오래 끌고 낫지 않았는데 공(公)이 친히 탕제를 다리고 옷을 벗지 않고 똥을 맛보고 울부짖으며 하늘에 빈 것이 거의 다섯 달이 넘었으나 처음부터 끝까지 하루 같았다. 갑진년(1604 선조 37년)에 부모의 상(喪)을 연달아 당하였는데 힘 드는 일을 애써 하며 예(禮)를 다하여 염습과 입관에서부터 무덤을 만들어 묻는 일에 이르기까지 다 몸소 제구를 장만하여 회(灰)를 굽고 흙을 져다 나르느라 손이 터지고 다리에 피가 맺혔으나 반드시 유감이 없도록 하고야 말았다.

한 아우와 세 누이가 있었는데 공(公)의 우애가 독실하였다. 한 누이가 일찍 홀어미가 되어 의지할 데가 없었는데 공(公)이 함께 살며 아버지를 잃은 딸을 자기 소생과 다름없이 시집보냈으니 그 효도와 우애에 도타운 것이 대부분 이와 같았다. 벼슬한 뒤로는 한마음으로 나라를 위하여 목숨을 바치고 자기를 아주 잊었다. 군수직을 맡고 절도사직을 맡아서는 청렴하고 검소하기를 스스로 힘썼으므로 사람들이 그 청렴한 지조에 감복하였다.

공(公)의 아내 증정부인 정씨는 첨지 정인의 딸인데 공보다 26년 뒤에 별세하여 같은 산에 묻히되 묘소를 달리하였다. 1남 2녀를 두었는데 아들은 이광훈이며 큰딸은 민상중에게 시집가고 작은 딸은 박이현에게 시집갔다. 이광훈은 처음에 양원일의 딸에게 딸을 낳았다. 딸은 사인(士人) 유윤기에게 시집가서 두 아들을 낳았는데 유이태[159]와 유이식[160]이다. 두 번째 조우(趙宇 : 한양조씨 지사知事)의 딸에게 장가들어 2남을 낳았는데 측실에서 두 아들이 있는데 이은상과 이하상이다.

공이 별세한 지 70여 년인데 묘도(墓道)에 나타내어 새긴 것이 없으므로 고을 수령 홍구채, 경숙이 그 후손의 간청에 따라 공의 사적을 상고해 편차하여 나에게 명(銘)을 청하였는데, 내가 글재주가 없으면서 어찌 공의 사적을 영구히 전하게 할 수 있겠는가? 그러나 공의 사적에는 없어지게 버려둘 수 없는 것이 있으므로 드디어 다음과 같이 명(銘)을 쓴다.

헌걸찬 공은 뭇 사나이 중의 웅걸이니 뛰어난 재주에 적개(敵愾)의 충성이로다. 걱정스러운 시국을 당하여 외로운 군사로 적을 제압하니 예봉을 단번에 꺾고 견고함을 함락시켜 강한 호로(胡虜)가 넋을 빼앗기도다. 임금이 아름답게 여겨 영남의 군(郡)을 제수하고 고아(高牙)·대독(大纛)이 이어서 군문(軍門)에 있도다. 효도와 우애는 대개 천성이요 횡액을 당하지 않음은 평소의 행실을 닦고 삼감이로다. 많은 음덕을 공이 저장하였으니 유족(裕足)한 도리를 후손에게 끼쳐서 왕성하게 번창하리라. 나에게 부탁하여 글을 짓게 하여 비석에 새기니 백세토록 부서지지 않고 그지없이 분명히 보이리라.

이의립 [李義立] (국역 국조인물고, 1999.12.30., 세종대왕기념사업회)

---

[159] 원문에 이이태(李以泰)로 기록되어 있었으나 필자가 유이태(劉以泰) 바로 잡았다.
[160] 원문에 이이식(李以湜)로 기록되어 있었으나 필자가 유이식(劉以湜)로 바로 잡았다.

참고문헌

참고문헌

왕실기록
『세조실록』.
『선조실록』.
『광해군일기』.
『인조실록』.
『현종실록』.
『숙종실록』.
『영조실록』.
『정조실록』.
『고종실록』.
『승정원일기』. 1710년 숙종 30년/01월–40년/07월
『의약동참선생안』.
『태의원선생안』.

일반사료
『신동국여지승람』.
『연려술기술』.
『성호사설』.
『전고대방』.
『창성잡기』.
『해동삼강록』.

지방지
『거창군사』.
『거창향안지』.
『단성향교지』.
『산청군지』. 산청군산청문화원. 2006..
『산청향교지』. 산청향교. 1991.
『산청향교지』. 산청향교. 2010.
『산청한의학박물관도록』. 산청군수. 산청군. 2008.
『안의향교지』.
『안의향안지』. 안의향교. 1976.
『조선환여승람 위천면지』.
『조선환여승람 산청군』.
『조선환여승람 거창군』.
『진양지』.
『창원군지』.
『함양향교지』.
『합천향교지』.

족보
『거창유씨족보』. 1769.
『거창유씨족보』. 1990.
『나주임씨족보』.
『남양홍씨족보』.
『남원양씨족보』.
『문화유씨족보』.
『묘금도유씨대종보』.
『반남박씨족보』.
『성주이씨족보』.
『안동권씨복야공파족보 2권』. 1980.
『안동권씨충강공파족보 1권』.
『양주조씨족보』.
『여흥민씨족보』. 1915년. 4권중 제1권.
『연안이씨족보』.
『전주이씨 양령대군파족보』.

『진주강씨 정순공파세보』. 1990.
『진주유씨족보』. 1762, 1804, 1845, 1918, 1983, 1990.
『진주유씨세보』. 2005.
『창령조씨 충익공문택파족보』.
『청주한씨 양절공파 족보』.
『초계정씨족보권1』.
『창령조씨족보』.
『풍산홍씨족보』.
『풍천노씨족보』.
『풍천임씨 목사공파족보』.
『한양조씨족보』.
『합천이씨족보』.

문집, 장계, 묘비문, 행장
『계헌유고』. 강우순.
『경림당유고』. 권덕형.
『남명일기』. 조식.
『동계일기』. 정온.
『류의태묘갈문』. 이천규.
『만구선생문집』. 이종기.
『만정당집』. 서종태.
『미암일기』. 유희춘.
『묵재집』. 양처제.
『소재집』. 이이명.
『약헌집』. 송징은.
『유유도 행장』. 정기수.
『이의립 공적비문』. 송징은.
『유이태유고』.
『유이태정영장』. 이언경.
『유이태효행장』. 민두삼외 99인.
『존재실기』. 곽준.
『학암집』. 조문명.

의서

『급유방』. 조정준.
『동의보감』. 허준.
『단계심법』. 주단계.
『단곡경험방』.
『두과석의』. 규장각 소장본.
『두진세의심법』. 국립중앙도서관 소장본.
『두진심법』. 만전
『마과휘편』. 규장각 소장본.
『마진기방』. 이헌길. 규장각 소장본.
『마진신방합부』. 유이태. 강원대학교 소장본.
『마진편』. 봉록산인. 고려대학교 소장본.
『마진편』. 박주헌 진주 회춘원약방. 1931년(소화9년).
『만병회춘』. 공정현.
『벽역신방』. 허준.
『신찬벽온방』. 허준.
『실험단방』. 필사본. 유철호 소장본.
『실험단방』. 한국한의학연구원 간행본.
『언해두창경험방』. 박진희. 국립중앙도서관 소장본.
『의방합부』.
『의종금감- 국역본』. 오겸.
『의종손익 권11』.
『의학입문』. 이천.
『의휘』.
『인서문견록』. 유이태. 남원 세화당 소장본.
『인서문견록』. 유이태. 안상우 소장본.
『인서문견록』. 유이태. 행우서옥 소장본.
『주촌신방』. 신만.
『창진집 외 1종』. 서울. 아세아문화사. 1997.
『한국전통의약총서』. - 마진기방・마진편・마과회통. 장일무.
　　　　　　　　　서울대천연물과학연구소편. 1995년.
『한국전염병사』. 대한감염학회. 2009집 제17권 1호. 2011년 3월.

백과사전

『국어국문학사전』.
『국어국문학사전』. 인터넷판.
『동양의학대사전』. 경희대학교 출판국.
『두산백과사전』.
『두산백과사전』. 인터넷판.
『브리태니커 세계 대백과사전』.
『브리태니커 세계 대백과사전』. 인터넷판.
『한국민족문화백과사전』.
『한국민족문화백과사전』. 인터넷판.

단행본

『내일을 여는 역사』. 김호. 2014.
『논두렁 밭두렁에도 명당이 있다』. 김두규.
『동유학안』. 권상노. 1944.
『동유학안』. 하겸진. 1943.
『선비의 고장 산청의 명소와 이야기』. 손성모.
『소설 동의보감』 상중하. 이은성. 창작과 비평사, 1990년 2월 25일.
『영남을 알면 한국사가 보인다.』. 대구사학회편. 푸른역사. 2005.
『임상의를 위한 상한론 강좌 II』. 이상철 외. 민족의학신문사..2010.
『전통 한의학의 뿌리사』. 강병수.
『조선사람 허준』. 신동원. 한겨레신문사. 2001.
『조선의 명의들』. 김호. 삼림출판사. 2007.
『조선 침뜸이 으뜸이라』. 손중양. 삼림출판사. 2007.
『조선의학사』. 三木 榮. 오사카. 1962.
『지식의 지평』. 2013.
『한국사 인물열전』. 한영우.
『한국의학사』(상하권 합본). 김두종. 탐구당. 1966년.
『한권으로 읽는 동의보감』. 김남일 외 1999.
『한의학서고』. 김신권. 서울대학교 출판부. 1987.
『한의학사』. 이재수.
『한의학에 미친 조선의 지식인들』. 김남일. 들녘. 2011.
『한의학통사』. 김남일 외.

『행우서옥 장서목록』. 재단법인 무전과학재단. 일본 오사카. 1982(소화57년).
『허준의 동의보감 연구』. 김호. 일지사. 2000.
『2009 산청의 한의학 전통과 한의약 문화연구』. 산청군청.
『지리산 산청 약초와 민간요법 기행』. 산청군청.

〈논문류〉

강진옥. 「명의담에 나타난 인간 및 세계인식」. 계명대학교출판부. 1983.
고대원. 「조선 숙종의 치병에 관한 승정원일기의 기록연구」. 경희대학교. 2015년 2월.
곽의숙. 「한국의료설화연구」. 동의대학교. 2007.
구현희·안상우. 「의료설화를 통해 본 名醫 柳義泰의 자취 연구」. 『경북대학교 영남문화원 2009 영남학 제16호』.
구현희·안상우. 「의료설화에 나타난 의학적 처치의 사실성과 의미-류의태 의료설화 사례를 중심으로」. 『한국의사학회지 2009. 제23권 1호』.
권병탁. 「약령시연구」. 한국연구원 1986.
김명수. 「口碑名醫전설연구」. 경산대학교. 1997.
김중권. 「麻疹篇의 저술시기 분석」. 『서지학연구 제51집』. 서지학회. 2012.
김창복. 「16세기 후반-17세기초 의학자 허준의 활동과 동의보감」. 력사과학 3호. 1988.
김혁규. 「조선 인조의 치병기록에 대한 역사적 연구」. 경희대학교. 2013.
김 호. 「허준의 동의보감 연구」. 서울대학교. 2000.
노정우. 「허준」. 『인물한국사』. 박우사. 1965.
노정우. 「한국의학사」. 『한국민족문화사대계』. 고려대학교.
서봉덕. 「마과회통의 역사적 연구」. 경희대학교. 2009.
손홍렬. 「조선후기의 醫書編纂 - 영정조대를 중심으로」. 『충북사학회. 2000. 제11.12 합편』. 2000.
오준호·박상영·안상우. 「왕실기록과 의서 속에 나타난 유이태의 행적」. 『한국한의학연구원 논문집. 제17권 1호』.
유철호. 김남일. 「麻疹篇 저자와 저술시기에 대한 고찰」. 『한국의사학회지 2012 제25권 2호』. 서울. 2012. 11.
유철호·유원준·차웅석·홍세영·김남일. 「조선의 명의 유이태(劉以泰·劉爾泰) 연구」. 『대한한의학원전학회지 26-4』. 대한한의학원전학회. 2013. 11.
이가은. 「최규헌의 소아의방 연구」. 경희대학교.
이규근. 「조선 후기 내의원 연구」. 중앙대학교. 2007.
이종형. 「허준 선생의 생애와 그 업적」. 의림 제69호. 서울의림사. 1964.

이지연. 「구비설화에 나타난 치병관 연구」. 인제대학교. 2007.
정유옹. 「사암 침법의 발전과 해외전파과정 연구」. 경희대학교. 2013.
한대희. 「허준의 생애에 대한 고찰」. 『구암학보』 창간호. 허준기념사업회. 1991. 9.
허상회. 「의성 허준선생과 동의보감」. 『구암학보』 제3호. 허준기념사업회.1993. 12.

설화집
『거창 명승지의 역사와 전설』. 박종섭. 도서출판 문창사. 1997.
『경남지방의 민담』. 김승찬. 서울. 제일문화사. 1986.
『동의보감·산청 허준과 류의태 이야기』. 산청군수. 2009.
『영남 구전자료집2』. 조희웅·노영근·박인희. 도서출판, 박이정. 2003.
『진주 옛이야기(진주 문화를 찾아서 5)』. 안동준. 지식산업사. 2003.
『한국구비문학대계 1-4』. 경기도 남양주군 미금읍 설화. 한국정신문화원. 1983.
『한국구비문학대계 3-3』. 충북 단양군 어상천면 설화. 한국정신문화원. 1983.
『한국구비문학대계 7-4』. 경북 성주군 대가면 설화. 한국정신문화원. 1983.
『한국구비문학대계 7-10』. 경북 봉화읍 설화. 고려원. 1984.
『한국구비문학대계 8-5』. 경남 거창군 남상면 설화 16. 한국정신문화원. 1981.
『한국구비문학대계 8-6』. 거창군 위천면 설화 32. 한국정신문화원. 1981.
『한국구비문학대계 8-10』. 의령군 칠곡면 설화 59. 한국정신문화원. 1984.
『한국구비문학대계 8-11』. 의령군 봉수면 설화 26. 한국정신문화원. 1984.
『한국구비문학대계 8-14』. 하동군 악양면 설화 35. 한국정신문화원. 1986.
『한국구전설화집』. 박종익. 2005.

기타
고의서산책 187 劉爾泰麻疹篇. 민족의학신문. 2004년 01월 30일.
고의서산책 287 實驗單方. 민족의학신문. 2006년 04월 06일.
고의서산책 505 劉爾泰麻疹方. 민족의학신문. 2011년 09월 22일.
경남일보. 칼럼. 2000년 02월 18일.
산청한의학박물관 카다록.
월간조선 2015년 11월호.
조선일보 2009년 12월 19일.
주간동아.
최완규. 혁명의 길. 『문학포럼 2000년 가을호』. 서울. 2000.

허준–신화에서 역사로(2). (1997, 상상 겨울호). 경남일보. 칼럼. 2002. 2. 18.
허준은 과연 스승을 해부했을까? 1999년 7월 24일. 37회 방송. KBS.

편지

2012-04-02	류의태(劉義泰) 설화 출전 요청. 서울대치동아 취급국 11346-0321-161.
2012-04-02	神醫 류의태(柳義泰)의 관련물(동상, 가묘, 비석 설치와 박물관내 전시) 출전 또는 증빙 근거 요청. 서울대치동아 취급국 11346-0321-1560.
2012-04-12	神醫 류의태(柳義泰)의 가묘, 묘비, 동상, 기념비, 안내판, 홍보물과 박물관내 전시 출전 근거 요청 서울대치동아 취급국 11346-0215-9168.
2012-04-16	神醫 류의태(柳義泰)의 가묘, 묘비, 동상, 기념비, 안내판, 홍보물과 박물관내 전시 출전(또는 근거) 요청. 서울대치동아 취급국 11346-0272-3052.
2012-04-16	神醫 류의태(柳義泰)의 가묘의 묘비문 출전(또는 근거) 요청. 서울대치동아 취급국 11346-0272-3053.
2012-04-19	진주유씨 가문 柳根模님. 神醫 류의태(柳義泰)의 가묘, 묘비, 동상, 기념비 출전 요청. 서울대치동아 취급국 1346-0272-3738.
2012-04-26	산청군청. 神醫 류의태(柳義泰)의 가묘, 묘비, 동상, 기념비, 안내판, 홍보물과 박물관내 전시 출전 요청. 서울대치동아 취급국 11346-0272-5283.
2012-04-26	진주유씨 가문 柳根模님. 神醫 류의태(柳義泰)의 가묘, 묘비, 동상, 기념비 출전(또는 근거) 요청. 서울대치동아 취급국 11346-0272-5285.
2012-04-30	류의태(柳義泰) 실존 여부 질문. 서울대치동아 취급국 11346-0165-6548.
2012-05-07	진주유씨 가문 柳根模님. 神醫 류의태(柳義泰)의 가묘, 묘비, 동상, 기념비 출전(또는 근거), 진주류씨 족보 요청. 서울대치동아 취급국 31346-0102-2778.
2012-05-08	유의태 의견 요청. 서울대치동아 취급국 11346-0321-5733.
2013-01-03	조선일보 인터뷰 기사의 류의태(柳義泰) 실존 여부 질문. 서울대치동아 취급국 11346-0325-0139.

2013-01-03	산청한방약초연구소 김동환. 류의태(柳義泰) 실존 여부 질문. 서울대치동아 취급국 31346-0216-0806.
2013-01-08	산청의 한의학 전통과 한의약 문화연구 보고서 내용 수정 요청. 서울대치동아 취급국 00346-0324-6149.
2013-01-28	조선일보 기사 인터뷰 내용에 대한 질의. 서울대치동아 취급국 11346-0325-0139.
2013-02-28	답신 반박 공문. 서울대치동아 취급국 11346-270277-3990.
2013-02-28	前산청군문화관광과장 김동환. 등기번호 16032-0220-7647에 대한 답변. 서울대치동아 취급국 11346-0277-3991.
2013-03-05	유의태 실존 요청. 서울대치동아 취급국 11346-0277-3989.
2013-07-01	산청군청 홈페이지(http://www.sancheong.go.kr) 내용 문의. 서울대치동아 취급국 11346-0279-8943.
2013-07-01	산청군수. 류의태(柳義泰) 약수터 이름을 劉以泰 약수터로 변경 요청. 서울대치동아 취급국 11346-0279-8942.
2013-07-02	2013 산청세계전통의약엑스포 홈페이지 (http://www.tramedi-expo.or.kr/sub/01_06_03_03jsp) 내용 문의. 서울대치동아 취급국 11346-0174-3117.
2013-07-08	2013 산청세계전통의약엑스포 조직의원회 이사장. 2013 산청세계전통의약엑스포 홈페이지 내용 문의에 대한 회신. 운영본부-3321.
2013-07-16	산청군 홈페이지 역사 왜곡 수정 요청. 서울대치동아 취급국 113460280-1822.
2013-07-24	산청의 명의 유이태 세미나 참석 요청. 서울대치동아 취급국 11346-0175-0230.
2013-07-31	산청군 홈페이지 역사 왜곡 수정 요청 민원에 대한 회신. 문화관광과-15946.
2013-08-06	산청군 문서번호 문화관광과-15946(일자 : 2013년 7월 31일)호에 대한 건 및 공개토론회 요청. 서울대치동아 취급국 11346-0175-2767.
2013-08-06	내용 증명 답변. 서울대치동아 취급국 11346-0175-2767.
2013-08-19	류영춘 선생님. 산청한의학박물관내의 柳義泰 문의. 서울대치동아 취급국 11346-0327-3422.
2013-08-19	산청군 前군수 권철현님. 한의학박물관내의 柳義泰 실존 문의. 서울대치동아 취급국 11346-0327-3421.

2013-08-23	〈지리산 산청 약초와 민간요법 기행〉 내용 문의. 서울대치동아 취급국 11346-0175-5697.
2013-08-23	산청군청 홈피 전통의학 한의학 명의 및 한의서 〈신연당〉 내용 변경 요청. 서울대치동아 취급국 11346-0175-5699.
2013-08-23	민원에 대한 회신 문화관광과-17577.
2013-08-24	산청군청 답변 2013년 8월 23일 문화관광과-17577호 의거한 민원질의. 서울대치동아 취급국 11346-0175-5954.
2013-08-26	2013년 8월 23일 문화관광과-17577의 (柳義泰)의 가묘, 묘비석, 동상, 기념비, 약수터관련 민원 제기. 서울대치동아 취급국 11346-0175-5952.
2013-08-27	전통의학 한의학 명의 및 한의서 (http://jiriherb.net/program/doctor/list.asp) 질의. 서울대치동아 취급국 11346-0281-0703.
2013-08-27	柳義泰 유적지(가묘, 동상, 기념비, 약수터, 약수터 안내문, 이정표) 명의 변경 요청. 서울대치동아 취급국 11346-0281-0704.
2013-08-27	산청군청 과장 박태갑. 柳義泰 실존에 대한 문의. 서울대치동아 취급국 11346-0281-0705.
2013-08-27	한의학협회 회장님. 허준의 스승은 누구인지요? 서울대치동아 취급국 11346-0189-0852.
2013-08-28	문서번호 2013.07.16-1(방송일자 : 2013년 7월 16일, 등기번호) 산청군 홈페이지 관련 2차 민원. 서울대치동아 취급국 11346-0281-0951.
2013-08-30	2013년 8월 23일 문화관광과-17577의 "설화. 민담을 바탕으로 류의태를 관광자원화한 근거" 요청 및 "공개토론" 촉구. 서울대치동아 취급국 11346-0281-1525.
2013-09-02	"민원질의"에 대한 회신 기획본부-6322.
2013-09-06	허준과 류의태 이야기 출전 근거 요청. 서울대치동아 취급국 11346-0281-2716
2013-09-06	초객탕 관련 질의, 재배치 및 유이태탕, 순산비방 요청. 서울대치동아 취급국 11346-0281-2714.
2013-09-07	류의태 실존 근거 및 설화 주인공 변경 연유 요청. 서울대치동아 취급국 11346-0281-2715.
2013-09-09	초객탕 관련 질의. 서울대치동아 취급국 11346-0327-5282
2013-09-10	민원에 대한 회신. 문화관광과-18865.

2013-09-10	민원에 대한 회신. 문화관광과-18871.
2013-09-10	유이태탕 자료 송부 및 '산청을 빛낸 인물' 배제 사유 요청.서울대치동아 취급국 11346-0175-8782.
2013-09-10	민원에 대한 회신. 문화관광과-18864.
2013-09-10	민원에 대한 회신. 문화관광과-18833.
2013-09-11	2013 산청세계전통의약엑스포 조직의원회 柳義泰 유적지 명의 변경 요청에 대한 회신. 기획본부-6600.
2013-09-11	민원에 대한 회신. 문화관광과-18911.
2013-09-16 명의 변경	柳義泰 유적지(가묘, 동상, 기념비, 약수터, 약수터 안내문, 이정표) 명의 변경 요청. 서울대치동아 취급국 11346-0327-6018.
2013-09-23	"초객탕 관련 질의"에 대한 회신. 기획본부-6937.
2013-09-25	산청의 명소와 이야기 내용(柳義泰, 허준 선생 스승의 산청 거주 및 초객탕) 문의. 서울대치동아 취급국 11346-0176-0168.
2013-09-25 선정에 대한	산청군청 홈페이지와 산청한의학 박물관 "산청을 빛낸 인물"에 추가 질의. 서울대치동아 취급국 11346-0176-0169.
2013-10-01	민원에 대한 회신. 문화관광과-20124.
2013-10-10	민원에 대한. 회신. 문화관광과-20741.
2013-10-10	민원에 대한. 회신. 문화관광과-20742.
2013-10-17	柳義泰 유적지(가묘, 동상, 기념비, 약수터, 약수터 안내문, 이정표) 이름 변경. 서울대치동아 취급국 11346-0327-8247.
2013-11-01	민원에 대한 회신. 문화관광과-22232.
2014-02-24	조선의 유이태 유적지 홍보 안내문 설치 요청. 서울대치동아 취급국 11346-0284-4166.
2014-03-12	류의태(柳義泰) 유적지 이름 변경 요청. 유이태(劉以泰) 선생님 의술 활동 집 및 서실 복원 요청. 약수터, 낚시터 안내문 및 이정표 설치 요청.
2014-04-01	민원에 대한 회신. 문화관광과-6636.
2014-04-01	민원에 대한 회신. 문화관광과-6636.
2014-04-14	산청군수. 류의태(柳義泰)의 설화 및 민담 자료 요청. 서울대치동아 취급국.
2014-04-15	류의태(柳義泰) 동상, 기념비, 이정표 등 유적지 이름 변경 요청 민원 답변 공문. 서울대치동아 취급국 11346-0285-4556.
2014-04-30	민원에 대한 회신. 문화관광과-8986.
2014-04-30	민원에 대한 회신. 문화관광과-8986.

2014-09-04	류의태(柳義泰) 동상, 기념비, 이정표 등 유적지 이름 변경 요청. 서울대치동아 취급국 11346-0331-5233.
2014-09-17	산청 동의보감촌 류의태(柳義泰) 실존 및 동상 건립에 대한 질문. 서울대치동아 취급국 11346-0182-5019.
2014-09-17	산청 동의보감촌 류의태(柳義泰) 실존 및 동상 건립에 대한 질문. 서울대치동아 취급국 11346-0182-5019.
2014-09-18	동양당 김태훈 원장. 2012년 3월부터 홍역을 연구하고 있습니다. 서울대치동아 취급국 11346-0331-6112.
2014-09-18	산청 동의보감촌 류의태(柳義泰) 실존 및 동상 건립에 대한 질의. 서울대치동아 취급국 11346-0331-6113.
2014-09-26	민원에 대한 회신. 문화관광과-20195.
2014-10-01	경남한약협회. 서울대치동아취급국 11346-0331-7084.
2014-10-01	대한한약협회. 유의태(柳義泰) 실존 근거 요청. 서울대치동아 취급국 11346-0331-7085.
2014-10-01	동양당한약방. 유의태(柳義泰) 실존 근거 요청. 서울대치동아 취급국 11346-0331-7086.
2014-10-08	한상호 귀하 민원(내용증명)에 대한 회신. 문화관광과-20923
2014-10-15	동양당 김태훈 대표님. 유의태(柳義泰) 실존 근거 요청. 서울대치동아 취급국 11346-0288-9095.
2015-04-10	산청군청. 허기도 군수님 면담 신청. 서울대치동아 취급국 11346-0333-7257.
2015-04-20	2009년 산청의 한의학 전통과 한의약문화 연구 보고서 재발행 요청. 서울대치동아 취급국 11346-0333-8116.
2015-04-22	유의태(柳義泰) 실존 근거 요청. 서울대치동아 취급국 31346-0302-0445.
2015-05-08	산청군청 과장 김동환. 유의태(柳義泰) 실존 근거 요청. 서울대치동아 취급국 11346-0334-0622.
2015-05-22	산청군청 과장 김동환. 유의태(柳義泰) 실존 근거 요청. 서울대치동아 취급국 11346-0186-9816.
2015-05-26	산청군수 허기도. 柳義泰 실존 고증된 문헌 요청 및 柳義泰 실존 반론권 제공. 서울대치동아 취급국 31346-0217-0518.
2015-05-26	산청군수 허기도. 柳義泰 유적지(묘소, 묘비, 동상, 기념비, 약수터) 이름 변경 또는 철거해 주십시오. 서울대치동아 취급국 11346-0293-2149.

2015-06-16	민원에 대한 회신. 서울대치동아 취급국 동의보감촌관리사업소-3504.
2015-06-16	민원에 대한 회신. 동의보감촌관리사업소-3504.
2015-06-17	柳義泰 실존. 민담. 설화 관련 공개토론 및 공동연구 요구. 서울대치동아 취급국 31346-0217-0975.
2015-06-18	동의보감촌관리사업소-3504호에 대한 답변 및 柳義泰 유적지 철거 또는 이름변경 요구. 서울대치동아 취급국 11346-0293-7094.
2015-07-10	경상남도 도지사. 산청동의보감촌. 서울대치동아 취급국 11346-0188-01072
2015-07-10	경상남도 도지사. 대한민국 역사 왜곡에 대한 질의 및 감사 요청. 2,748명이 서명하여 제출한 진정서에 대한 답변을 묵살한 산청군청에 대한 질의 및 감사 요청. 서울대치동아 취급국 11346-0188-0108.
2015-07-16	산청동의보감촌 유의태 유적지 등 질의에 대한 답변(No. 7748) 문화예술과-15423.
2015-08-04	이첩 민원에 대한 회신. 서울대치동아 취급국 기획감사실-1490.
2015-08-13	유인도 귀하. 상담민원 회신(No.29352). 서울대치동아 취급국 감사관-10404.
2015-10-08	산청 한의학단지상징인물인 허구의 인물 柳義泰 이름 변경 토론회 요청

찾아보기

찾아보기

ㄱ

간찰 ················· 128, 129, 212, 215
감찰 ······························· 74
강강술래 ················ 85, 265, 267
강덕기 ···························· 9
강득권 ···························· 9
강릉유씨 ························ 134
강무성 ················ 162, 238, 448
강삼수 ·························· 440
강순경 ·························· 464
강양권 ·························· 441
강양이씨 ······· 22, 23, 29, 53, 141, 174, 229
강우순 ·························· 441
강원권 ························ 9, 441
강원대학교 ····················· 203
강창효 ·························· 441
강헌세 ················ 130, 143, 146
거창 ···················· 128, 129, 130
거창군지 ················ 19, 61, 146
거창유씨(居昌劉氏) ············ 332
거창유씨족보 ··········· 18, 20, 21, 23, 61, 136, 332, 419
거타군 ·························· 134
격기 ···························· 110
경기 ····························· 59
경남 지방의 민담 ·············· 8, 366
경남유안(慶南儒案) ············ 166

경림당유고 ············ 130, 131, 143, 223
경상도 관찰사 ···············212, 221
경상좌수사 ······················ 141
경상좌우도 ···············128, 177
경험방 ························· 206
경호강 ········ 71, 224, 227, 241, 242, 244
계사년 60, 64, 65, 85, 99, 101, 102, 118, 119
계사보(癸巳譜) ·················· 163
고금경험활유방 ················· 191
고려대학교 ····················· 203
고련근탕 ······················· 196
곡례(曲禮) ················ 29, 173, 193
공개토론 ······················· 416
공운림(龔雲林) ···········191, 193
공자(孔子) ············ 170, 173, 186, 188
공정현 ························· 197
곽의숙 ··············· 366, 379, 387, 388
곽재우 ························· 393
곽종석 ················ 312, 393, 395
곽준 ················· 73, 136, 145, 259
관동 ···················· 94, 122, 243
관말 ··························· 243
광곡신방(廣谷神方) ············· 204
광의(狂醫) ····················· 157
구본영 ····················463, 466
구선(臞仙) ················ 155, 179
구성로 ························· 135
구암 허준 ······················ 286

찾아보기 517

구연서원 ··· 251
구인태 ·· 135
구주서당(龜州書當) ······················· 248, 251
구침지희(九鍼之戲) ·· 85, 262, 293, 334, 442
구형왕릉 ·· 237
국어국문학사전 ·························· 85, 402
국어국문학자료사전 ························ 18, 382
국청(鞫廳) ································· 57, 69, 96
군무장(軍務將) ································· 73, 145
군약(君藥) ··· 153
권덕중 ··································· 130, 143, 162
권덕형 ··························· 130, 131, 143, 223
권만적 ······························· 26, 46, 130, 143
권성징 ··· 59
권순영 ··························· 301, 336, 337, 430
권재중 ······················· 64, 65, 100, 101, 107,
108, 119, 130, 143, 178
권휴 ··· 130, 143
권희 ······················ 25, 34, 35, 40, 45, 46,
64, 100, 101, 107, 108, 119, 130,
1143, 146, 162, 163, 172, 176, 258
권희집 ·· 258
귀천(貴賤) ·························· 8, 150, 158, 170,
182, 183, 267, 393, 435
금궤신기환(金匱腎氣丸) ···················· 103, 104
기개(氣槪) ··· 171
기백(岐伯) ································ 114, 148, 193
기병유사(起兵有司) ····································· 145
기복인(忌服人) ·· 36
기혈(氣血) ··· 185
김동환 ··· 296, 301, 327, 336, 337, 430, 444
김두종 ··· 276
김려 ··· 282
김영봉 ··· 446
김요한 ··· 464
김용한의원 ·· 162
김유신 ··· 409
김유현 ··· 59
김응탁 ··· 276
김인후 ··· 142
김일곤 ·· 327, 444

김태곤 ··· 263
김호 ······································· 276, 329, 446

ㄴ

낙반비배토 ·· 50
낙반비벽토 ·· 51, 52
낙상벽상토 ·· 50, 51
낚시터 ·· 241
난산 ·· 381, 404
남등창여발치(男背瘡女髮痴) ······················· 51
남명 ·· 25
남상면 ·· 123
남원 ·· 130, 204
남해 ·· 77
내의원 ··· 58, 64, 91, 103, 112, 114, 280, 354
내의원(內醫院) ······································ 59, 97
노세흠 ············· 26, 60, 63, 65, 99, 117, 119,
120, 130, 143, 146, 158, 162, 183, 187
노자(老子) ··· 185
노정우 ········ 6, 16, 274, 275, 276, 283, 285,
296, 297, 327, 328, 329, 337, 348, 350,
351, 352, 367, 414, 419, 422, 427, 428, 444
녹문산 ·· 77
논산 ··· 129
논어 ··· 186

ㄷ

다름재 ··· 247, 256, 305, 355, 382, 383, 425
단계심법(丹溪心法) ···························· 103, 181
단계현 ··· 131
단성 ·· 128, 129
단진(丹疹) ··· 128
대구 ·· 85
대한한의학원전학회지 ······················ 414, 417
덕양전 ··· 239
덕화(德化) ··· 153
덕흥대원군 ·· 125, 143
도량(度量) ··· 171

도북 ·························· 127, 258
도수환 46, 69, 100, 102, 103, 104, 105, 106,
　　107, 108, 109, 110, 112, 113, 114, 115, 126
도총부 부총관 ························ 89
동계고택 ················· 131, 247, 252
동국여지승람 ······················ 146
동의보감 ················ 18, 41, 157, 168,
　　　　　　　179, 191, 276, 331, 404
동의보감·산청 허준과 류의태 이야기 ······ 7,
　　　　　300, 307, 369, 379, 390, 391
동의보감촌 ········· 266, 326, 372, 425, 427
두산백과사전 ················ 18, 85, 402
두창 ······················ 41, 61, 190, 232
두창경험방 ······························ 191
두통(頭痛) ···························· 49, 86
드라마 〈집념〉 ················ 283, 285, 291,
　　　　　　　330, 331, 353, 427, 429
드라마 〈허준〉 ·· 18, 272, 274, 276, 279, 283,
286, 293, 326, 334, 348, 353, 367, 427, 429

ㄹ

류근모 ····················· 287, 289, 290, 322,
　　　　　　　340, 342, 344, 375, 414
류명재 ························ 307, 369, 390
류민상 ······························ 131, 346
류보형 ············ 131, 324, 326, 346, 347, 414
류영춘 ······································ 344
류의태 ············· 7, 8, 238, 239, 249, 253,
　　　297, 300, 303, 304, 306, 313, 315,
　　　321, 337, 371, 380, 381, 383, 384,
　　　387, 388, 390, 397, 400, 417, 425
류의태 설화 ································ 379
류의태(柳義泰) ········ 273, 300, 309, 310, 312,
　　　　　　　314, 320, 336, 339, 427
류의태(柳義泰)·허준 상(賞) ················ 303
류의태낚시터 ······························ 242
류의태서실 ································ 233
류의태약수터 ········ 236, 238, 239, 266, 290,
　　　　　　　305, 342, 378, 382, 384, 400
류의태탕 ····················· 304, 381, 382, 385

ㅁ

마과회통 ·························· 41, 197
마음병치료약수터 ··· 235, 236, 237, 383, 425
마지기 ································· 197
마지기(馬之棋) ······················ 191, 197
마진(痲疹) ···························· 190, 193
마진기방 ·································· 197
마진법 ···································· 357
마진신방합부 ············· 132, 133, 201, 203
마진편 ···· 8, 18, 19, 29, 41, 42, 83, 132, 173,
　　190, 191, 192, 194, 195, 196, 197, 198, 201,
　　　　203, 226, 267, 357, 388, 398, 407, 434
마한산(馬邯山) ·························· 193
만구선생문집 ···························· 146
만석꾼 최씨 ······························ 377
만시 ·············· 20, 57, 58, 66, 75, 76, 94
만정당집(晩靜堂集) ················· 107, 108
망의(妄醫) ································· 157
매봉재 ································ 242, 243
맹교(孟郊) ··································· 67
메르스 ································· 41, 266
명묘편 ···································· 229
목민관 ························· 49, 64, 119
목판본 ······································ 83
묘소 ·· 229
무가산(無價散) ···························· 199
무남독녀 ·································· 377
무신란 ······························ 131, 204
묵재집 ············· 76, 130, 143, 146, 171, 221
문견방 ···································· 206
문고리 ······························ 382, 405
문익점 ··················· 309, 312, 393, 395, 400
문화관광과 ································ 414
물금(勿金) ································ 136
미암일기 ········ 276, 277, 330, 378, 390, 391
미천(微賤) ································· 184
미키 사카에(三木榮) ············ 206, 276, 407
민관 ·· 182
민관(民官) ························· 8, 267, 435
민두삼 ················ 22, 30, 53, 130, 143,

찾아보기　519

민속노래 ………………………………………… 85
민안부 …………………………… 312, 393, 395
민영채 …………………………………… 241, 242
민중의(民衆醫) ……………………………… 85, 267
민진원 ……………………………… 46, 47, 82, 129

ㅂ

박계량 ……………… 26, 71, 75, 117, 118, 130,
143, 146, 162, 163, 172, 183, 232
박사량 …………………………………… 130, 143
박세채 ………………………………………… 221
박수곤 ………………………… 40, 130, 143, 176, 177
박수일 ………………………… 60, 99, 130, 143, 146
박애정신 ……………………………………… 435
박정희 ………………………………………… 409
박종구 ………………………………………… 464
박주헌 …………… 83, 84, 132, 133, 194, 201, 203
박진희 ………………………………………… 191
박태초 ………………………………… 49, 50, 87
박헌봉 …………………………………… 312, 393
박후량 ……………………………… 75, 130, 143, 162
반복상의(反復商議) ……………………………… 98
반사(頒赦) …………………………………… 120
발문(跋文) …………………………………… 164, 272
발상지 ………………………………………… 393
방덕공 ………………………………………… 77
방진기 ………………………………………… 59
배근혁 ………………………………………… 239
배순미자 ……………………………………… 200
백과사전 ……………………………… 396, 404, 419
백사림 ………………………………………… 259
백원3수 ……………………………………… 222
백천유씨 ……………………………………… 134
버들유씨 …………………………………… 343, 353
번열(煩熱) …………………………………… 280
범중엄 ………………………………………… 27
변석제 ………………………………………… 73
병오년(丙午年) …………………………… 194, 195
병자년 ………………………………………… 195

174, 175, 177, 178, 212
보사(補瀉) …………………………………… 152
복호 …………………………………… 37, 146
본관사또 …………………………………… 382, 404
봉록산인(鳳麓山人) ……… 132, 133, 201, 203
부기(浮氣) ……… 106, 107, 108, 110, 115, 120
부사용(副司勇) ……………………… 58, 96, 97
부산일보 ……………………………………… 285
부인방 …………………………………… 190, 210
부인병 ………………………………………… 381
부제조 ………………………………………… 86
부종 ……………………………………… 99, 120
부종(浮腫) ……………………… 54, 89, 102, 108
비망기(備忘記) ……………………… 62, 116, 118
비천(卑賤) …………………………………… 182
빈부(貧富) …………………… 8, 150, 182, 267, 435

ㅅ

사마리 ………………………………………… 355
사물탕구환 …………………………………… 204
사물탕구환(四物湯狗丸) ……………………… 204
사약(使藥) …………………………………… 153
사옹원 ………………………………………… 86
사의(詐醫) …………………………………… 157
사침(蛇針) …………………………………… 253
사화청폐탕 ……………………… 105, 106, 110, 113
산음 ………… 47, 55, 67, 69, 87, 89, 91, 92,
122, 124, 150, 177, 293, 307, 390
산음현 …………………………… 22, 34, 49, 53, 76,
86, 94, 95, 125, 127
산음현감 ……………………………………… 177
산청 ……… 123, 128, 129, 130, 131, 224, 291
산청관광지도 ………………………………… 428
산청군 ………………………………………… 275
산청군수 …………………………… 388, 390, 391,
392, 394, 402, 414, 416
산청군지 ……… 18, 19, 61, 99, 395, 411, 419
산청박물관 …………………………… 309, 400
2009 산청의 한의학 전통과 한의약 문화연구
236, 238, 242, 249, 253, 255, 304, 370, 379,
380, 381, 382, 383, 386, 410, 419, 425, 428

2009 산청의 한의학 전통과 한의학 연구 233
산청에 柳義泰 설화와 민담이 있다 ········ 369
산청을 빛낸 인물 ··· 266, 314, 339, 394, 427
산청향교지 ······ 18, 19, 61, 99, 395, 411, 419
산청현 ··· 198
산청현(山淸縣) ······························· 199
살신성인 ············ 18, 292, 299, 310, 378, 429
살신성인의 스승 ··············· 334, 337, 427
살의(殺醫) ···································· 157
삼두음 ··· 196
삼초(三焦) ···································· 152
상정 ·· 310
상정마을 ······································ 380
상징인물 ······································ 294
상초(上焦) ···································· 209
상한론 ··· 48
상회황금탕(上蛔黃芩湯) ··················· 197
생가 ·· 247
생림 ·········· 22, 34, 54, 57, 66, 69, 71, 86,
           94, 100, 121, 123, 125, 127, 167
생림(生林) ······························· 150, 244
생초 ······································ 121, 128, 224
생초천 ································· 231, 241
서당 ····································· 247, 251
서마디 ··· 355
서식지계 ······································ 232
서실 ····························· 71, 75, 224, 232
서울대학교 ··································· 169
서자(庶子) ···································· 297
서자는 족보에 등재되지 않는다
           ······························ 297, 369, 372
서자설(庶子說) ························ 297, 299
서종태 ··································· 107, 108, 109
서호재(西湖齋) ······························· 442
석고(石鼓) ···································· 154
석류 ································ 36, 129, 215, 224
석물(石物) ····································· 52
선덕여왕 ······································ 409
선비의 고장 산청의 명소와 이야기
           ·············· 7, 301, 336, 410, 419, 425, 427
선조 ·· 276

선조실록 ······································ 280
선행 ··· 53
섭생(攝生) ······························· 155, 156
성대중 ··· 204
성역화 ··································· 394, 415
성철 스님 ············ 309, 312, 393, 395, 400
성호사설 ································· 41, 378
세화당 ··· 206
소갈 ·· 102
소독보영단 ··································· 196
소독음(消毒飮) ······························· 199
소설 동의보감 ·············· 5, 6, 7, 18, 85,
           238, 262, 271, 272, 274, 279, 283,
           286, 291, 293, 296, 307, 330, 342,
           353, 375, 377, 379, 419, 427, 429
소식(小食) ···································· 155
소재집(疎齋集) ······························· 107
속의 ··· 66
속의(俗醫) ······························· 183, 217
손성모 ····· 301, 326, 337, 338, 414, 427, 429
손진인(孫眞人) ························ 179, 205
송정(松亭) ······························· 71, 231
송징은 ·· 33
송하징 ··································· 130, 143
수기(修己) ······························· 185, 186
수기이경(修己以敬) ························· 186
수기이안인(修己以安人) ···················· 186
수도(壽道) ············· 170, 185, 267, 393, 434
수동 ····································· 127, 168
수성(修性) ···································· 185
수승대 ············ 25, 248, 251, 305, 382, 383
숙종 36년(1710) ······························ 86
숙종실록 ··· 54, 55, 90, 91, 92, 105, 106, 113
순기산(順氣散) ······························· 103
순산비방 ················ 18, 85, 210, 211, 262, 382
순찰사 ·· 79
숭록대부 ······················ 64, 118, 230, 434
습열대하(濕熱帶下) ························· 102
승마갈근탕 ··································· 200
승정원일기 ··· 16, 19, 46, 50, 55, 57, 58, 61,
           62, 74, 82, 86, 87, 88, 92, 95, 97, 98,

찾아보기 521

	102, 105, 106, 110, 113, 116, 124, 129	안의삼동(安義三洞)	251
시령탕	104	안의읍지	146
시묘살이	30, 53, 79, 174	안의향교지	146
식료양생(食療養生)	185	압수(鴨水)	241
식의(食醫)	157, 205	애민(愛民)	75, 217, 226, 267, 393, 435
식적종만(食積腫滿)	102	애민정신(愛民情神)	200
신권	251	약물통	235, 238, 318
신기성	73	약수터	234
신농씨	153	약식동원(藥食同源)	155
신동원	276	약의(藥醫)	157, 205
신약(臣藥)	153	양령대군	134, 135
신연(新淵)	71, 168, 227	양석명	130, 143
신연당	19, 388	양양(襄陽)	78
신연당 유의태	283, 355, 356, 362, 363	양예수	85, 262, 276, 282, 334
신연당 유이태	245	양원	130, 143
신연당(新淵堂)과 사침(蛇針)	254	양원일	29
신우정	49, 50, 87	양지마을(龜潭)	373, 378
신의(信義)	173	양처제	76, 130, 131, 143, 146, 171, 212, 221
신의(神醫)	6, 182, 267, 275, 310, 318, 401, 435	양천허씨족보	6
		양희	221
신의류의태묘비문	375, 378, 419	어나리 서당	24, 250
신의류의태선생묘비문	371, 372, 373	어록(語錄)	15, 188
신채호	15	어의(御醫)	54, 58, 89
실존 근거 3가지	296	어제시(御製詩)	113
실존 주장	392	업의(業醫)	183
실험단방	19, 144, 190, 208, 209, 267, 405	엑스포조직위원회	402
심열	102	여막(廬幕)	30
심의(心醫)	157, 182, 183, 205, 266, 267, 435	여행길	128
		역질	41
		연경담	39

ㅇ

		연려술기술	146
		연합뉴스	417
아림군	134	열기	99, 120
안광익(安光翼)	280	열기(熱氣)	54, 89
안동준	305	영남 구전자료집2	7, 8, 284, 366
안산	131	영남신방(嶺南神方)	204
안산군수	64, 118, 119, 230, 434	영남을 알면 한국사가 보인다	395, 409
안산군수선생안	64, 119	영단	101
안상우	206	영조	82, 131
안음	126, 127, 145	영호남	129
안음현감	73	오(吳)씨	339, 343, 353

오5도(五道)	170, 267, 393
오건	312, 393, 395
오륜(五倫)	32, 174
오이격	53, 130, 143, 212
오장도(五臟圖)	378
오중설	59
옹저	103
왕산	231, 242
왕산약수터	235, 238, 318
왕실기록	419
왕안석	134
외가(外家)	141
외방의(外方醫)	50, 87, 116, 118
요대(腰帶)	36
우황고(牛黃膏)	199
욱리인(郁李仁)	103
운봉	130
원기(元氣)	155
원학산인	19, 194
월간조선	417
월경수(月經水)	199
월곡리(月谷里)	241
위민(爲民)	75, 203, 226, 267, 393, 435
위민·애민	18
위양	22, 26, 34, 148
위천	22, 25, 34, 69, 126, 131, 148, 355
윈스턴 처칠	15
유견구	134
유견규	134
유경모	439
유경연	250
유경찬	233
유경필	233
유경화	165, 168
유관	145
유관(劉瓘)	135
유국추	134
유귀손	135, 145, 247, 255
유금돌	210, 212, 230, 445
유낙중	163
유담(劉覃)	135
유도지(柳道知)	307, 339, 342, 343, 353, 369, 375, 376, 390
유래	54, 77, 87, 90, 130, 131, 143, 212, 346
유명개	73, 74, 135, 145, 147, 247, 255, 259, 405
유명웅	59
유명준	439
유명현	77, 346
유명훈	169
유몽성	373, 376
유봉휘	90, 92, 95, 111, 123, 126
유부	26, 46, 47, 66, 67, 217
유상	59, 191
유상귀	166, 168, 459
유상연	167
유상옥	167
유서구(劉瑞龜)	163
유서룡(劉瑞龍)	233
유석현	168
유석희	168
유선모	9, 440, 445, 457
유성(劉成)	134
유성용	409
유성준	168, 445
유세홍(柳世泓)	138
유술이(柳術而)	339, 343, 353, 369, 375, 376
유승(劉昇)	134
유우민(劉友閔)	135
유우윤	9, 148, 168, 205, 245, 263, 439, 459
유운(柳實)	287, 290, 340, 341, 343, 368, 371, 375, 390, 391
유웅렬	134
유위상	459
유유도	25, 30, 37, 38, 137, 146, 147, 255, 256, 405
유윤기	20, 22, 23, 30, 31, 37, 140, 174, 229
유윤희	37
유응성	287, 341, 342, 343, 375

찾아보기 523

유의(儒衣) ·················· 54, 78, 90
유의(儒醫) ········· 49, 89, 106, 107, 110, 118
유의갑(劉義甲) ······················ 37, 136
유의춘 ································ 278, 280
유의태 5, 7, 8, 16, 283, 296, 313, 328, 352,
355, 358, 362, 366, 390, 417, 427, 428
유의태 설화 ············ 296, 297, 299, 348
유의태 유적지 ······························ 326
유의태(劉爾泰) ················· 283, 358, 360
유의태(柳義泰) ········ 85, 271, 274, 283, 285,
287, 291, 296, 327, 330,
334, 339, 343, 350, 376, 427
유의태약수터 ································· 7
유의태침바우 ····························· 355
유이식 ······································ 175
유이태 ··············· 8, 16, 17, 18, 19, 20, 22,
23, 26, 27, 28, 29, 30, 31, 32, 33, 34,
35, 36, 37, 39, 40, 42, 44, 45, 46, 47,
48, 49, 50, 52, 53, 54, 55, 56, 57, 58,
59, 61, 62, 63, 64, 65, 66, 67, 69, 71,
73, 74, 75, 76, 78, 79, 82, 83, 86, 89,
91, 92, 93, 95, 98, 103, 110, 111, 112, 116,
118, 124, 126, 150, 151, 155, 159, 169, 171,
173, 196, 197, 208, 283, 284, 328, 334,
336, 355, 381, 383, 384, 387, 388, 393,
394, 395, 396, 397, 398, 406, 409, 410,
411, 414, 415, 416, 420, 422, 423, 428
유이태 생애와 마진편 연구 ················· 8
유이태(劉以泰) ····························· 239
유이태(劉以泰) ····························· 405
유이태(劉爾泰) ····························· 359
유이태낚시터 ····················· 242, 425
유이태서실 ············ 71, 233, 237, 242, 243
유이태설화 ························· 24, 404
유이태숭록안산 ······················ 64, 118
유이태약수터 ····················· 235, 384
유이태와 여우 처녀 ··············· 199, 250
유이태유고 ············ 54, 60, 62, 64, 71, 76,
88, 90, 94, 97, 100, 102, 107,
109, 117, 122, 130, 143, 212, 352
유이태의 생애와 마진편 ··············· 417

유이태침대롱바위 ······················ 356
유이태탕 ················· 18, 85, 210, 262, 311,
382, 385, 388, 402, 404
유이태효행장 ···· 22, 30, 31, 32, 33, 53, 128,
130, 146, 174, 175, 177, 212, 352, 419
유인도 ····································· 460
유재수 ······························ 166, 168
유재열 ······································ 458
유전(劉荃) ································· 134
유종윤 ······················ 167, 168, 230, 439
유지(柳池) ···················· 342, 343, 373, 375
유찬(劉贊) ································· 134
유창(劉敞) ································· 134
유창호 ······································ 444
유천군 이정 ········ 49, 59, 62, 86, 89, 98,
104, 105, 106, 107, 109, 110, 113, 114
유철웅 ······································ 446
유춘무(劉春茂) ····························· 134
유태호 ·· 9
유표 ·· 77
유학(儒學) ······················ 25, 28, 143, 145
유학준 ······························ 210, 443
유한준 ······································ 459
유한중 ······································ 164
유항(劉恒) ································· 135
유해(劉海) ································· 134
유호립 ······································ 141
유화경 ······································ 169
유환(劉懽) ······················ 134, 135, 247
유흡(劉洽) ································· 134
유흥삼(柳興三) ··············· 339, 342, 343,
353, 369, 375, 376
유희춘 ····················· 277, 279, 330,
334, 335, 354, 378, 391
유희태 ······································ 328
육십령 ······························ 121, 126
윤증 ·· 221
윤한거 ······································ 254
은작(銀勺) ································· 136
을병년 ··············· 39, 53, 79, 146, 177, 178
음양성쇠론(陰陽盛衰論) ······················ 203

응봉산 ································· 231, 241
의결(醫訣) ································ 54
의도(懿道) ··· 39, 75, 170, 176, 267, 393, 434
의도(醫道) ········ 170, 179, 182, 267, 393, 434
의병장 ································ 73, 74
의성(醫聖) ································ 48
의술활동 ································ 380
의약 ············· 49, 54, 87, 93, 102, 118
의약동참 ············ 49, 54, 60, 65, 86, 89,
90, 92, 99, 120, 122, 243
의약동참선생안 ·········· 19, 64, 118, 119, 230
의약론 ······························ 157, 205
의종손익 ································ 204
의창 ····································· 39
의창(義倉) ·························· 40, 177
의학(醫學) ···················· 28, 143, 148
의학사상(醫學思想) ························· 157
의학입문 ································ 168
의행(懿行) ·········· 53, 79, 146, 178, 212, 221
이경하 ·································· 380
이공윤 ······························ 49, 86
이광훈 ·················· 20, 29, 31, 33, 141
이난춘(李蘭春) ···························· 141
이동원 ·································· 181
이동형 ······························ 130, 143
이루(離婁) ······························· 152
이만성 ·································· 116
이명원 ·································· 276
이명협 ·········· 47, 66, 67, 68, 69, 72, 125,
126, 129, 130, 143, 212, 217, 219
이목 ··································· 102
이방원 ·································· 135
이병연 ······························ 83, 229
이병철 ·································· 409
이부상서 ································· 21
이선양인(以善養人) ························· 176
이세일 ················· 54, 90, 100, 102, 107,
108, 130, 143, 171, 182, 245
이시성 ··································· 59
이언경 ················ 22, 79, 130, 143, 178, 212
이옥 ······························ 121, 122

이은성 ············· 5, 6, 271, 283, 285, 286,
291, 293, 326, 330, 331, 332,
335, 353, 391, 419, 427, 429
이의립 ························· 20, 29, 33, 80,
141, 227, 312, 393, 395
이의립(李義立) 묘갈문 ························ 33
이이명 ············ 46, 47, 50, 59, 61, 62, 87,
98, 107, 108, 109, 116, 124, 128
이인좌의 난 ·························· 131, 204
이정 ······················ 89, 105, 107, 108,
109, 112, 113, 115, 116, 118
이정(李瀞) ······················ 89, 106, 113
이지활 ·································· 135
이차돈 ·································· 409
이천규 ················ 322, 326, 371, 372, 378
이초연 ······························ 53, 212
이초형 ······························ 130, 143
이태사랑바위 ·························· 247, 248
이헌길 ·································· 197
이현 ································ 130, 143
이현원 ······························ 130, 143
이현일 ·································· 223
이호원 ·································· 236
이황 ···································· 409
이효(李孝) ······························· 141
이흔(李訢) ······························· 135
인동(仁同) ························ 36, 129, 215
인동환(忍冬丸) ···························· 103
인물한국사 ········ 6, 16, 274, 285, 287, 296,
297, 339, 343, 348, 350, 419, 427
인서(麟西) ···························· 19, 206
인서문견록 ············ 19, 44, 158, 159, 163,
190, 198, 203, 205, 206, 224,
226, 267, 405, 407, 408, 434
인술 ································ 66, 393
인조 ··································· 102
인현왕후 ································· 77
일요건강 ···························· 285, 291
임걸년 ·································· 141
임대하 ························ 130, 143, 171, 172
임동상 ··································· 73

임득번 …………………………………… 142
임상의 …………………………… 115, 208
임서봉 …………………………………… 204
임신년(1692년) ………………… 194, 199
임응회 …………………………………… 204
임응회(任應會) ………………………… 204
임현 ……………………………………… 204
임훈 ……………………………………… 145
입시 ……………………………………… 98
입신양명(立身揚名) ………… 46, 65, 267, 435
입진(入診) ……………………………… 119

ㅈ

장계 ……………………………………… 53
장군수약수터 …………… 235, 237, 238, 266, 318, 378, 383, 425
장중경 …………………………… 174, 180
전고대방 ………………………………… 146
전라감사 ………………………………… 93, 111
전라도 …………………………………… 123
전라도 관찰사 ……………… 90, 92, 95
전사자(轉寫者) ………………………… 195
전수(傳授) ……………………………… 162
전염병 …………………………………… 77
전유형 …………………………………… 378
전정효 …………………………………… 448
전정효 PD ……………………………… 265
전주 …………… 54, 57, 92, 94, 95, 111, 123
전주감영 ………………………………… 93
정구 ……………………………………… 145
정기수 ………………… 25, 137, 138, 146
정도(正道) ……… 75, 170, 171, 267, 393, 434
정산조(鄭散朝) ………………… 144, 209
정숙 ……………………………………… 145
정시채 …………………………………… 59
정약용 …………………………………… 197
정양원 …………………………………… 131
정영장 ‥ 22, 79, 128, 130, 143, 146, 178, 419
정영장(呈營狀) ………………………… 212
정예남 …………………………………… 276

정옥견 …………………………………… 145
정온 ……………………………… 25, 136, 146
정완수 …………………………………… 131
정유명 …………………………………… 145
정유재란 ………………………… 73, 276
정인홍 …………………………………… 146
정작 ……………………………………… 276
정장문 …………………………………… 73
정조(正祖) ……………………………… 190
정중원 …………… 20, 27, 28, 36, 45, 54, 56, 57, 58, 62, 69, 70, 75, 76, 90, 94, 95, 96, 97, 100, 102, 107, 110, 114, 115, 117, 122, 126, 127, 130, 143, 146, 148, 150, 154, 172, 182, 186, 188, 209, 212, 225, 244, 247, 252
정중점 …………………………………… 73
정창주 ………………………… 89, 90, 116, 118
정천 ………… 54, 90, 130, 143, 162, 163, 173
정축년(1697) …………………………… 175
정태柳氏 ………………………………… 338
정현승 …………………………………… 73
정희량 …………………………… 131, 409
제문(祭文) ……………………………… 76
제수(除授) ……………………… 58, 116
제의입진(諸醫入診) …………………… 97
조 식 …………………………………… 395
조개우(曺凱佑) ………………………… 142
조경인 …………………………………… 142
조곤수 …………………………………… 142
조문명 ……………………… 107, 108, 109
조사(弔詞) ……………………………… 130
조선왕조실록 ……………… 16, 19, 102, 105
조선의 명의 유이태(劉以泰·劉爾泰) … 414, 417
조선의서지 ……………………………… 206
조선의학사 ……………………………… 407
조선일보 ………………………………… 300
조선환여승람 …………… 18, 19, 61, 83, 99, 229, 394, 395, 411, 412
조숙 ……………………………… 142, 145
조식 …………………… 145, 146, 147, 309, 312, 393, 396, 400, 409

조영손 ·· 135
조익휘 ·· 34, 142
조종도 ································ 73, 145, 259
조치원 ··· 123, 124
조태구 ······························ 59, 62, 98, 116
조태로 ······················ 47, 48, 59, 76, 87,
　　　　　　　　　130, 143, 174, 184, 212
존재일기 ··· 146
종기 ··· 89, 120
종기(腫氣) ··· 54
종척(宗戚) ·· 176
좌수(座首) ·· 73
좌약(佐藥) ··· 153
주단계 ·· 181, 184
중원 ·· 172
지리산 ·· 242
지리산 산청 약초와 민간요법 기행
　　　　···························· 7, 306, 370, 379, 387
지인(知人) ·· 130
지중추부사 ··· 37
지희시 ·· 109
진복 ·· 107
진복(進服) ·· 106
진양땅 자매실 ··································· 383
진위종 ·· 464
진좌수 ·· 380
진주 ······························ 128, 129, 130, 168
진주 옛이야기 ··································· 305
진주류씨 ·· 300
진주류씨족보 ············· 322, 347, 369, 376,
　　　　　　　　　　377, 390, 393, 414
진주유씨(晉州柳氏) ····························· 328
진주유씨족보 ······· 272, 287, 289, 290, 297,
　　　　　　301, 323, 336, 341, 343, 367, 428
진주유씨종친회 ································· 289

ㅊ

찬샘이 ·· 235, 236
참 의원 ··· 435
창(瘡) ··· 49, 86

창공 ························ 36, 45, 151, 208, 226
창령조씨 ···················· 34, 39, 79, 81, 142
창만 ·· 102
창종(瘡腫) ·· 102
창증(脹症) ·· 108
창진집 ·· 191
처가(妻家) ·· 142
척수대 ··· 24, 248
척화신 ·· 146
천년두골(千年頭骨) ····························· 405
천년두골만년수(삼인수) ········· 238, 318, 358
천년두골삼인수 ································· 362
천년두만년수 ····································· 362
천문창 ·· 51
천왕고(天王膏) ····························· 144, 209
청나라 ·· 99
청묘법 ·· 134
청성잡기 ·· 204
청주(淸酒) ·· 198
체증(滯症) ·· 152
초객탕 ·· 311, 402
최명길 ·· 102
최완규 ······················ 5, 6, 272, 283, 286,
　　　　　　293, 326, 334, 353, 354, 427
추명의 ·· 380
출생연도 ····································· 377, 380
출생지 ·· 377, 380
출천지효자 ·· 240
충청도 ·· 129
치법(治法) ··································· 150, 162
치병(治病) ·· 156
치병관(治病觀) ··································· 155
치심(治心) ·· 185
친가(親家) ·· 134
친소(親疎)　8, 150, 158, 182, 183, 267, 393,
435
침구방 ·· 190, 210
침대롱바위 ············· 247, 253, 305, 382, 383
침술내기 ·· 85

찾아보기　527

ㅌ

탕 …………………………………………… 103
태백진인 ……………………… 155, 157, 179, 180
태을신명단 ………………………………… 196
태의 …………………………………………… 64
태의(太醫) ………………………………… 119
통덕랑 ……………………………………… 83

ㅍ

팔랑치 …………………………… 92, 94, 123, 126
편작 ……………………………… 26, 46, 47, 66, 67,
  85, 193, 217, 218, 265, 409
포의 ………………………………………… 54, 90
포정(庖丁) ………………………………… 151, 209
포충(褒忠) ………………………………… 73
표본(標本) ………………………………… 152
품계 ………………………………………… 62
필봉산 …………………………………… 231, 242
필소 ……………………………………… 241, 242

ㅎ

하림군 ……………………………………… 125
하사(下賜) ……………………………… 62, 120
하초(下焦) ………………………………… 209
하형호 ……………………………………… 447
하회황금탕(下蛔黃芩湯) ………………… 197
하회황금탕(下蚘黃芩湯) ………………… 197
학맥도 ……………………………………… 161
학문 ………………………………………… 143
학암집 ……………………………… 107, 108, 109
한고관외사(寒皐觀外史) ………………… 282
한국구비문학대계 ……………… 7, 8, 85, 123,
  255, 256, 283, 296, 348, 355, 356,
  366, 379, 387, 388, 397, 402, 427
한국구전설화집1 ……………………… 7, 8, 284
한국구전설화집14 …………… 7, 8, 160, 284
한국문화사대계 Ⅲ ……………………… 350
한국민요대전CD ………………………… 85, 265

한국민족문화대백과사전 ………… 18, 85, 402
한국의료설화 …………………………… 379
한국의료설화연구 …………… 366, 387, 388
한국의학사 …………………………… 350, 351
한기(寒氣) ……………… 54, 89, 99, 120, 152
한덕급 ……………………………………… 76
한방단지 ……………………………… 293, 294
한배하 ……… 76, 130, 143, 173, 174, 176, 212
한성보 ……………………………………… 76
한수원 ……………………………………… 76
한양 ………………………………… 54, 67, 88, 89,
  90, 91, 93, 94, 95, 111, 121, 122,
  123, 125, 126, 128, 129, 130, 131
한의학박물관 …………………… 303, 310, 401
함양 ……………………………… 128, 129, 130
합천 ……………………………………… 85, 130
합천이씨 ………………………………… 174
해동삼강록 ……………………………… 146
해수(咳嗽) ………………… 106, 107, 110, 113
행우서옥 ……………………… 203, 206, 407
향곡구치지방(鄉谷救治之方) …………… 191
허덕조 …………………………………… 207
허점 ………………………………………… 59
허준 ……………………………… 5, 16, 18, 271, 274,
  276, 277, 278, 279, 280, 282, 293,
  294, 300, 309, 316, 329, 330, 334,
  337, 354, 373, 378, 380, 401, 414
허준 약전 …………………… 6, 16, 274, 275, 285,
  287, 328, 339, 348, 351, 427
허준의 동의보감 ………………………… 352
허준의 스승 ………………… 271, 272, 283, 285,
  328, 329, 380, 427, 434
허준의 일대기 ………………… 271, 285, 429
헌기氏(軒轅氏) ………………………… 148
혜민국 …………………… 150, 224, 225, 226
혼의(昏醫) ……………………………… 157
홍담 ……………………………… 278, 280, 330
홍문화 …………………………………… 276
홍역 …… 41, 42, 43, 190, 266, 312, 334, 393
홍역전문의서 …………………………… 388
홍역전문치료서 ………………………… 83

홍진민 ································· 9
홍취심 ······ 100, 101, 107, 108, 130, 143, 146
화계 ······································ 310
화타 ······················ 85, 265, 316, 373, 409
황도연 ··································· 204
황매산 ······························ 237, 242
황산 ································ 126, 247, 255,
           305, 355, 356, 382, 383, 425
황새봉 ······························ 237, 382
황석산성 ······························ 73, 136
황암사 ······························ 136, 259
황율 ······································· 82
황제 ······························ 114, 148, 193
황처신 ························ 89, 90, 116, 118
회춘헌약방 ····················· 132, 194, 201
회충 ······································ 196
회충통 ································ 197, 198
횡산(橫産) ································ 207
효도(孝道) ··· 29, 75, 170, 173, 267, 393, 434
효성 ······································ 173
효제(孝悌) ································· 81
효행 ············· 53, 79, 83, 137, 173, 212, 221
효행(孝行) ································· 53
효행장 ··································· 130

劉以泰 ···································· 19
劉以泰崇祿安山 ························ 118
劉又潤 ···································· 28
劉景華 ·································· 165
劉洛中 ·································· 163
劉漢中 ·································· 164
劉爾泰 ···································· 19

柳義泰 8, 262, 266, 271, 272, 275, 285, 286,
287, 289, 290, 291, 293, 294, 295, 296, 297,
301, 302, 308, 315, 316, 318, 322, 323, 324,
327, 329, 331, 332, 333, 336, 339, 343, 344,
345, 348, 368, 369, 371, 375, 380, 390, 391,
392, 393, 395, 398, 400, 401, 406, 410, 414,
415, 417, 419, 420, 422, 423, 425, 427, 430
柳義泰(유운) ···························· 369
柳義泰·허준 상(賞)' ···················· 308
柳義泰낚시터 ··························· 425
柳義泰설화 ······························ 238
柳義泰약수터 ············· 238, 318, 320, 425

유 철 호

1951년 경남 산청군 생초에서 태어나
생초초등학교, 생초중학교 졸업
대아고등학교를 졸업하고 생초를 떠나
동아대학교(경제학사), 고려대학교(공학석사),
경희대학교(한의사학박사·韓醫史學博士) 졸업

서울에서 IT 기업을 경영하고 있으며,
韓醫學 학술단체 한국의사학회(韓國醫史學會) 정회원으로 활동

박사학위 논문 : 「劉以泰 생애와 麻疹篇 연구」
연구논문 : ·「조선의 名醫 유이태(劉以泰·劉爾泰) 연구」
         ·「麻疹篇 저자와 저술시기에 대한 고찰」
저   서 : ·『조선의 名醫 유이태(劉以泰)와 허준의 스승 류의태(柳義泰)는 누구인가?』
       ·『說話 속에서 現實로 나온 산청의 神醫 유이태(劉以泰·劉爾泰)』
       ·컴퓨터 관련 서적 4종
월간조선 기고문 : 「허준의 스승이라는 柳義泰는 허구다!」

기억하고 싶은 조선의 참 의원
유이태

2016년 9월 30일 1판 1쇄 인쇄
2016년 9월 30일 1판 1쇄 발행

지 은 이   유 철 호
펴 낸 이   유 철 호
펴 낸 곳   ㈜삼부시스템
표지디자인 민세경
캘리그라피 민세경

주   소   서울특별시 강남구 선릉로82길 13
전   화   02-538-3311
팩   스   02-553-4060
E-Mail   phdyoo51@gmail.com
등   록   2001. 02. 06 제2510-201-00044호

정   가   27,500원

* 이 책의 저작권은 저자에게 있으며, 저작권법에 의하여 보호받는 저작물이므로 무단으로 전재하거나 복제하여 사용할 수 없습니다.

* 저자의 협약에 의하여 인지를 생략합니다.

ISBN 979-11-957136-1-5 93990

국립중앙도서관출판예정도서목록(CIP)

이 도서의 국립중앙도서관 출판예정도서목록(CIP)은 서지정보유통지원시스템 홈페이지(http://seoji.nl.go.kr)와 국가자료공동목록시스템(http://www.nl.go.kr/kolisnet)에서 이용하실 수 있습니다.(CIP제어번호: CIP2016023260)